胰胆线阵超声内镜
影像病理图谱（第二辑）

附大量精彩视频

主　编　王　伟
副主编　胥　明　乔伟光　高　莉　侯森林
主　审　金震东　王贵齐　邹多武　龚　彪　万　荣　龙　江

科学出版社
北　京

内 容 简 介

《胰胆线阵超声内镜影像病理图谱》第二辑由来自全国51家有较大影响力的一线医疗中心的104位专业医师精心编写完成。全书内容保持了第一辑的编写风格，但在深度、广度方面较第一辑有新的拓展。全书纳入了165个病例、2个章节的EUS治疗演示及一场胰腺EUS-FNA的快速现场评估（ROSE）讲座。含320余幅（组合）图片及450余节视频影像资料（病灶影像或内容讲解）。囊括常见疾病的典型及非典型影像表现、少见及疑难疾病的影像表现、EUS常用治疗技术、关于胰腺EUS-FNA/B的评估及诊断等，并对部分病例及内容进行了细致讲解，以利于读者尽可能理解掌握不同疾病的纷繁EUS影像特征及其病理、细胞学特点（通过病理特征解释EUS图像，通过EUS图像去预测病理特征），夯实知识储备，激发临床思维，更快、更高地提升临床诊疗水平，造福患者。

全书内容丰富，临床实用性强，内镜、病理、影像资料丰富，适合从事消化内科、超声内镜及相关消化内镜的专业医师、普外科医师、影像科及病理科医师阅读参考。

图书在版编目（CIP）数据

胰胆线阵超声内镜影像病理图谱．第二辑/王伟主编．—北京：科学出版社，2023.6

ISBN 978-7-03-075466-0

Ⅰ.①胰… Ⅱ.①王… Ⅲ.①胰腺疾病-内窥镜检-超声波诊断-图谱 ②胆道疾病-内窥镜检-超声波诊断-图谱 Ⅳ.① R576.04-64 ② R575.604-64

中国国家版本馆 CIP 数据核字（2023）第 074360 号

责任编辑：王灵芳/责任校对：张 娟
责任印制：赵 博/封面设计：蓝正广告

科学出版社 出版
北京东黄城根北街16号
邮政编码：100717
http://www.sciencep.com

三河市春园印刷有限公司 印刷
科学出版社发行 各地新华书店经销

*

2023年6月第 一 版　开本：787×1092　1/16
2023年6月第一次印刷　印张：18
字数：394 000

定价：160.00元
（如有印装质量问题，我社负责调换）

编委名单

主　编　王　伟
副主编　胥　明　乔伟光　高　莉　侯森林
主　审　金震东　王贵齐　邹多武　龚　彪　万　荣　龙　江
编　委（按姓氏汉语拼音排序）

陈　洁	海军军医大学长海医院消化内科
陈　磊	陆军军医大学第一附属医院消化内科
陈　涛	上海交通大学医学院附属上海市第一人民医院胰腺外科
陈　燕	海军军医大学长海医院消化内科
陈达凡	上海交通大学医学院附属第六人民医院消化内镜中心
陈敬贤	上海交通大学医学院附属瑞金医院中医科
陈丽红	安徽医科大学第一附属医院消化内科
陈小华	漯河市中心医院消化内科
陈小丽	浙江大学医学院附属邵逸夫医院消化内科
程征宇	四川省乐山市人民医院消化内科
楚江涛	中国医学科学院肿瘤医院腔镜科
单　晶	四川省成都市第三人民医院消化内科
邓　亮	重庆医科大学附属第一医院消化内科
丁祥武	武汉市第四医院消化内科
丁雪丽	青岛大学附属医院消化科
董海燕	山东第一医科大学第一附属医院消化内镜科
董汉光	上海交通大学医学院附属上海市第一人民医院胰腺外科
都海明	河北医科大学第二医院普外九科（胆胰内镜外科）
尔丽绵	河北医科大学第四医院内镜科
樊超强	陆军军医大学第二附属医院（新桥医院）消化科
方　宁	中南大学湘雅三医院消化内科

方倩倩　安徽医科大学第二附属医院消化内科
冯　云　西安交通大学第一附属医院消化内科
冯秀雪　解放军总医院第一医学中心
高　莉　海军军医大学长海医院病理科
高丽丽　上海交通大学医学院附属瑞金医院病理科
龚婷婷　上海交通大学医学院附属瑞金医院消化科
顾海涛　上海交通大学医学院附属上海市第一人民医院胰腺外科
郭秋霞　武汉市第四医院消化内科
郭晓榕　海军军医大学长海医院消化内科
郝　杰　西安交通大学第一附属医院胰腺外科
贺　舜　中国医学科学院肿瘤医院腔镜科
侯森林　河北医科大学第二医院普外九科（胆胰内镜外科）
胡珊珊　四川省人民医院消化科
胡祥鹏　安徽医科大学第二附属医院消化科
黄　锦　常州市第二人民医院暨南京医科大学附属常州第二人民医院消化内科
黄德峰　漯河市中心医院消化内科
黄永辉　北京大学第三医院消化科
纪　璘　南京医科大学附属无锡人民医院消化内科
贾　皑　西安交通大学第一附属医院消化内科
贾兴芳　滨州医学院附属医院消化内科
姜　洁　哈尔滨医科大学附属第一医院病理科
蒋巍亮　上海交通大学医学院附属上海市第一人民医院消化科
金杭斌　杭州市第一人民医院消化内科
李　惠　哈尔滨医科大学附属第二医院消化内科
李　鹏　首都医科大学附属北京友谊医院消化科
李　乾　中南大学湘雅医院消化内科
李　真　山东大学齐鲁医院消化内科
李惠凯　解放军总医院第一医学中心
李士杰　北京大学肿瘤医院内镜中心
李素文　安徽医科大学第一附属医院消化内科
林　军　上海交通大学医学院附属上海市第一人民医院病理科

林　敏	常州市第二人民医院暨南京医科大学附属常州第二人民医院消化内科
刘　芳	中日友好医院消化科
刘　朋	贵州医科大学附属肿瘤医院消化内科
刘　谦	郑州大学第五附属医院消化内二科
龙　江	上海交通大学医学院附属上海市第一人民医院胰腺外科
马　明	联勤保障部队第九〇九医院（厦门大学附属东南医院）消化内科
梅　俏	安徽医科大学第一附属医院消化内科
聂旭彪	陆军军医大学第二附属医院（新桥医院）消化科
欧阳博文	广东省中医院消化内科
潘阳林	空军军医大学第一附属医院（西京医院）消化内科
乔伟光	南方医科大学南方医院消化内科
石　蕾	西南医科大学附属医院消化内科
孙晓滨	四川省成都市第三人民医院消化内科
谭　韡	武汉大学人民医院消化内科
谭诗云	武汉大学人民医院消化内科
唐　宇	四川省乐山市人民医院消化内科
田　力	中南大学湘雅三医院消化内科
王　芬	中南大学湘雅三医院消化内科
王　健	滨州医学院附属医院消化内科
王　雷	海军军医大学长海医院消化内科
王　磊	陕西省安康市中医医院消化内科
王　婷	上海交通大学医学院附属瑞金医院病理科
王　伟	上海交通大学医学院附属上海市第一人民医院消化科
王爱祥	武汉市第四医院消化内科
王兵兵	安徽医科大学第一附属医院消化内科
王贵齐	中国医学科学院肿瘤医院腔镜科
王晴柔	上海交通大学医学院附属瑞金医院放射科
王向平	空军军医大学第一附属医院（西京医院）消化内科
吴　齐	北京大学肿瘤医院内镜中心
武春涛	上海交通大学医学院附属上海市第一人民医院胰腺外科
熊慧芳	南昌大学第一附属医院消化内科

胥　明	上海市浦东新区人民医院消化内科
徐　帆	安徽医科大学第二附属医院消化科
徐　博	武汉市第四医院消化内科
徐洪雨	哈尔滨医科大学附属第一医院消化内科
闫秀娥	北京大学第三医院消化科
严　璐	中南大学湘雅医院消化内科
姚　瑶	上海市浦东新区人民医院消化内科
余小丽	浙江大学医学院附属邵逸夫医院消化内科
俞　婷	东南大学附属中大医院消化内科
占　强	南京医科大学附属无锡人民医院消化内科
张　蕾	上海交通大学医学院附属上海市第一人民医院放射科
张秉强	重庆医科大学附属第一医院消化内科
张立超	河北医科大学第二医院普外九科（胆胰内镜外科）
张筱凤	杭州市第一人民医院消化内科
赵晓晨	四川省人民医院肝胆胰外科
周灿灿	西安交通大学第一附属医院胰腺外科
周雨迁	中南大学湘雅二医院消化内科
周志毅	南京医科大学附属无锡人民医院病理科
朱乃懿	上海交通大学医学院附属瑞金医院放射科
朱一苗	浙江省人民医院消化科
祝　荫	南昌大学第一附属医院消化内科

主编简介

王 伟 副主任医师，博士后。现就职于上海交通大学医学院附属第一人民医院消化科。毕业于第二军医大学，曾任职于上海交通大学医学院附属瑞金医院胰腺中心。擅长胰腺疾病，包括重症胰腺炎的诊疗，胰腺癌与其他复杂胰腺疾病、胆系及壶腹部疾病的诊疗，熟练掌握胃肠疾病的诊疗及救治。

担任国家自然科学基金通信评审专家，上海市科学技术委员会专家库专家，上海市自然基金评审专家，世界内镜医师协会消化内镜协会理事及内镜临床诊疗质量评价专家委员会委员，中国医师协会胰腺病专业委员会慢性胰腺炎专业学组委员，中国抗癌协会胰腺癌专业委员会第一届青年委员会委员，中关村胰腺疾病诊疗技术创新联盟理事，中国EUS网专家组专家，上海市抗癌协会第一届肿瘤营养支持与治疗专业委员会委员。American Journal of Gastroenterology 等学术杂志编辑部成员。

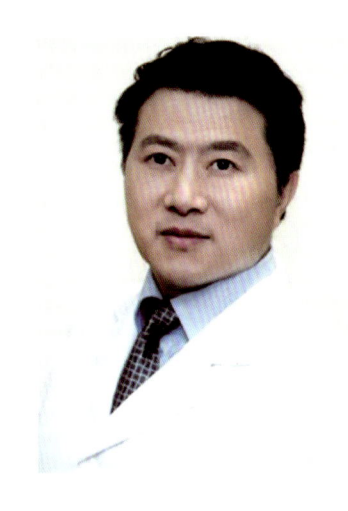

发表论文47篇（SCI收录论文17篇），主持国家自然科学基金面上项目一项、主持及参与上海市及科技部课题5项。主编胰腺疾病专著4部：《慢性胰腺炎：理论与实践Ⅱ》《胰胆线阵超声内镜影像病理图谱》《慢性胰腺炎：理论与实践》《"胰"路有医》。

主审简介

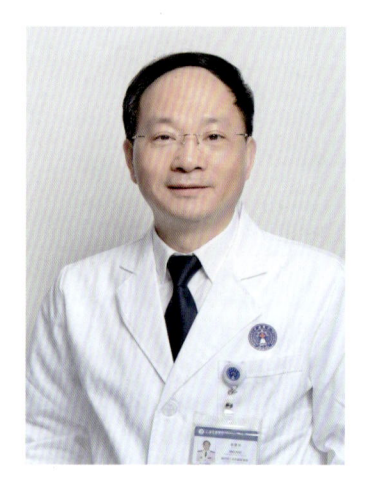

金震东 主任医师、教授、博士研究生导师。海军军医大学附属长海医院消化内科执行主任。主要从事超声内镜在消化系疾病的应用研究。第十七届国际超声内镜大会执行主席，中华医学会消化内镜学分会候任主任委员，中国医师协会消化内镜专业委员会副主任委员。国务院政府特殊津贴专家。获国家科技进步奖二等奖、军队科技进步奖二等奖等多项。主编、主译专著及教程多部：《现代腔内超声学》《消化超声内镜学》《消化超声内镜疑难病诊断图解》《内镜超声学》（*Endosonography*）第 4 版、消化超声内镜培训系列教程 DVD 多部。*Endoscopic Ultrasound* 等多个杂志副主编及编委。

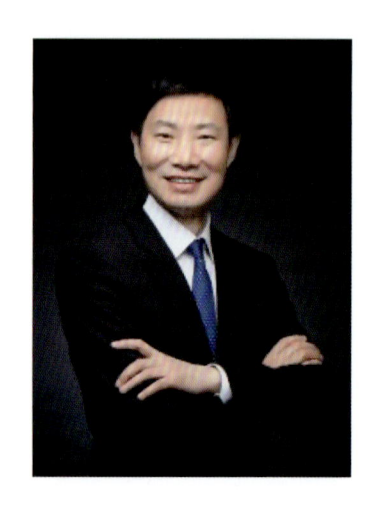

邹多武 主任医师、教授、博士研究生导师。上海交通大学医学院附属瑞金医院消化内科主任、内镜中心主任。1989 年于第二军医大学毕业后留校至长海医院工作，期间赴澳大利亚阿德雷得大学附属皇家阿德雷得医院留学。2018 年起担任瑞金医院消化内科学科带头人。目前担任中华医学会消化病学分会常委，中华医学会消化病学分会胰腺病学组委员、食管疾病协作组组长，中国医师协会消化医师分会常委，中国医师协会内镜医师分会常委，上海市医学会消化系病分会副主任委员，上海市医学会伦理研究委员会副主任委员。

长期从事消化系疾病的基础理论研究及临床诊疗实践，在消化系疑难危重疾病救治方面具有较深造诣，擅长消化系疾病的消化内镜诊疗，尤其是在胆道胰腺疾病的 ERCP 诊疗、功能性及胃肠动力疾病的基础理论和临床诊疗方面，经验丰富，具有多项创新性研究成果。

发表科研论文多篇，获国家自然科学基金资助多项。获国家科技进步奖二等奖 1 项（第 4 完成人）及国家教学成果二等奖 1 项（第 3 完成人）。

龚 彪 主任医师、教授、硕士研究生导师。上海中医药大学附属曙光医院消化医学部部长、消化内科及消化内镜中心主任，上海曙光医院中西医结合消化病研究所所长。现任国家中医药管理局重点专科——上海中医药大学附属曙光医院脾胃病科负责人，上海抗癌协会理事及消化内镜专委会副主任委员，世界内镜医师协会中国消化内镜分会会长等。擅长ERCP、EUS、ESD等消化内镜精准治疗，近年来，更是聚焦于子母镜检查、共聚焦检查、胆道射频治疗、激光碎石等先进技术。发表SCI收入论文、中文核心期刊200余篇。主编、参编多部著作：《慢性胰腺炎理论与实践》《慢性胰腺炎：理论与实践Ⅱ》《胰胆线阵超声内镜影像病理图谱（含视频）》《ERCP诊疗图谱》等。《中华消化内镜杂志》《肿瘤学》《世界华人消化杂志》《诊断学理论与实践》等多个杂志编委、常务编委。

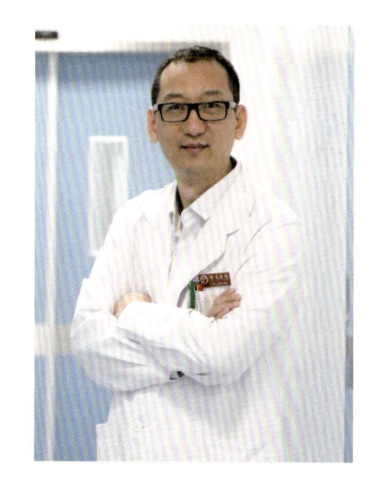

万 荣 医学博士、主任医师、博士研究生导师。上海交通大学附属第一人民医院消化科（北部）执行主任，大内科主任，内科教研室主任。上海交通大学副教授，南京医科大学及苏州大学客座教授，美国哥伦比亚医学中心访问学者，日本九州大学病院访问学者。上海市优秀学科带头人，入选上海市卫生系统新百人计划等多项人才计划，擅长消化内科各种疾病的诊断与治疗，尤其是胆胰疾病的诊断与治疗，擅长各种内镜诊疗技术。主持、参与和完成国家863项目子课题、3项国家自然科学基金面上项目、卫生部国家重点专科建设项目、上海市科委重点项目、上海市自然科学基金等，发表医学专业论文30余篇，影响因子逾100，参编教材及学术著作6部，培养博士、硕士研究生20余人。

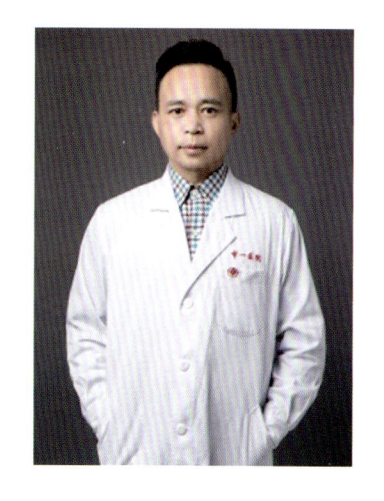

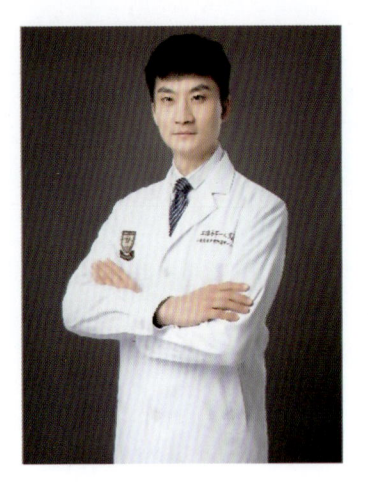

龙　江　主任医师、副教授。上海交通大学医学院附属第一人民医院胰腺外科主任、胰腺肿瘤综合诊治中心（COC）主任，中国抗癌协会青年理事会副理事长，上海市抗癌协会青年理事会副理事长，上海市抗癌协会实体瘤聚焦诊疗专委会副主任委员。师从我国著名的胰腺外科专家倪泉兴教授，擅长胰腺癌、十二指肠肿瘤、神经内分泌肿瘤、腹膜后肿瘤等疑难手术及综合治疗，主要从事胰腺肿瘤的临床和基础转化研究，特别致力于胰腺癌异质生物学表型研究，先后作为项目负责人承担国家自然科学基金面上项目、卫生部临床学科重点项目、上海市科委重点项目、复旦大学"985"工程青年课题等。在美留学期间获得美国胰腺外科学会青年学者奖。2012年获得中华医学会外科手术艺术奖之"金手指"奖。发表SCI论文30余篇。

前 言

《胰胆线阵超声内镜影像病理图谱》第一辑出版近3年来，有幸得到了各位读者的热情鼓励和欢迎。然而胰胆疾病的繁杂多变、非典型特征、少见及疑难病例的"陌生面孔"使得胰胆超声内镜（EUS）成为最难掌握的检查之一；而多看多读多思，无疑是提高EUS诊疗水平的重要途径，毕竟临床医师专业知识储备越多，面临复杂的临床问题时无疑会更加得心应手。同时，由于每家医疗中心、每位临床医师接触的病例和病种有限，在一定时间段内，每位医师更是无法学习到每个病种的不同表现；且每家医疗中心、每位临床医师遇到的临床实践是千变万化、无法预知的，故第一辑在满足临床医师深入提高临床技能方面尚有诸多不足。为此，笔者再次就自己及全国各地一线医疗中心在临床实践中遇见的大量常见、少见、疑难疾病的典型及非典型表现进行了深入回顾、整理，由有幸邀约到的全国多家医疗中心的一线临床医师、影像学医师、病理学医师等资深专家及中青年医师进行了细致分析、总结，分辑出版。

全书内容保持了第一辑风格，但在深度、广度方面较第一辑有新的拓展。全书分为8章，第1章为超声内镜引导下胰管穿刺引流术；第2章为超声内镜引导下经门静脉自体骨髓移植治疗肝硬化；第3～7章为重点介绍了胰腺囊性疾病，胰腺实性及囊实性疾病，肝胆疾病，十二指肠及壶腹部疾病，转移性、腹腔及腹膜后疾病等；第8章对胰腺EUS-FNA的快速现场评估进行了详细讲解。囊括常见疾病的典型及非典型影像表现、少见及疑难疾病的影像表现、EUS常用治疗技术、关于胰腺EUS-FNA/B的评估及诊断等，并对部分病例及内容进行了细致讲解，以利于读者尽可能理解掌握不同疾病的纷繁EUS影像特征及其病理、细胞学特点（通过病理特征解释EUS图像，通过EUS图像去预测病理特征），夯实知识储备，激发临床思维，更快更高地提升临床诊疗水平、造福患者。

第二辑由来自全国51家有较大影响力的一线医疗中心的104位专业医师精心完成，纳入了165个病例、2个章节的EUS治疗演示及一场胰腺EUS-FNA的快速现场评估（ROSE）讲座。含320余幅（组合）图片及450余节视频影像资料（病灶影像或内容讲解），内容丰富，实用性强，适合从事消化内科、超声内镜及相关消化内镜的专业医师、普外科医师、影像科及病理科医师阅读参考。

临床医师"邂逅"典型影像表现是幸运，"遭遇"不典型影像表现才是临床常态。因此医师专业知识面的宽窄、医疗中心综合实力的高低与临床诊疗的质量密切相关。同时，一台认真、严谨、规范的EUS检查，不仅仅是内镜医师多年学习、领悟、磨炼的结果，更是影像、病理、麻醉以及护理、内科、外科等相关科室共同努力的结果。

　　胰腺疾病诊疗方案的选择及确定过程非常复杂，与第一辑相同，本辑所包含的病例资料，均是以 EUS 为核心展开的，并非该病例的所有信息，故该病例无论是施行手术、内镜还是药物治疗，仅仅是就该病例当时的具体情况而言，并非该疾病诊治指南，切勿按图索骥、生搬硬套。

　　作为胰腺疾病诊疗的"三剑客"，增强电子计算机体层扫描（CT）、增强磁共振（MRI）和超声内镜（EUS），在临床诊疗中各有优势，也各有不足。增强 CT、增强 MRI 等传统影像学以其方便、无创等特点而广为应用：①CT 在钙化、血管显示方面更加清晰，MRI 对肿块及其内部结构成分、软组织以及胆管胰管显示及相互关系方面优势明显；②在淋巴结显示方面，两者各有千秋，CT 空间分辨率好，MRI 胜在功能成像。但是在细节采集方面，两者均较 EUS 弱，尤其是针对小于 0.5cm，甚至 1～2mm 的病灶及细节变化，高级医师操作的 EUS 具有独特优势，在胰、胆、肝、壶腹部及脾脏、腹膜后等疾病的早期筛查、诊断与鉴别过程中，发挥着越来越重要的作用。同时在钙化、血管、肿块内部结构、胰胆管内部结构及相互或相邻关系、淋巴结分布方面，EUS 显示的清晰度更是优势明显。缺陷是优秀的 EUS 诊疗学习曲线太长、彻底掌握困难，且为侵入性检查，检查过程中患者常有不适及发生少量术后并发症的风险。

　　全书的酝酿、整理及完稿历时一年有余，非常感谢我们编委在繁忙的临床工作、科研及教学工作中，挤出时间精心完成书稿；同时，由于编者水平有限，书中不足及缺陷在所难免，恳请前辈及同道不吝赐教，以更好地造福于患者。

王　伟

2023 年 2 月书于上海

目　　录

第 1 章　超声内镜引导下胰管穿刺引流术 ·· 1

第 2 章　超声内镜引导下经门静脉自体骨髓移植治疗肝硬化 ······················ 2

第 3 章　胰腺囊性疾病（病例 1—病例 30） ··· 3

第 4 章　胰腺实性及囊实性疾病（病例 31—病例 97） ·································· 40

第 5 章　肝胆疾病（病例 98—病例 126） ·· 140

第 6 章　十二指肠及壶腹部疾病（病例 127—病例 143） ······························ 181

第 7 章　转移性、腹腔及腹膜后疾病（病例 144—病例 165） ······················· 201

第 8 章　胰腺 EUS-FNA 的快速现场评估 ·· 233

　　第一节　胰腺 ROSE 的技术与方法 ·· 233

　　第二节　胰腺 ROSE 涂片中的良性细胞 ·· 241

　　第三节　胰腺 ROSE 涂片中的导管腺癌细胞 ······································ 249

　　第四节　胰腺 ROSE 涂片中的其他肿瘤细胞 ······································ 257

参考文献 ·· 270

附录　英文缩略词表 ·· 271

第1章　超声内镜引导下胰管穿刺引流术

ERCP 是处理胰管梗阻的有效方法，但对于常规 ERCP 困难、甚至失败，尤其是外科改道术后的胰管扩张病例，超声内镜引导下胰管穿刺引流术（EUS-PD）是有效的补充。本章主要内容是 EUS-PD 具体操作要点：配件的合理选用、穿刺点如何选择、引流方式的选择及病因的解除。

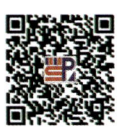

请扫描二维码观看视频。

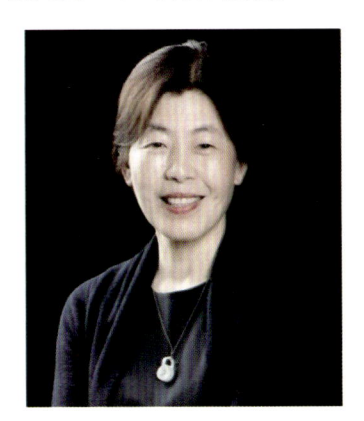

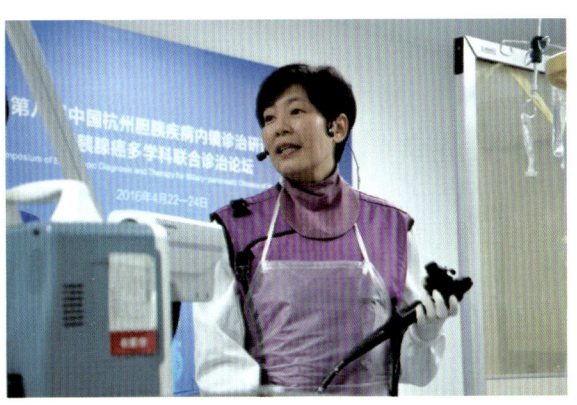

视频二维码 1-1

【专家简介】　张筱凤　主任医师，教授，博士研究生导师。浙江大学医学院附属杭州市第一人民医院副院长、杭州市消化病医院院长、杭州市消化疾病研究所所长、中华医学会消化内镜学分会委员、中华医学会消化内镜学分会 ERCP 学组副组长、中国医师协会内镜医师分会常务委员、中国女医师协会消化分会常委、浙江省医师协会消化医师分会副会长、浙江省医学会消化内镜分会副主任委员、杭州市医学会消化及内镜分会主任委员。

（张筱凤　金杭斌）

第 2 章　超声内镜引导下经门静脉自体骨髓移植治疗肝硬化

视频二维码 2-1

失代偿期肝硬化是各种慢性肝病的终末阶段，常规药物治疗效果不佳、预后差，具有极高的致死率。肝移植作为肝硬化最有效的治疗手段，其应用受限于供肝来源缺乏、费用昂贵、术后并发症多等多种因素。

骨髓干细胞在特定条件下能分化为具有肝细胞活性的细胞，可以修复受损的肝细胞，恢复肝功能。自体骨髓具有易于获得、无须体外诱导分化、没有排异反应等优点，被认为具有广泛的应用前景。超声内镜（EUS）引导下经门静脉穿刺是近年来兴起的一项诊断及治疗新技术。随着该技术的日渐成熟，EUS 引导下门静脉压力梯度检测、EUS 引导下门静脉肿瘤血栓穿刺活检、EUS 引导下经门静脉化疗药物注射等在临床得以广泛应用。鉴于 EUS 引导下经门静脉穿刺技术的安全性及可行性，我们开创性地将 EUS 引导下经门静脉穿刺与自体骨髓输注相结合治疗失代偿期肝硬化，旨在为失代偿期肝硬化患者提供更多的治疗选择，也可作为肝移植前等待肝源的辅助疗法。

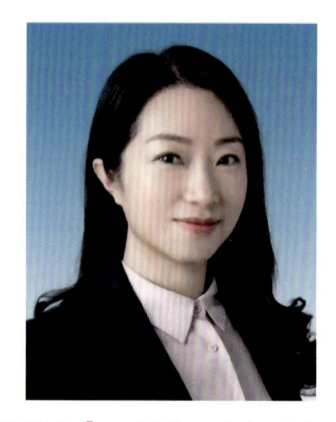

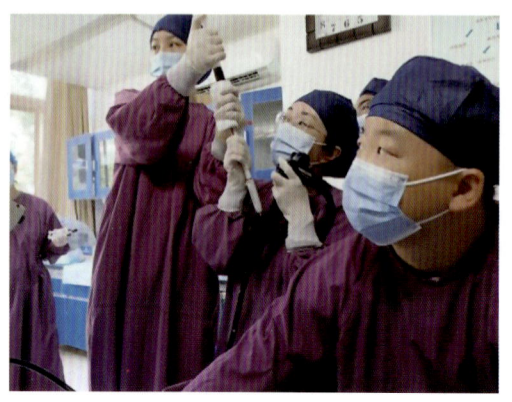

【专家简介】　王芬　主任医师，教授，博士生导师。中南大学湘雅三医院消化内科副主任、内科学/诊断学教研室副主任，中国中西医结合学会消化内镜专委会委员，中国医药教育协会消化内镜分会委员，湖南省消化专业学会副主任委员，海峡两岸医药交流会消化专委会委员等。新湘雅人才"至善领跑"学科带头人。2012—2013 年赴哈佛大学医学院附属 BIDMC 系统学习高级内镜技术。近年来主攻肝胆胰腺疾病超声内镜诊疗技术，同时致力于肝纤维化发病机制研究。发表第一作者/通信作者论文 75 篇，作为第一责任人，相关成果获湖南医学科技奖一等奖。其独创的医疗新技术"超声内镜引导下经门静脉自体骨髓移植治疗肝硬化"获湖南省卫生厅及湖南省科技厅重点项目资助，并应邀在中国消化内镜年会、美国消化疾病周、韩国超声内镜峰会等国内外重要会议上大会发言，获得广泛关注。

（王　芬）

第 3 章 胰腺囊性疾病

病例 1

【病情简介】 男，69岁。反复上腹痛6年，再发2天。外院初诊CT提示慢性胰腺炎，胰管扩张。无烟酒嗜好，无糖尿病病史。

【实验室检查】 肿瘤学指标：CA19-9、CA125、CEA及AFP均正常；血常规：HGB 105g/L，肝功能、肾功能、血糖、凝血指标等均正常。

【影像学检查】 CT：胰头IPMN并恶性倾向可能，胆总管上段扩张。

【治疗】 胰十二指肠切除术。

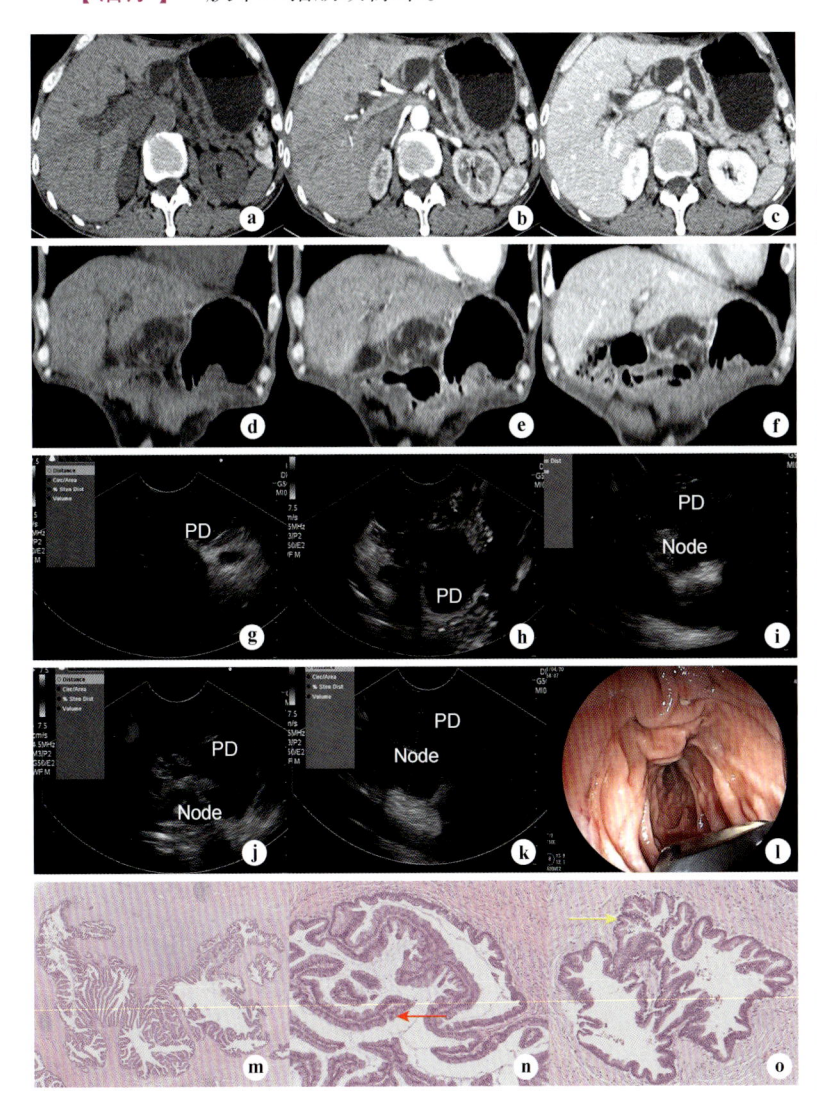

图像要点

CT：胰颈部类圆形病灶，增强扫描未见明显强化，病灶似经分支胰管与主胰管相通，上游胰管呈"串珠样"扩张（a～c）。冠状位重建图像显示：病灶位于主胰管背侧，似经分支胰管与主胰管相通（d～f）。

EUS：胰腺形态正常，边界清晰，回声均匀，胰管全程扩张，最宽处管径约2.3cm（g），胰头部胰管内可见大小约1.2cm×0.7cm的高回声影（h～j），胰体部可见长约0.6cm的高回声影（k）。十二指肠乳头未见异常（l）。

组织病理：镜下病灶位于导管内，扩张的导管内可见黏液（m），内衬高柱状上皮（红箭，n）或形成乳头（黄箭），导管上皮呈低级别异型增生（o）。

最终诊断：胰腺导管内乳头状黏液性肿瘤（IPMN）伴低级别异型增生。

（熊慧芳 祝 萌）

病例 2

【病情简介】　男，74岁。反复上腹胀痛半个月。我院初诊超声提示胰头恶性占位可能。无烟酒嗜好，有高血压病史，无糖尿病病史。

【实验室检查】　肿瘤学指标：CA19-9 193.9U/ml，CEA、CA125及AFP均正常；血糖：6.31mmol/L，血常规：HGB 121g/L，肝功能、肾功能、血淀粉酶、凝血功能均正常。

【影像学检查】　CT：胰头钩突区占位，考虑胰腺癌可能。

【治疗】　胰十二指肠切除术。

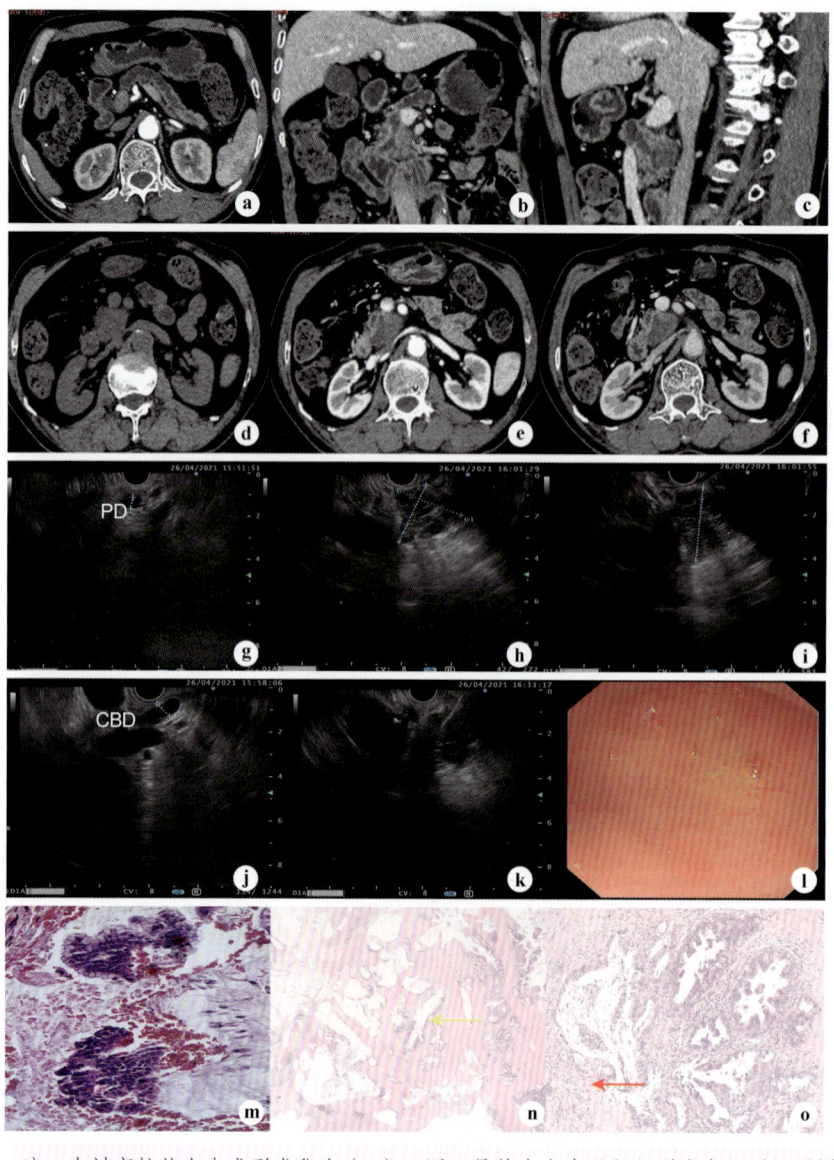

图像要点

CT：平扫示胰头钩突体积增大，呈稍低密度（a），增强检查病变不均匀轻度强化，其内似见多发小囊状低密度影（b、c），胰体尾萎缩，主胰管扩张（d），冠、矢状位显示主胰管与胰头区病变相通（e、f）。

EUS：胰腺体尾部体积缩小，主胰管全程扩张，最大直径约5.1mm（g），胰头可见一大小约3.3cm×2.8cm混杂低回声不规则团块影，有分隔（h、i）；胆总管无扩张（j）。超声穿刺针穿刺病灶（k），抽出带黏液组织。十二指肠乳头似见胶冻样物质（l）。

组织病理：穿刺标本镜下见游离导管上皮呈中-重度异型增生，大体标本镜下病变呈多房囊状，扩张的导管内可见黏液，内衬高柱状上皮或形成乳头（m），同一导管内上皮呈低级别或高级别异型增生（黄箭，n），局部于间质内浸润性生长（红箭，o）。部分腺管破碎，黏液外溢，于脂肪组织间浸润性生长，黏液间漂浮异型上皮。

最终诊断：胰腺导管内乳头状黏液性肿瘤（IPMN）伴浸润性癌。

（熊慧芳　祝　萌）

第3章 胰腺囊性疾病

【病情简介】 女，75岁。腹痛腹胀伴黄疸10天。门诊上下腹CT提示胰头占位性病变，伴有胆胰管扩张梗阻表现，胆囊积液。有糖尿病病史，无烟酒嗜好。

【实验室检查】 肿瘤学指标：CA125 68.1U/ml，CEA 7.11ng/ml，AFP、CA19-9等正常；血糖18.87mmol/L；肝功能：TBIL 256.8μmol/L；肾功能、血常规及凝血指标等均正常；IgG4 0.25g/L。

【影像学检查】 全腹增强CT：胰腺增大，密度不均匀，其内可见稍低密度结节影，边界欠清楚，主胰管扩张，胰尾稍萎缩，肝内外胆管扩张，胆总管最大直径约14mm，胆总管下段壁增厚，胆总管胰头段与胰腺分界不清楚。考虑胰头占位性病变，累及胆总管下段。

【治疗】 胰十二指肠根治术。

病例 3

图像要点

CT：增强扫描胰腺主胰管及分支胰管扩张明显（a），胰头可见一低密度实性结节，胆总管中下段堵塞，导致上游明显扩张（b、c）。

EUS：肝内外胆管扩张明显，胆总管胰头段狭窄（d～f），主胰管及胰头分支胰管扭曲扩张，管壁可见乳头状凸起，胰头另可以低回声实性占位，声学造影提示不均匀低增强（g～k），行胰十二指肠切除，大体标本剖开后可见葡萄状扩张分支胰管及鱼肉状肿块（l）。

组织病理：胰腺内胰管扩张，上皮增生成乳头状（m），局部肿瘤富含黏液，呈浸润性生长（n），浸润性癌成分为导管腺癌（o）。

最终诊断：混合胰管型导管内乳头状黏液性肿瘤（mixed-type IPMN）伴浸润性癌。

（胡珊珊　赵晓晨）

病例 4

【病情简介】 女，41岁。反复腹痛1年，复发3天。1年前，患者进食高脂饮食后出现上腹痛，CT提示胰腺实质回声改变伴胰周渗出，符合急性胰腺炎征象，胃镜提示十二指肠乳头膨大，治疗后好转出院。后反复发作胰腺炎共6次，此次再次出现腹痛，MRCP提示胆总管，主胰管稍扩张，十二指肠乳头部占位待排除，为进一步诊治入院。

【实验室检查】 肝肾功能正常，淀粉酶548.9U/L，CA19-9 56.61U/ml，余肿瘤学指标、血糖、凝血功能等均正常。

【影像学检查】 CT：急性胰腺炎征象，十二指肠管壁水肿，主胰管扩张，见胰头钩突部异常强化灶，性质？

【治疗】 Whipple手术。

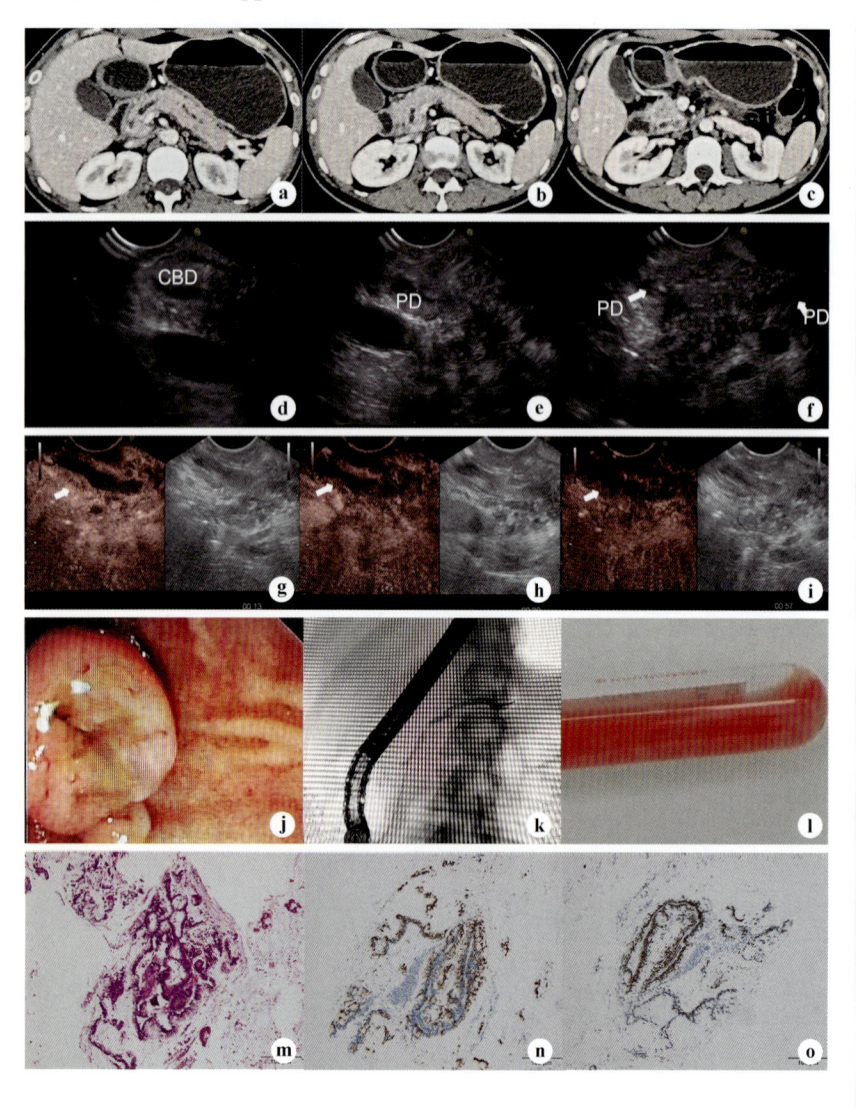

图像要点

CT增强：主胰管扩张，见胰头钩突部异常强化灶（a～c）。

EUS：胰头部主胰管扩张，直径5.5mm，内可见低回声影，范围1.8cm×0.5cm，后方胰管扩张（d～f）。造影显示主胰管内低回声影全程无增强，主胰管壁不规则，局部造影低增强（g～i）。ERCP：乳头肿大，乳头开口未见异常，造影显示主胰管下段充盈缺损，副胰管显示，抽取胰液4ml，胰液中见絮状物（j～l），CEA＞1000ng/ml，CA19-9＞1000U/ml。

病理：查见轻度异型腺上皮细胞，部分呈乳头状，结合免组考虑为胰腺导管内乳头状黏液性肿瘤，肠型IPMN。免疫组化：CK7(+)，CK20(-)，CDX-2(+)，MUC2(+)，MUC6(+)（局灶），Ki-67(+)（50%）（m～o）。术后病理：导管内乳头状黏液性肿瘤（IPMN），伴浸润性癌（呈黏液腺癌形态）侵及胰腺实质，局灶累及十二指肠。淋巴结血管侵犯：未查见，神经侵犯：未查见。

最终诊断：主胰管型导管内乳头状黏液性肿瘤（IPMN）伴浸润性癌。

（单 晶 孙晓滨）

第3章 胰腺囊性疾病

病例 5

【病情简介】 女，64岁。腹痛4小时。外院初诊查脂肪酶＞6000U/L、淀粉酶695U/L，考虑急性胰腺炎。5年前因腹痛1天于我院查增强CT示胰腺肿胀，胰周脂肪间隙模糊，胰管扩张，体尾部为重，考虑慢性胰腺炎急性发作可能。MRI、MRCP示胰腺信号不均匀，胰管扩张，体尾部明显呈囊状异常信号改变，符合慢性胰腺炎改变，诊断为慢性胰腺炎急性发作，行ERCP+EST+鼻胆管引流后症状好转出院。无烟酒嗜好，无糖尿病病史。

【实验室检查】 肿瘤学指标：CA19-9 63.0U/ml、CEA、CA125、AFP等均正常；血糖8.8mmol/L；肝功能、血常规、肾功能及凝血指标等均正常。

【影像学检查】 MRI、MRCP示胰腺异常改变，考虑为胰腺导管内乳头状黏液瘤可能性大，病灶较5年前范围增大，胰管扩张程度增高，胰尾较前萎缩，病灶内条片状异常信号影增多伴DWI信号增高，考虑恶变可能。

【治疗】 腹腔镜下胰体尾+脾切除。

图像要点

CT：a. 2014年显示胰腺增大，胰管扩张，以体尾部为重，其内见条状、点状高密度影，胰周脂肪间隙稍模糊，增强扫描后未见明显异常强化结节肿块影；b. 2019年显示胰腺体尾部缺如，术区周围脂肪间隙模糊，符合术后改变，未见明显异常增多软组织影，残余胰头内胰管扩张。

MRI：c. 2014年显示胰腺信号不均匀，胰管全段扩张，于体部见囊状长T1长T2异常信号，胰周脂肪间隙清晰，未见明显渗出，符合慢性胰腺炎改变；d. 2019年显示胰管明显扩张，以胰腺体尾部明显，局部信号不均匀，可见少许条片状短、等T1信号，DWI呈稍高信号，正常胰尾实质明显缩小，胰周间隙尚清。

MRCP：e. 2014年显示胰管扩张；f. 2019年显示胰管广泛扩张，以胰腺体尾部明显，最宽处13mm，伴分支胰管扩张，胰管未见确切狭窄征象。

EUS：g～k. 胰腺实质回声不均匀，可见散在片状低回声影，胰体部可见一多房囊性病灶，切面大小约24mm×48mm，胰体靠近胰颈与多房囊性病变连接处为一较大无回声区域，切面大小约12mm×14mm，其内可见一低回声结节，切面大小约6.9mm×6.4mm，该无回声区域与主胰管相通，胰腺体颈部胰管宽约6mm，胰头部胰管宽约3mm，胰尾部可见片状低回声区域，胆总管扫查显示走行光整，宽约6mm。术后大体形态（l）。

组织病理：胰腺组织6cm×5.3cm×2.5cm，切面呈多房囊性，直径0.5～1.7cm，囊内容物为暗褐色血凝块样物及半透明胶冻样物。

诊断：（胰腺）黏液性囊性肿瘤，局部上皮高级别上皮内瘤变，灶性癌变（m～o）。

最终诊断：混合胰管型导管内乳头状黏液性肿瘤（mixed-type-IPMN）。

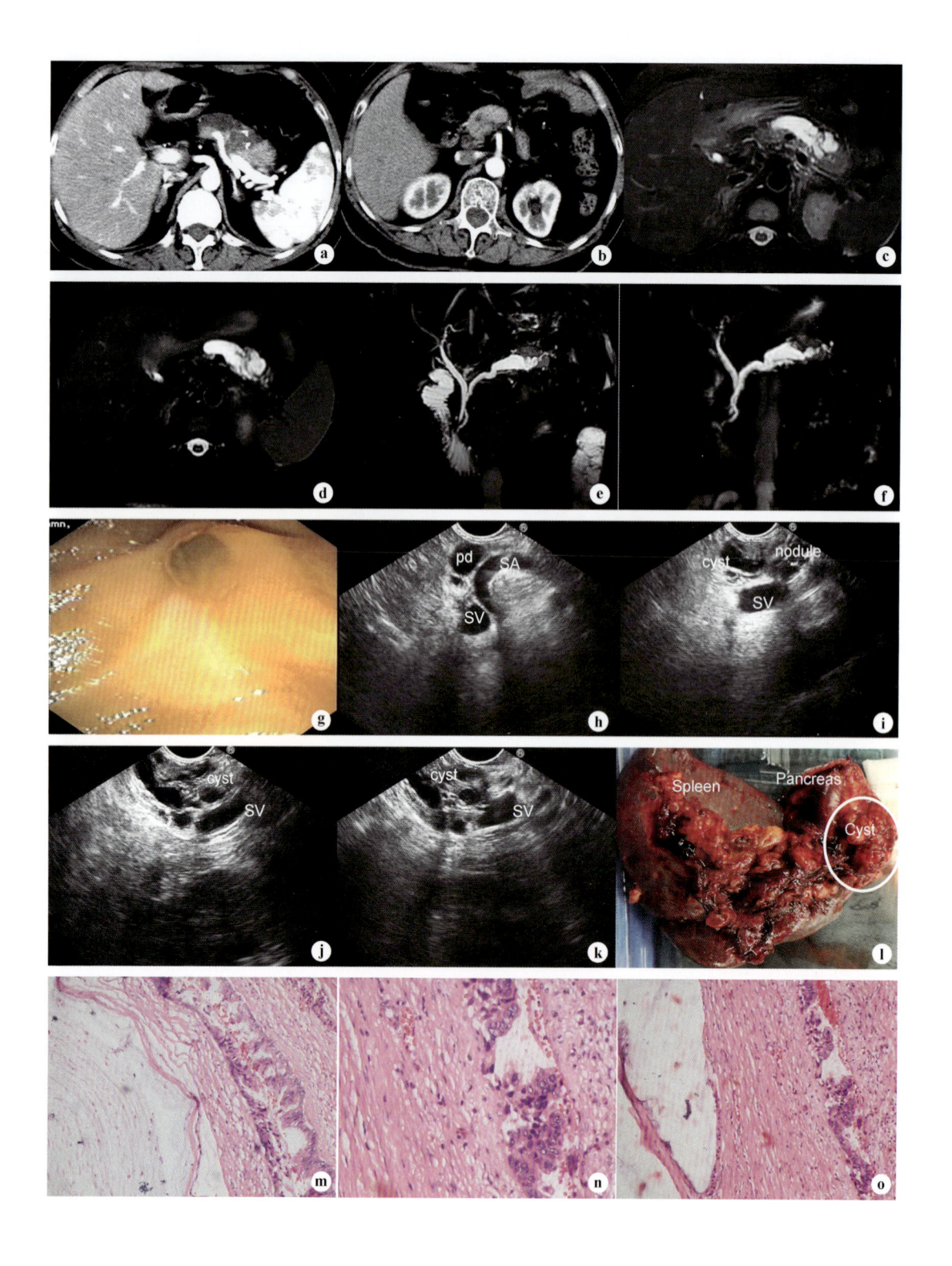

8　胰胆线阵超声内镜影像病理图谱（第二辑）

（邓　亮　张秉强）

第 3 章　胰腺囊性疾病

病例 6

【病情简介】　女，62 岁。3 年前无明显诱因反复左上腹阵发性隐痛，可向肩背部放射，外院诊断急性胰腺炎，给予口服中药治疗后症状缓解。

【实验室检查】　甘油三酯（TG）1.93mmol/L。淀粉酶 38.0U/L，脂肪酶 40U/L。自身抗体 14 项：抗核抗体 ANA 弱阳性（±）、抗 SSA 抗体弱阳性（±）。余无特殊。

【影像学检查】　CT：胰腺体尾部区可见多发囊性低密度影，内部见实性成分，同主胰管不相通。

【治疗】　胰体尾切除术。

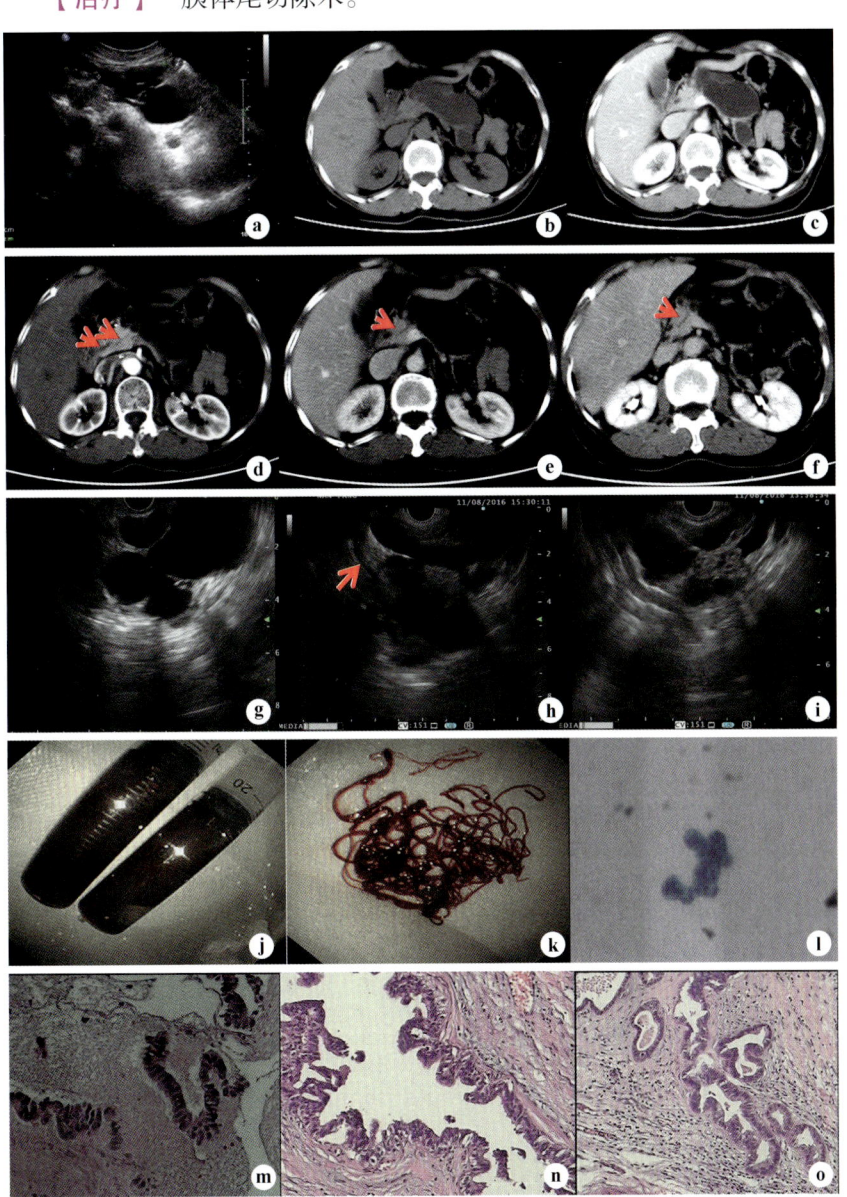

【图像要点】

B 超：胰头形态大小尚正常，回声增粗；胰体、胰尾显示不清，于胰体、胰尾前方探及多个囊性包块相互融合，范围约 9.2cm×5.1cm×4.6cm，内透声差，可见分隔（a）。

CT：胰腺体尾部区可见多发囊性低密度影，部分病灶内见分隔影，较大者约 7.1cm×4.1cm，CT 值约 13HU，胰腺实质结构显示清楚，增强后病灶边缘及分隔轻中度强化。病灶与主胰管并不相通（b～f）。

EUS：胰腺形态不规则，回声增粗，分布欠均匀，胰腺体尾部见多发囊实性肿物，内部见网状分隔及不均质实性回声光团，切面大者约 61.7mm×54.1mm，小者约 18.2mm×14.5mm；主胰管内径约 3.7mm，走行迂曲。病灶同主胰管并不相通（g～i）。

EUS-FNA 病理：穿刺细胞学见异型细胞团；穿刺组织病理见腺体上皮高柱状，明显异型性；考虑导管上皮重度非典型增生/原位癌，因未见间质组织，无法判断浸润情况（j～o）。

术后病理及最终诊断：胰腺导管内乳头状黏液性肿瘤（IPMN）伴高度异型增生局部考虑浸润间质。

（乔伟光）

病例 7

【病情简介】 患者反复上腹痛 1 年，1 年内反复腹痛 9 次。当地医院多次诊断为急性胰腺炎并给予对症治疗后缓解。2020 年 6 月 3 日症状再发，就诊于 ×× 医院。

【实验室检查】 肝功能及 CEA、CA19-9 等指标均正常。

【影像学检查】 外院增强 CT：胰头部占位病变可能，胰管扩张，急性胰腺炎；外院增强 MRI：胰腺头颈病灶轻度强化，体尾胰管扩张；胰腺周围、肝门区、腹膜后多发小淋巴结。外院 PET/CT：胰腺头颈部 FDG 代谢增高，未见明显肿块影；胰腺周围、肝门区、腹膜后多发小淋巴结，FDG 代谢未见异常。

【治疗】 胰体尾切除术。

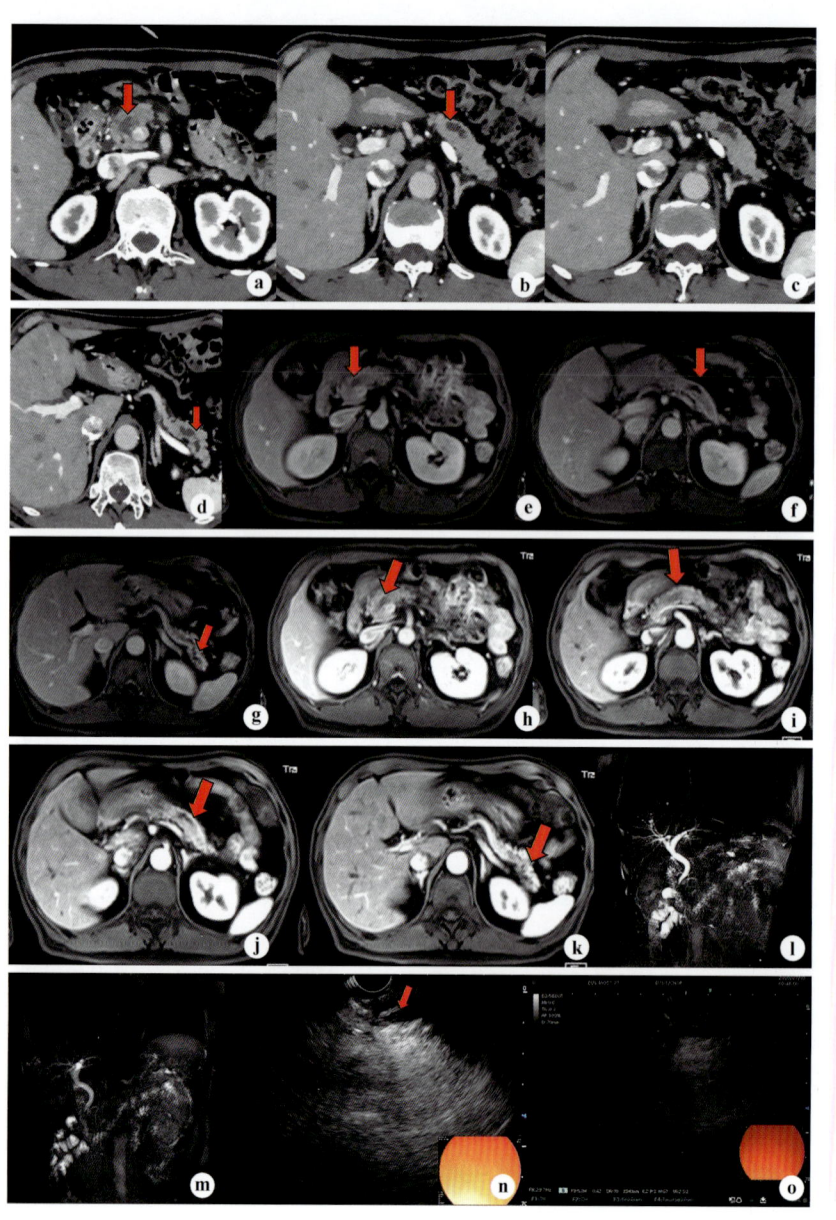

图像要点

CT 及 MRI：胰腺头、体、尾部胰管扩张，胰管内结节状病灶（a～k），形成双色征（b、c）及酒瓶塞征（l、m）。

EUS：胰管体尾部扩张，内部见结节及不规则回声影（n～r），酒瓶塞征（n）分支胰管显示（p）及双色征（r）。术后大体标本（s）、胰管内充填实性结节型团块（t）、连续切片见扩张胰管内充填实性结节型团块（u）。HE 染色 40 倍见筛孔样结构（v）、HE 染色 100 倍见管状微结构（w）。CK7（+）、CAM5.2（+）、Muc-1（+）、b-CAT（浆+）、Muc-5（弱+）（x、y）；Ki-67 表达：70% 阳性（z）。

最终诊断：（胰体尾）导管内乳头状肿瘤（ITPN）伴浸润性癌。

第 3 章 胰腺囊性疾病

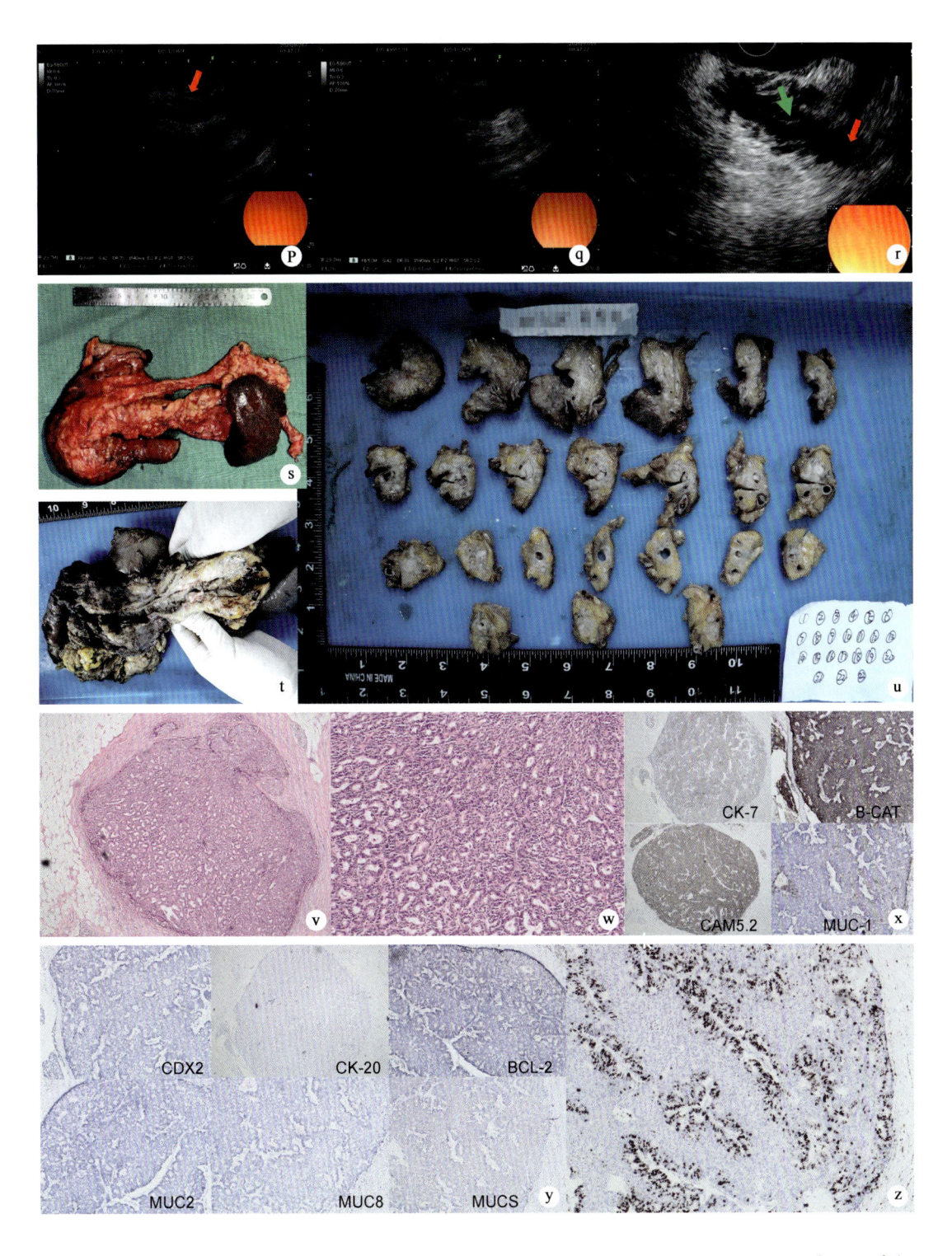

（王 雷）

病例 8

【病情简介】 男，71岁。右上腹痛3个月。无烟酒嗜好，无糖尿病病史。胆囊切除术后。诊断冠心病5个月，口服阿司匹林治疗，停药1个月。

【实验室检查】 肿瘤学指标：CA19-9 177U/ml，CEA、CA125、AFP等正常；血糖、肝功能、肾功能、血常规及凝血指标等均正常。

【影像学检查】 外院上腹部CT：胰头增大，胰腺炎？恶性肿瘤？外院MRI+MRCP：慢性胰腺炎伴假性囊肿？胰腺囊腺瘤？

【治疗】 患者选择化疗及其他姑息治疗，予以随访。

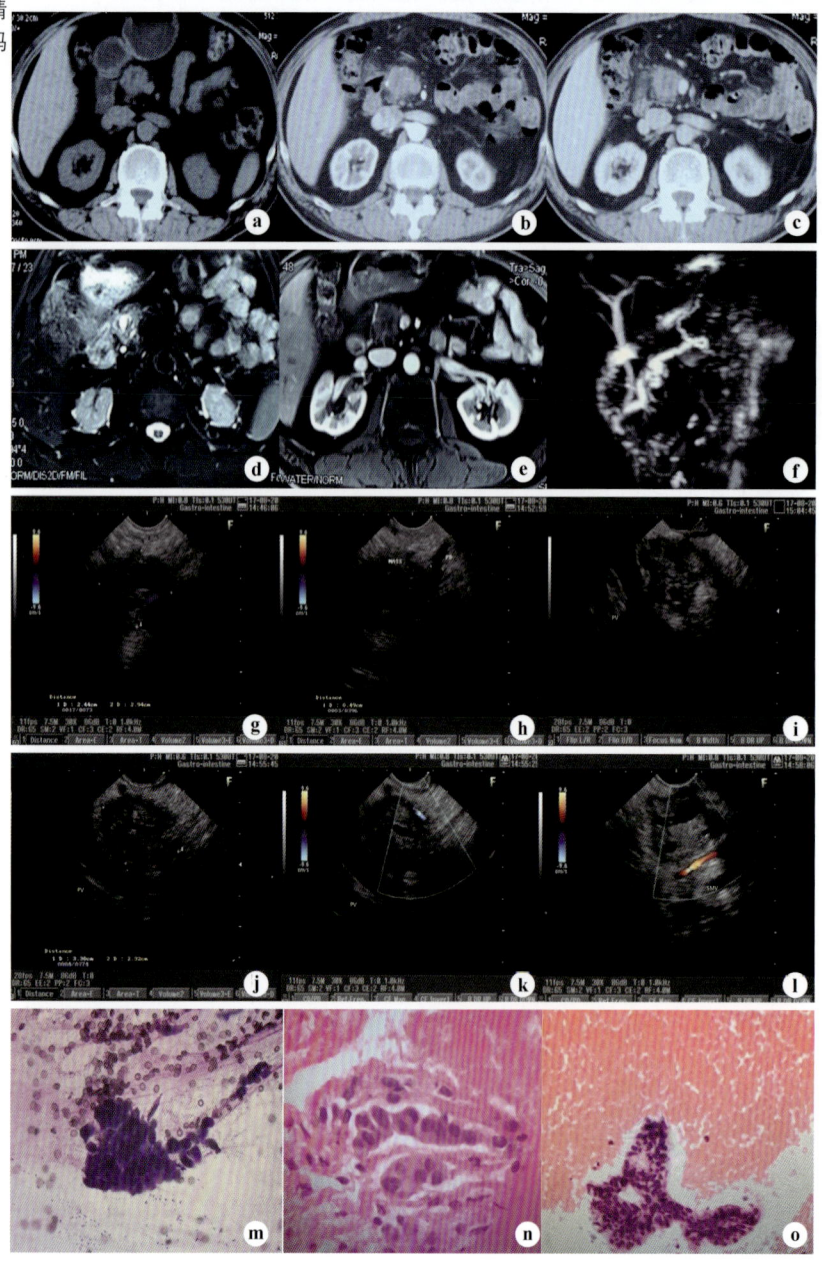

图像要点

CT：平扫胰腺头颈部略增大，形态不规则，呈偏低密度混杂影，大小约3cm，动脉、门脉期强化略低于周围胰腺实质，内部不规则低密度影坏死？囊性变？病灶与周围血管分界尚清（a~c）。

MRI+MRCP：示胰头增大伴局限小囊性变，胰管轻度扩张，胰头段胰管狭窄（d~f）。

EUS：胰头低回声囊实性占位，实性为主，内部回声欠均匀，可见不规则、管状无回声囊性区，与主胰管相通，病灶截面2.5cm×3cm，内部血流阴性，周围可见小血管包绕，病灶与周围胰腺组织界线不清，与门静脉及肠系膜上静脉分界清晰（g~l）。

EUS-FNA：少量异型细胞，形态倾向于腺癌，DNA定量可见倍体异常细胞（m、n）。

病理：极小灶高级别上皮内瘤变（o）。

最终诊断：分支胰管型导管内乳头状黏液性肿瘤（BD-IPMN）伴癌变。

（王向平　潘阳林）

第3章 胰腺囊性疾病

病例 9

【病情简介】 男，60岁。左上腹隐痛不适1.5个月，加重1个月。于××医院行上腹部CT平扫示肝内多发低密度灶，胰腺体部低密度灶，左肾低密度灶。上腹部增强CT示胰腺体部囊性灶，主胰管略扩张，IPMN可能，肝内多发囊肿，左肾囊肿，左侧肾上腺结节。有吸烟饮酒史，无糖尿病史。

【实验室检查】 肿瘤标志物：CA19-9 13.6U/ml，NSE 36.46ng/ml，CA242、CEA、CA125、AFP等正常；血糖4.64mmol/L；肝功能、肾功能、血常规、凝血指标等均正常，IgG4 0.16g/L。

【影像学检查】 见图像要点。

【治疗】 机器人辅助下胰体尾切除术+腹腔淋巴结清扫术+胰腺周围神经切除术。

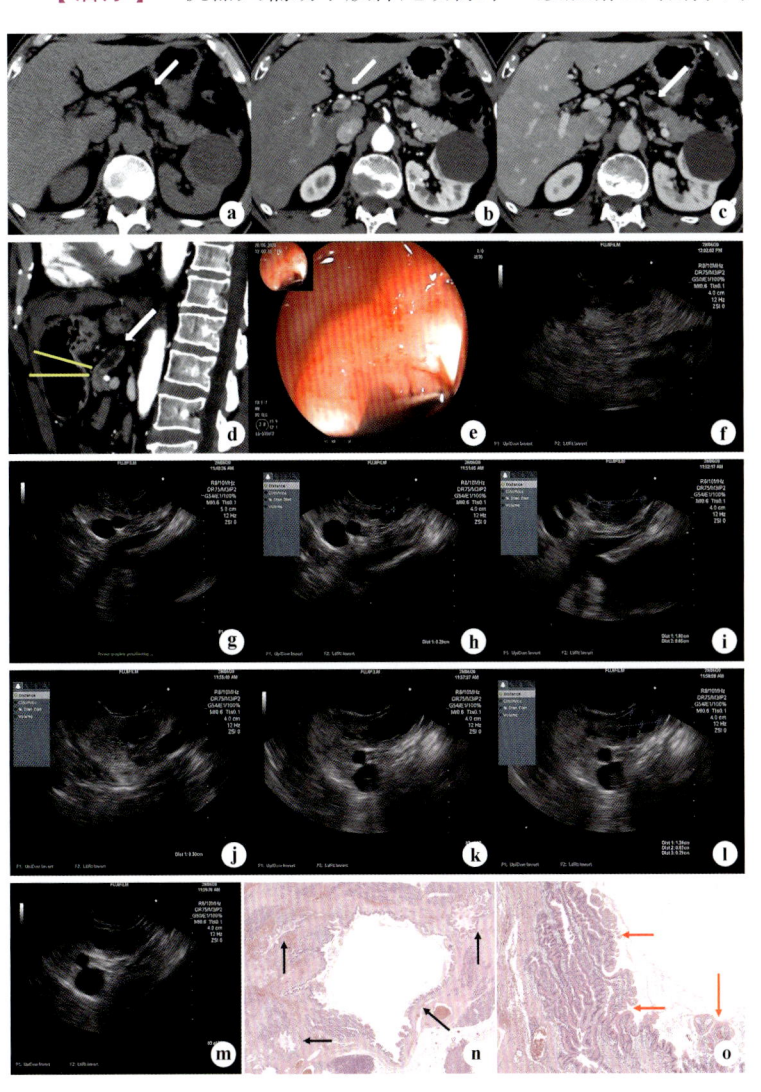

【图像要点】

CT：平扫横断面图像胰体部见大小约1.2cm×1.0cm的不规则囊性低密度灶（白粗箭），边界清晰（a），增强动脉期及门脉期横断面图像可见病灶（白粗箭）囊壁薄、呈轻度强化，腔内未见分隔或附壁结节（b、c），增强动脉期斜矢状面重建图像见病灶（白粗箭）与主胰管相通（黄细箭，d）。

EUS：内镜下十二指肠乳头未见明显异常，乳头口未见明显黏液流出，十二指肠球部球腔畸形，前壁可见线状溃疡，周围黏膜充血水肿。超声连续探查，整体胰腺实质回声细密模糊，胰腺头部近乳头胰管直径0.3cm，胰腺颈部胰管直径0.29cm，于胰腺体部见一无回声病灶，与胰管走行一致，动态观察与胰管相通，病灶范围约1.85cm×0.65cm，中央可见偏低回声乳头样结构，直径约0.29cm（e～m）。胰腺内见多处胰管扩张（n）；扩张胰管内衬黏液柱状上皮，细胞轻度异型增生（o）。

诊断：胰腺导管内乳头状黏液性肿瘤（IPMN）伴低级别上皮内瘤变。

（王晴柔 王 伟 龚婷婷 王 婷）

病例 10

【病情简介】 男，55岁。间断腹痛3年，诊断为急性胰腺炎，3年内反复发作，加重1周，腹部CT提示胰管扩张。无烟酒嗜好，无糖尿病病史。

【实验室检查】 肝功能：ALT 67.2U/L，AST 20U/L，TBIL 40.7μmol/L，DBIL 9.7μmol/L，GGT 235.5U/L，AKP 91.8U/L；CA19-9 21.28U/L；IgG4 0.34g/L；血常规、肾功能及凝血指标等均正常；红细胞沉降率、CRP正常。

【影像学检查】 MRCP：胆总管无扩张，胰管明显扩张，直径1.4cm；胰腺CT：胰管扩张，体尾部明显，胰腺实质变薄。

【治疗】 腹腔镜下胰体尾脾切除术。

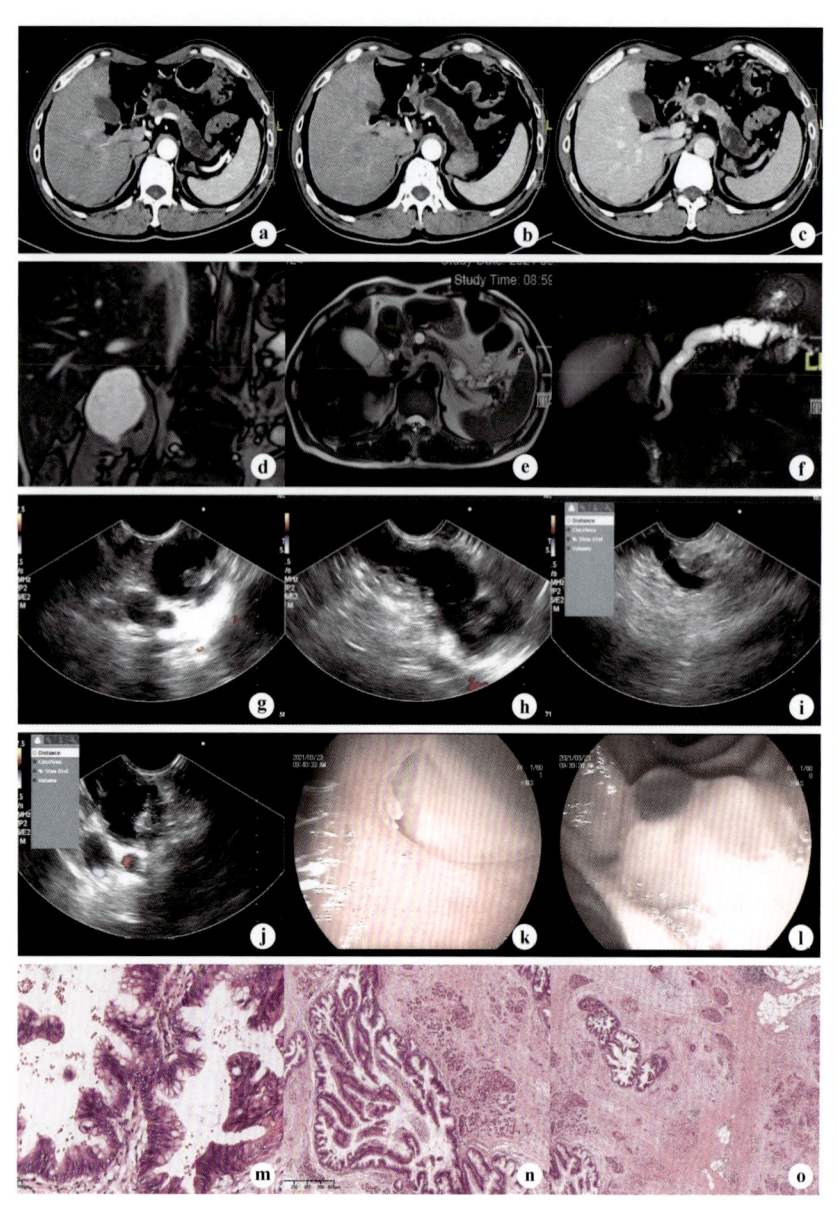

图像要点

CT：胰管明显扩张，以体尾部为重，胰体尾部实质变薄（a～c）。

MRI：胆总管无扩张，胰管明显扩张，最宽处1.4cm（d～f）。

EUS：胰管全程扩张，胰体部胰管直径1.1cm，胰尾部胰管直径2.3cm；胰尾部胰管内壁不光滑，其内可见多个附壁结节，最大0.9cm×0.9cm，中等回声，还可见多发、等回声索条形物漂浮（g～j）。

内镜：十二指肠乳头开口明显增大，见果冻状黏液阻塞（k、l）。

组织病理：扩张的导管内见衬覆黏液上皮的乳头状结构，上皮有异型性（m～o）。

最终诊断：胰腺导管内乳头状黏液性肿瘤（IPMN）。

（徐洪雨 姜 洁）

第 3 章　胰腺囊性疾病

病例 11

【病情简介】　男，70岁。上腹不适1周，1周前无明显诱因出现上腹部不适，呈间断胀痛，不伴恶心呕吐，不伴头晕、心慌，遂就诊。无烟酒嗜好，无糖尿病病史。

【实验室检查】　血常规、肝肾功能、电解质、肿瘤四项、血糖：未见异常；IgG4未查。

【影像学检查】　腹部超声提示胰管扩张伴胰头部混合回声，增强CT提示胰头部囊实性病变，局部与主胰管相通，考虑IPMN可能，不除外恶变可能。MRCP+增强MRI示胰头部囊实性病变，局部与主胰管相通，考虑IPMN可能。

【治疗】　胰十二指肠切除术。

精彩视频请扫描二维码

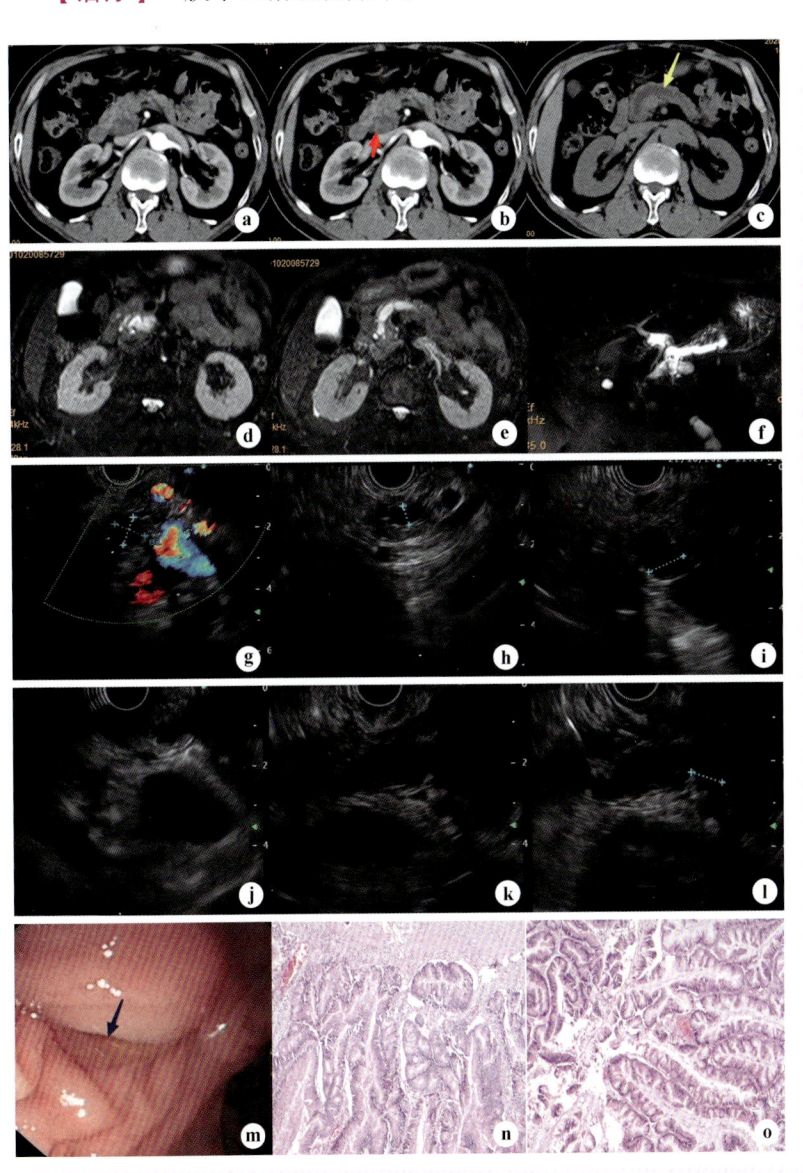

图像要点

CT：胰管扩张（黄色箭头），胰头部可见片状低密度，局部与主胰管相通，大小约26.9mm×19.1mm（红箭），增强扫描呈不均匀轻度强化（a～c）。

MRI：胰头部可见囊状长T1、长T2信号，局部与主胰管相通，大小约26.9mm×19.1mm。MRCP：胰管明显扩张，直径约9.3mm（d～f）。

EUS：十二指肠乳头稍肿大，开口处可见黄色胶冻状黏液流出(蓝色箭头)，胰腺实质回声尚均匀，主胰管全程不规则扩张，最宽处约11.3mm，近胰头部胰管内透声度减低，并散见稍高黏液样回声，胰头部主胰管壁见一结节样突起，长径约8.1mm，注射造影剂后于动脉期可见轻度强化。

初步诊断：主胰管型IPMN可能（g～m）。

术后病理：肿块大小3.3cm×2.7cm×0.5cm，距胰管切缘3.3cm，距十二指肠大乳头1.7cm，胰腺导管内乳头状黏液性肿瘤（IPMN）伴腺体低级别上皮内瘤变，灶性区域考虑伴重度异型增生（高级别上皮内瘤变）（n，o）。

最终诊断：胰腺导管内乳头状黏液性肿瘤（IPMN）。

（胡祥鹏　方倩倩）

病例 12

【病情简介】 女，62岁。上腹部疼痛4天。腹部超声检查提示胰腺体部占位。无烟酒嗜好，无糖尿病病史。

【实验室检查】 血糖6.74mmol/L；肝功能、肾功能、肿瘤系列、血常规、DIC及止凝血指标等均正常。

【影像学检查】 CT：胰体部可见类圆形低密度影，提示胰体部囊性占位；MRCP胰腺体尾部胰管扩张，直径约0.4cm。

【治疗】 腹腔镜下保留脾脏胰体尾切除术。

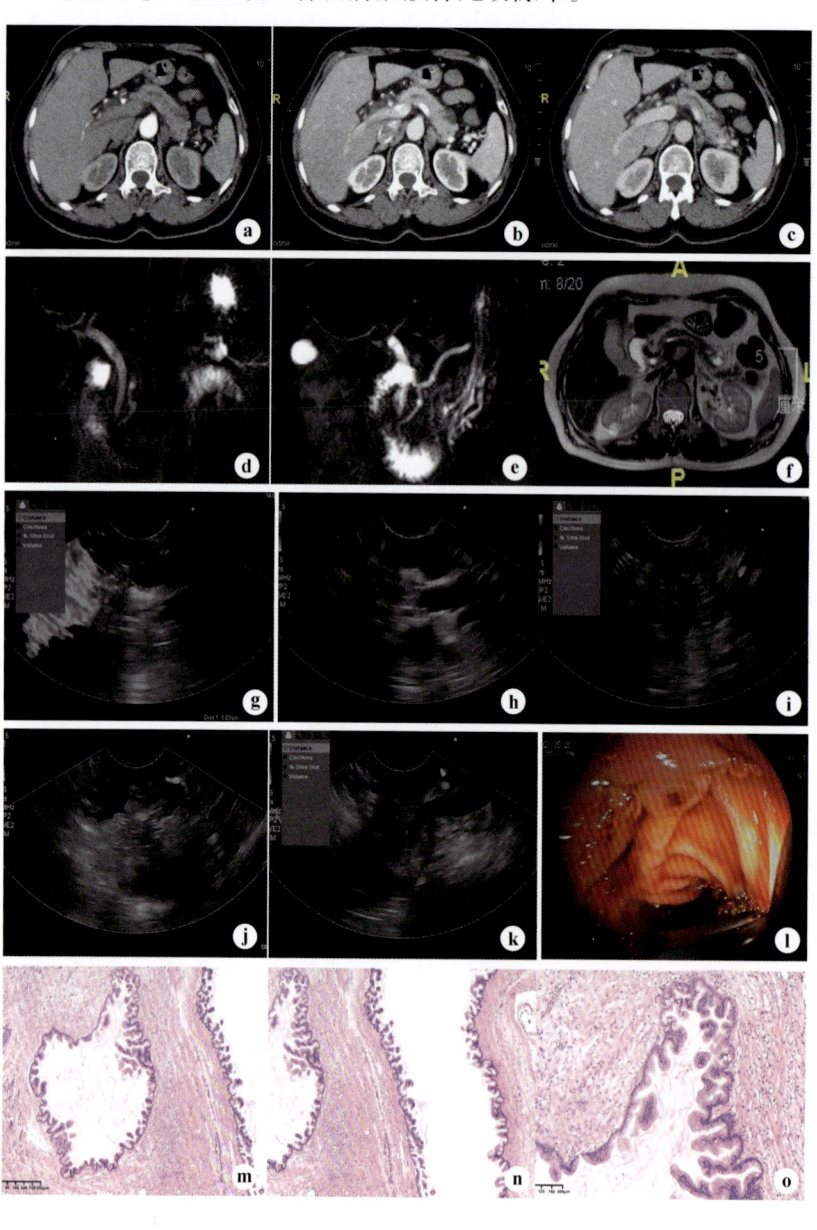

图像要点

CT：胰体部可见类圆形低密度影，密度均匀，边缘光整，未见强化，胰管扩张（a～c）。

MRI：胰腺体尾部胰管扩张，胆总管无扩张（d～f）。

EUS：胰体部见1.6cm×1.0cm大小无回声团块，中间可见分隔，囊壁未见异常，与主胰管相通（g、h）；胰腺大小正常，实质回声均匀，胰头、胰体部胰管扩张（i、j）；胆总管无扩张（k）；十二指肠乳头开口增大（l）。

组织病理：衬覆黏液性上皮，有异型，诊断导管内乳头状黏液性肿瘤伴低级别上皮内瘤变，小灶呈高级别上皮内瘤变（m～o）。

最终诊断：胰腺导管内乳头状黏液性肿瘤（IPMN）伴高级别上皮内瘤变。

（徐洪雨 姜 洁）

第 3 章　胰腺囊性疾病

病例 13

【病情简介】　女，67岁。患者于2个月前于当地医院体检发现胰腺占位，患者未诉恶心、呕吐、腹泻、便秘、皮肤巩膜黄染等。既往糖尿病8年，1个月前行子宫全切术，无烟酒史。

【实验室检查】　空腹血糖9.08mmol/L。肿瘤学指标：CA19-9、CA125、CEA、AFP均正常，血糖、肝功能、肾功能、血常规及凝血指标均正常。

【影像学检查】　1个月前行腹盆部CT检查：胰头颈体部交界囊性为主病变伴胰管扩张，IPMN？部分壁可疑增厚请结合临床，建议行MRCP或增强MRI检查。行上腹部MRI检查：胰头颈体异常信号伴胰管扩张，考虑IPMN，最宽处直径约1.3cm，恶变需警惕，继发胰腺炎不除外腹主动脉旁未见异常淋巴结回声。

【治疗】　胰十二指肠切除术。

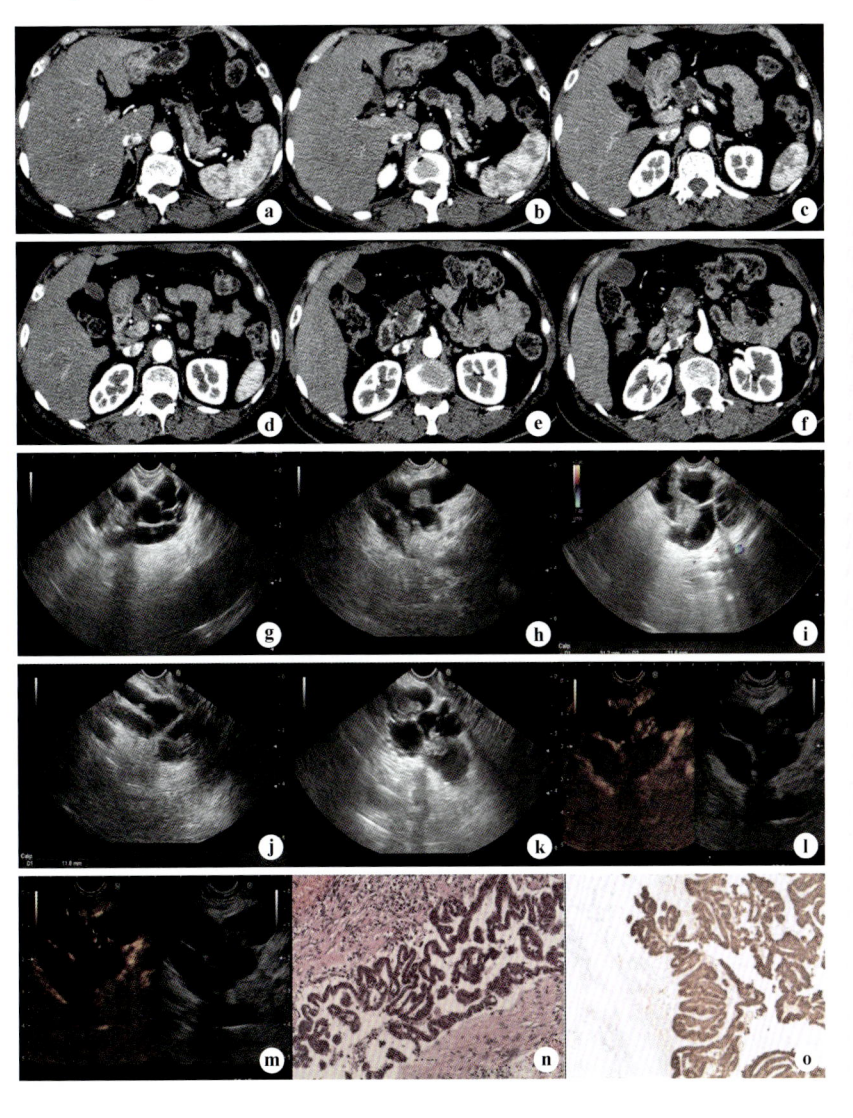

【图像要点】

CT：胰头部囊性病变，其内可见不均强化（a～f）。

EUS：主胰管节段性扩张，最宽处0.84cm，腔内未见异常回声，胰腺颈体交界处见一不规则形、囊性无回声病变，大小约3.12cm×3.16cm，病变与主胰管相通，内见多发高回声间隔，多发附壁高回声结节，较大者约0.8cm×1.2cm。超声造影提示壁结节血供较丰富（g～m）。

术后组织病理：示胰腺导管内乳头状黏液性肿瘤，被覆上皮呈高度异型增生，灶性癌变（n，o）。

最终诊断：胰腺导管内乳头状黏液性肿瘤（IPMN）伴局部癌变。

（李　鹏）

【病情简介】 男，46岁。反复上腹痛4年余，加重6个月。患者4年来反复进食后上腹隐痛，无放射痛，每次发作持续2～3天，呕吐后可缓解。外院曾行胃镜检查示"慢性胃炎"。2021年1月12日外院CT示"坏死性胰腺炎，主胰管扩张原因待查"，为进一步诊治来我院。吸烟30年，20支/日；饮酒20年，戒酒1个月。无糖尿病病史。

【实验室检查】 肿瘤学指标：CEA 7.6ng/ml，CA 19-9正常；血糖4.5mmol/L；肝功能：TBIL 3.5μmol/L，CB 1.7μmol/L，ALT 8.2U/L，AST 16.6U/L。血常规、肾功能及凝血指标等均正常。

【影像学检查】 腹部盆腔CT平扫增强、胰腺血管成像CTA+CTV：胰头改变，性质待定；混合型IPMN？胰周血管CTA+CTV未见明显异常。MRCP：胰头部胰管扩张，原因待查；混合型IPMN？胆总管下段鸟嘴样截断。

【治疗】 腹腔镜下胰十二指肠切除术+胆囊切除术。

图像要点

CT：胰头明显肿大，其内密度不均匀，见分支胰管和主胰管不均匀扩张，局部胰管内似见壁结节样改变，增强后呈延迟强化特点（a～c，黄箭）。胰颈、胰尾部主胰管扩张（d）。邻近十二指肠降段肠壁显示欠清。

MRI：胰头明显肿大，其内信号不均匀，见分支胰管和主胰管不均匀扩张，局部胰管内似见壁结节样改变（e、f，黄虚箭）；胰头局部信号不均匀，可见一约46mm×37mm稍长T1长T2信号的肿块样信号，增强后不均匀强化（g，黄粗箭）。胰颈、胰尾部主胰管扩张（h）。

MRCP：胆总管下段鸟嘴样截断，内径为7mm；肝内、外胆管走行自然，未见狭窄、扩张改变，其内未见异常信号；主胰管扩张，管径约8mm（i）。

EUS-FNA：胰腺头部近颈部可见一混合回声肿块，边界欠清，大小约36mm×26mm（j、k，红箭），余胰腺实质回声稍粗，胆管内径约6.5mm，胰头部胰管最宽约7.0mm（l）。十二指肠乳头未见明显异常。

组织病理：胰腺穿刺组织涂片见少量上皮细胞，细胞无明显异型（m）。手术后大体标本病理：胰腺导管内乳头状黏液性肿瘤（IPMN）（n、o），未见明确脉管内肿瘤及神经周围侵犯，胃断端、小肠断端、胰腺切缘及胆总管断端未见肿瘤。胃周淋巴结未见肿瘤转移。

最终诊断：胰腺导管内乳头状黏液性肿瘤（IPMN）。

第 3 章　胰腺囊性疾病

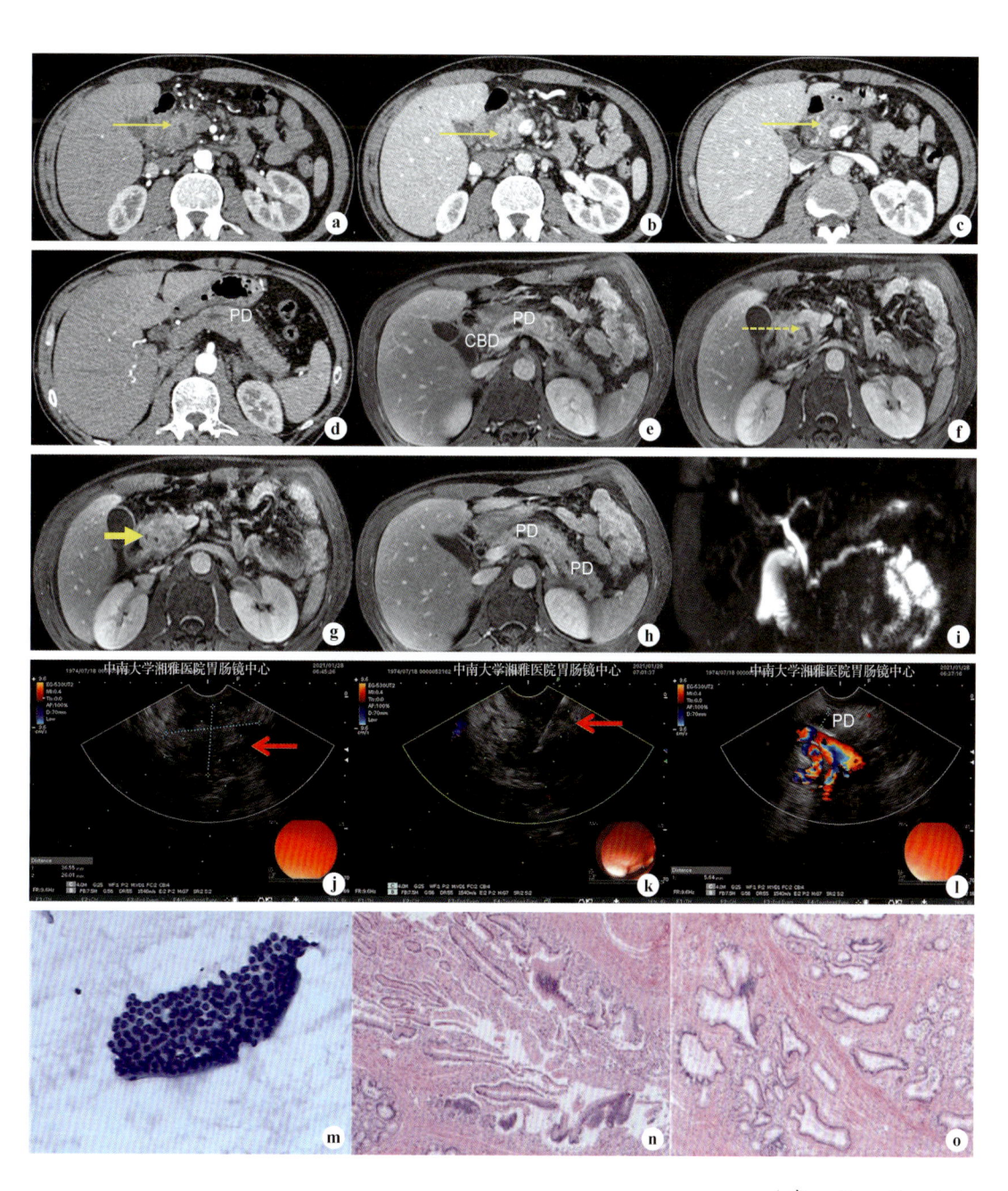

（李　乾　严　璐）

病例 15

【病情简介】 女，47岁。腹痛10余天。外院初诊腹部超声提示"胰头体交界处低回声团，主胰管扩张"。无烟酒嗜好，无糖尿病病史。

【实验室检查】 肿瘤学指标：CEA 14ng/L，CA125、CA19-9、AFP等正常；空腹血糖5.6mmol/L；肝功能、肾功能、血常规及凝血指标等均正常；IgG4 0.82g/L。

【影像学检查】 CT：胰腺颈部肿瘤伴胰管梗阻，邻近血管受累，第12、13组淋巴结肿大。

【治疗】 拒绝手术，随访。

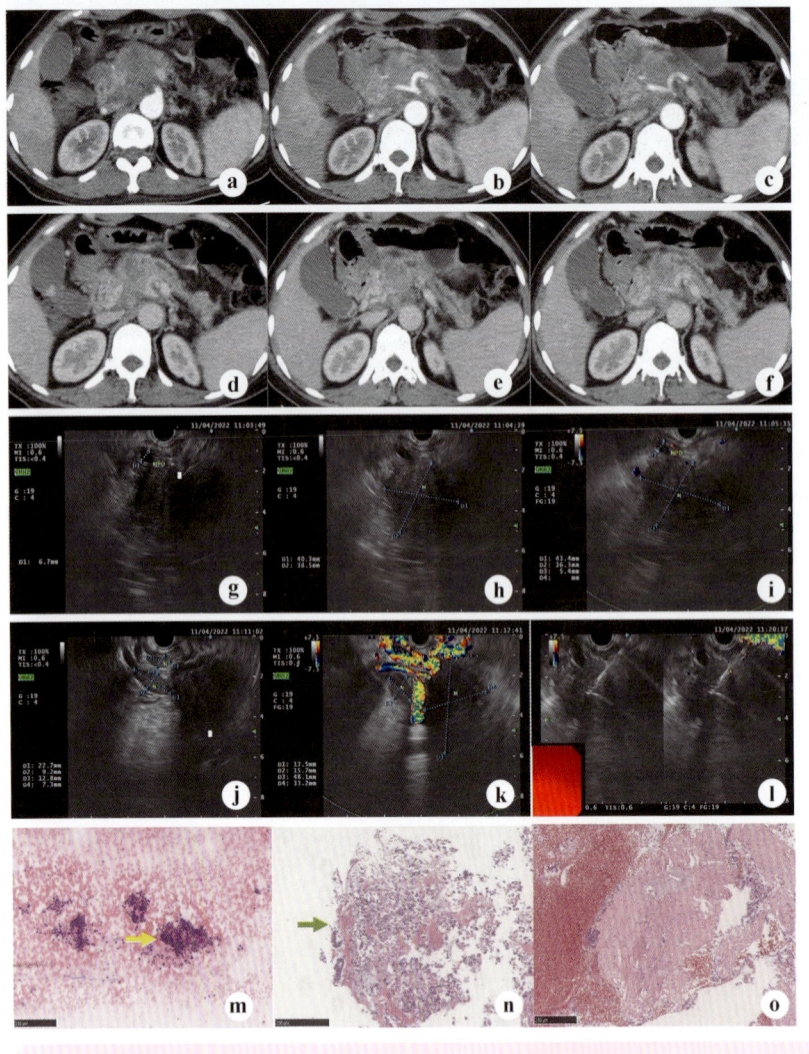

图像要点

CT：胰腺颈部实性稍低密度影，大小约4.2cm×3.5cm，弥漫性不均匀渐进性延迟强化，主胰管受累中断。门静脉、肠系膜上静脉、脾静脉、肝总动脉、脾动脉受累，动脉期（a～c），静脉期（d～f）。

EUS：胰腺体尾部主胰管明显扩张，直径约0.6cm（g），胰腺颈部探及一低回声占位，内部回声欠均匀，边缘呈蟹足样，最大扫描截面测量大小约4.0cm×3.8cm（h），胰腺颈部病灶内部及边缘多普勒血流信号不丰富（i），十二指肠球部探及病灶周围淋巴结肿大，最大直径1.2cm（j），十二指肠球部探及侵犯肠系膜上静脉及肝总动脉，胆总管无扩张（k），19G穿刺针在多普勒血流监测下穿刺病灶（l）。

EUS-FNA：胰颈占位穿刺涂片查见上皮细胞团，细胞具显著异型（m）；胰颈占位穿刺液基细胞学查见少许黏液上皮细胞团，明显异型，形态符合IPMN伴高级别上皮内瘤变（n）；胰颈占位穿刺组织条查见少许黏液上皮异型增生，形态符合IPMN伴高级别上皮内瘤变（o）。

最终诊断：胰腺导管内乳头状黏液性肿瘤（IPMN）伴高级别上皮内瘤变。

（程征宇）

第3章 胰腺囊性疾病

病例 16

【病情简介】 男，68岁。淋巴瘤2年余，间断高热伴黄疸并发现胆总管内占位1年。2年余前（2019年12月）确诊套细胞淋巴瘤，累及胃底、结肠及腹腔淋巴结，外院给予RCHOP方案治疗8周期后，给予利妥昔单抗维持治疗。1年前（2021年3月）间断（约2个月1次）出现高热（40℃）、黄疸，外院PET/CT提示胆总管内占位。近2个月发热伴黄疸频繁发作（每月1~2次），就诊我院。多学科会诊后，胆管内病变需鉴别淋巴瘤复发侵犯或原发胆管肿瘤。无烟酒嗜好，无其他慢性病病史。

【实验室检查】 肿瘤学指标：CA19-9 52U/ml，ALT 58U/L，AST 41U/L，TBIL 27μmol/L，DBIL 18μmol/L，GGT 1751U/L；WBC 7.5×10^9/L，N% 47.6%；肝功能、肾功能、血常规及凝血指标等均正常。

【影像学检查】 PET/CT：胃及结肠病变缩小、代谢降低；胆总管中下段病变范围增大、代谢增高。增强CT：肝内外胆管扩张，胆总管腔内低强化软组织占位。

【治疗】 胰十二指肠切除术。

图像要点

PET/CT：①胃及结肠病变缩小、代谢降低；②胆总管中下段病变范围增大、代谢增高，SUV$_{max}$10.9（a、b）。

增强CT：肝内外胆管扩张，胆总管腔内低强化软组织占位（c~f）。

EUS：肝内外胆管明显扩张，胆总管中下段腔内偏心隆起，弹性成像质地偏软，造影后可见轻度强化（g~j）。胆道镜检查：胆总管中下段腔内分叶状肿物，表面呈珊瑚样，伴胆总管中下段明显缩窄，局部活检（k、l）。

活检病理：胆管内乳头状肿瘤，伴中度异型增生（m）。行胰十二指肠切除术（n、o）。术后病理：胆总管导管内乳头状肿瘤，大部分为低级别上皮内瘤变，小部分为高级别上皮内瘤变；肿瘤大小为5.5cm×5.0cm×1.5cm，肿瘤位于胆总管内，未累及胰腺及十二指肠；胆管周围（0/2）、8+12组淋巴结（0/4）呈反应性增生。

最终诊断：胆总管导管内乳头状肿瘤，局灶呈高级别上皮内瘤变。

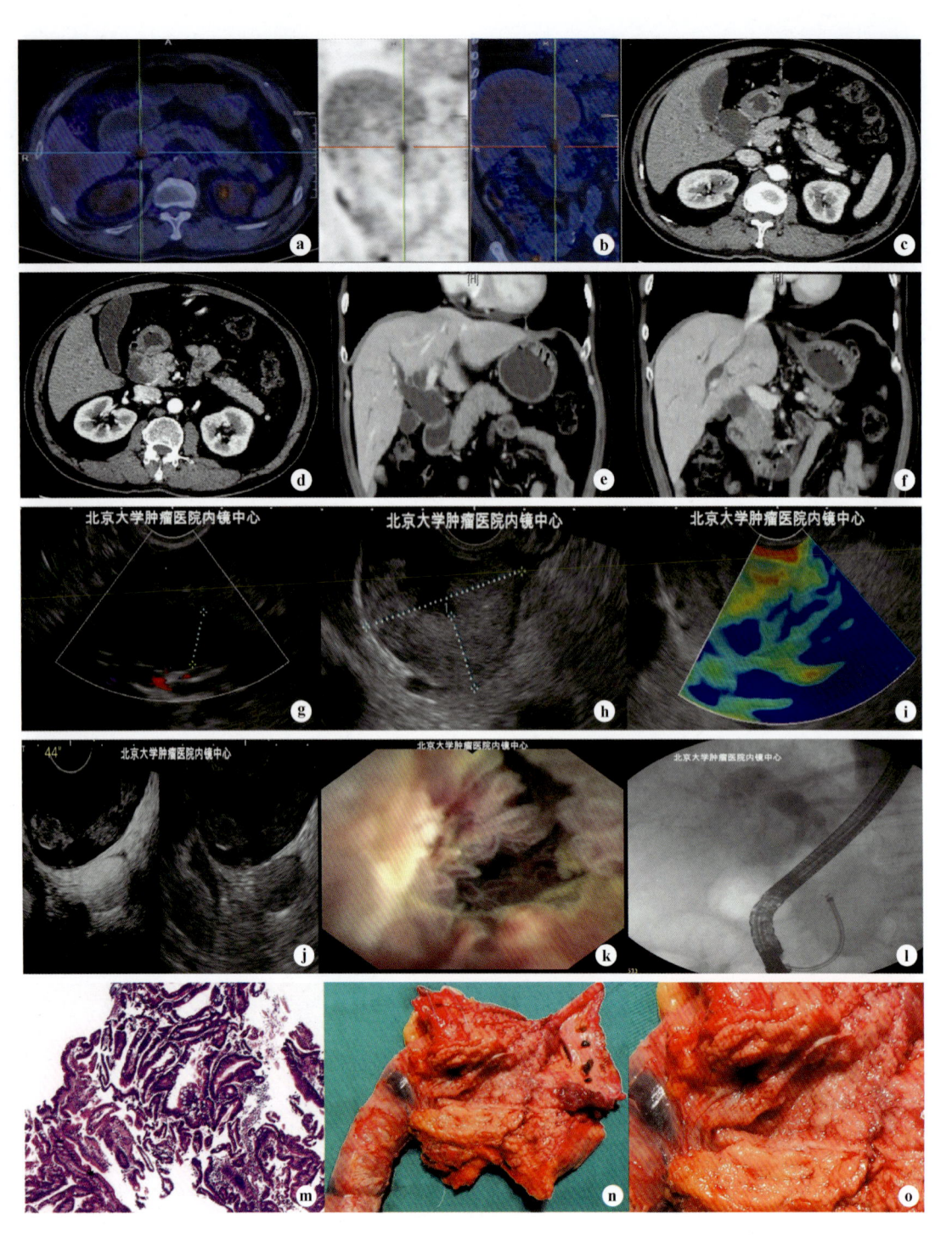

22　胰胆线阵超声内镜影像病理图谱（第二辑）

（李士杰　吴　齐）

第3章 胰腺囊性疾病

病例 17

【病情简介】 男，68岁。皮肤、黏膜黄染10天，呈进行性加重，伴皮肤瘙痒，偶有发热伴寒战，尿色加深，大便色浅。外院CT及MRI提示胆总管末端异常信号，考虑胆管癌伴低位胆道梗阻。无烟酒嗜好，无糖尿病病史。

【实验室检查】 肿瘤学指标：CA19-9、CEA、CA125、AFP等正常。肝功能：ALT 458U/L，AST 386U/L，ALP 1069U/L，γ-GGT 756U/L，TBIL 507.1μmol/L，DBIL 319.9μmol/L，IDBIL 187.2μmol/L，白蛋白34.9g/L，余正常。血常规、血糖、肾功能及凝血指标均正常（D-二聚体291ng/ml，正常值0~243）。IgG4阴性。

【影像学检查】 CT：胆总管末端占位，低位胆道梗阻。

【治疗】 腹腔镜下胰十二指肠切除、胃空肠吻合术。

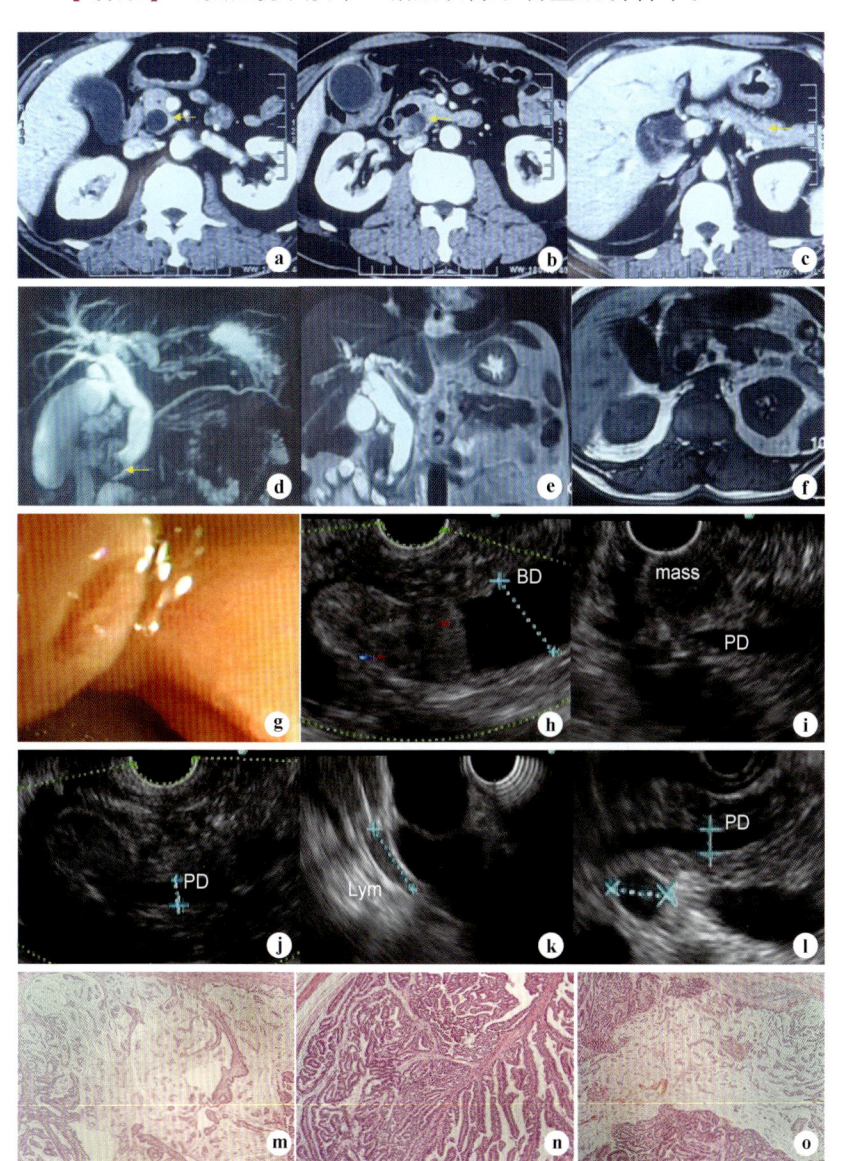

图像要点

CT增强：示胆总管末端实性占位，胆总管扩张、胰管扩张（a~c），MRCP（d、e）及肝脏MRI（f）提示胆管末端团块影，胆管全程扩张，肝内胆管扩张，胰管显影，胆囊增大。

内镜观察乳头部肿大，表面黏膜未见明显异常（g）；EUS观察胆总管末端低回声实性肿物，胆管梗阻，近端明显扩张，胰管尚未受侵。肝门部及胰周淋巴结肿大（h~l）。

术后组织病理：胆管内乳头状瘤（intraductal papillary neoplasm of bile duct，IPNB）伴高级别异型增生，部分区域癌变。癌变区约20%，以黏液腺癌为主（m~o）。

最终诊断：IPNB癌变。

（李 惠）

病例 18

【病情简介】 女，68岁。左上腹部隐痛不适2个月余。医院门诊MRI提示：胰体部囊性灶，IPMN可能性大。无烟酒嗜好，无糖尿病病史。

【实验室检查】 肿瘤学指标：CA19-9、CEA、CA125、AFP等正常；空腹血糖5.32mmol/L；肝功能、肾功能、血常规及凝血指标等均正常。

【影像学检查】 CT：胰腺体部多发囊性灶，囊腺瘤可能大，MRI、MRCP示胰体部囊性灶，IPMN可能性大。

【治疗】 胰体尾＋脾脏切除标本。

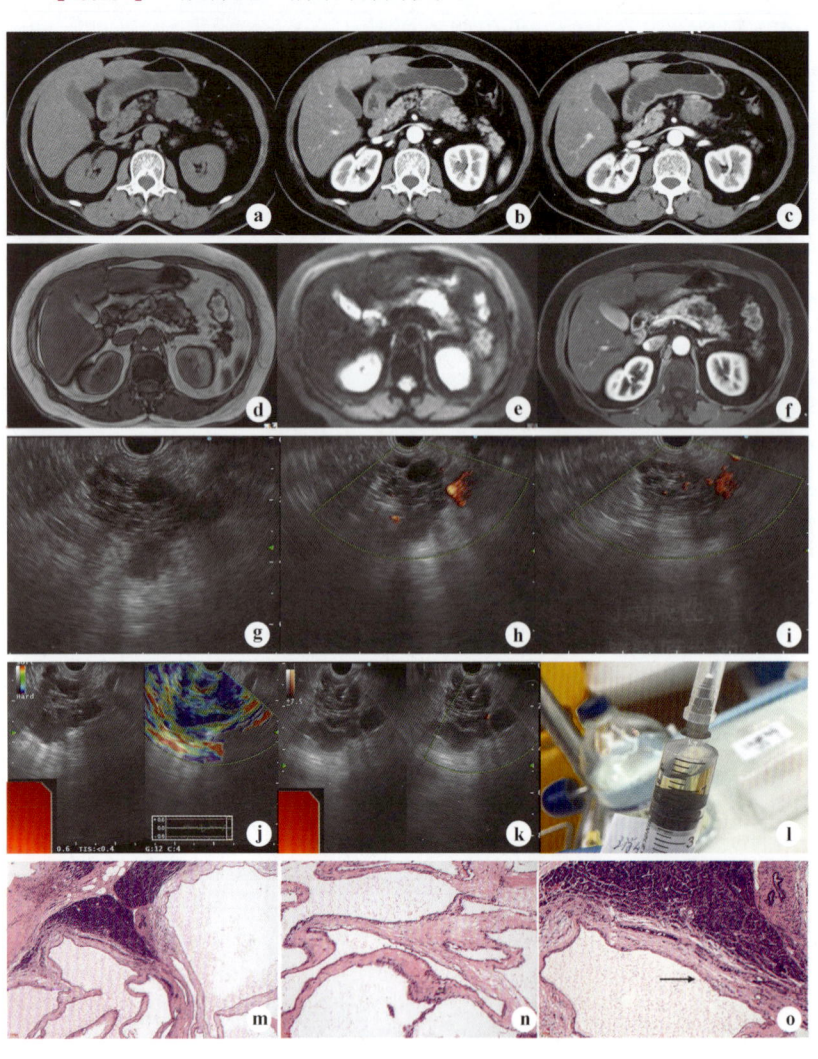

图像要点

CT：平扫发现胰腺体部低密度灶，似见分隔（a），增强扫描见胰腺体部低密度灶，内部可见分隔，局部有强化（b、c）。

MRI：胰体部多房异常信号灶，呈T1WI低（d）、T2WI高信号（e），增强后边缘轻度强化（f），约3.4cm×3.2cm×3.7cm。

EUS：囊腔大小不一，部分囊腔呈"蜂窝状"聚集（g～i），肿块硬度中等，弹性成像下以蓝绿色调为主（j），EUS引导下穿刺抽液可及清亮淡绿色液体（k、l）。

组织病理：肿瘤呈多房囊性，囊壁衬覆单层立方上皮（黑箭），囊内容物清亮（m～o）。

最终诊断：胰腺浆液性囊腺瘤（SCN）。

（陈达凡）

第 3 章　胰腺囊性疾病

病例 19

【病情简介】　男，71 岁。体检发现胰头占位半月余，考虑胰头部神经内分泌肿瘤可能（53mm×24mm），查肿瘤标志物均正常。有吸烟史，无酗酒史，有糖尿病病史。

【实验室检查】　肿瘤标志物：CA19-9 19U/ml，CA242、CEA、CA125、AFP 等正常，血糖 4.69mmol/L，肝功能、肾功能、血常规、凝血指标等均正常，IgG4 0.29g/L。

【影像学检查】　PET-MRI：胰腺占位首先考虑浆液性微囊腺瘤，不排除神经内分泌肿瘤可能。

【治疗】　根治性胰十二指肠切除术。

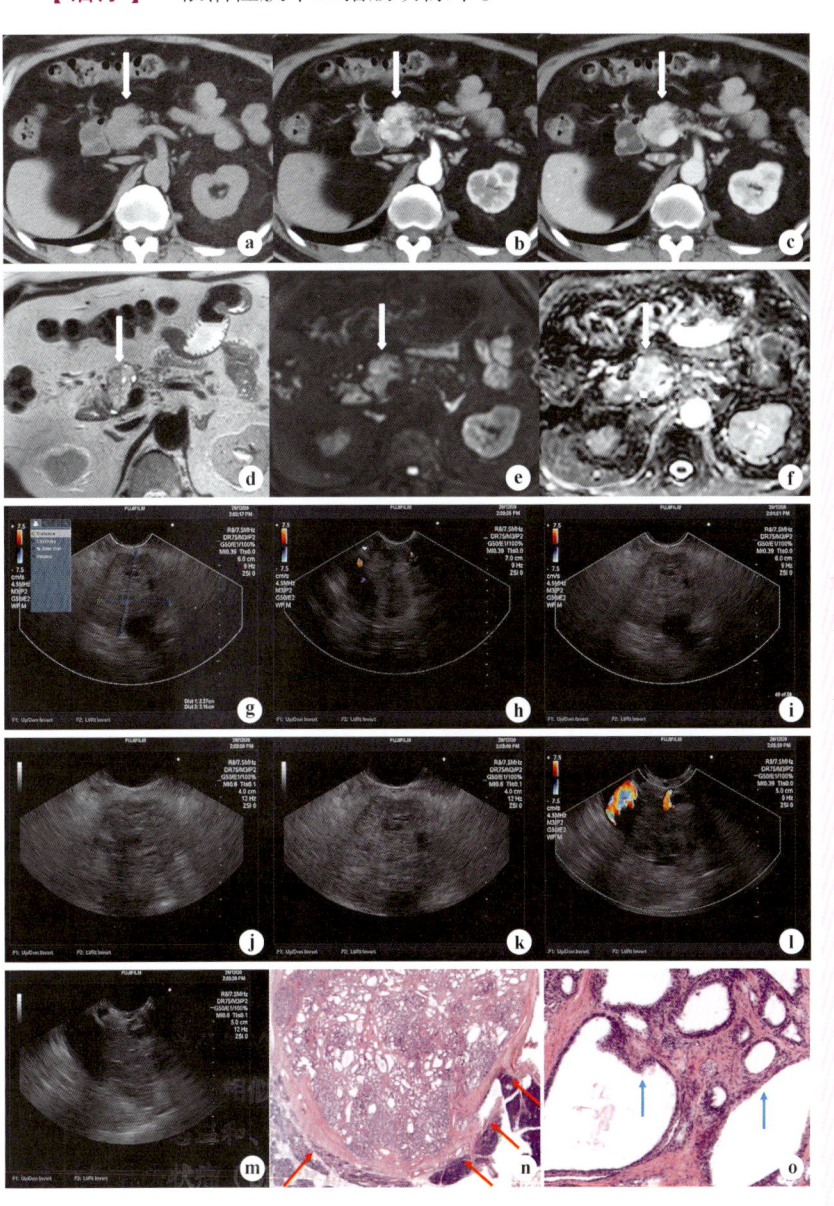

图像要点

CT：平扫图像胰头部见大小约 3.6cm×1.9cm 的分叶状低密度团块（白粗箭），边界清晰，CT 值约 30HU（a），增强动脉期图像见病灶（白粗箭）明显强化伴内部斑片状低密度区（b），静脉期图像病灶内（白粗箭）对比剂有所廓清。

MRI：T2W 序列胰头部病灶（白粗箭）呈稍高信号伴内部多发分隔样低信号（d），DWI 序列病灶（白粗箭）呈稍高信号（e），ADC 图病灶（白粗箭）信号未见减低（f）。

EUS：胰腺头部见一稍低回声，病灶内部密布呈稍高回声条状影，病灶边界欠清，其中一截面大小约 3.27cm×3.16cm；与胰管无相通（g~l）。

手术标本：胰腺内见一多房囊性肿瘤（红箭，n）；（右）囊壁内衬单层扁平或立方上皮（蓝箭，o）。

最终诊断：胰腺浆液性囊腺瘤（SCN）。

（王晴柔　王　伟　龚婷婷　王　婷）

病例 20

【病情简介】 女，71岁。腰痛2个月余。外院CT示：胰腺颈部可疑占位，胰管扩张。无烟酒嗜好，无糖尿病病史。

【实验室检查】 肿瘤学指标：CA19-9、CA242、CEA、CA125、CA724、AFP等均正常；血糖：4.72mmol/L；肝功能：白蛋白37.4g/L，肾功能正常，血常规正常，凝血指标：纤维蛋白原：1.37g/L，余凝血指标正常。

【影像学检查】 上腹部MRI：胰腺体部占位伴胰管梗阻扩张，良性或低度恶性可能，倾向浆液性囊腺瘤。

【治疗】 腹腔镜下胰腺中段切除术。

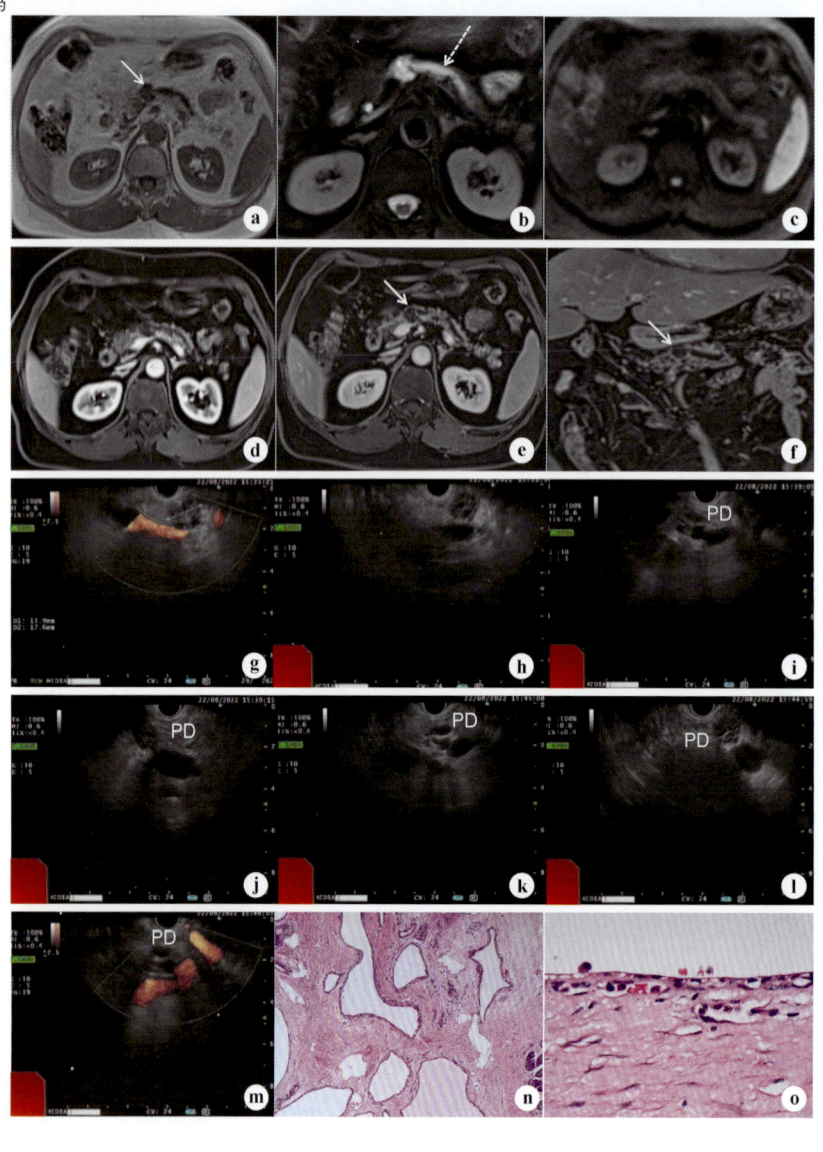

图像要点

MRI：横断面T1WI，示胰腺体部囊性低信号（箭，a），T2WI脂肪抑制，示病灶以远主胰管扩张（虚箭，b），横断面DWI，b值为1000，病灶呈中等信号（c），分别为增强动脉期、静脉期横断面、延迟期冠状位，示病灶内见间隔轻度强化（细箭，d～f）。

EUS：胰腺颈部无回声病灶，其中一个截面大小17.6mm×13.9mm，内部多分隔，呈蜂窝状改变，见少量血流信号影，与胰管无相通。胰管无扩张（g～m）。术后病理：胰腺内较多的微囊肿形成（n）；高倍显示囊肿壁内衬单层上皮，其下为毛细血管及增生的纤维组织（o）。

最终诊断：胰腺浆液性囊腺瘤（SCN）。

（张蕾 王伟 林军 龙江 董汉光）

第 3 章　胰腺囊性疾病

病例 21

【病情简介】　男，53 岁。发现胰腺占位 20 余天。患者 20 余天前因刷牙恶心、轻度腹胀至外院就诊，完善 CT 检查考虑"胰尾神经内分泌瘤"可能。无烟酒嗜好。无糖尿病病史。

【实验室检查】　肿瘤学指标：CEA、CA 19-9 均正常；血糖 5.26mmol/L；肝功能：TBIL 10.6μmol/L，CB 5.1μmol/L，ALT 14.4U/L，AST 16.8U/L。肝病酶学：AKP 68.3U/L，GGT 19.1U/L。血常规、肾功能及凝血指标等均正常。

【影像学检查】　胰腺 CT 平扫增强：胰尾部病灶，由脾动脉分支供血，性质待定。胰周血管 CTA+CTV 未见明显异常。

MRI：胰尾部占位病变性质待定：囊腺瘤？神经内分泌肿瘤？胆囊炎。

【治疗】　腹腔镜下胰腺部分切除＋腹腔镜下脾切除术。

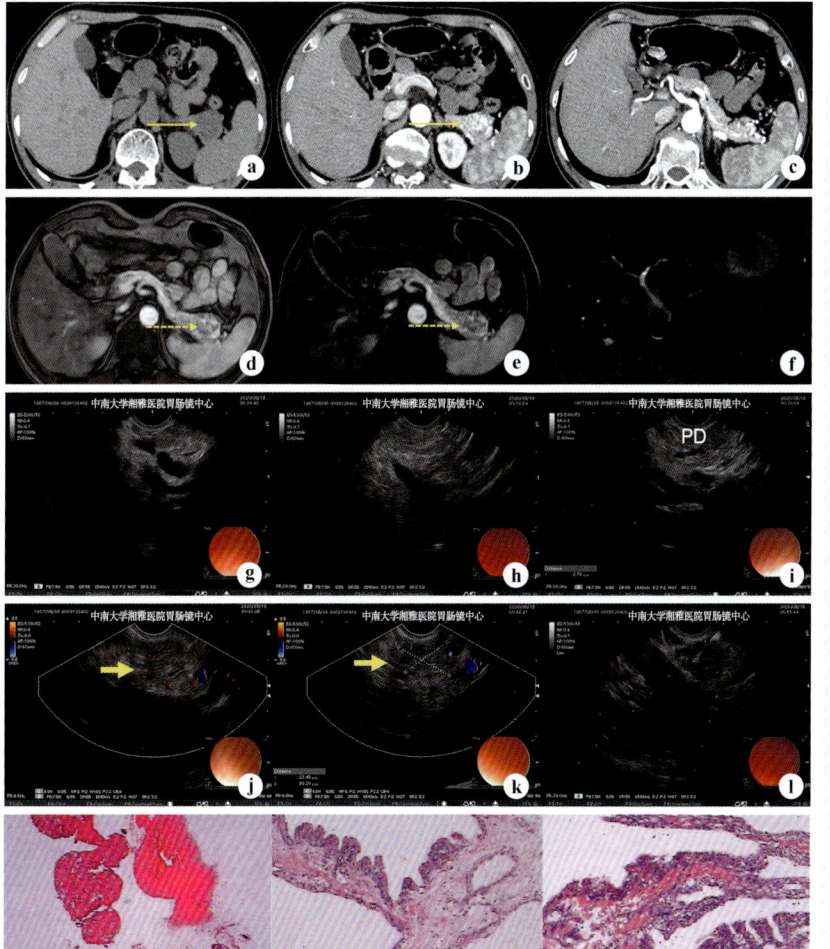

图像要点

CT：胰尾部可见稍低密度灶，边界模糊，较大层面范围约 30mm×27mm，CT 值约 23HU，增强后动脉期明显强化，内可见多发迂曲小血管影，CT 值为 70～146HU（a、b，黄箭）。胰尾病变由脾动脉分支供血（c）。

MRI：胰尾部见结节状长 T1 长 T2 信号灶，最大层面大小约 27mm×21mm，DWI 呈稍高信号，增强后动脉期明显强化，静脉期强化较前减低（d、e，黄虚箭）。

MRCP：肝内、外胆管走行自然，未见狭窄、扩张改变（f）。

EUS-FNA：于胃扫查胰腺尾部见一稍低回声肿块，边界欠清，大小约 23mm×20mm（j、k，黄粗箭）。

组织病理：（胰腺占位穿刺）见少量增生、玻璃样变的纤维组织，伴炎细胞浸润，未见肿瘤证据（m）。手术后大体标本病理：（胰腺）浆液性囊腺瘤（肿块大小 2.8cm×2.5cm×2cm），部分上皮呈乳头增生活跃（n、o）。（胰腺切缘）未见肿瘤，脾淤血。免疫组化：AACT（+），CEA（-），CK 7（+），CK 19（+），Ki-67（少数+）。

最终诊断：胰腺浆液性囊腺瘤（SCN）。

（李乾　严璐）

病例 22

【病情简介】 女，52岁。体检发现胰头颈部占位2个月，外院MRI发现胰头颈部占位，考虑囊腺癌可能。CTA示胰头部肿块（门静脉主干局部受压），胰腺癌？肝脏密度减低，胰源性肝损害？MRCP+平扫增强示胰头部26mm×24mm低强化结节，与主胰管相通，主胰管未见扩张，IPMN可能性大。无吸烟酗酒史，无糖尿病病史。

【实验室检查】 肿瘤标志物：CA19-9 1.4U/ml，CA242、CEA、CA125、AFP等正常，血糖：5.06mmol/L，肝功能、肾功能、血常规、凝血指标、IgG4等均正常。

【影像学检查】 CTA：胰头部囊性灶，拟浆液性囊腺瘤可能。

【治疗】 腹腔镜下胰十二指肠切除术。

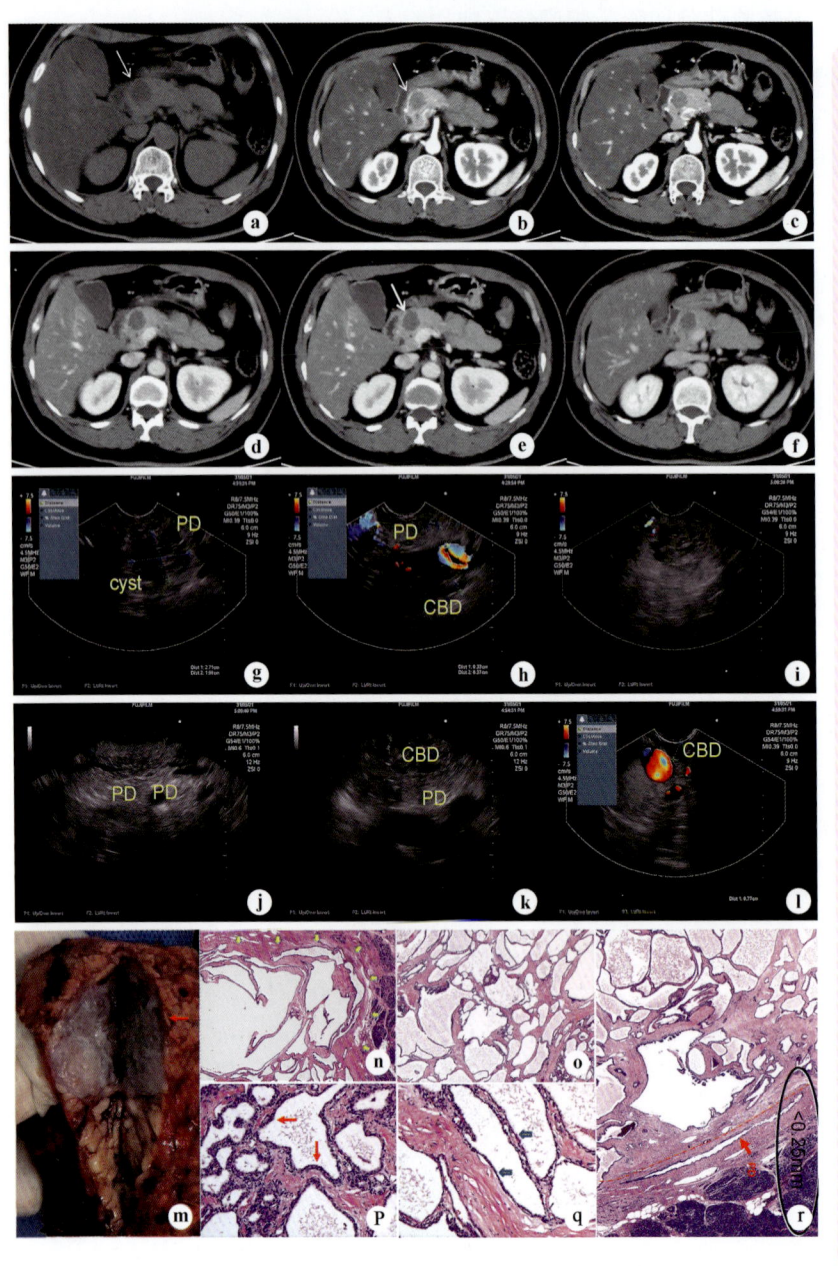

图像要点

CT：平扫示胰头部低密度影（a），增强各期示囊壁明显强化（b～f），其内可见分隔轻度强化，邻近胰管未见扩张。

EUS：胰腺头颈部一无回声病灶，内部见密集条状等回声分隔，呈"蜂窝状"，截面大小2.71cm×1.99cm，病灶与主胰管"相通"（探头在胃体）"隐约相通"或"擦肩而过"（探头在十二指肠），余胆胰管无扩张（g～l）。术后病灶切面显示病灶呈蜂窝状改变（m）。

术后病理：胰腺组织内见一多房囊性占位（n、o）、囊内衬覆单层立方上皮，间质纤维组织增生（p、q），胰管从肿瘤旁边经过（距离小于0.25mm），但不与肿瘤相通（r，50倍放大）。

最终诊断：胰腺浆液性囊腺瘤（SCN）。

（朱乃懿 王 伟 龚婷婷 王 婷）

第3章 胰腺囊性疾病

病例 23

【病情简介】 女，35岁。发现胰腺占位3个月余。3个月前情绪激动后出现咳嗽、胸闷，至外院就诊，胸腹盆增强CT发现胰腺体部占位，考虑囊肿可能，无腹痛腹胀，为进一步诊治，4天前至我科门诊复诊，复查腹部CT，提示以胰腺囊性占位。无烟酒嗜好，无糖尿病病史。

【实验室检查】 血常规、肿瘤学指标、肝功能、肾功能及凝血指标等均正常。

【影像学检查】 腹部增强CT：胰腺体部囊性占位，考虑囊肿可能，囊腺瘤不除外；MRCP：胰腺体尾囊性异常信号，其远端胰管稍扩张。

【治疗】 腹腔镜下胰体尾+脾切除术。

图像要点

CT：胰体部类圆形低密度区，直径约44mm，胰尾部萎缩，边界清晰（a~c）。

MRI：胰腺体尾部异常信号，直径39.9mm，T1WI呈低信号，T2WI呈高信号，其远端胰管稍扩张（d~f）。

超声内镜：胰体部巨大无回声囊性结构，呈类圆形，所见最大截面约34.4mm×43.8mm，囊壁稍增厚、毛糙，壁厚约2.7mm，周围少许血流信号，后方胰腺实质萎缩，局部回声减低，胰管稍扩张（g~m）。

组织病理：胰腺切面见一囊性结节大小 3.5cm×2.5cm×0.8cm，内壁尚光滑，壁厚0.3cm~0.4cm，镜检符合胰腺黏液性囊性肿瘤，局部区域伴上皮低级别上皮内瘤变，周围部分胰腺组织呈萎缩性改变伴间质纤维化（n、o）。

最终诊断：胰腺黏液性囊腺瘤（MCN）。

（胡祥鹏　方倩倩）

病例 24

【病情简介】 男，70岁。腹痛2周。外院B超示：胰头部似见低回声，大小为16mm×13mm。无烟酒嗜好，无糖尿病病史。

【实验室检查】 肿瘤学指标：CA19-9、CA242、CEA、CA125、CA724、AFP等均正常；血糖4.65mmol/L；肝功能：白蛋白39.5g/L，肾功能正常，血常规正常，凝血指标正常。

【影像学检查】 上腹部MRI增强：胰头囊肿，考虑良性病变。

【治疗】 保留幽门的胰十二指肠切除术。

图像要点

CT：增强动脉期、静脉期示胰头无明显强化、薄壁、单囊型低密度结节（细箭，a、b），横断面T1WI、T2WI脂肪抑制图像，示病灶为T1WI低信号、T2WI高信号（粗箭），信号均匀，未见分隔（c、d），DWI图像（b值1000）示病灶为低信号（虚箭），提示无弥散受限（e），增强横断面动脉期、横断面静脉期、冠状面延迟期，示病灶囊壁强化（箭头），囊内无强化（f~h）。

EUS：胰腺头部见一无回声病灶，直径26.2mm，壁欠光滑、欠规则，内部无分隔，邻近主胰管"擦肩而过"，隐约似与胰管相通；胰管直径：乳头部、体尾部胰管宽度分别为3.0mm和2.1mm；胰腺颈体部胰管管壁回声增强，直径4.1mm，头颈部胰管扭曲，内部见高回声分隔影，宽度4.6mm。胆总管直径16.8mm。白光镜见十二指肠球部溃疡（i~l）。

术后病理：胰腺内囊肿形成，囊壁内衬黏液柱状上皮（m）；左侧上皮低级别异型增生与黏液柱状上皮分界明显（绿色箭头，n），下方为卵巢样间质，周边胰腺导管上皮内肿瘤，低级别（o）。

最终诊断：胰腺黏液性囊腺瘤（MCN），周边局灶区胰腺导管上皮内肿瘤，低级别。

第3章 胰腺囊性疾病

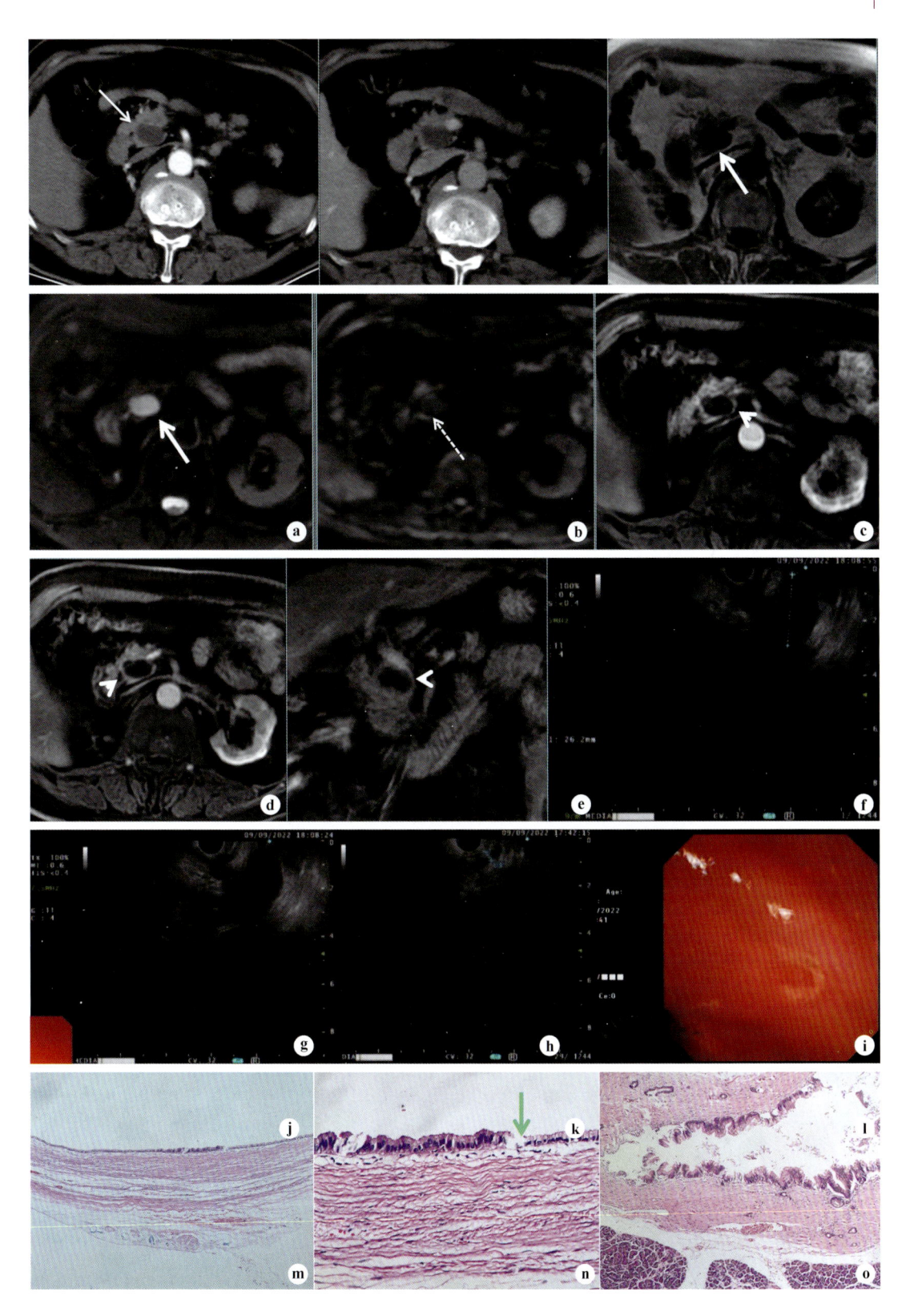

(张 蕾 王 伟 蒋巍亮 林 军 顾海涛 龙 江)

病例 25

【病情简介】 女，49岁。反复上腹胀3个月余。外院初诊CT提示胰腺囊腺瘤伴胰管扩张。无烟酒嗜好，有糖尿病病史2年。

【实验室检查】 肿瘤学指标：CA19-9、CEA、CA125及AFP正常；血糖6.18mmol/L，血常规：HGB 73g/L，肝功能、肾功能、血淀粉酶、凝血功能均正常。囊液淀粉酶186U/L，囊液CA19-9＞1000U/ml，CEA＞1000ng/ml。

【影像学检查】 MRI：胰体部囊肿合并胰体尾部胰管扩张。

【治疗】 胰体尾切除术+脾切除术。

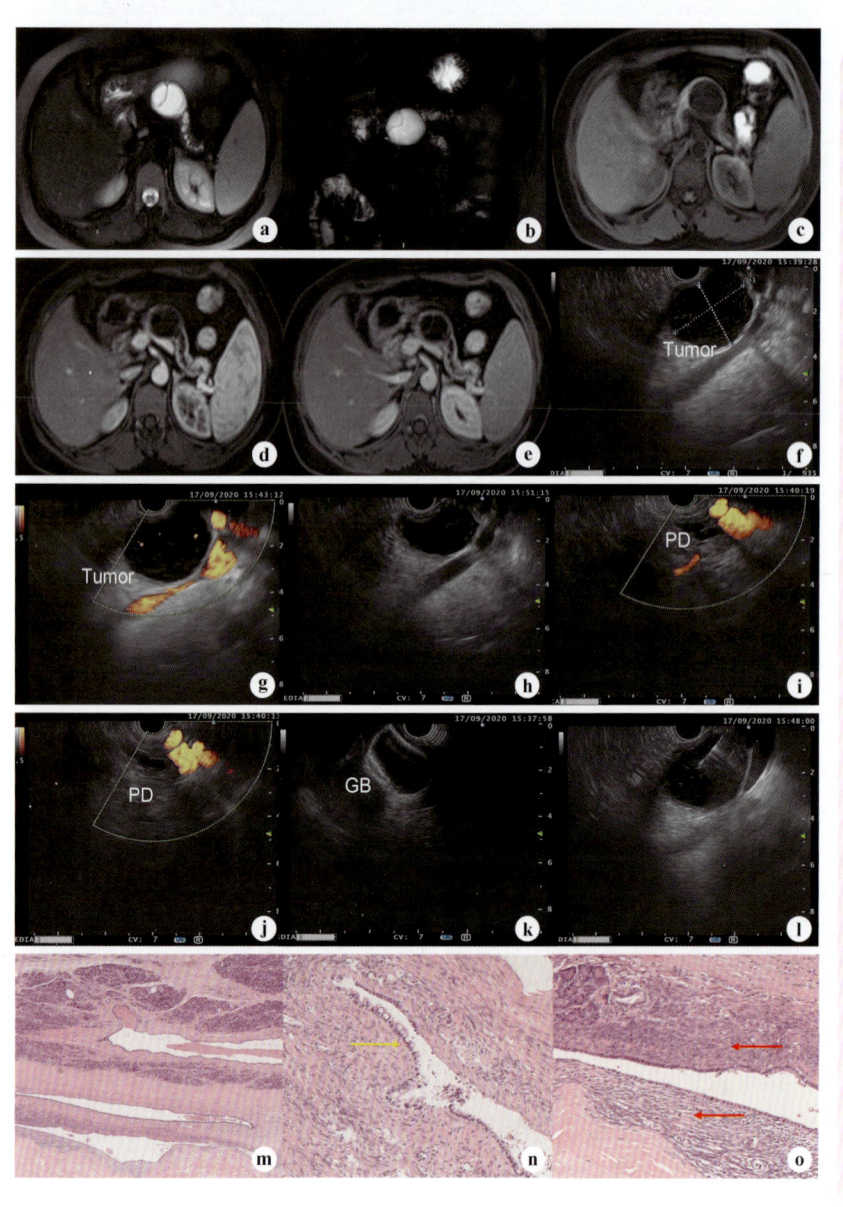

图像要点

MRI：胰体见一大小约3.7cm×3.4cm的类圆形囊性病变，T2WI呈高信号，内见少许线状低信号分隔（a），MRCP显示胰体尾胰管扩张（b），T1WI压脂呈低信号（c），T1WI增强囊壁及分隔可见强化（d、e）。

EUS：胰腺体尾部可见一椭圆形囊性团块，大小约3.5cm×3cm，似有分隔，边界清晰（f~h）。胰管扩张，内未见异常回声（i，j）。胆总管不扩张，胆囊内见胆泥（k）。超声穿刺针穿刺病灶（l），抽出淡黄色清亮液体。

组织病理：镜下病变呈多房囊状，衬覆高柱状黏液上皮或立方上皮（m），局部可见杯状细胞（黄箭，n），上皮下间质为细胞丰富卵巢样间质，细胞梭形，核狭长（红箭，o）。

最终诊断：胰腺黏液性囊腺瘤（MCN）伴低级别异型增生。

（熊慧芳 祝 萌）

第3章 胰腺囊性疾病

病例 26

【病情简介】 女，31岁。2年前体检时发现胰腺肿物，后定期复查腹部B超发现肿物较前增大，1周前行腹部B超提示胰腺尾部可见一大小约5.54cm×5.24cm囊性包块，界清，形态规则，内透声差，可见絮状及分隔样回声，未见血流信号，余胰腺内部回声均匀，主胰管未见明显扩张。无烟酒嗜好，无糖尿病病史。

【实验室检查】 肿瘤学指标：CA19-9、CEA、CA125、AFP等正常；血糖、肝功能、肾功能、血常规及凝血指标等均正常；IgG4未查。

【影像学检查】 CT：胰体部良性囊性占位，假性囊肿？囊腺瘤？实性假乳头状瘤？MRI：胰体尾部囊性占位。

【治疗】 （腹腔镜转开腹）胰体尾切除术+全脾切除术。

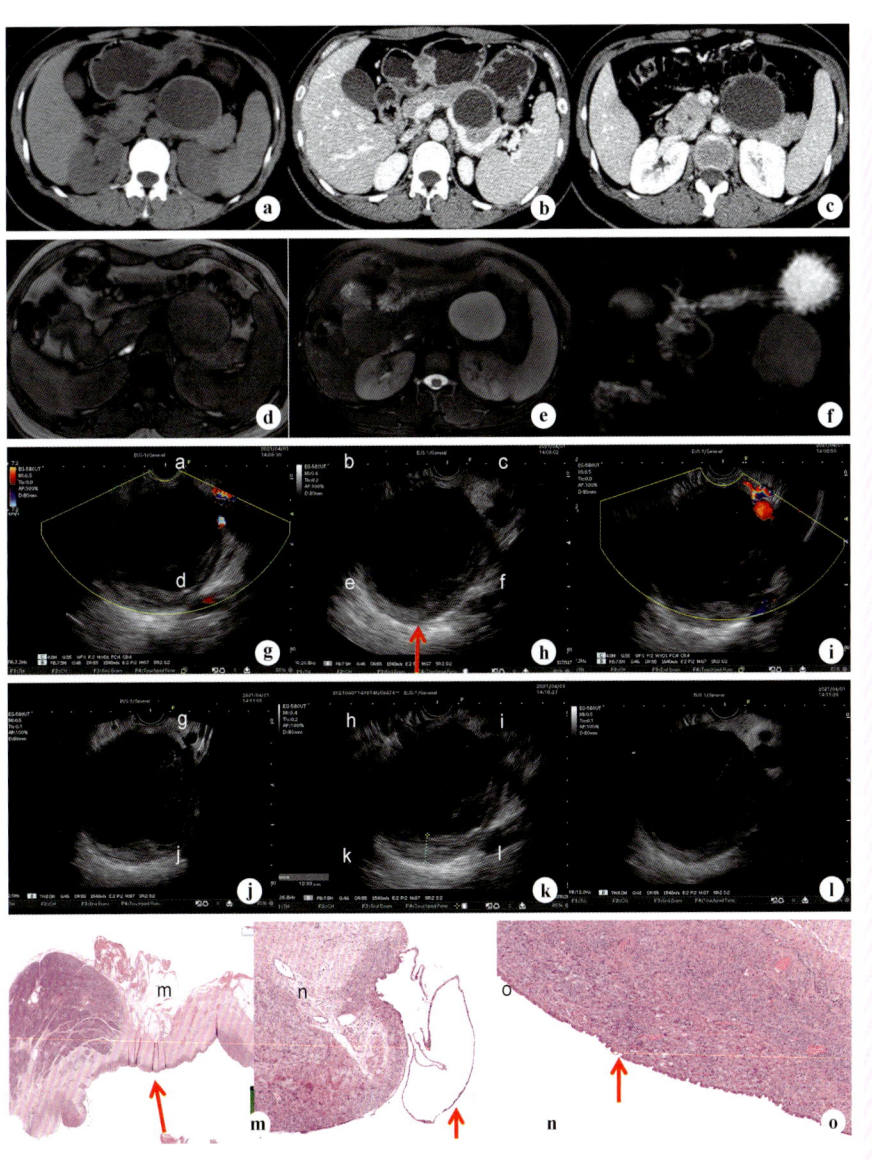

【图像要点】

CT：平扫及增强示胰体部可见一低密度团灶突起，大小约61mm×53mm，界清，壁稍厚强化（a～c）。

MRI：示胰体部可见一长T2信号团块影，胰体尾部囊性占位（d～f）。

EUS：胰腺尾部可见一类圆形无回声占位，内部可见分隔，大囊腔为主，囊壁不均匀增厚，较厚处约13mm。和脾动静脉分界清（g～l）；囊液CEA 9488ng/ml。

手术病理：囊壁由单层柱状上皮构成，部分含有黏液成分，中央可见分隔的单层柱状上皮囊腔（m～o）。

最终诊断：黏液性囊腺瘤（MCN）。

（陈小丽　余小丽）

病例 27

【病情简介】 女，37岁。因头晕、乏力2周入院。7年前患者因腹痛在外院诊断为急性胰腺炎伴胰腺假性囊肿，CT示胰尾部有一5.8cm×5.8cm的囊性病变，非手术治疗后囊肿逐渐变大且有腹痛症状。外院考虑假性囊肿，行超声内镜引导下金属支架引流术，未进行囊液分析。虽然其症状在引流后消失，但之后定期检查B超显示囊肿直径仍为1~2cm。本次入院CT示胰尾部囊实性肿块，大小为7.4cm×8.6cm。EUS发现胰腺囊实性肿块侵犯胃底。

【实验室检查】 血清CEA和CA19-9均正常。CRP 11.73mg/L，ESR 35mm/h，HGB 73g/L，白蛋白34.1g/L，余肝功能指标、肾功能及血常规、凝血指标等均正常。

【影像学检查】 CT：胰腺尾部囊实性肿块侵犯胃底。MRI：病灶位于胰尾部，呈囊实性改变。

【治疗】 手术切除。

> **图像要点**
>
> CT：胰尾部囊实性肿块侵犯胃底，大小为7.4cm×8.6cm（a~c）。
>
> MRI：胰腺体尾部增粗，内见一大小约6.9cm×6.7cm×8.4cm囊实性T1呈混杂信号，T2呈等-稍长信号的病灶，其间夹杂条状短T1信号，病灶内见多发分隔影及大小不等壁结节形成，增强扫描壁及壁结节呈缓慢渐进持续强化，囊内容物未见强化。病灶边界大部分清晰，其上方与胃底部胃壁分界欠清，病灶向胃腔内稍突入，相应胃壁浆膜面欠连续，病灶周围可见多个肿大淋巴结，增强扫描可见均匀强化，余胰腺实质内未见明显异常信号灶及强化灶，主胰管未见明显扩张（d~f）。
>
> EUS：胰尾部囊实性肿块侵犯胃底（活检见肿瘤细胞），呈多囊改变，超声造影为乏血供改变；EUS-FNA及内镜下胃底肿块活检，病理考虑为肿瘤细胞和肉芽组织中有不典型的细胞巢，囊液CEA升高，为62.49ng/ml（g~l）。
>
> 手术病理：分泌黏液素的柱状上皮，其下有卵巢型间质，提示诊断为MCN，肿块壁结节中可见肿瘤巨细胞，免疫组化结果显示巨细胞PAN-CK和vimentin阳性，CD68阴性，支持APC的诊断（m~o）。
>
> 最终诊断：黏液性囊腺瘤（MCN）伴间变性胰腺癌（APC）。

第 3 章 胰腺囊性疾病

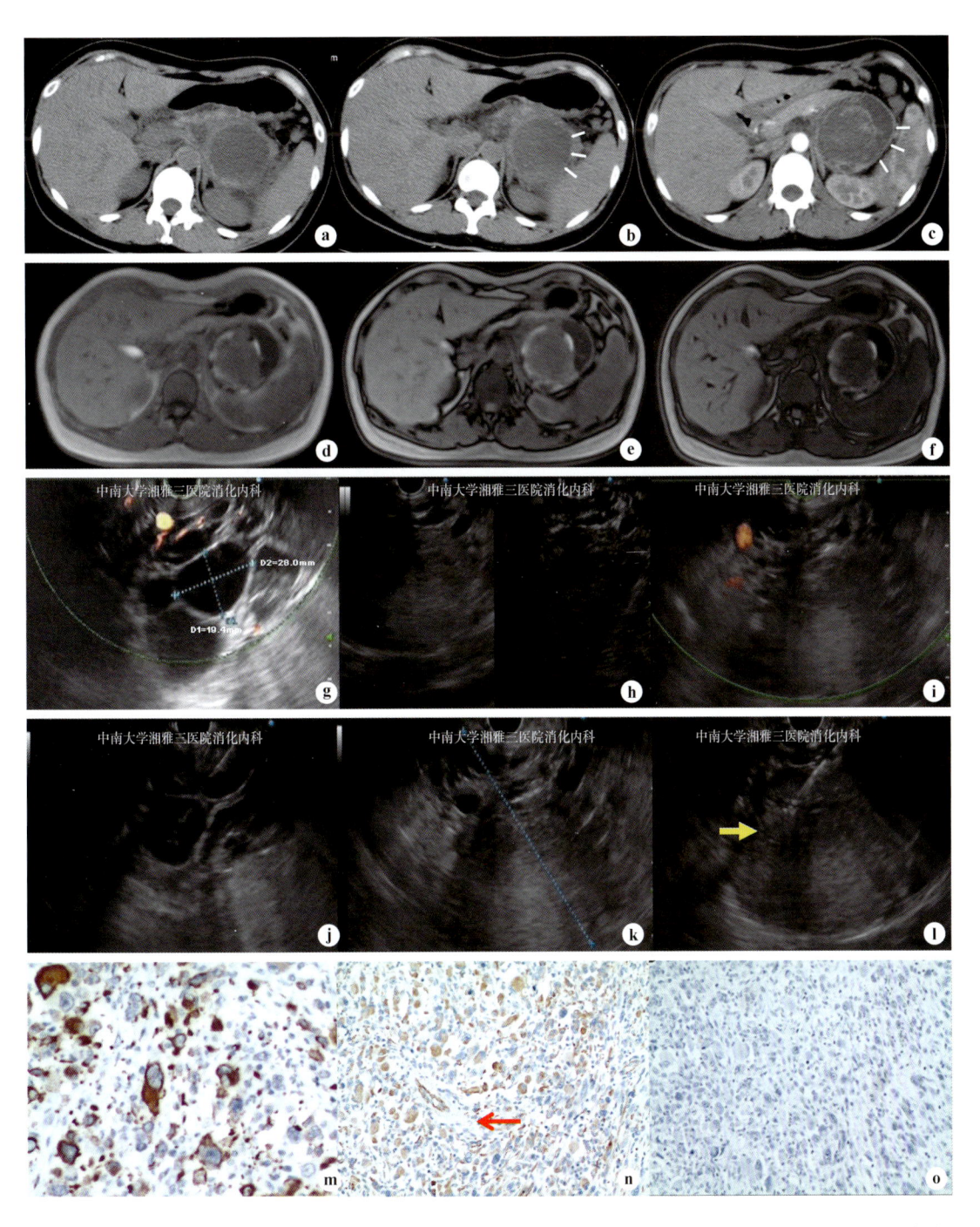

（田 力 方 宁）

【病情简介】 女，22岁。上腹痛1天入院，完善腹部CT提示胰腺尾部囊性肿块。

【实验室检查】 CEA及CA19-9等肿瘤学指标、肝肾功能、血常规、凝血功能等均未见异常。

【影像学检查】 胰腺MRI示胰腺尾部可见类圆形长T1和长T2信号，大小约67.9mm×56.4mm×72.4mm，增强后囊壁见强化，考虑囊腺瘤。胰腺增强CT：胰腺体尾部类圆形低密度影，大小约66.9mm×69.6mm×59.8mm，边界清楚，增强后囊壁见轻度强化，考虑黏液性囊腺瘤可能。

【治疗】 胰腺尾部切除。

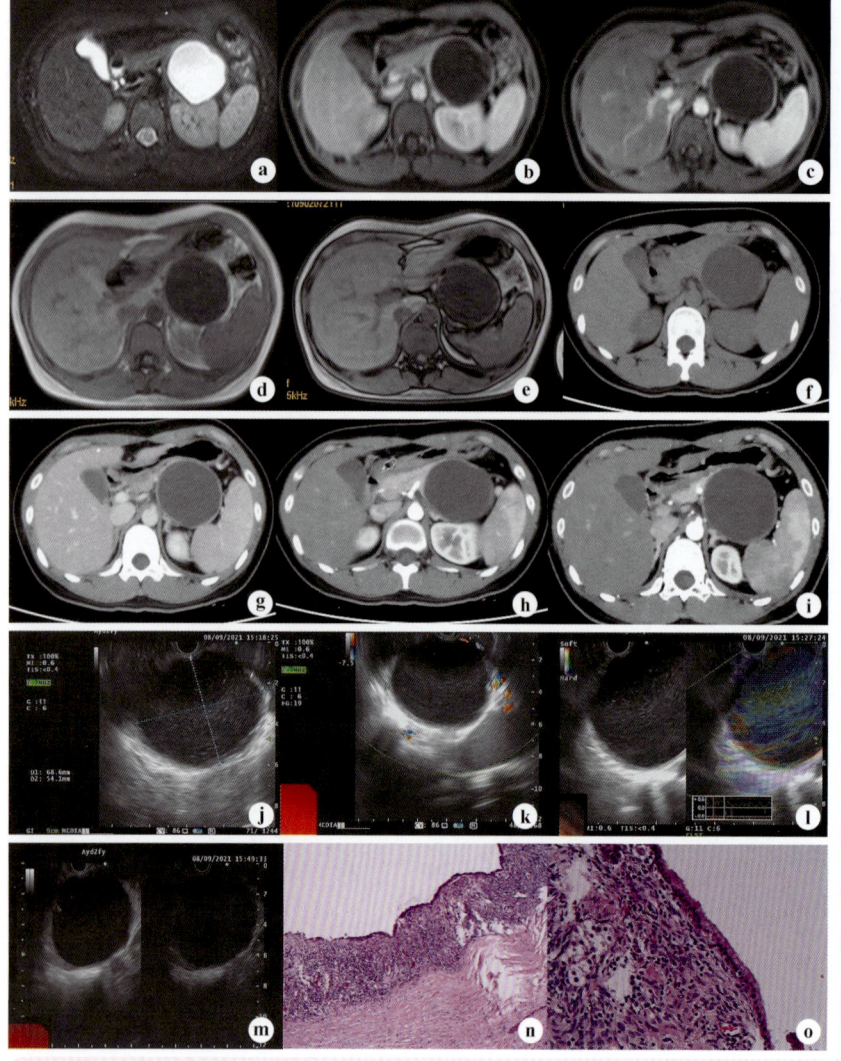

图像要点

MRI：胰腺尾部可见类圆形长T1长T2信号，大小约67.9mm×56.4mm×72.4mm，增强后囊壁见强化，考虑囊腺瘤（a～e）；增强CT：胰腺体尾部类圆形低密度影，大小约66.9mm×69.6mm×59.8mm，边界清楚，增强后囊壁见轻度强化，考虑黏液性囊腺瘤可能（f～i）。

EUS：胰腺尾部见一巨大囊性病变，边界清楚，内部充满点絮状高回声，局部可见高回声分隔，囊壁增厚，厚约3mm，与主胰管未见相通。病灶周边血流丰富，弹性成像质地软。注射六氟化硫微泡后可见囊壁点状增强，囊腔内可见一附壁结节点状增强，余未见明显点状增强（j～m）。

术后病理示胰腺黏液性囊腺瘤（n、o）。

最终诊断：胰腺黏液性囊腺瘤（MCN）。

（胡祥鹏　徐　帆）

病例 29

【病情简介】 女，64岁。上腹痛4天。患者4天前无明显诱因出现持续性上腹痛，无放射痛，余无特殊不适。因腹痛进行性加重，至外院检查发现血尿淀粉酶升高，腹部CT示急性胰腺炎，予以抗感染等对症支持治疗后缓解，为求进一步诊治来我院。偶吸烟，无饮酒嗜好。无糖尿病病史。

【实验室检查】 肿瘤学指标：CEA 正常；CA 19-9 58.7U/ml；肝功能：TBIL 8.1μmol/L，CB 4.1μmol/L，ALT 53.6U/L，AST 40.5U/L。肝病酶学：AKP 104.8U/L，GGT 23.2U/L。血常规、肾功能、IgG4 均正常。凝血常规：D-二聚体 1.81mg/L，余凝血指标等均正常。

【影像学检查】 胰腺CT平扫增强：①胰腺周围多发渗出灶，胰腺炎可能性大。胰头部囊性结节：囊腺瘤？②脂肪肝。MRI：胰腺周围多发渗出灶并胰头部囊性结节，考虑胰腺炎，并假性囊肿形成。胆囊窝积液，胆囊炎。脂肪肝。

【治疗】 根治性胰十二指肠切除术。

图像要点

CT：胰头肿胀，余胰腺实质强化尚均匀。胰腺体尾部周围脂肪密度增高，可见条索灶（a）。胰头可见 40mm×32mm 囊性灶，内见分隔，增强后环形强化，边界清晰，未与主胰管沟通，囊性灶周围脂肪间隙模糊（b~e，黄箭）。

MRI：胰头肿胀，周围脂肪间隙模糊，局部可见一范围约 44mm×30mm 长 T1 长 T2 信号灶，增强后环形强化，边界清晰，未与胰管沟通，囊性灶周围脂肪间隙模糊，见多发条索灶及小淋巴结（f~h，黄虚箭）。

MRCP：胰头部囊性结节未与胰管沟通，肝内外胆管走行自然，未见狭窄、扩张改变，主胰管未见扩张。

EUS-FNA：扫查胰腺实质回声增强（i~k），胰腺头部可见一无回声肿块，边界欠清，大小约 36mm×42mm，无明显附壁结节（l，黄粗箭），胆管内径约 9.5mm，胰管无扩张。穿刺针穿刺囊性肿块（m），获得 20ml 黏稠清亮液体。

组织病理：手术后大体标本病理：（胃、十二指肠胰腺联合切除标本）黏液性囊腺瘤伴脂肪坏死（大小 5cm×4.3cm×2.2cm）（n、o）；（胃切缘、胰腺切缘及胆囊）未见特殊；（胃周、胰周）淋巴结未见癌转移。

最终诊断：胰腺黏液性囊腺瘤（MCN）。

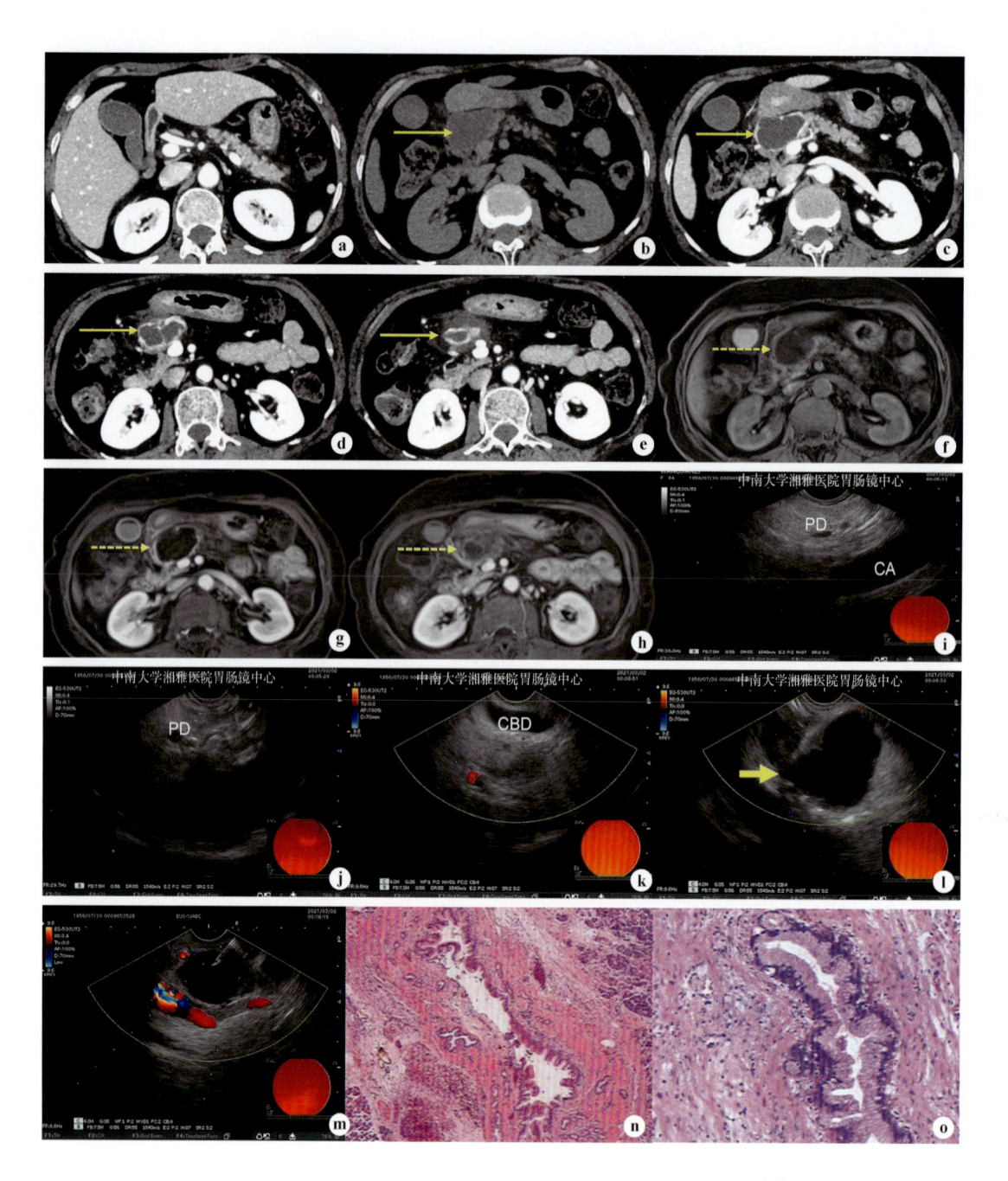

38　胰胆线阵超声内镜影像病理图谱（第二辑）

（李　乾　严　璐）

第 3 章 胰腺囊性疾病

病例 30

【病情简介】 男，19 岁。发作性意识障碍 1 年，再发 1 天。外院初诊"低血糖症"。母亲患"VHL 综合征"。无烟酒嗜好，无糖尿病病史。

【实验室检查】 血糖 2.5mmol/L 时血清胰岛素为 23.85 mU/L，胰岛素释放指数（IRI/G）0.53；肿瘤指标：CA19-9、CA242、CEA、CA125、AFP 等正常；肝功能、肾功能、血常规、凝血指标等均正常。

【影像学检查】 头颅 CT：无异常。腹部增强 CT：胰腺多发异常强化病灶，较大者位于胰体部，考虑多发神经内分泌肿瘤。右侧肾上腺富血供小结节。

【治疗】 随访；拟接受缺氧诱导因子 -2α（HIF-2α）蛋白抑制剂贝组替凡（belzutifan）治疗。

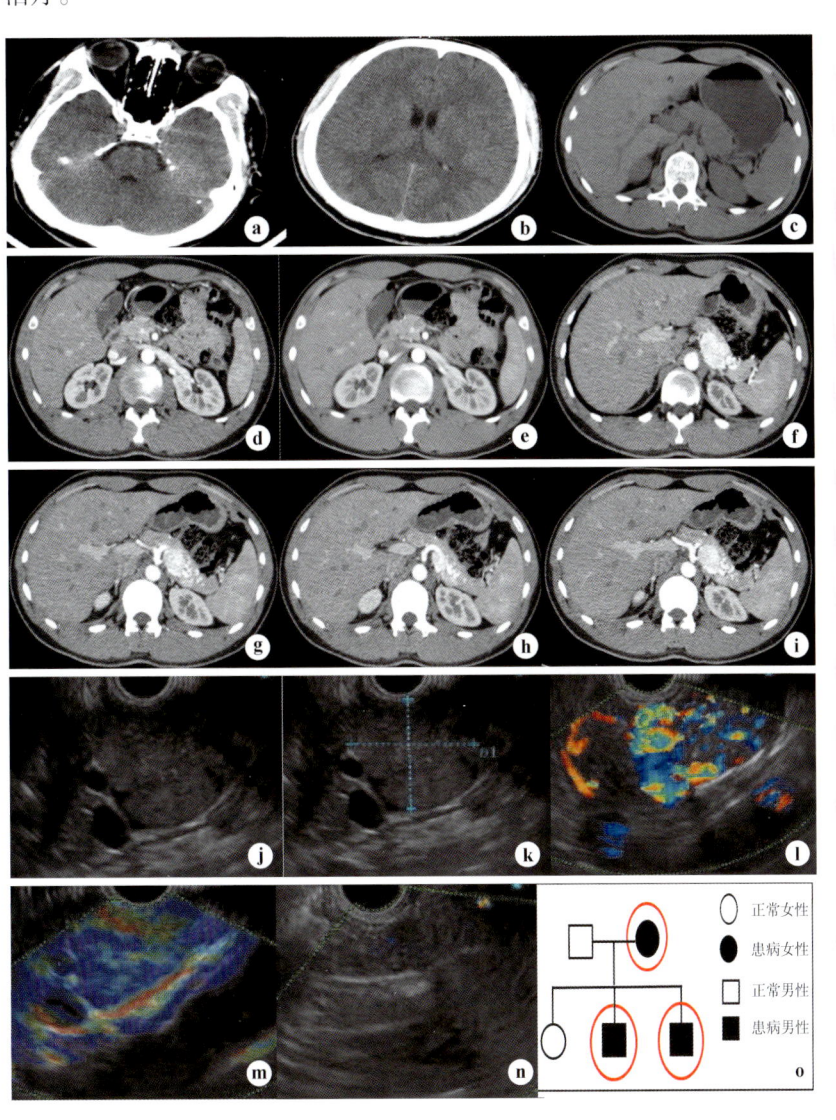

图像要点

CT：头颅 CT 平扫未见异常。平扫胰腺体尾部团块状软组织影，大小约 4.1cm×3.0cm；动脉期强化明显，胰头、胰体、胰尾见多发强化小结节，强化同胰体部较大病灶，右侧肾上腺见动脉期明显强化的微小结节，直径约 5mm（a～i）。

EUS：示胰腺体尾部一均匀低回声影，血流信号丰富，质地较硬，边缘较清晰（j～n）。

VHL 基因致病性突变检测：患者父亲（-）；患者母亲（+）；患者（+）；患者弟弟（+）；患者妹妹（-）（o）。

最终诊断：VHL 综合征（von Hippel-Lindau syndrome）。

（刘 谦）

第4章　胰腺实性及囊实性疾病

病例 31

精彩视频请扫描二维码

【病情简介】　女，48岁。反复腹痛、腹泻10余年，再发6个月。有嗳气、反酸，多次胃镜检查无特殊，服用质子泵抑制剂明显好转。2017年胃镜检查发现幽门及十二指肠球部SMT，微探头超声提示起源于黏膜下的低回声病变，行ESD。术后病理：两处均提示神经内分泌瘤（G1）。免疫组化结果：AE1/AE3（+），CgA（+），Syn（+），Ki-67（<2%）。6个月来上述症状再发。2019年底外院复查胃镜：胃多发息肉，慢性胃炎；行APC术。否认高血压、糖尿病病史，无烟酒嗜好。

【实验室检查】　血常规、CRP、肝肾功能、凝血功能、肿瘤四项正常。TG：3.19mmol/L。胃泌素释放肽前体51.36pg/ml，胃泌素：1000pg/ml。

【影像学检查】　上腹部增强CT：脂肪肝、肝脏囊肿，胆囊底部增厚，腺肌症可能，胰腺颈部结节强化灶。

【治疗】　胰腺肿瘤切除术。

> **图像要点**
>
> CT：腹部增强CT示胰腺颈部强化结节灶（a~c，红箭），胆囊底部增厚，腺肌病可能（d，黄箭）。
>
> EUS：胆囊颈部中等偏低回声（e、f，红箭），毗邻脾动脉（g、h），胆囊底部腺肌病（i，黄箭）。弹性成像蓝绿色为主（j），超声造影有增强（k）。EUS-FNA病理：穿刺组织内见肿瘤细胞呈片状，细胞大小较一致，形态温和（l、m，黑箭）。
>
> 免疫组化：CgA（+），Syn（+），CD56（-），Ki-67（+，约2%），β-catenin（胞质胞膜+），AE1/AE3（+），Vim（-），CD10（弱+）。考虑神经内分泌瘤（NET，G1）。
>
> 病理：肿瘤细胞呈巢状、索状及腺样结构，细胞大小、形态较一致，核分裂象不明显，细胞丰富，间质血窦丰富，周边被膜下见残留淋巴结结构。考虑淋巴结转移性神经内分泌瘤（NET，G1）（m~o）。
>
> 最终诊断：胰腺神经内分泌肿瘤（P-NETs）。

第 4 章　胰腺实性及囊实性疾病

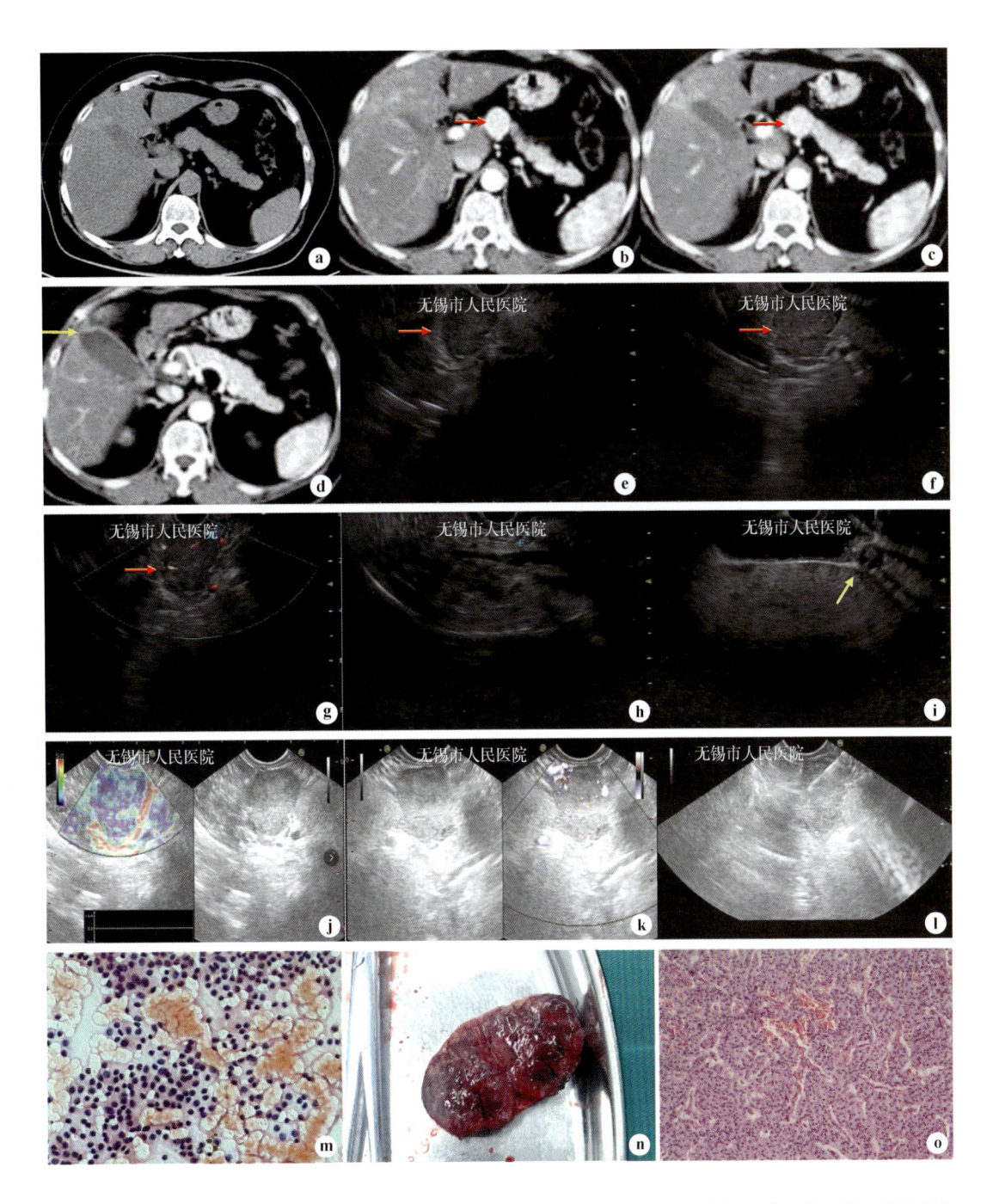

（纪　璘　占　强　周志毅）

病例 32

【病情简介】 女，60 岁。发现胰腺占位 3 年。

【实验室检查】 肝功能、肾功能、血常规、电解质及凝血指标等均正常。

【影像学检查】 外院 PET/CT 提示胰头高代谢性囊实性肿物。

【治疗】 胰十二指肠切除术。

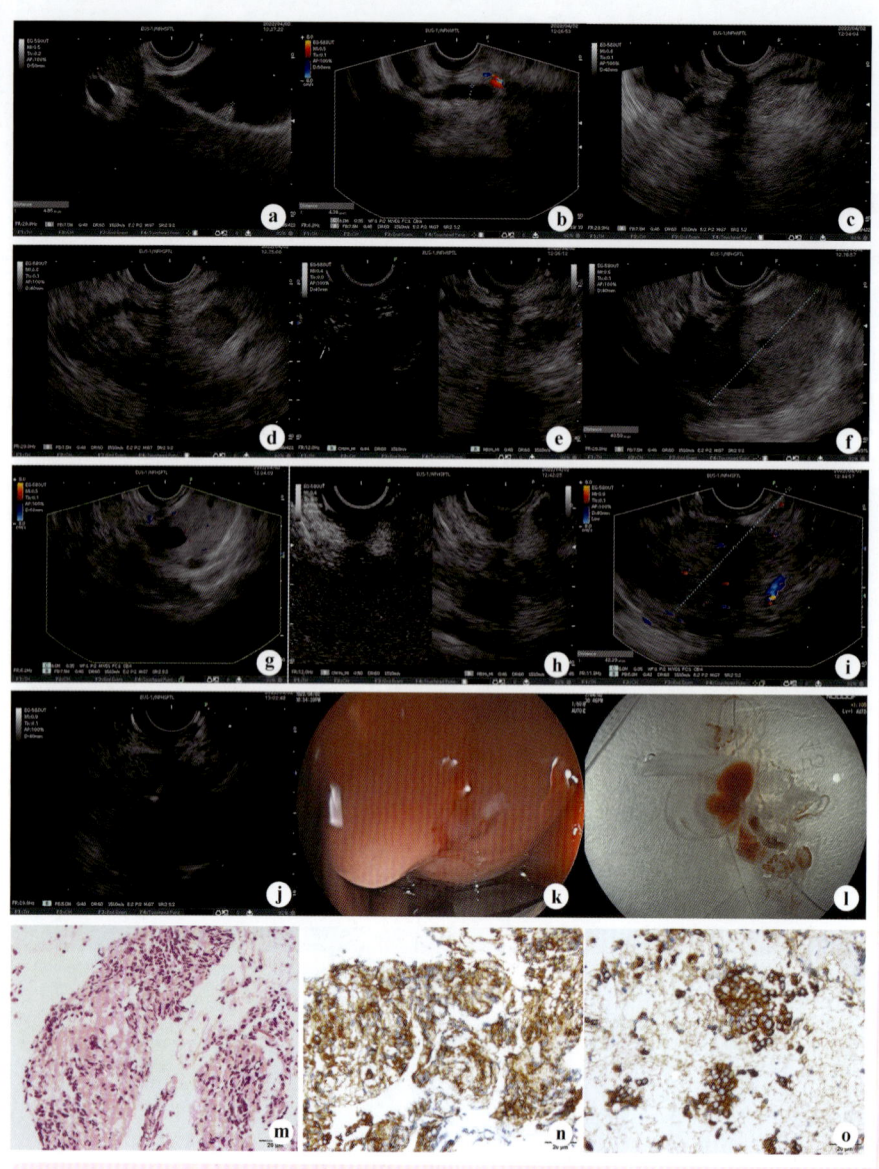

图像要点

EUS：胆囊见一直径大小约 4.86mm 息肉。于降部胰腺背侧探及一低回声肿物，大小约 1cm，边界清晰，超声造影后该病灶增强不明显。胰腺头部见囊实性肿物，直径大小约 4cm，胆总管、主胰管无累及，无明显扩张或狭窄，腔内无占位。遂对胰头肿物行 EUS-FNA 术（a～i）。

EUS-FNA：液基薄层细胞学/细胞沉渣检查意见：查见异型细胞，考虑神经内分泌来源（j～o）。

送检（胰头）纤维素样渗出物内见大小相对一致的细胞，细胞圆形或卵圆形，体积较小，胞质红染，核染色质粗颗粒状细胞，核分裂象罕见。免疫组化（01#）：CK（+）、Syn（+）、CgA（+）、CD56（+）、CD10（-）、β-catenin（胞质+）、Vim（-）、α₁ 抗胰蛋白酶（AAT）（+）、SSTR-2（-）、Ki-67（+，5%）。

诊断：（胰头活检）镜下形态结合免疫表型符合神经内分泌肿瘤，考虑 NET G 2 级。

最终诊断：胰腺神经内分泌肿瘤（P-NETs）。

（乔伟光）

第4章 胰腺实性及囊实性疾病

病例 33

【病情简介】 男，52岁。乏力、食欲缺乏2个月余。外院上腹部增强CT示肝脏多发转移病灶，原发灶不明，为进一步诊治就诊我院。无烟酒嗜好，无糖尿病病史，有一过性心悸、出冷汗，可自行缓解。

【实验室检查】 肿瘤学指标：CA19-9 31.40U/ml，CEA、CA125、AFP等正常；血糖5.63mmol/L；肝功能、肾功能、血常规及凝血指标等均正常。

【影像学检查】 腹部CT平扫：肝脏多发低密度灶，转移瘤可能，建议进一步检查，胰腺尾部少许钙化灶；上腹部MRI+MRCP：胰腺异常信号，考虑胰腺癌，脾静脉受侵，请结合临床，肝内多发异常信号，考虑转移瘤。

【治疗】 善龙及吉西他滨治疗。

精彩视频请扫描二维码

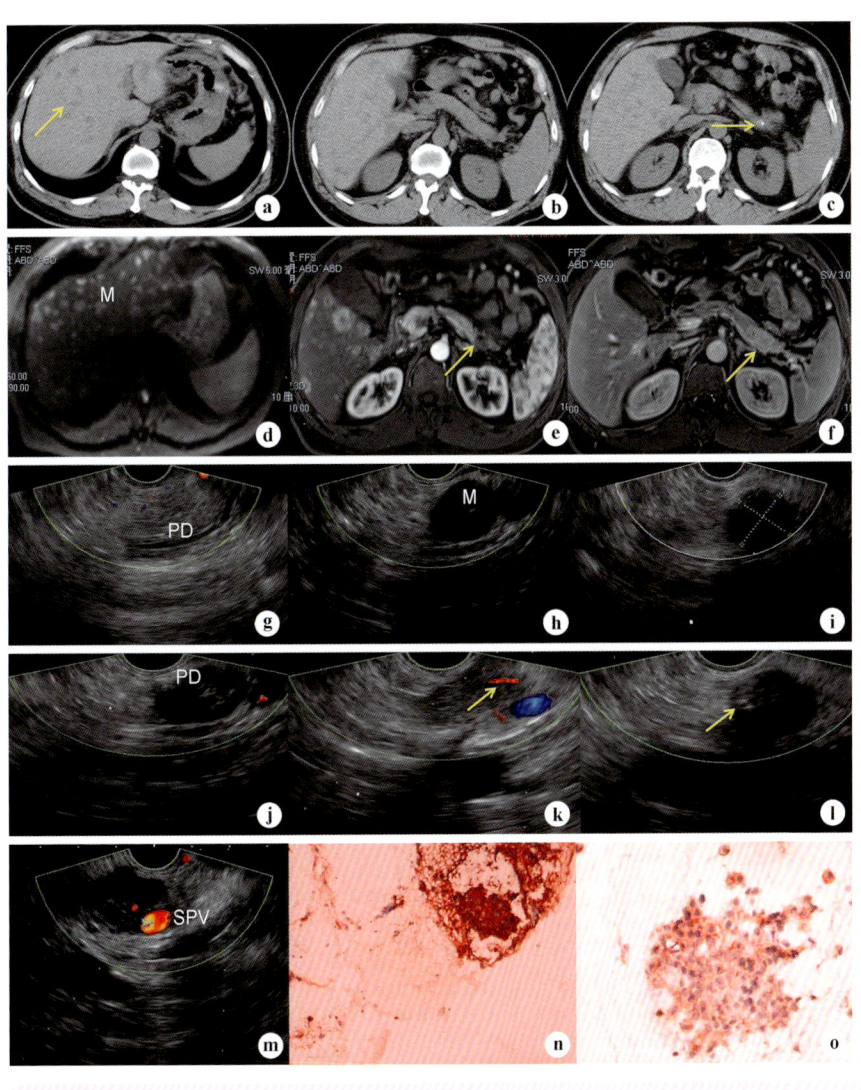

图像要点

CT：肝脏见多发结节状、斑片状稍低密度影，边界不清，肝内胆管不扩张（a）平扫胰腺尾部见小斑片状高密度影（b、c）。
MRI：肝内多发类圆形稍长T1稍长T2信号，边界欠清晰，增强扫描呈环形强化（d），胰腺体尾部见斑片状稍长T1、稍长T2信号，边界不清，增强扫描见延迟强化，脾静脉受累（e、f）。
细胞学蜡块：细胞蜡块见高度异型细胞，免疫酶标：AE1/AE3（+），Syn（+），Ki-67（约5%），CD56（+），结合HE涂片及免疫酶标结果，倾向于神经内分泌肿瘤。

病理诊断（院外）：肝脏免疫酶标 AE1/AE3（+），Syn（+），CgA（+），INSUI（+），Ki-67（3%），SSTR2（3+），Trypsin（+/-），结合免疫酶标结果，首先考虑转移性神经内分泌瘤（NET，G2）（g～o）。
最终诊断：胰腺神经内分泌肿瘤（P-NETs G2）伴肝脏多发转移。

（陈丽红 梅俏）

病例 34

【病情简介】 男，43岁。因腰痛行针灸治疗，其间查腰椎MRI提示转移性病变，进一步查CT提示胰体部病变考虑胰腺癌，肝内多发转移性病变，腹腔内多发肿大淋巴结。腹部超声提示肝内多发低回声及强回声占位，肝门部低回声，胆胰脾未见异常。糖尿病10年，1个月前开始甘精胰岛素治疗，血糖控制不佳。

【实验室检查】 肿瘤学指标：CA19-9 > 1000U/ml，CA242 2704.44U/ml，CA125 164U/ml，CA724正常；血常规：WBC $11.94×10^9$/L，PLT $59×10^9$/L；肝功能：AST 75U/L，ALT 79U/L，ALP 366U/L，GGT 559U/L；血糖 18.8mmol/L，凝血功能指标正常。

【影像学检查】 CT：胰体部片状稍低密度影未见明显异常强化，考虑胰腺癌并侵犯腹腔脂肪及胃体部；肝内多发转移性病变，门腔静脉间隙肿大淋巴结，转移病变可能。腰椎MRI：颈胸腰骶椎体及其附件区、双侧髂骨多发弥漫性斑片状异常信号影，多考虑转移。

【治疗】 姑息性治疗。

图像要点

CT：平扫胰腺体部可见片状稍低密度影，边缘毛糙，邻近脂肪间隙模糊（a），增强扫描，胰腺体部片状稍低密度影，未见明显异常强化影，邻近脂肪间隙模糊，并与胃腔分界不清，胰管中断，胰尾部胰管扩张并走行迂曲（b~e）。

MRI：颈胸腰骶椎体及其附件区多发弥漫性斑片状异常信号影，多考虑转移灶（f）。

EUS：胰体部低回声肿块影，内部回声欠均匀，可见胰管穿通征，截面约 33.4mm×35.3mm，蟹足样向四周延伸，部分截面与SV、SA关系密切，CFI无血流信号（g、h），Elasto以蓝色为主（i），胰尾部可见扩张扭曲的胰管（j），胰周可见淋巴结（k），FNA（l），肝内低回声及强回声占位（m）。

EUS-FNA：细胞学查见少许异型细胞（n）；组织学，小块血块组织及纤维素性渗出物内可见少许上皮样肿瘤细胞，结合免疫组化考虑神经内分泌癌。免疫组化：CK（+），CK7（+），CA19-9（+），Vim（−），CgA（+），Syn（+），CD56（+），Ki-67（40%+）（o）。

最终诊断：胰腺神经内分泌癌（P-NEC）。

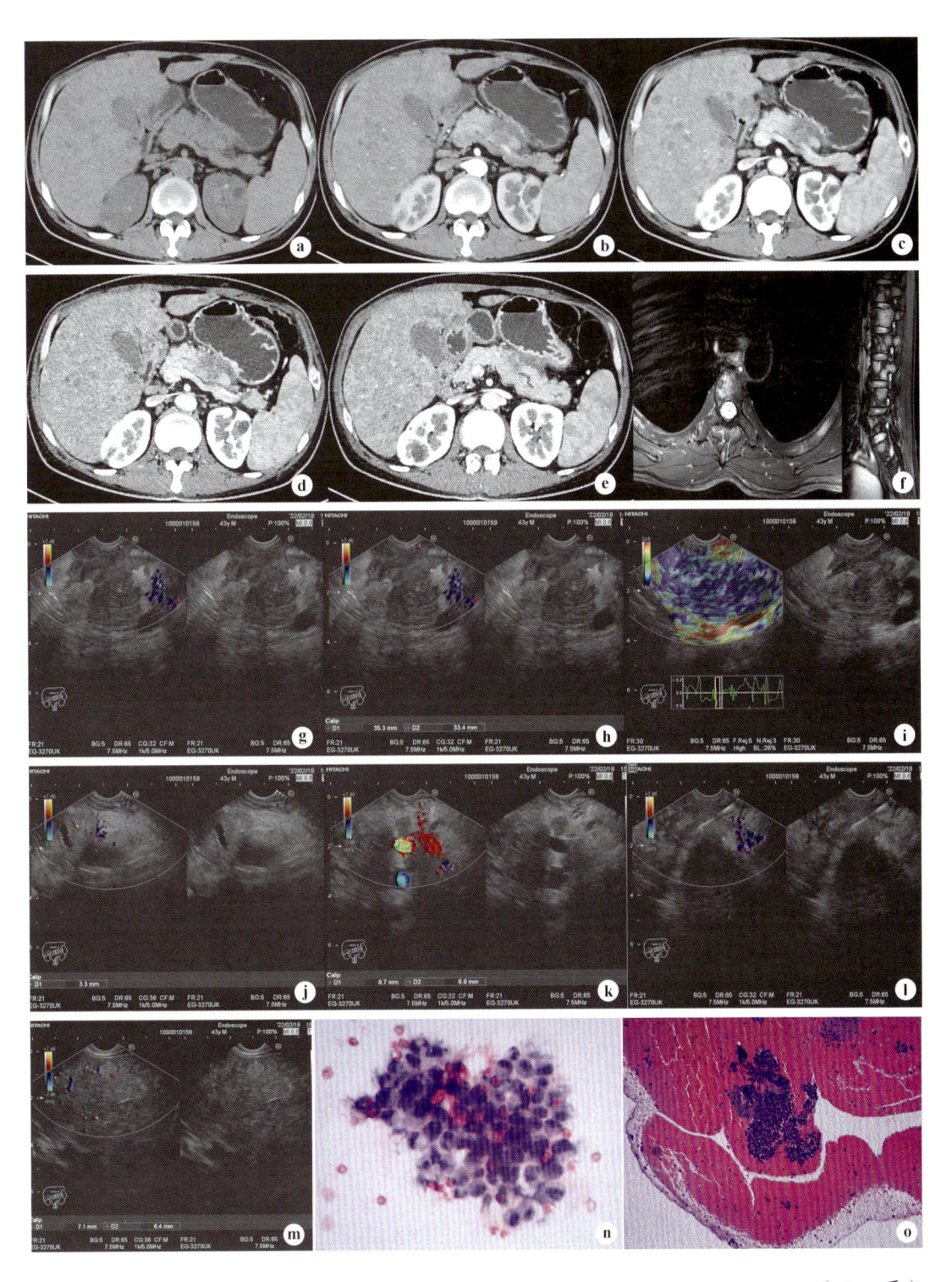

第 4 章 胰腺实性及囊实性疾病　45

（王　磊）

病例 35

【病情简介】 女，23岁。发现血糖降低4个月余，反复意识不清11天。体检查空腹血糖2.3mmol/L，HbA1c 4.2%，ALT 96U/L，未重视，后反复昏迷被送至医院。查CT：胰腺体部胰岛细胞瘤，腹膜后及肠系膜血管旁多发淋巴结，部分增大；MRI增强示胰腺体部异常强化小结节，拟胰岛细胞瘤。

【实验室检查】 肿瘤标志物：CA19-9 2.6U/ml，NSE 47.32ng/ml，CA242、CEA、CA125、AFP等正常，血糖4.49mmol/L，ALT 67IU/L，AST 42U/L，肾功能、血常规、凝血功能指标等均正常，IgG4 0.7g/L。

【影像学检查】 PET/CT：①胰腺多处病灶：a.胰头局部稍低密度小结节伴DOTATATE摄取增高，FDG摄取阴性；胰腺体部增强CT及增强MRI所示结节伴DOTATATE摄取增高，FDG摄取阴性，考虑胰岛素瘤可能。b.胰体及胰尾两处点状放射性摄取增高灶，FDG摄取阴性，局部未见明显密度改变，结合临床。②后腹膜、肠系膜根部多发淋巴结显示，考虑炎性病变可能。

【治疗】 机器人胰腺中段切除术+胰胃吻合术。

> **图像要点**
>
> CT：增强CT可见胰颈部强化灶（a、b）；MRI T2WI胰颈部稍高信号（c），DWI呈稍高信号（d），增强渐进性强化（e～h）。
>
> EUS：头颈部及体尾部见多个低回声病灶，血流欠丰富，边界清晰、规则，内部回声均匀，截面大小为1.54cm×1.14cm（头颈部），体尾部多个，最大直径1cm；胆总管无扩张。胰周血管及淋巴结未见异常。于胰腺头颈部行EUS-FNA（i～q）。
>
> PET/CT（放射药物：^{68}Ga-DOTATATE）：胰腺形态、大小未见明显异常，胰管未见扩张；胰头局部放射性摄取增高，可见一稍低密度小结节，大小约1.3cm×0.8cm，SUV$_{max}$14.3；近期增强CT及增强MRI所示胰体部结节处可见放射性摄取增高，SUV$_{max}$10.5。胰体及胰尾可见两处点状放射性摄取增高灶，SUV$_{max}$10.2～10.3，局部未见明显密度改变。诊断考虑：胰头局部稍低密度小结节伴DOTATATE摄取增高，FDG摄取阴性；胰腺体部增强CT及增强MRI所示结节伴DOTATATE摄取增高，FDG摄取阴性，考虑胰岛素瘤可能；胰体及胰尾两处点状放射性摄取增高灶，FDG摄取阴性，局部未见明显密度改变；另见后腹膜、肠系膜根部多发淋巴结显示，部分肿大，DOTATATE摄取阴性，较大者FDG摄取增高，首先考虑炎性病变可能（r、s）。EUS-FNA细胞学：瘤细胞弥漫分布，细胞体积较小，胞质较少，可见裸核细胞（涂片HE ×200，t），瘤细胞圆形或卵圆形，细胞异型性不明显，染色质细，核膜规则（HE ×400，u）；EUS-FNA病理：胰腺穿刺标本内见上皮样细胞巢，形态较一致（黑箭，v）；手术标本胰腺内见一结节，边界较清（红箭，w）；肿瘤细胞达神经内分泌细胞标记嗜铬粒蛋白A（蓝箭，x）。
>
> 最终诊断：胰腺神经内分泌瘤（P-NETs），G2。

第 4 章　胰腺实性及囊实性疾病

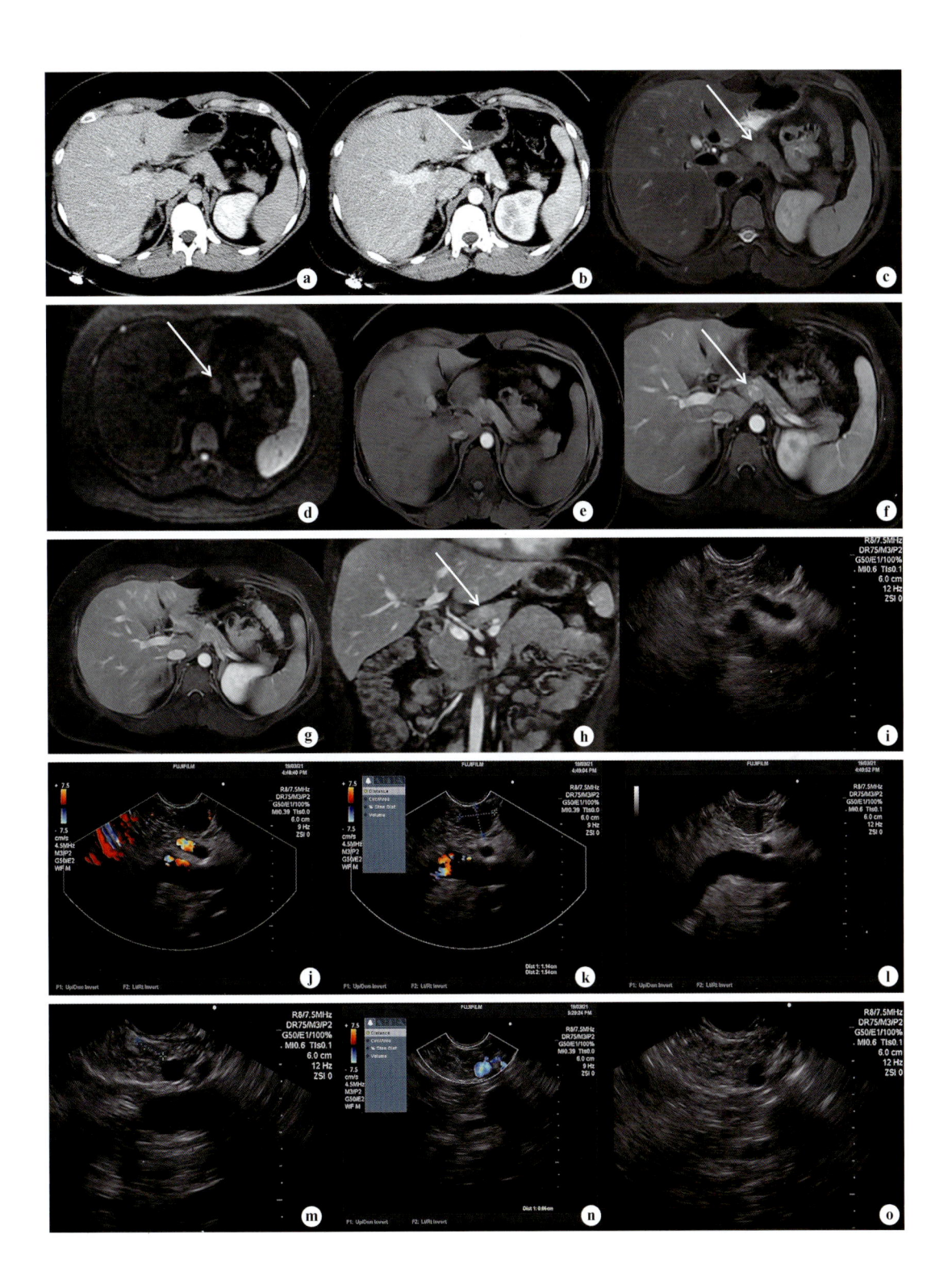

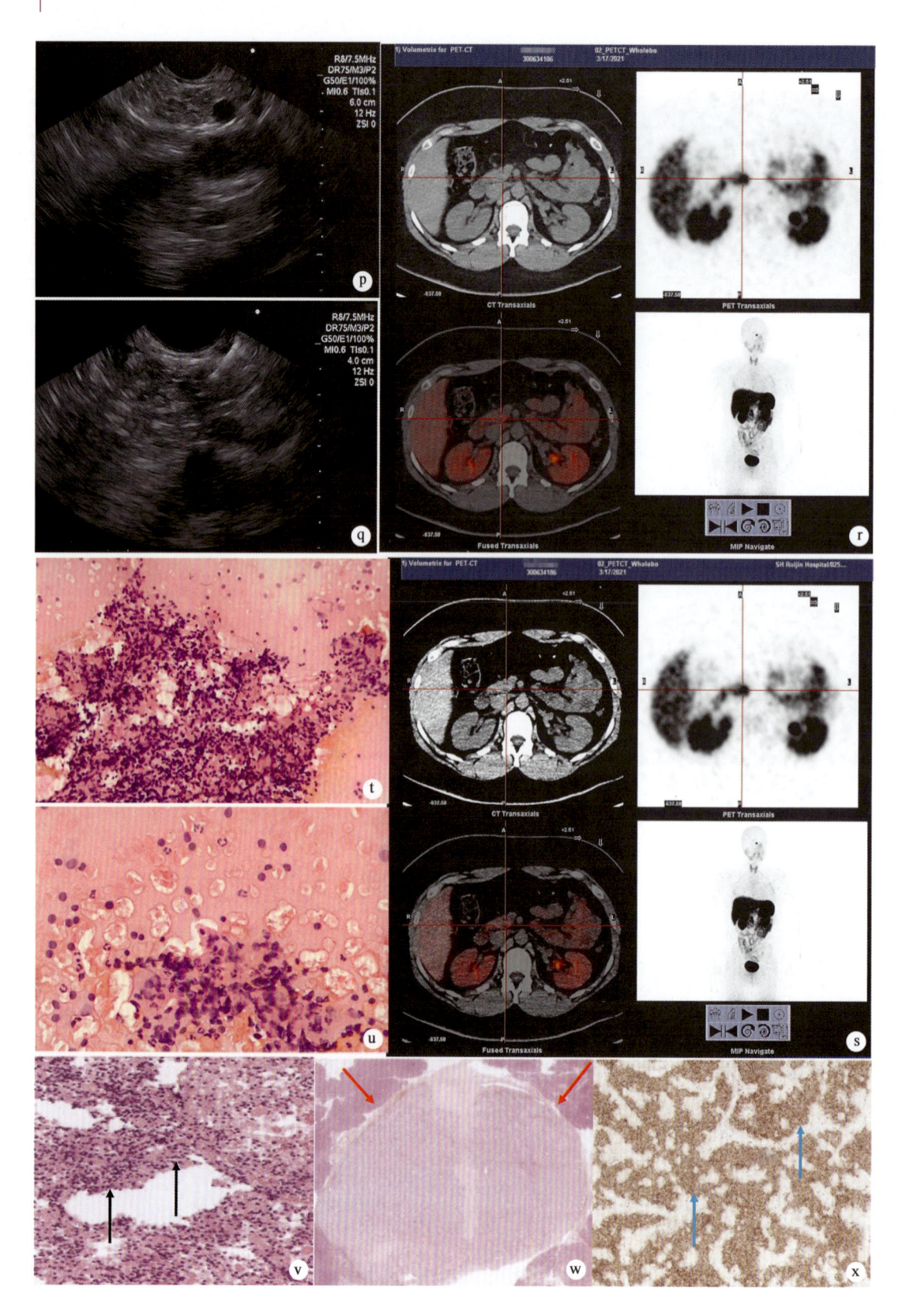

48　胰胆线阵超声内镜影像病理图谱（第二辑）

（朱乃懿　王伟　龚婷婷　高丽丽　王婷）

第4章 胰腺实性及囊实性疾病

病例 36

【病情简介】 男，60岁。发现胰腺占位半月余。既往2型糖尿病、高血压、冠心病病史。

【实验室检查】 血常规、肝功能、肾功能、凝血指标等均正常；肿瘤学指标：CA19-9、CEA、CA125、AFP等正常。

【影像学检查】 胰腺CT增强：胰尾部占位，考虑囊肿可能，小囊腺瘤待排。

【治疗】 腹腔镜胰尾切除术。

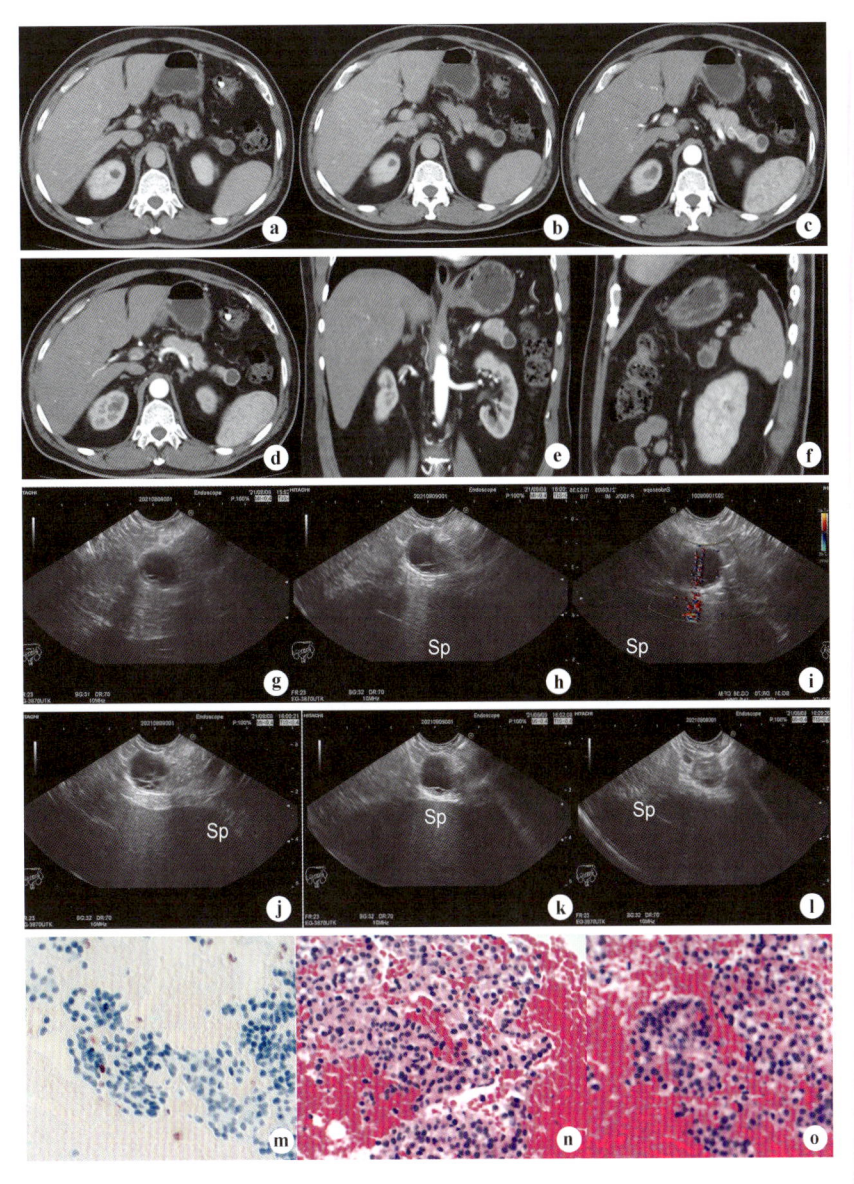

图像要点

CT：胰尾圆形低密度影，边界清晰，最大径约1.6cm×1.6cm（a、b），囊壁薄渐进性强化（c～f）。

EUS：胰尾见一囊性病变（g、h），截面1.5cm×1.6cm，腔内未见血流（i），中央见多发网状分隔，后方回声增强（j），病变与胰管不相通，胰管无扩张，19G针EUS-FNA穿刺活检（k、l）。

EUS-FNA组织病理：胰腺肿瘤细胞呈高分化，有丝分裂计数<2（m、n）。免疫组化：Ki-67<1%（o）、IgG4（-）、CD56（+）、CgA（+）、CK19（+）、CK7（-）、CK-P（+）、CD10（-）、PR（-）、Syn（+）、Vimentin（+）。

最终诊断：胰腺神经内分泌肿瘤（P-NETs，G1）。

（徐 博 丁祥武）

病例 37

【病情简介】 女，58岁。体检发现胰腺占位3个月余。外院初诊上腹部CT提示胰腺尾部囊性占位，MRCP提示胰腺尾部囊性占位：囊腺瘤可能。既往甲状腺切除史（长期口服他巴唑），无烟酒嗜好，无糖尿病病史。

【实验室检查】 肿瘤学指标：CA724 32.7U/ml，CA19-9、CEA、CA125等均正常；肝功能、肾功能、血常规、胰腺生化、凝血指标等均正常。

【影像学检查】 CT：胰腺尾部囊性占位：囊性肿瘤性病变可能。

【治疗】 胰体尾部+脾脏切除术。

图像要点

CT：胰腺尾部可见囊状低密度影，直径约2.2cm×2.3cm（a），增强边缘轻度强化，其内未见明显强化（b、c）。

EUS：十二指肠乳头未见明显异常，胆总管无扩张，胆总管直径约0.45cm，管壁无增厚。胰头、钩突、胰腺颈部、胰腺体部实质回声偏高，主胰管未见明显扩张，直径约0.17cm。胰腺尾部可见2.75cm×2.12cm的无回声病灶，其内可见大小约1.3cm×0.5cm的附壁结节，病灶边界尚清晰，不与胰管相通，彩色多普勒未见明显血流信号，声学造影附壁结节未见明显强化，弹性成像显示附壁结节处绿蓝色。于实时超声内镜引导下，彩色多普勒避开血管，以COOK-22G内镜超声专用穿刺针刺入胰尾无回声病灶。第1针在10ml负压下对囊液进行穿刺，抽出血性液体4ml后可见囊腔消失，穿刺液拉丝试验阴性。第2针在10ml负压下对附壁结节进行穿刺，反复插提20次。抽出组织条，共数条。拔出穿刺针，穿刺进针点无渗血。穿刺物涂片4张，冲洗液2ml送检病理。组织条送病理，术中患者无特殊不适（d～l）。穿刺组织条病理：少量上皮细胞分化尚好及结节状小圆细胞癌巢（黑箭，m）；免疫组化：LEF1（-），CD10（+），p53（-），MUC6（-），Syn（+），CgA（+），Ki-67（+，约1%）。

手术标本见胰腺尾部囊性病灶（n），手术病理提示胰腺神经内分泌肿瘤（NET，G1）伴囊性变（o）。

最终诊断：胰腺神经内分泌肿瘤（P-NETs）。

第 4 章 胰腺实性及囊实性疾病

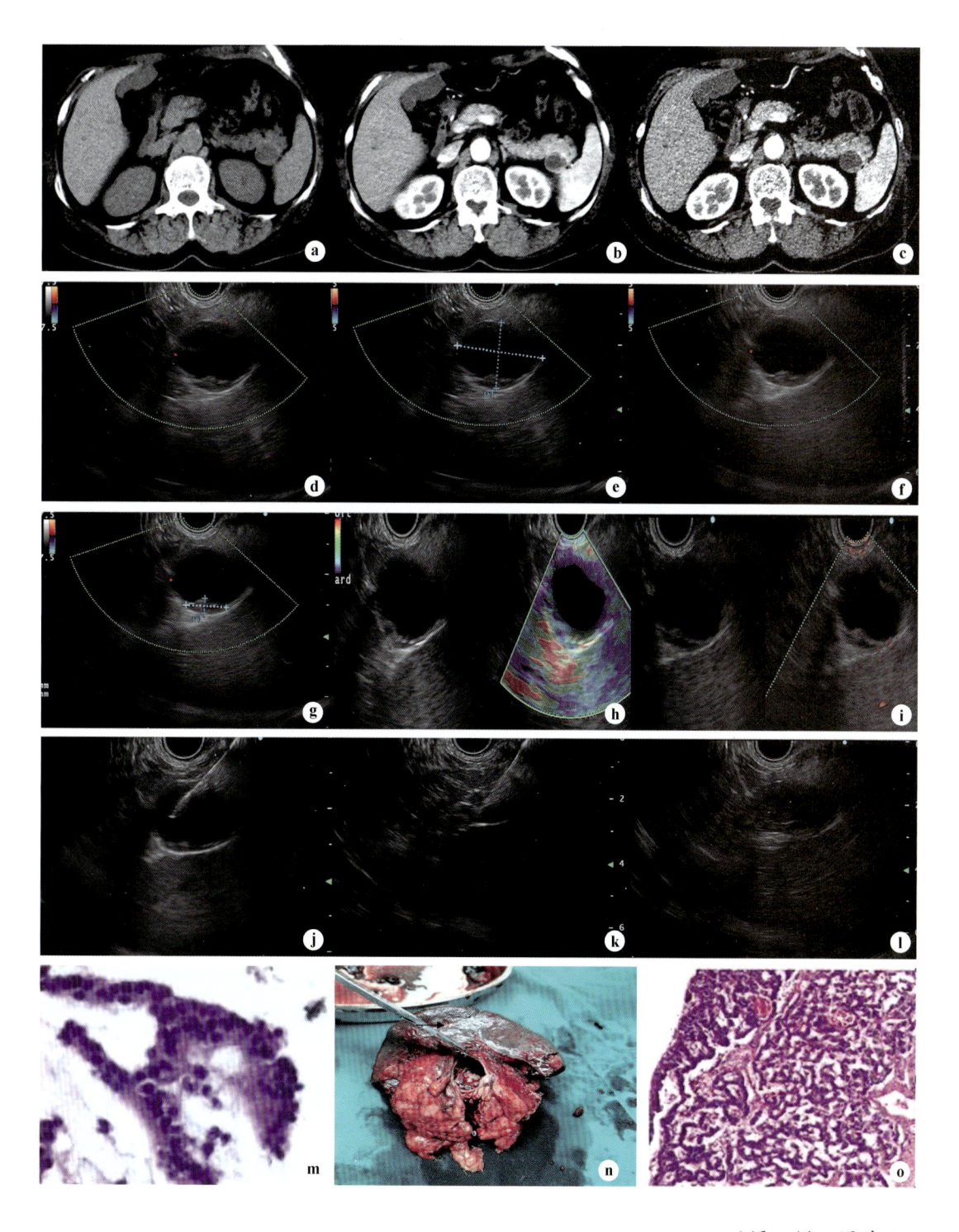

（谭 韡 谭诗云）

病例 38

【病情简介】 女，60岁。1周前体检腹部B超提示胰腺占位，遂行腹部CT提示：胰体尾部实性肿物。行MRI检查提示：胰腺体尾部肿瘤伴上游胰管扩张、胰尾部分慢性胰腺炎可能，考虑神经内分泌肿瘤可能性大，累及邻近脾静脉可能；脾动脉部分显示不清。既往高脂血症14年，无烟酒史。

【实验室检查】 肿瘤学指标：CA19-9、CA125、CEA、AFP均正常，血糖、肝功能、肾功能、血常规及凝血指标均正常。

【影像学检查】 腹部增强CT示：胰腺体尾部示团块状软组织密度影，密度欠均匀，CT值约34HU，内见数个点状钙化灶，病变最大者约4.8cm×6.6cm，边界不清，与脾门处血管分界不清。

【治疗】 胰体尾切除＋脾切除术。

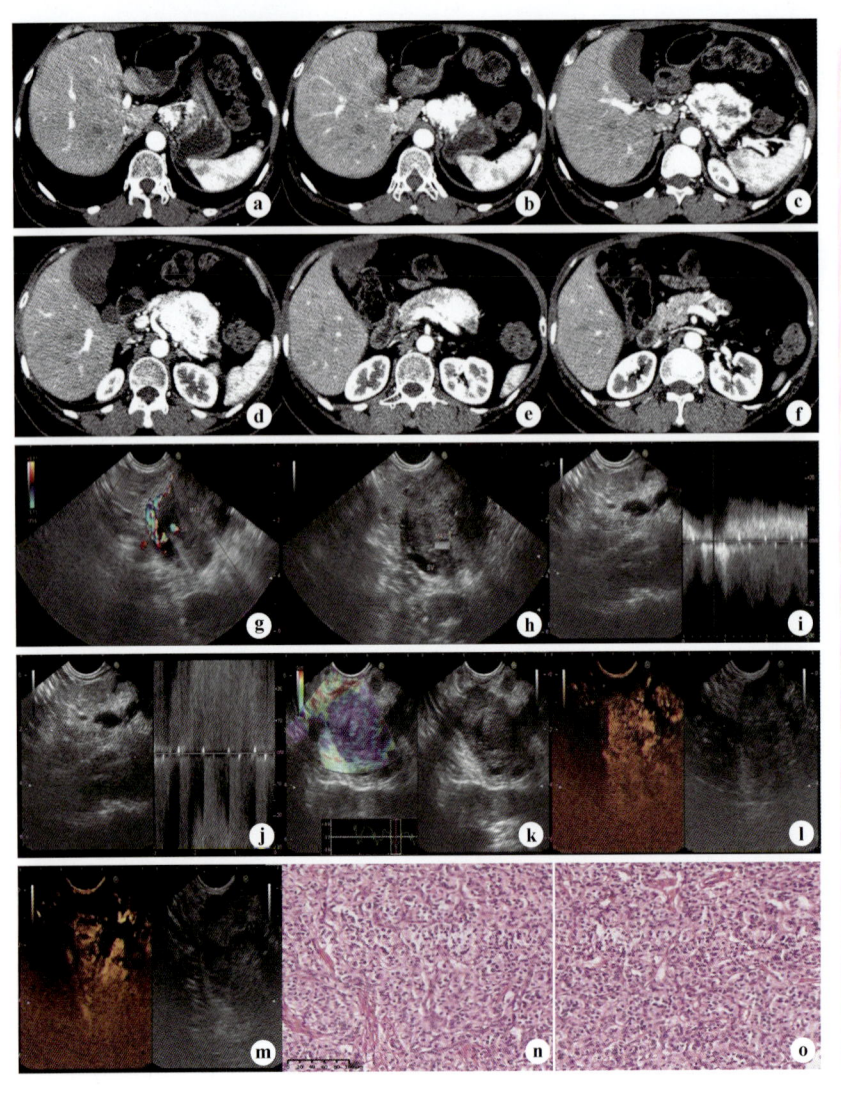

> **图像要点**
>
> CT：胰体尾部可见一不规则肿物，强化明显（a～f）。
>
> EUS：脾动静脉可疑受累，远端胰管扩张。超声造影提示病变血供丰富。弹性成像提示病变质地较硬（g～m）。
>
> 术后组织病理示胰腺神经内分泌肿瘤G2（n、o）。
>
> 最终诊断：胰腺神经内分泌肿瘤（P-NET）。

（李 鹏）

第 4 章　胰腺实性及囊实性疾病

病例 39

【病情简介】　男，62 岁。反复晕厥 2 年。入院初诊超声肝内多发低回声结节，转移性肝癌可能，胰腺体部可见低回声结节，大小约 1.8cm×1.3cm，形态规则，边界清晰，提示胰腺实性占位。有高血压病史 17 年，血压控制可，无烟酒嗜好，无糖尿病病史。

【实验室检查】　胰岛素释放指数 0.68（18：15）、1.95（18：36）、4.68（14：13）。肿瘤学指标：NSE17.37ng/ml、细胞角蛋白 19 片断（cyfra21-1）2.77ng/ml、HbA1c 4.7%，CEA、CA125、AFP 等正常；血常规、尿常规、肝功能、甲状腺功能、生长激素及相关激素、大便常规、糖尿病自身抗体无明显异常；3-甲氧基，4-羟基苦杏仁酸（VMA）7.50mg/24h、24 小时尿钾无明显异常；肝炎标志物、输血前检查、凝血功能无明显异常。

【影像学检查】　CT：肝脏内见多发类圆形病灶，胰腺颈部见一等密度结节。

【治疗】　住院综合治疗。

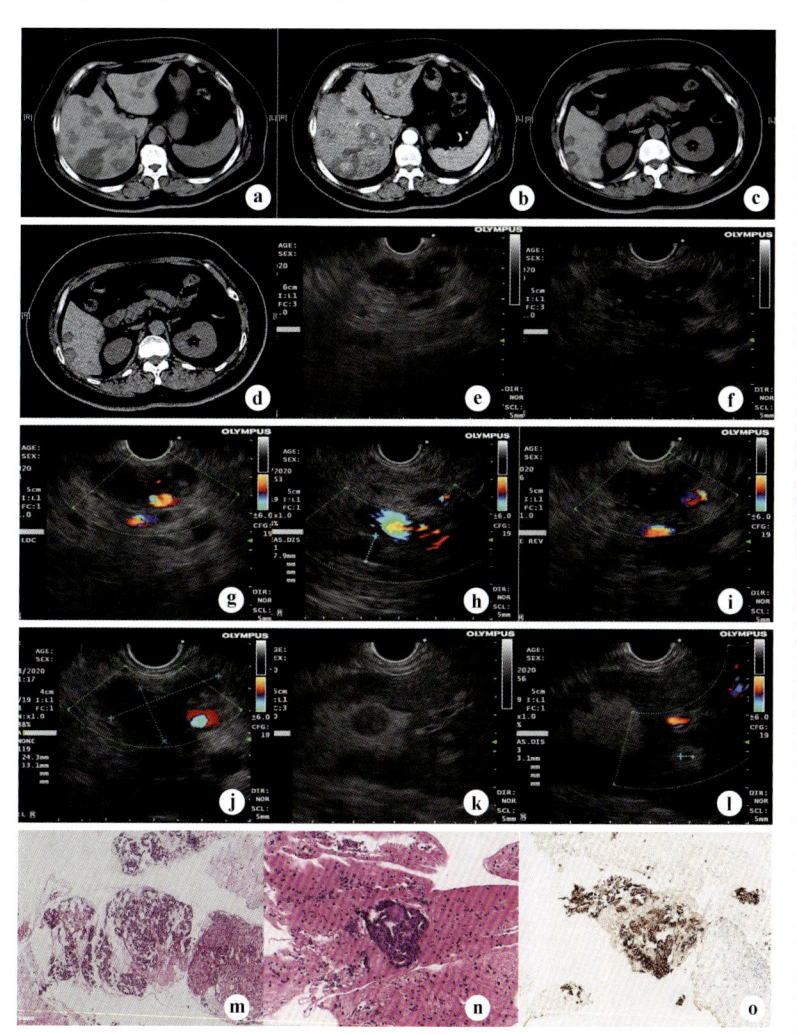

【图像要点】

CT：肝脏内见多发类圆形病灶，病变呈等密度，边缘密度较低，较大者直径 4.5cm（a），增强扫描病灶呈持续中度强化（b）；平扫胰腺颈部等密度结节，大小约 1.4cm×1.8cm，平均 CT 值约 37HU（c）；增强扫描病灶呈不均一强化（d）。

EUS：示胰腺颈部多个低回声病灶融合，内部见条状强回声影，后方无声音，血流欠丰富；肝脏Ⅰ、Ⅱ、Ⅲ段内见多个均匀斑片状高回声影，中央部见圆形等及稍低回声影，边缘规整（e～l）。

EUS-FNA（病理）：HE 染色：肝脏穿刺组织条内见肿瘤细胞，胰腺穿刺组织条内见肿瘤细胞，考虑神经内分泌肿瘤。免疫组化：肿瘤细胞 CgA（+）、Syn（+），符合神经内分泌肿瘤 G2（m～o）。

最终诊断：胰腺神经内分泌肿瘤（胰岛素瘤，G2）伴肝转移（eT2NXM1a）。

（聂旭彪　樊超强）

病例 40

【病情简介】 男，52岁。发现胰腺肿块1周余。1周前体检行腹部CT检查发现胰腺病变，无特殊不适。无烟酒嗜好。发现糖尿病4年，口服二甲双胍、阿卡波糖降血糖治疗。

【实验室检查】 肿瘤学指标：CEA、CA 19-9 均正常；血糖 7.82mmol/L；肝功能：TBIL 5.7μmol/L，CB 1.8μmol/L，ALT 16.7U/L，AST 16.1U/L。肝病酶学：AKP 97.2U/L，GGT 14.3U/L。血常规、肾功能及凝血指标等均正常。

【影像学检查】 腹部盆腔CT平扫增强：胰腺钩突部肿块样改变，性质待定：沟槽样胰腺炎？肿瘤待排。双肾囊肿，右肾多发结石。PET/CT：胰腺沟突部糖代谢稍增高结节灶、肿块灶：结合奥曲肽显像，多为神经内分泌肿瘤。垂体区结节状糖代谢增高灶：垂体瘤可能性大。甲状旁腺瘤术后改变。综上考虑多发性内分泌肿瘤（MEN1）可能性大。

【治疗】 无手术指征，给予奥曲肽治疗。

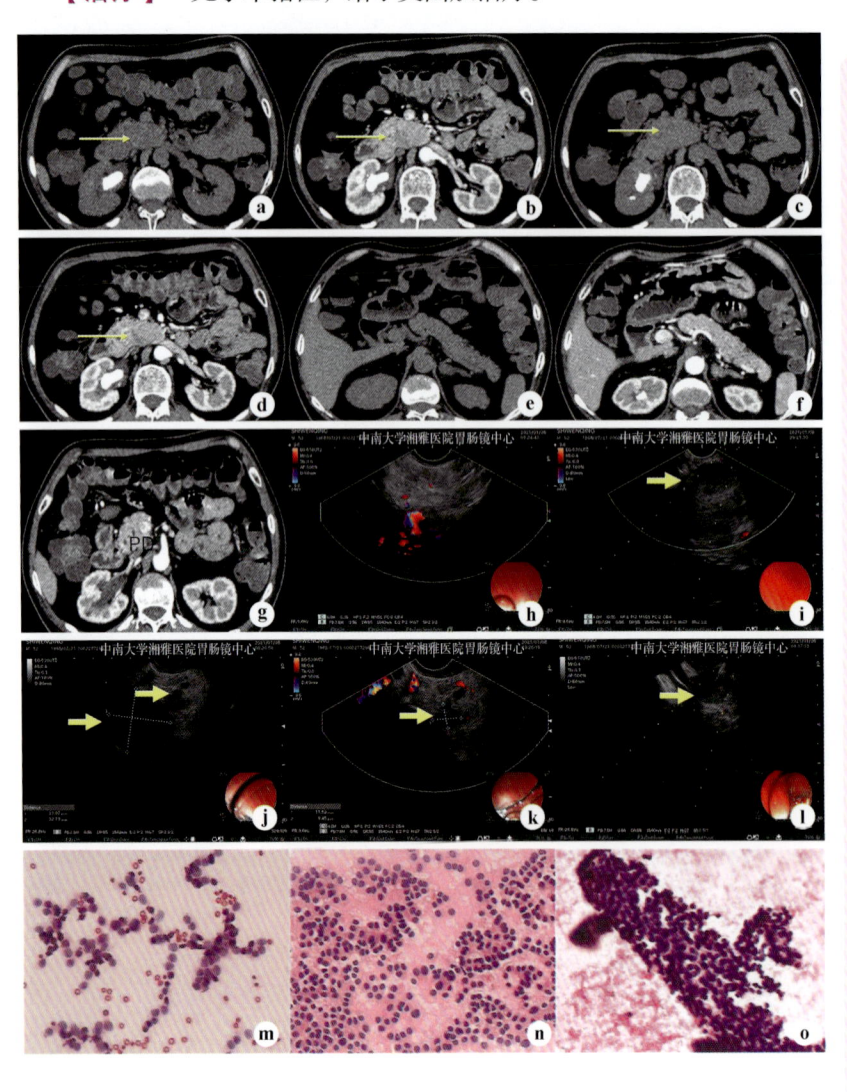

图像要点

CT：胰腺钩突部增大，呈肿块样改变，最大层面约62mm×30mm，病灶平扫CT值约41HU，增强后动脉期115HU（a～d，黄箭），主胰管可见（g）。肝内外胆管未见明显扩张。

EUS-FNA：胰腺体尾部回声增强，边界欠清晰，胰管未见扩张（h）。胰头部及钩突部见多发略圆形低回声肿块，可见包膜，较大约30mm×28mm，较小的直径约10mm，内部见彩色血流信号（i～l，黄粗箭）。

组织病理：胰腺穿刺涂片见少量肿瘤细胞，细胞较一致，有神经内分泌肿瘤可能（m）。胰腺穿刺活检标本见肿瘤细胞，细胞较一致，考虑神经内分泌肿瘤（n，o）。

最终诊断：胰腺神经内分泌肿瘤（P-NETs）。

（李 乾 严 璐）

第 4 章 胰腺实性及囊实性疾病

病例 41

【病情简介】 男，22岁。发作性意识障碍1年，发现血糖低2个月余。PET/MRI：胰头部异常信号灶，目前 DOTATATE 摄取与正常胰腺相仿，胰岛素瘤待排。PET/MRI：胰头部异常信号结节，FDC 代谢未见异常增高，胰岛素瘤待排。无吸烟酗酒史，无糖尿病史。

【实验室检查】 肿瘤标志物：CA19-9 11.7U/ml，NSE 39.28ng/ml，CA242、CEA、CA125、AFP 等正常，肝功能、肾功能、血常规、凝血指标、IgG4 等均正常，血糖 4.03mmol/L。

【影像学检查】 CTA：胰头部近十二指肠球部可疑强化结节，胰腺内分泌肿瘤待排；腹腔干发出变异血管向胰腺体尾部前部走行。术后 MRI：胰头上方 T2WI 稍高信号结节，术后改变？

【治疗】 机器人辅助下胰腺肿瘤剜除术。

图像要点

CT：CT 增强薄层（a、b）胰头可疑强化灶，MRI T2WI（c）未见异常信号灶，DWI（d）胰头点状高信号，T1WI 平扫（e）病灶呈低信号，增强后（f）呈等信号，显示不清。

EUS：胰腺头部（门静脉旁，邻近胆总管胰腺段）见一等回声病灶，内部回声均匀，包膜完整，大小约 1.23cm×1.11cm，血流存在，与主胰管不相邻，周边血管未见受累（g~l）。胰腺组织内见一结节（m）；肿瘤细胞呈器官样排列（n）；肿瘤细胞表达胰岛素标记 Insulin（o）。

最终诊断：胰腺神经内分泌肿瘤（P-NET），G1（胰岛素瘤）。

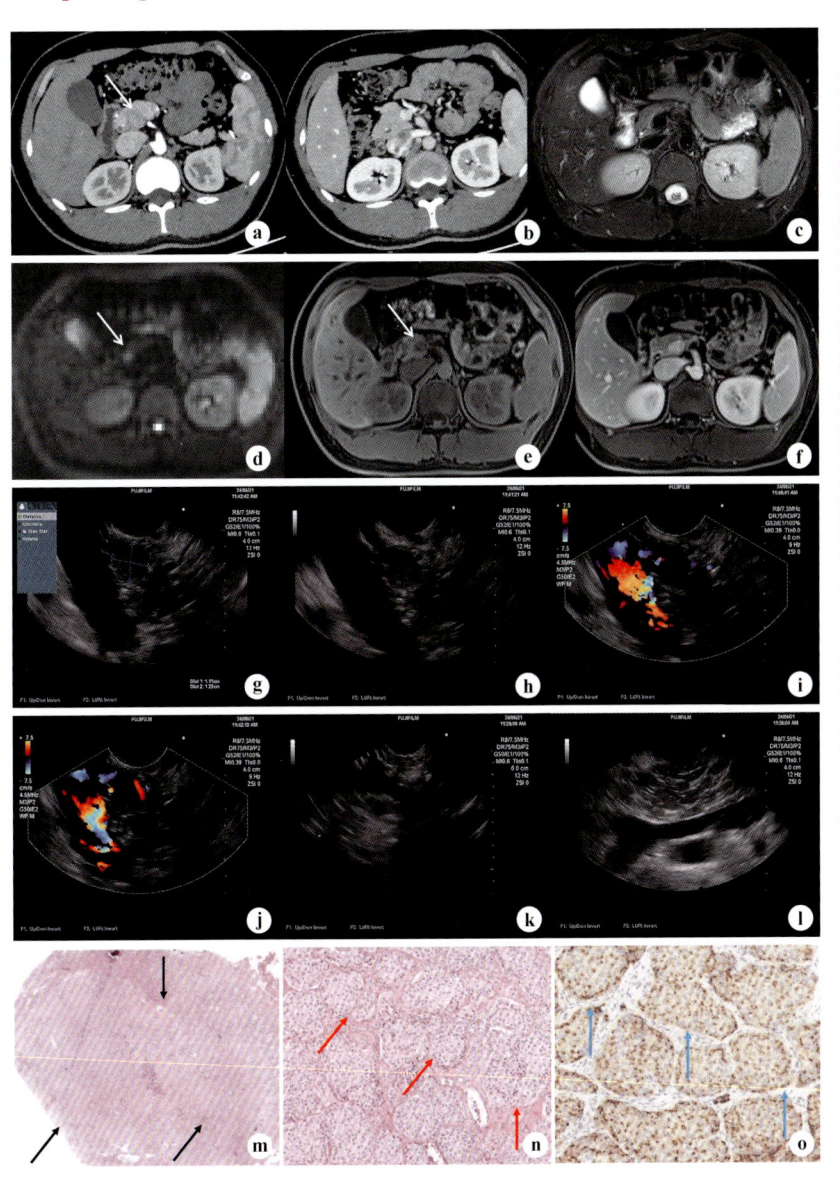

（朱乃懿 王 伟 龚婷婷 王 婷）

病例 42

【病情简介】 女，75岁。中上腹不适2个月，伴恶心、呕吐、食欲缺乏、消瘦，尿色加深。外院腹部彩超提示：胰体部实质低回声，主胰管稍扩张。无烟酒嗜好，无糖尿病病史。

【实验室检查】 肿瘤学指标：CA15354 U/ml，CA242、CEA、CA125、AFP等正常；血糖3.13mmol/L；住院期间多次低血糖发作，给予高糖处理后好转，肾功能正常。D-二聚体2.86μg/ml，IgG4 0.31g/L，TBIL 64.4μmol/L，ALT 36U/L，HGB 61g/L，纤维蛋白降解产物5.50μg/ml，叶酸8.7nmol/L，B_{12} 115.00pmol/L。

【影像学检查】 腹部CT：①胆结石可能，右肾盏小结石，余肝胰脾左肾及盆腔CT平扫未见明显异常；②胃窦壁可疑增厚。上腹部MRI增强：未见明显异常。

【治疗】 腹腔镜下胰体胰尾病损切除术（Kimura），腹腔镜下胆囊切除术。

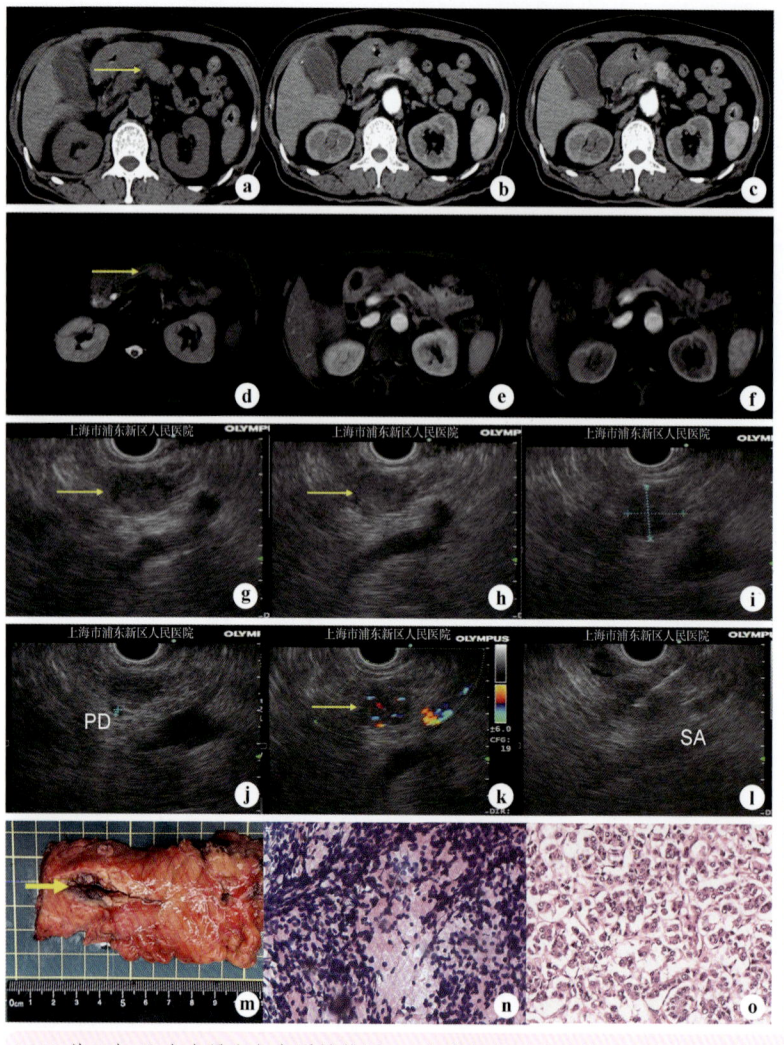

图像要点

CT：平扫显示胰腺体部等密度结节，与周围胰腺分界不清（a）；增强动脉期胰体部结节状明显均匀强化，边界清晰，强化程度超过邻近胰腺实质（b、c）。

MRI：T1WI胰腺体部结节呈低信号，与周围胰腺分界清晰（d）；增强动脉期胰腺体部结节状明显均匀强化，边界清晰，强化程度超过邻近胰腺实质（e）；增强静脉期胰腺体部结节持续强化，强化程度与胰腺实质一致（f）。

EUS：胰体尾部见一低回声肿块，边界尚清，约13.5mm×15.4mm，内部见血流信号，胰管受压表现，胰头侧胰管稍扩张，颈部胰管直径2mm左右，门静脉、肠系膜上静脉、脾静脉无受压表现。胆总管无扩张。经胃壁EUS引导下对胰腺病灶行FNA共3次，取出少量白色实质性物质，一些暗红色浑浊液体，分别行细胞学涂片、液基细胞学检查（g～l）。

术后大体形态及组织病理："胰体尾部"神经内分泌肿瘤，G1，瘤体大小约2.0cm×1.8cm×1.5cm，切缘未受肿瘤累及。免疫组化：β-catenin（膜+），CD56（-），CgA（+），CK18（+），Ckpan（部分弱+），Ki-67（+2%），p53（-），Syn（+）（m～o）。

最终诊断：胰腺神经内分泌肿瘤P-NET，G1，胰岛细胞瘤可能。

（胥 明 姚 瑶）

第 4 章　胰腺实性及囊实性疾病

【病情简介】　男，19 岁。间断低血糖发作 6 年。外院 MRI：胰腺结节，不除外神经内分泌肿瘤。无烟酒嗜好。

【实验室检查】　肿瘤学指标：CEA、CA724 正常；血糖 2.08mmol/L；肝功能：ALT 58.8U/L，肾功能正常；血常规：N $6.53×10^9$/L，凝血功能指标正常。

【影像学检查】　上腹部 CT：胰腺未见明显异常。上腹部 MRI：胰腺体部结节，符合神经内分泌肿瘤表现。

【治疗】　腹腔镜下胰腺中段切除术。

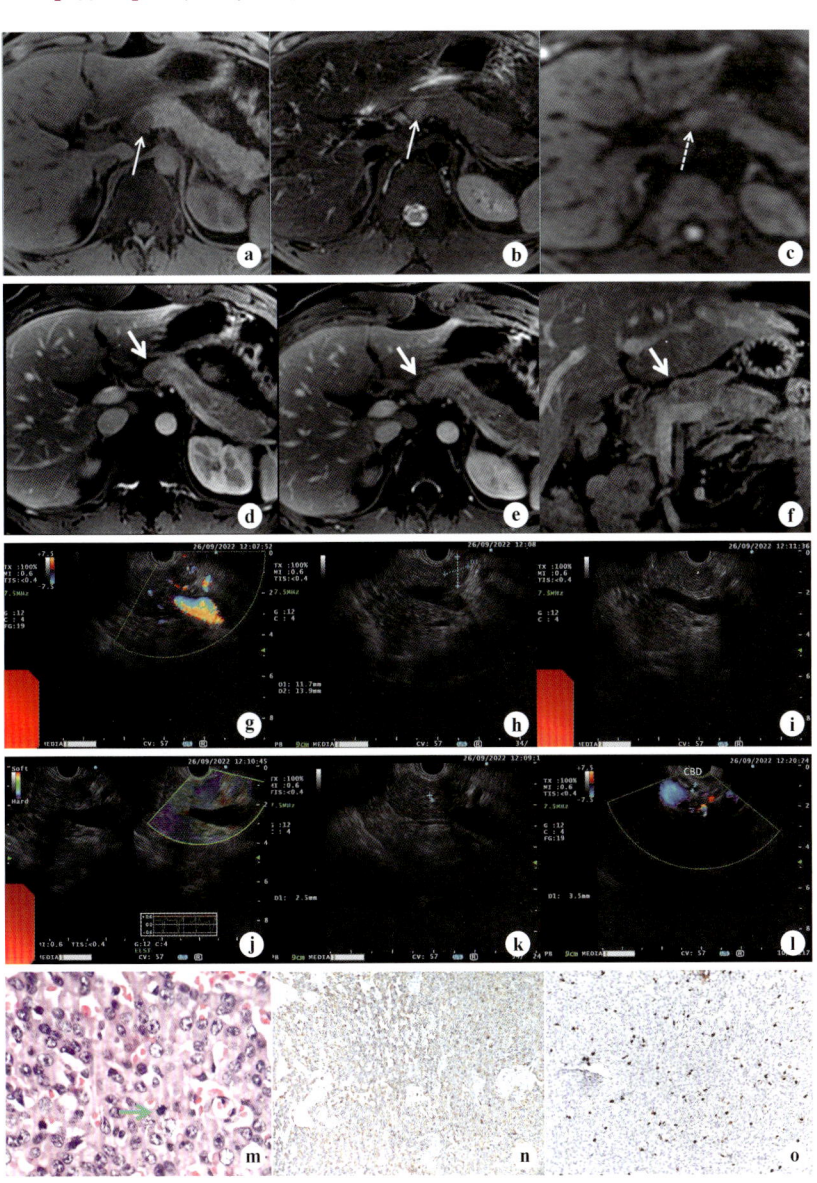

病例 43

图像要点

MRI：横断面 T1WI、T2WI 脂肪抑制图像，胰腺颈体部交界区见一结节，病灶边界清楚，内部信号欠均匀（a、b），DWI 图像（b 值 1000）示病灶为稍高信号（虚箭），提示弥散受限（c），增强横断面动脉期、静脉期、延迟期冠状面，示胰尾部病灶早期强化高于胰腺实质，静脉期、延迟期呈包膜环状强化及内部粗分隔强化（粗箭）（d～f）。

EUS：胰腺颈体部见一等回声影，其中一个截面大小为 11.7mm×13.9mm，边界清晰，内部见血流影，质地稍硬（g～l）。

术后病理：肿瘤细胞核大、血窦丰富，核分裂象（绿箭）约 3 个/mm²（m）；肿瘤细胞 CgA 弥漫阳性（n）；Ki-67 增殖指数约 10%（o）。

最终诊断：胰腺神经内分泌肿瘤（P-NET），G2。

（张　蕾　林　军　王　伟　蒋巍亮　陈　涛　龙　江）

病例 44

【病情简介】　男，37 岁。进行性消瘦 6 个月，检查发现胰腺肿物 15 天。患者发病来体重下降约 7kg，伴食欲缺乏，偶恶心、干呕，余无特殊不适。半个月前外院查腹部 CT 示"胰腺颈部病灶"。饮酒 10 余年，100～150ml/d（中高度白酒）；吸烟 25 年，1 包/日。无糖尿病病史。

【实验室检查】　肿瘤学指标：CEA、CA 19-9 均正常；血糖 6.4mmol/L；肝功能：TBIL 12.8μmol/L，CB 3.9μmol/L，ALT 13.8U/L，AST 19.2U/L。血常规、肾功能及凝血指标、IgG4 等均正常。

【影像学检查】　胰腺 CT 平扫增强：①胰头部囊实性结节病灶由胰十二指肠上动脉供血，性质待定；②胰腺颈部及尾部强化结节：血管瘤可能。MRI：胰头部囊实性结节，性质待定：倾向于实性假乳头状瘤，神经内分泌肿瘤囊变待排。PET/CT：胰颈部囊实性结节，生长抑素受体表达异常增高；余胰腺多发结节灶，生长抑素受体表达增高：符合胰腺多发神经内分泌肿瘤表现。

【治疗】　腹腔镜下胰体尾部切除术 + 胰腺病损切除术。

图像要点

CT：胰头部外上缘见一类圆形混杂密度结节，内低密度为主，边界尚清，大小约 21mm×20mm，增强后边缘实质部分明显强化，稍高于邻近正常胰腺实质，并持续强化（a～c，黄箭）；病灶未与胰管相通，胰管及胆总管下段未见扩大。另胰颈部（d，黄虚箭）及尾部可见等密度结节，增强后动脉期可见强化，门脉期明显强化，延迟期持续强化，大者直径约 7mm。

MRI：胰头部外上缘见一卵圆形长 T1 长 T2 信号灶，内见明显线状分界，病灶边界清，大小约 22mm×17mm，增强实质部分明显强化，呈环形强化（e、f，黄箭）；病灶未与胰管相通，胰管及胆总管下段未见扩大。

MRCP：肝内、外胆管走行自然，未见狭窄、扩张改变。

EUS-FNA：胰腺颈部可见一囊实性肿块，大小约 21mm×17mm，囊壁厚，可见壁结节，结节大小约 8mm×4mm，予以穿刺（g～i，黄粗箭）；胰腺体部可见两个低回声肿块，边界清，大小分别为 6mm×4mm（靠胰颈侧，j，红箭）和 11mm×7mm（靠尾侧，k，红箭）。

组织病理：胰腺颈部肿块穿刺液涂片见少量细胞团，形态较一致，有神经内分泌肿瘤可能（l）。胰腺颈部肿块穿刺组织见少量肿瘤组织，结合免疫组化结果，考虑神经内分泌肿（m）。手术后大体标本病理：（胰腺）胰高血糖素瘤（G2，肿物大小 2cm×2cm×1.3cm）（n、o）；未见明确神经周围侵犯，未见脉管内瘤栓；胰腺切缘未见肿瘤。免疫组化：CgA（+），Syn（+），β-catenin（膜+），Glucagon（+），ATRX（+），pten（+），p53（野生型）。

最终诊断：胰高血糖素瘤（G2 分化）。

第 4 章　胰腺实性及囊实性疾病

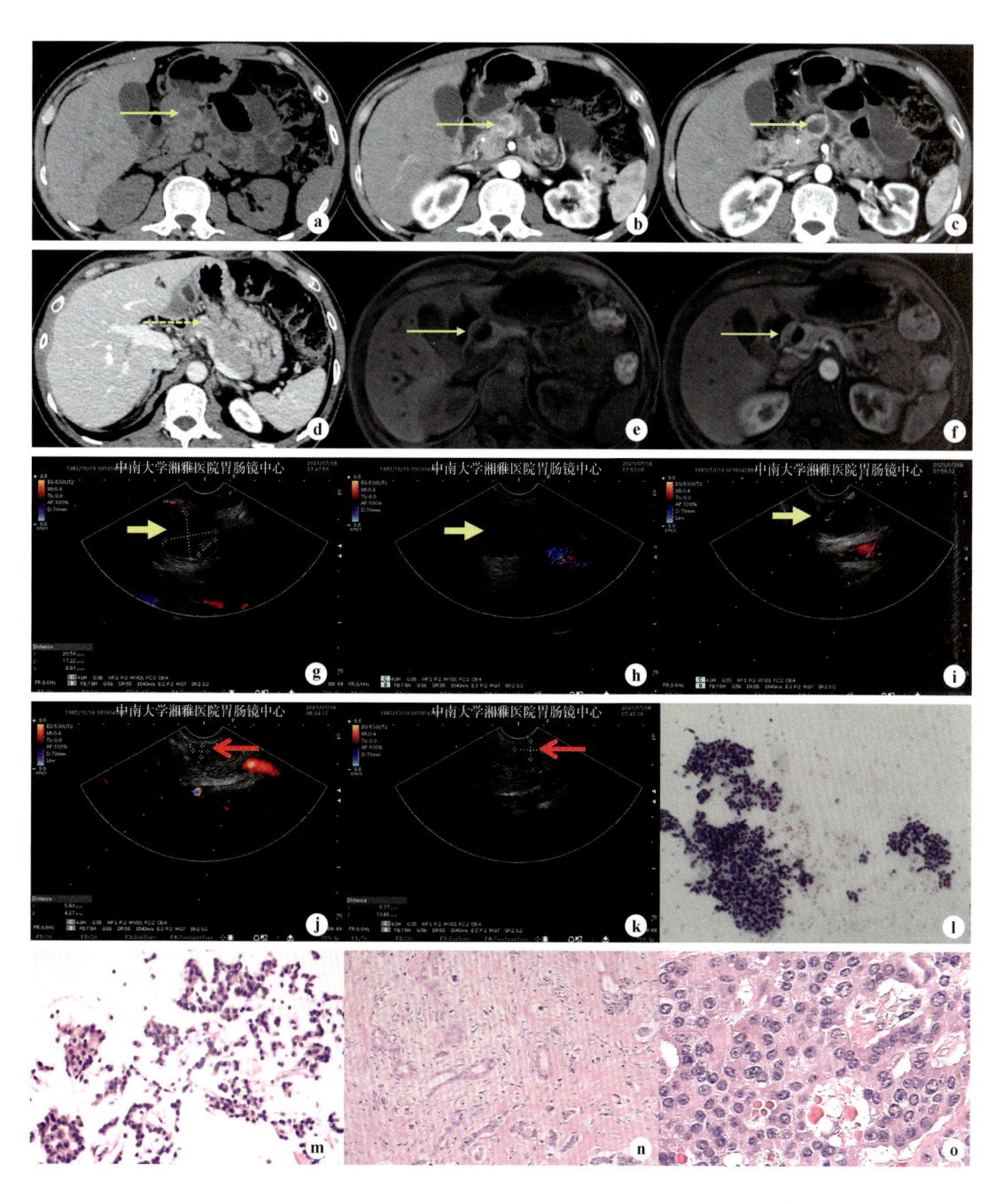

（李　乾　严　璐）

病例 45

【病情简介】 男，32岁。心慌、手抖伴神志改变3个月。外院查头颅MRI+MRA：未见异常。在家偶测空腹血糖1.5mmol/L。无烟酒嗜好，无糖尿病病史。

【实验室检查】 葡萄糖0小时0.87mmol/L，1小时2.84mmol/L，2小时3.38mmol/L，3小时2.84mmol/L，低血糖发作1.03mmol/L。胰岛素0小时27.66mU/L，1小时40.05mU/L，2小时35.57mU/L，3小时16.31mU/L，低血糖发作22.63mU/L。C肽0小时4.75ng/ml，1小时6.63ng/ml，2小时6.12ng/ml，3小时3.47ng/ml，低血糖发作4.06ng/ml。

【影像学检查】 腹部CT提示胰腺颈部可疑占位。腹部MRI提示胰腺颈部异常信号灶。

【治疗】 胰腺肿瘤剜除术。

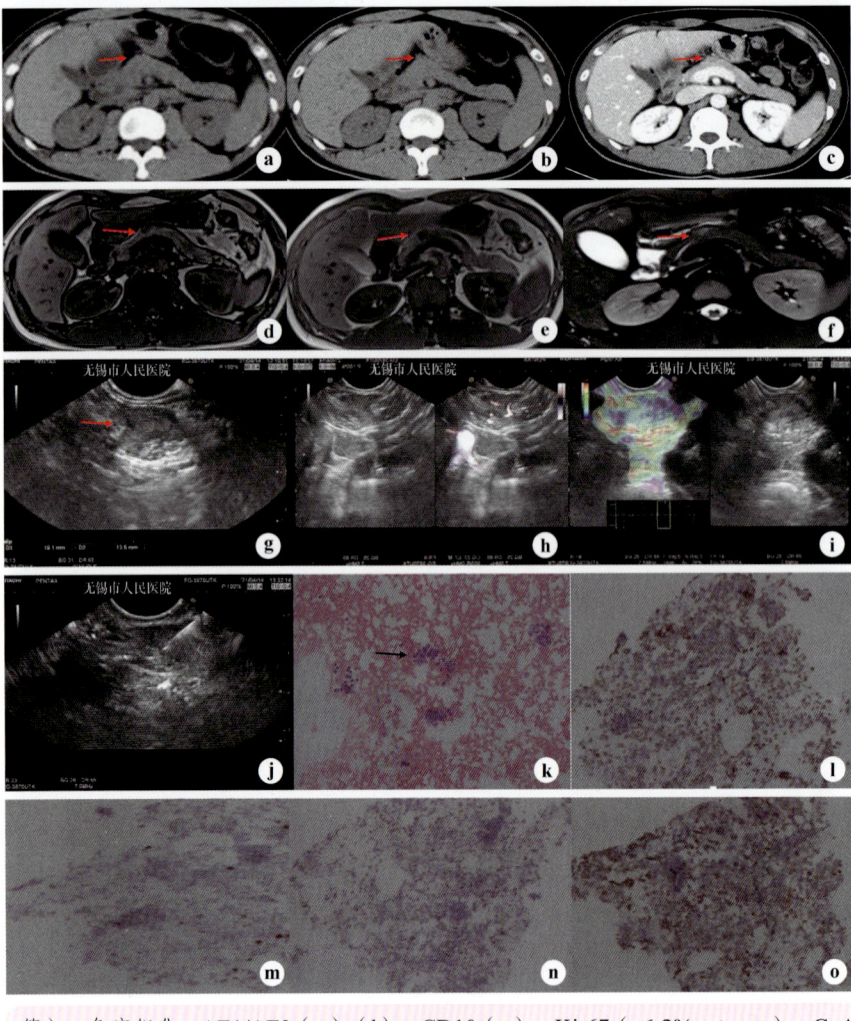

图像要点

CT：腹部增强CT示胰腺颈部可疑病灶（a～c，红箭）。

MRI：胰腺增强MRI示胰腺颈部异常信号灶，首先考虑神经内分泌肿瘤可能（大小约11.7mm×8mm，T1WI呈低信号，T2WI呈稍高信号，d～f，红箭）。

EUS：胰腺颈部等回声占位（g，红箭），超声造影有强化（h），弹性成像蓝绿色为主（i）。EUS-FNA（j）。

病理：细胞大小较均一，核浆比增高，考虑肿瘤细胞（k，黑箭），免疫组化：AE1/AE3（+）（l），CD10（-），Ki-67（<2%，+，m），CgA（+，n），Syn（+，o），β-catenin（膜+），NSE（-）。外院术后病理：胰腺神经内分泌肿瘤（P-NET，G1），肿瘤直径1.5cm。

最终诊断：胰腺胰岛细胞瘤。

（纪 璘 占 强 周志毅）

第 4 章 胰腺实性及囊实性疾病

病例 46

【病情简介】 女，36 岁。发作性低血糖 10 年，再发 1 个月。患者 10 年前因低血糖诊断为胰腺尾部胰岛细胞瘤，并行胰腺尾部切除手术治疗。术后恢复良好，监测血糖未再有低血糖。1 个月前患者再次出餐后乏力，反应迟钝，监测血糖 1.3mmol/L，为求进一步诊治，拟"低血糖"收住入院。既往有高血压病史。

【实验室检查】 HbA1c：4.0%，空腹胰岛素 170.1pmol/L，0 分 C-P：1101.0pmol/L。动态血糖监测：血糖最高值、最低值分别为 8.3mmol/L、2.2mmol/L，平均值 4mmol/L，标准差 0.9mmol/L。肝功能、肾功能、血常规、凝血指标等均正常。

【影像学检查】 腹部 CT（平扫+增强）：胰岛细胞瘤术后改变；肝囊肿；肝血管瘤。上腹部 MRI（平扫+增强）：胰岛细胞瘤术后改变；肝脏异常信号灶，转移？肝囊肿。

【治疗】 腹腔镜下部分肝切除术。

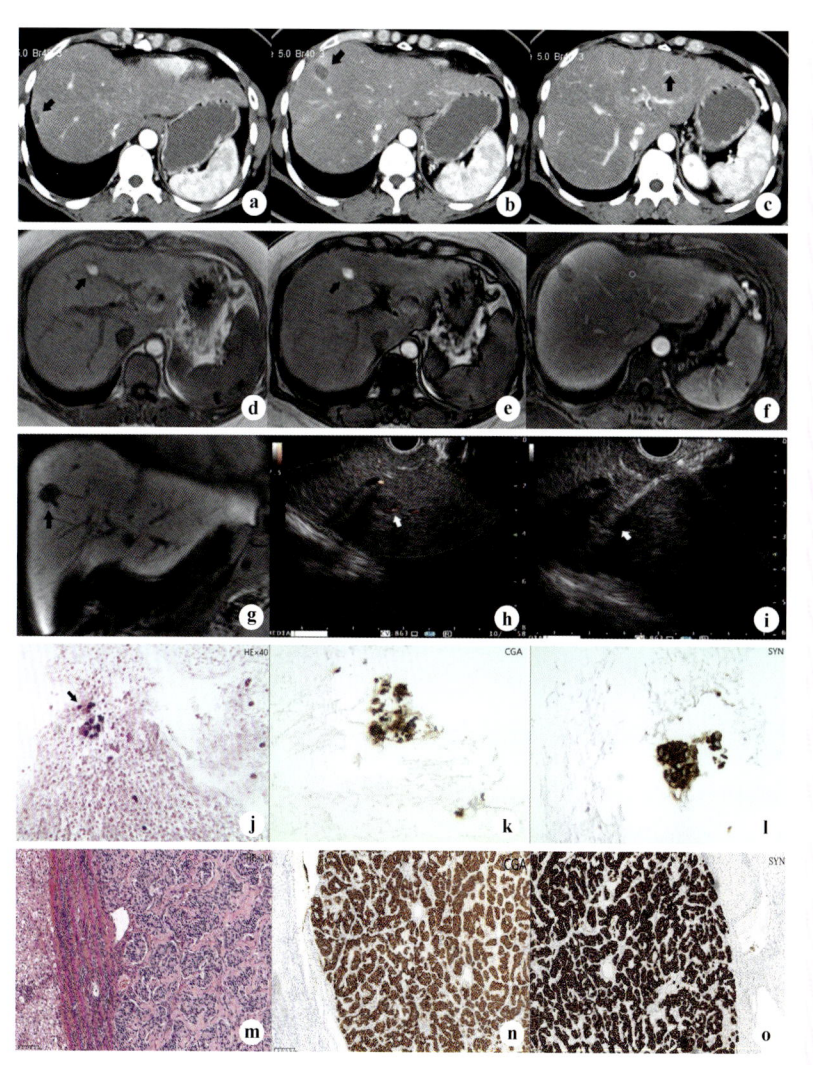

图像要点

CT：肝脏Ⅶ段（a）、Ⅷ段（b）、Ⅳ段（c）见多枚斑片状稍低密度影，边界清，增强扫描轻度强化，较大者长径约 1.7cm（b）。

MRI：肝实质内可见类圆形短 T1 稍长 T2 信号影（d），反相位信号未见减低（e），较大者长径约 2.0cm，边界较清，增强可见强化（e～g）。另见肝实质内小圆形长 T1 长 T2 信号影，边界较清，增强未见强化。

超声内镜：肝脏Ⅳ段可见一低回声病变，少许血流信号，横截面直径 1.0cm×0.6cm（h）。EUS-FNB（COOK CHO-HD-22-C）穿刺病灶（i）。

组织病理：EUS-FNB 组织学（j～l）：送检组织中见散在少量表达神经内分泌标记的细胞，示轻-中度异型。免疫组化：CgA（+）、Syn（+）。术后病理：多发性神经内分泌肿瘤，Syn（+++）、CD56（+++）、CgA（+++）、Ki-67（<5%）（m～o）。结合免疫组化及病史符合转移性胰岛细胞瘤。

最终诊断：胰腺胰岛细胞瘤术后伴肝脏多发转移。

（林 敏 黄 锦）

病例 47

【病情简介】 男，63岁。咳嗽、咳痰20天，加重伴声嘶5天。门诊胃镜发现食管距门齿23～29cm处一黏膜下隆起，表面光滑。有吸烟史。

【实验室检查】 血常规：HGB 105g/L，呈小细胞低色素性贫血；肝功能：ALB 33.7g/L；肿瘤学指标：CA19-9 51.46U/ml，CEA 8.82ng/ml，CA125、AFP等正常；血糖、肾功能及凝血指标等均正常。

【影像学检查】 见图像要点。

【治疗】 综合治疗。

图像要点

CT：纵隔及肺门实性团块，最大截面大小约4.0cm×6.5cm，增强扫描不均匀强化，右侧主支气管及其分支支气管受压变窄，相应段食管及肺动脉干左支、左下肺动脉受压变窄；考虑系增大融合的淋巴结，转移性？（a、b）胰腺内见2枚弱强化结节影，较大者位于胰颈部，径线约2.0cm，与主胰管分界不清，与门静脉分叉处接触面约180°（c、d）。

EUS：对应胃镜所见食管黏膜下隆起位置探及纵隔一7.0cm×5.0cm均匀低回声实性占位，边界清楚，跨越一根大动脉（e、f）。胃内扫查探及胰颈一大小约2.3cm×2.3cm类圆形均匀低回声实性占位，边界清楚，边缘散在血流信号，主胰管紧贴该占位走行，未见扩张、狭窄、中断（g）。胰尾探及另一实性占位，大小约1.2cm×1.0cm，形态特征与胰颈占位相似（h）。经十二指肠球部扫查重现了胰颈占位，见门静脉与该占位紧贴，未受侵犯，胆总管未见异常（i）。经胃穿刺胰颈占位（j）。穿刺纵隔占位（k）。胰腺（l）和纵隔穿刺物ROSE（m），×400倍。胰腺（n）和纵隔（o）病理组织学HE染色。

EUS-FNA（病理）：纵隔查见异型小圆细胞团，免疫组化CK（+），LCK（-），S-100（-），Syn（+），CD56（+），Ki-67约占85%。胰腺查见异型小圆细胞团，免疫组化CK（+），LCK（-），S-100（-），Syn（+），CD56（+），Ki-67约占90%。结合免疫组化结果支持小细胞神经内分泌癌（NEC）。

最终诊断：纵隔/胰腺神经内分泌癌（NEC）。

第 4 章 胰腺实性及囊实性疾病

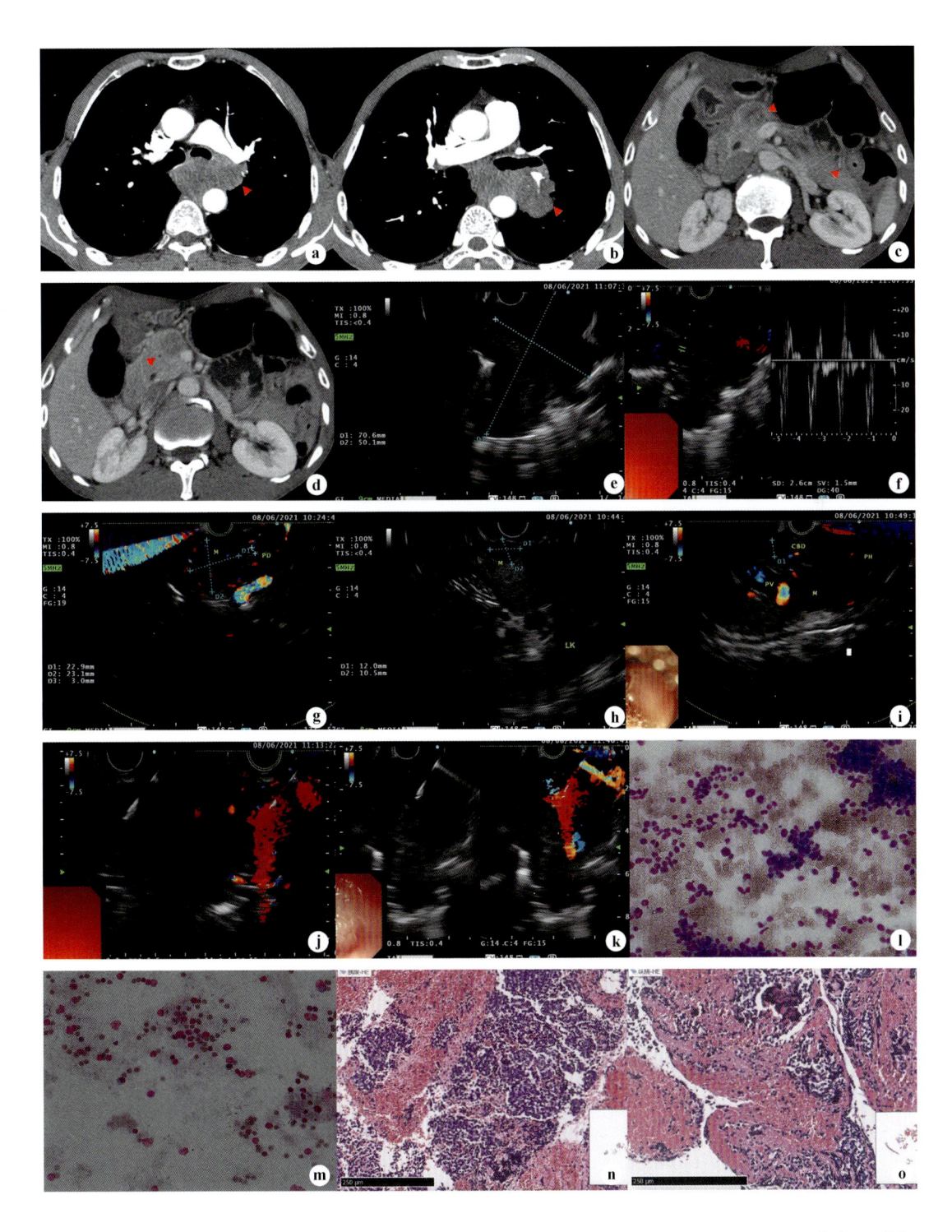

（唐　宇）

病例 48

【病情简介】 女，24岁。上腹部疼痛不适1年余。外院CT示：胰体尾部肿块影，大小31mm×29mm，密度混杂，散在钙化影，增强实性成分强化，边界尚清。考虑实性假乳头状瘤可能。无烟酒嗜好，无糖尿病病史。

【实验室检查】 肿瘤学指标：CA19-9、CA242、CEA、CA125、CA724、AFP等均正常；血糖：4.72mmol/L；肝功能：白蛋白39.4g/L，ALT 5.2U/L，AST 10.56U/L，肾功能正常，血常规正常，凝血指标：纤维蛋白原1.37g/L，余凝血功能指标均正常。

【影像学检查】 胰腺MRI增强：胰腺实性假乳头状瘤。

【治疗】 腹腔镜下胰尾切除术（保留脾脏）。

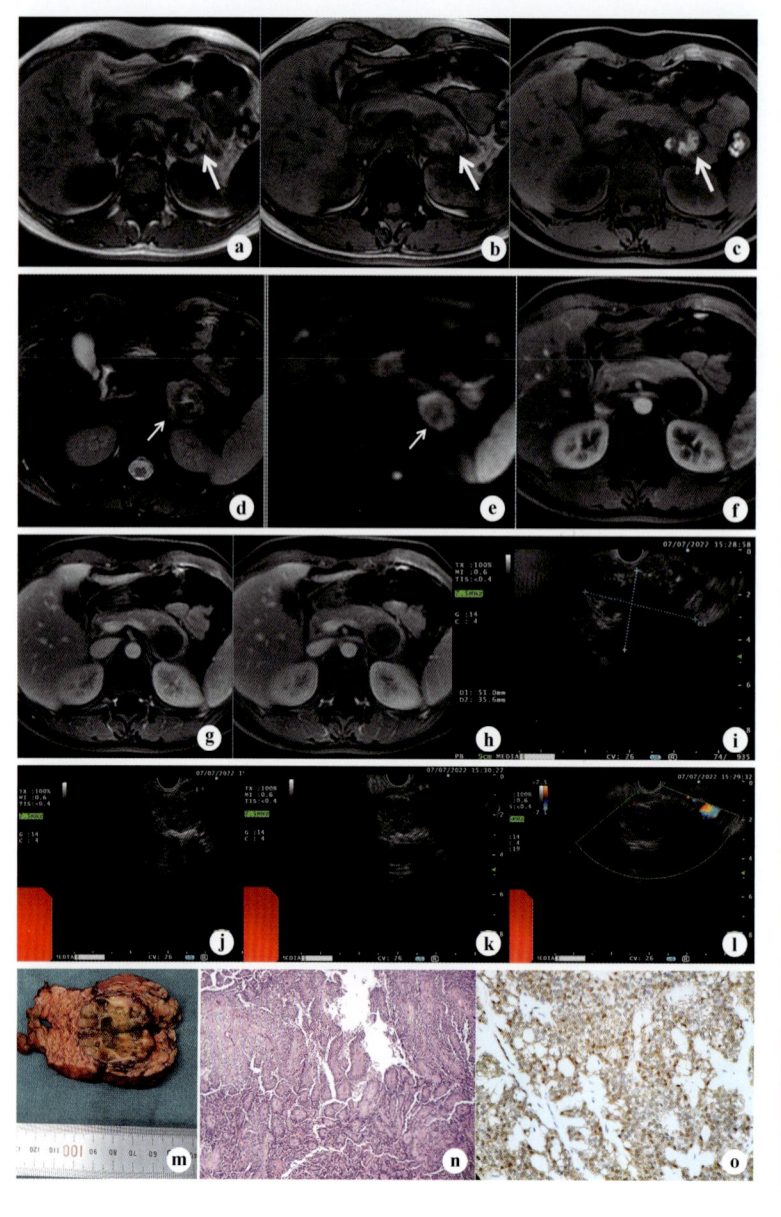

【图像要点】

MRI：a、b为MRI正反相位成像，c为T1WI脂肪抑制序列，显示胰腺尾部病灶内出血高信号（粗箭头），d为T2WI脂肪抑制序列示实性部分等高信号（细箭头），e为b值=1000弥散加权成像，显示实性部分呈弥散受限高信号（细箭头）。f～h分别为T1WI+fs增强动脉期、静脉期、延迟期，胰体尾部病灶实质部分轻度延迟强化，平扫显示高信号区域无强化。

EUS：胰腺尾部一低（颈侧）及无（尾侧）回声病灶，其中一个截面大小为35.6mm×51.0mm，边缘清晰，回声较强，内部回声欠均匀，见片状及环状高回声影，后方伴声影；内部无血流影（i～l）。术后病灶切面示一囊实性病灶（m）；病理示以血管为轴心的假乳头状结构（n）；实性假乳头状瘤，β-catenin（胞核及胞质+，o）。

最终诊断：胰尾部实性假乳头状瘤（SPN）。

（张 蕾 王 伟 龙 江 董汉光 林 军）

第 4 章 胰腺实性及囊实性疾病

病例 49

【病情简介】 女，26 岁。上腹部不适 6 个月。入院腹部增强 CT 提示实性假乳头状瘤可能，为求进一步治疗住院。

【实验室检查】 血常规、CEA 及 CA19-9 等肿瘤学指标及血糖、肝肾功能等均正常。

【影像学检查】 腹部增强 CT：胰头前方见类圆形稍低密度，大小约 32.9mm×26.7mm，边界尚清晰，增强扫描动脉期呈轻中度强化，门脉期及延迟期持续强化。

【治疗】 腹腔镜胰腺肿瘤切除。

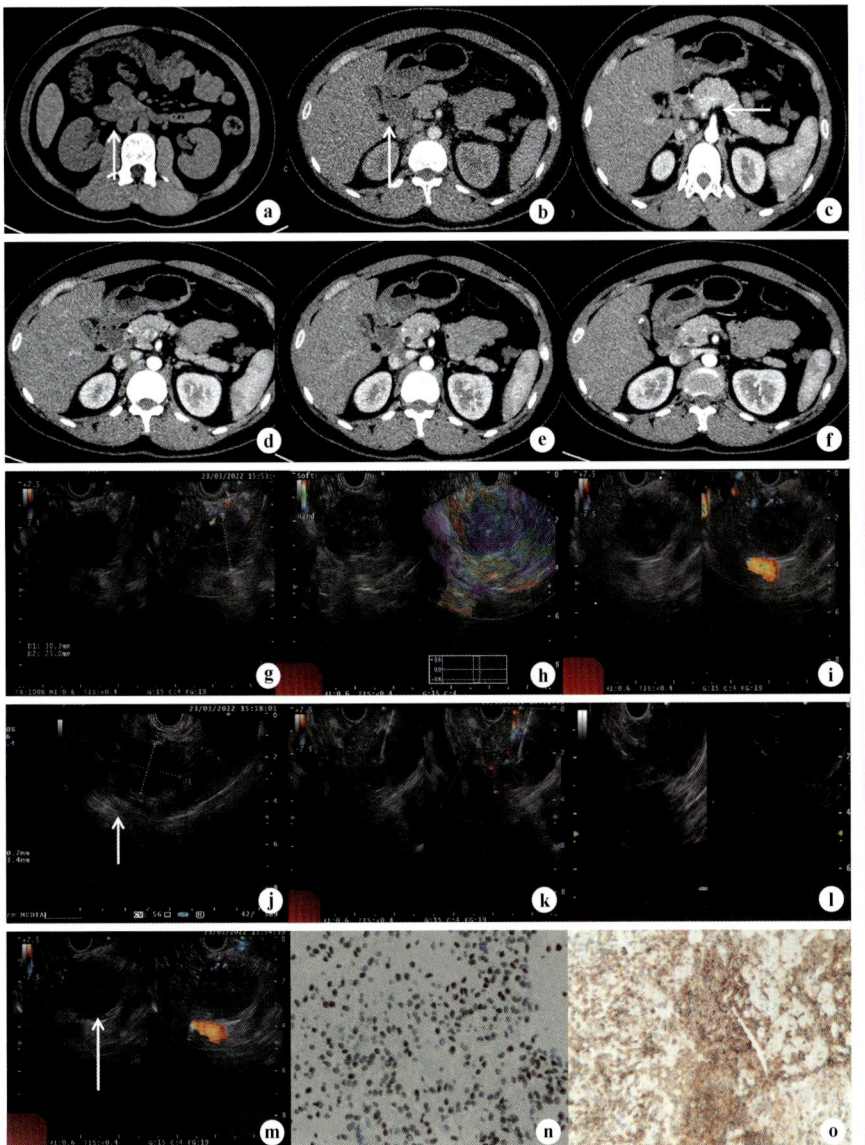

图像要点

CT：胰头前方见类圆形稍低密度，大小约 32.9mm×26.7mm，边界尚清晰，增强扫描动脉期呈轻中度强化，门脉期及延迟期持续强化（a～f）。

EUS：胰头前方可见一低回声类圆形病灶，内部回声欠均匀，截面积 30.7mm×23.4mm，病灶内少许血流信号，弹性成像质地偏硬，静脉注射六氟化硫微泡造影剂后，动脉期见轻度强化，静脉期可见点状、棒状强化，强化不均匀。完善 EUS-FNA（g～m）。

细胞学：病理提示查见多量弥散见分布的中等圆细胞，细胞质丰富，细胞核圆形，染色质较细腻，免疫组化，Ckpan（-），Vimentin（+），Ki-67（+＜5%），Syn（+），CD56（+），S-100（-），β-catenin（+），CR（-），CEA（-），CD10（+），PR（+）（n、o）。

术后病理：实性假乳头状瘤。

最终诊断：胰腺实性假乳头状瘤（SPN）。

（胡祥鹏 徐 帆）

病例 50

【病情简介】 男，56岁。体检发现胰头占位1天余入院。CT示胰腺占位，无眼黄尿黄，大便颜色尚正常，无食欲缺乏，无腹痛、腹胀，无恶心、呕吐，无畏寒、发热，患者为求进一步治疗，门诊拟"胰腺肿瘤"收住入院，病程中，患者饮食睡眠可，大小便正常，近期体重无明显变化。无烟酒嗜好，无糖尿病病史。

【实验室检查】 肿瘤学指标：CEA、CA19-9：未见明显异常；血常规+CRP：WBC 3.15×10^9/L，HGB 105g/L，余指标正常；血糖、肝功能、肾功能及凝血指标等均正常。

【影像学检查】 CT腹部平扫增强+CTA：胰腺体积增大并团块状混杂密度占位，考虑实性假乳头状瘤可能。

【治疗】 外院行手术切除。

图像要点

CT：胰腺体积增大，并团块状混杂密度，中央见多发片状低密度，病灶内散见钙化，形态不规则，病变大小约104.6mm×51mm×75.6mm，胰腺尾部萎缩，增强后动脉期明显不均匀强化，病灶内见细小血管影（a～f）。

EUS：腹膜后见一巨大不均匀低回声病灶，似有包膜，所见截面约60.0mm×57.0mm（黄箭），内部散见钙化及无回声区（红箭），内部血流较丰富，弹性成像质地不均匀，偏硬，静脉注射六氟化硫微泡造影剂后动脉期快速强化。病灶与胰腺关系密切，胰体尾部未见明显占位，主胰管未见扩张，门静脉、脾静脉、肠系膜上静脉汇合处受压，血管壁未见明显受侵，肠系膜上静脉显示不清、肠系膜上动脉、腹腔干、肝固有动脉显示尚清晰。超声探查结束后于胃体后壁穿刺3针，送检细胞学涂片及液基。穿刺部位未见明显活动性出血（g～m）。

组织病理：腹膜后肿物EUS穿刺涂片6张+LCT：镜见多量中等大小圆细胞呈小片状、腺泡状、小乳头状排列，细胞大小一致，胞质较丰富，形态较温和，细胞种类单一；考虑为肿瘤，不排除实性假乳头状瘤或腺泡细胞肿瘤，待试制备细胞块HE切片进一步观察。补充病理：腹膜后肿物EUS穿刺细胞块：血凝块及多量中等大小圆细胞呈小片状、腺泡状、小乳头状排列，细胞成分单一，大小一致，胞质较丰富，形态较温和；考虑为肿瘤，实性假乳头状瘤可能性大，请结合临床（n、o）。

最终诊断：胰腺实性假乳头状瘤SPN。

第 4 章　胰腺实性及囊实性疾病

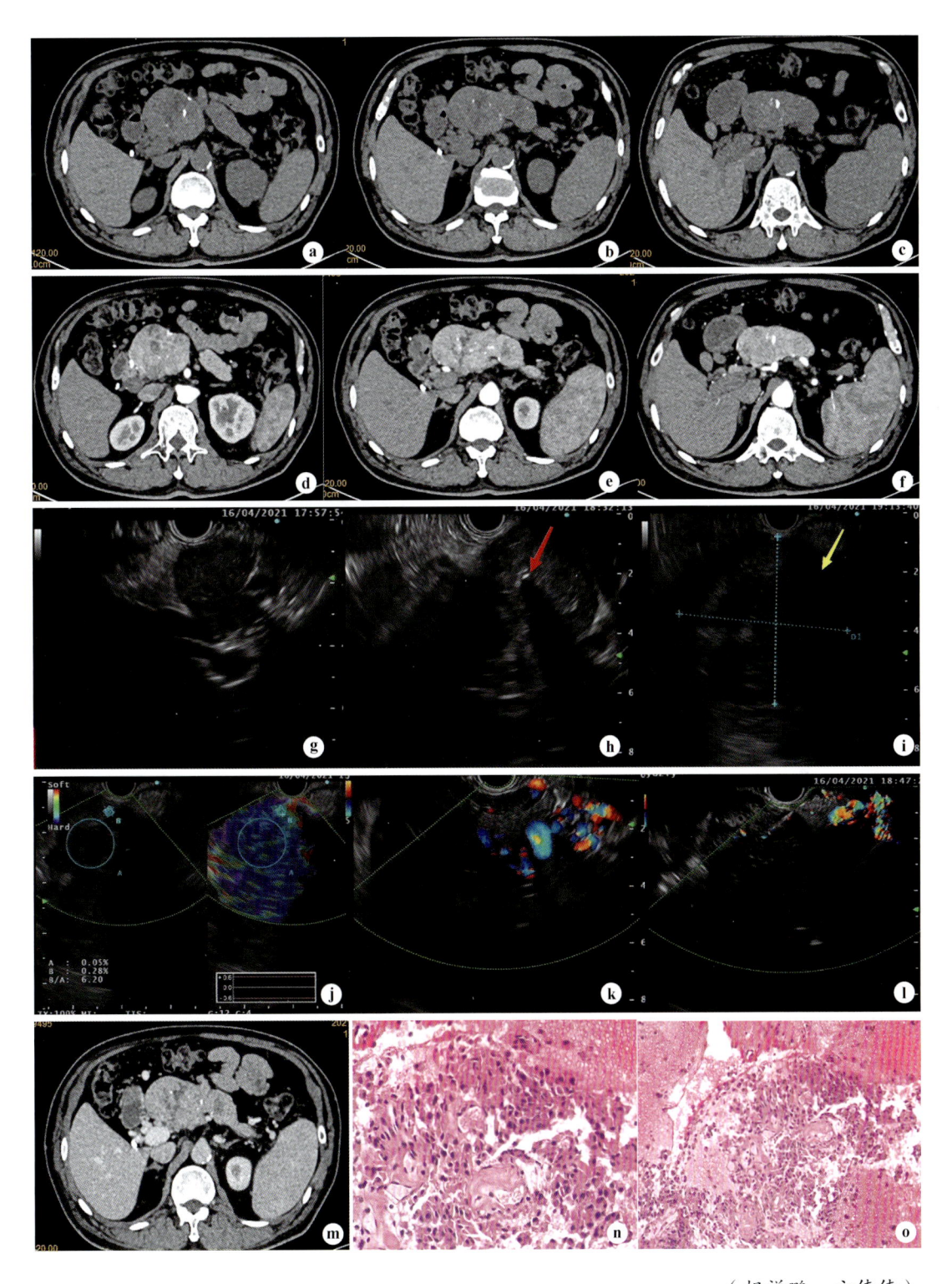

（胡祥鹏　方倩倩）

【病情简介】 女，40岁。因发现胰腺占位2个月入院。有子宫肌瘤手术史。无烟酒等嗜好。查体：无特殊阳性体征。

【实验室检查】 查血常规、凝血功能、肿瘤四项、肝肾功能、血清淀粉酶均正常。

【影像学检查】 腹部增强CT及上腹部MRCP提示胰体部类圆形低密度影。

【治疗】 外科手术。

> **图像要点**
>
> CT：平扫+增强：胰体部类圆形低密度影，内部密度欠均匀，边界尚清晰，动脉期及门脉晚期强化，但低于正常胰腺，大小约22mm×19mm。肿块远端主胰管未见明显扩张（a～c，红箭）。
>
> MRCP：胰腺体部见类圆形T1WI低、T2WI高信号灶，大小约24mm×19mm，边界尚清晰（d～f，红箭）。
>
> EUS：胰腺体部见一囊实性病变，内部回声不均匀，大小约20mm×20mm，肿块与主胰管不相通，主胰管全程无扩张（g～i，红箭）；弹性成像评分3～4分（j），超声造影见病变周围环形增强，肿块内低增强（k），行EUS-FNA（l）：细胞大小均一，核浆比高，考虑肿瘤细胞（黑箭）；细胞呈乳头状排列，倾向实性假乳头状瘤（黑箭）。
>
> 病理：大体标本可见囊性及实性成分，肿块内见肿瘤细胞，细胞丰富，大小一致，呈巢状、腺管状和条索状排序，间质纤维增生，血管丰富，所清扫的淋巴结未见转移（m）。免疫组化：Ki-67（5%）（n）、α-ACT（+）、β-catenin（胞核+）、PR（+）、CD56（+）、CD10（+）、Vimentin（+）（o）。
>
> 最终诊断：胰腺实性假乳头状瘤（SPN）。

第 4 章 胰腺实性及囊实性疾病

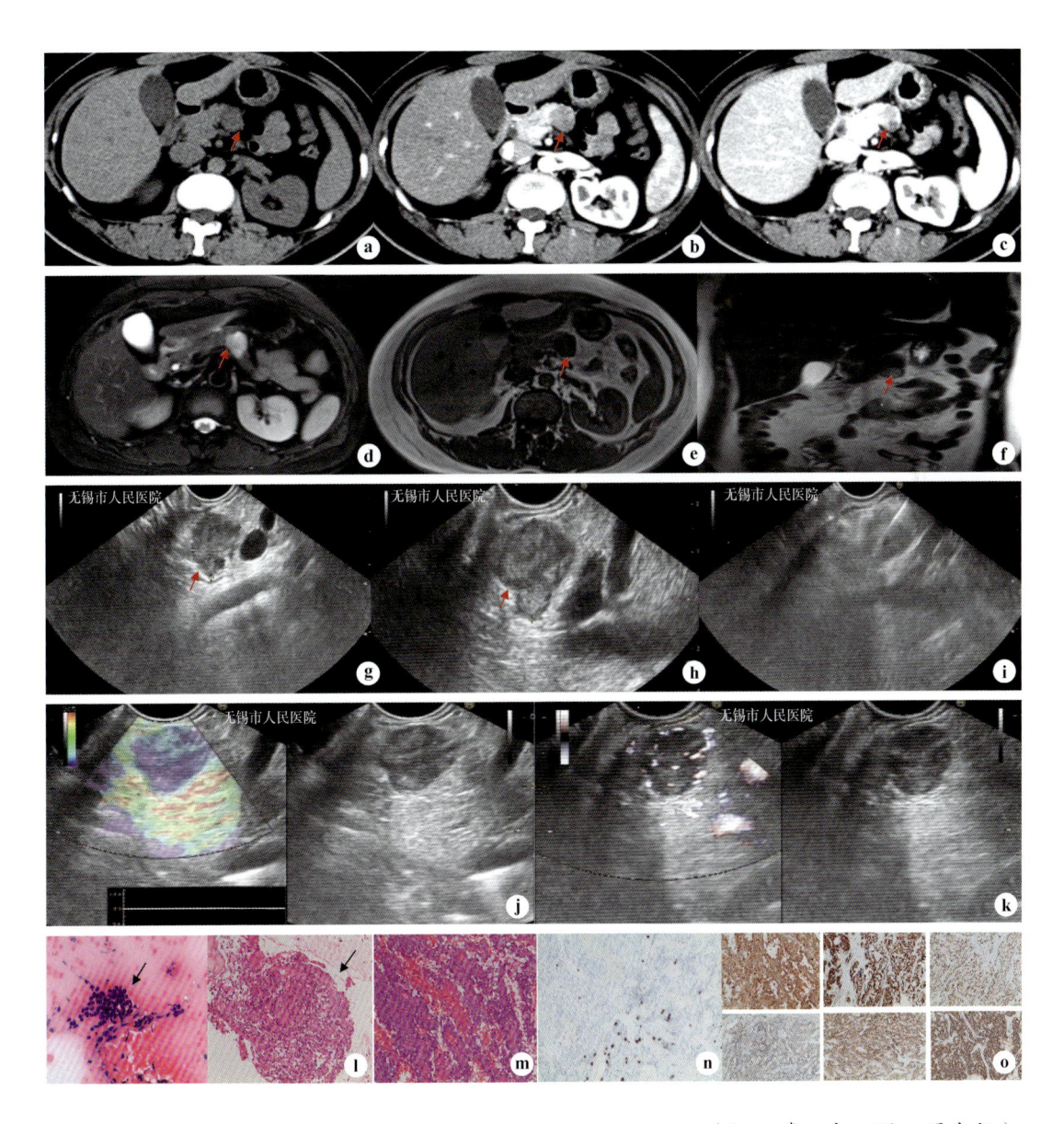

（纪 璘 占 强 周志毅）

病例 52

【病情简介】 女，23 岁。体检发现胰腺占位 1 个月。外院初诊 B 超提示胰腺颈部囊性肿瘤。无烟酒嗜好，无糖尿病病史。

【实验室检查】 肿瘤学指标：CA19-9、CEA、CA125 及 AFP 正常；血常规、肝功能、肾功能、血淀粉酶、血糖、凝血功能均正常。

【影像学检查】 CT：胰颈部占位，实性假乳头瘤可能；MRI：胰颈部良性病变并亚急性出血可能。

【治疗】 胰腺病灶切除术。

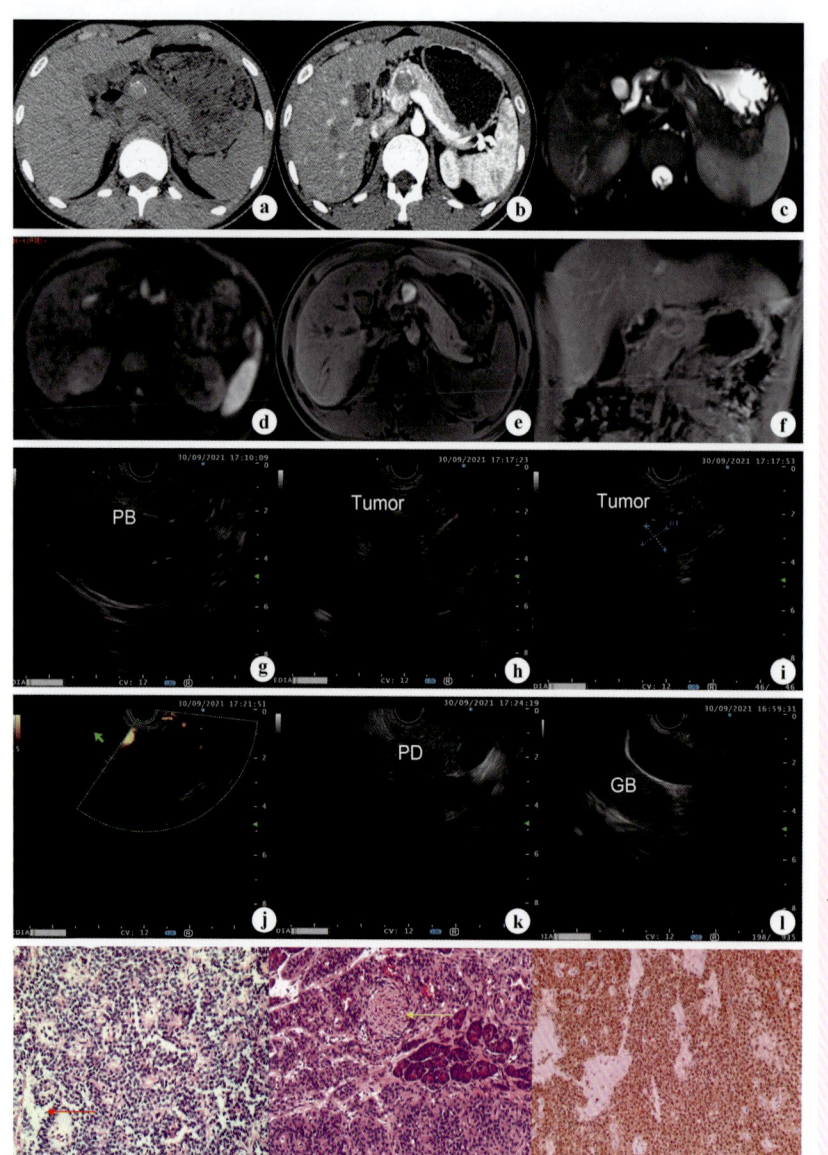

图像要点

CT：平扫胰颈见一直径约 2.0cm 类圆形稍高密度影，边缘见高密度钙化（a），增强病变未见明显强化（b）。

MRI：T2WI+fs 及 DWI 病变呈低信号，边缘见环形高信号（c、d），T1WI+fs 平扫病变呈低信号，边缘见环形低信号（e），T1WI 冠状位增强显示病变未见明显强化，边缘见延迟强化环形假包膜（f）。

EUS：胰腺体尾部回声均匀（g），胰腺头部见一约 1.2cm×1.2cm 大小无回声团块，内部回声均匀，未见血流，周边壁可见环周高回声，伴声影（h～j）；胰头部胰管不扩张，内未见异常回声（k）。胆总管不扩张，内未见异常回声，胆囊大小正常，壁上可见一直径 0.2cm 高回声，后无声影（l）。

组织病理：镜下肿瘤界线尚清，于周围胰腺浸润性生长。瘤细胞呈实性巢片状或假乳头状（红箭）排列（m），其间有丰富的血管，瘤细胞核较一致，局部可见包绕神经（黄箭）（n），免疫组化 β-catenin（胞核+，o）。

最终诊断：胰腺实性假乳头状瘤（SPN）。

（熊慧芳 祝 萌）

第 4 章　胰腺实性及囊实性疾病

病例 53

【病情简介】　男，40 岁。右上腹痛 1 周。外院初诊 CT 提示胰腺体尾交界区低密度包块影，实性假乳头状瘤可能。无烟酒嗜好，无糖尿病病史。

【实验室检查】　肿瘤学指标：CA19-9、CEA、CA125 及 AFP 正常；血常规、肝功能、肾功能、血淀粉酶、血糖、凝血功能均正常。

【影像学检查】　MRI：胰体部占位性病变，实性假乳头状瘤可能。

【治疗】　胰腺体尾切除术。

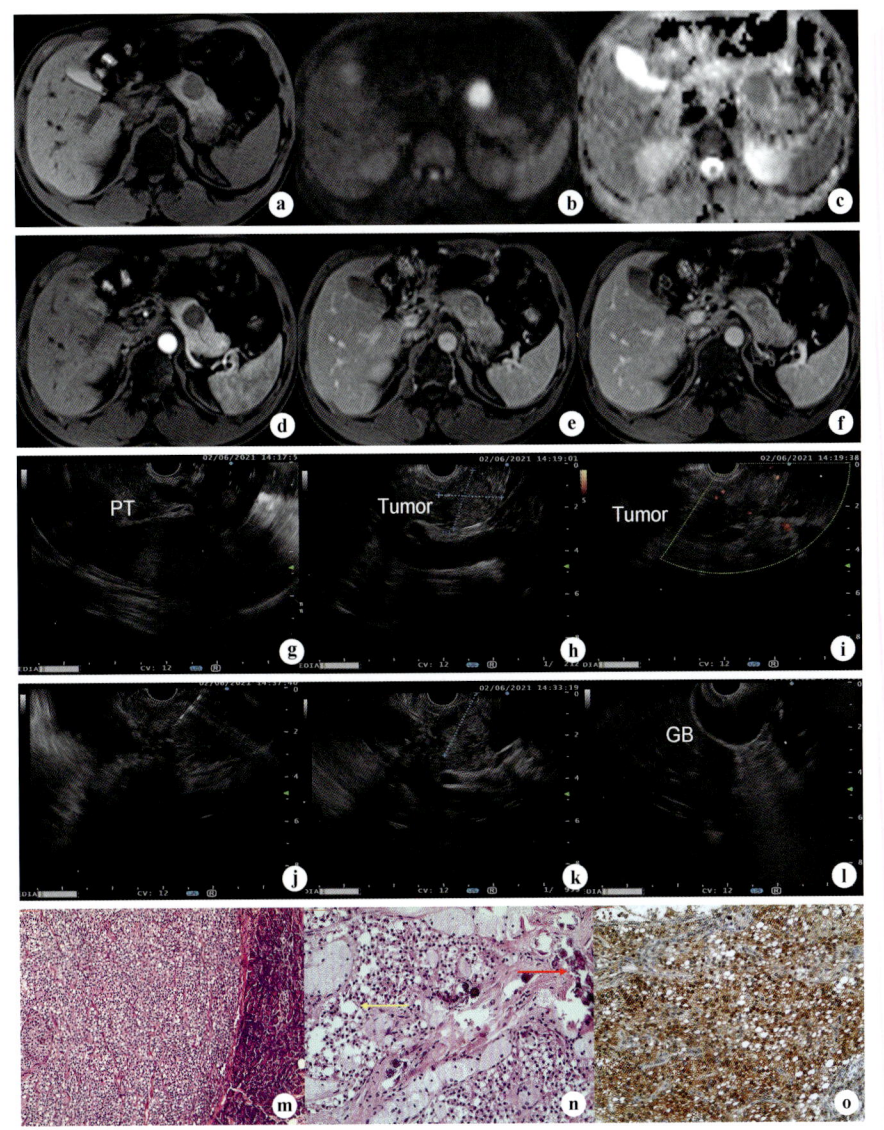

图像要点

MRI：T1WI 平扫胰体见一直径约 2.5cm 稍低信号影，边界清楚（a），DWI 呈高信号（b），ADC 呈低信号（c），增强三期病变呈渐进性延迟强化（d~f）。

EUS：胰腺尾部回声均匀（g），胰腺体部见一大小约 2.8cm×2.5cm 混杂稍低回声椭圆形团块，边界清晰，内部回声欠均匀，有片状稍高回声，内部无血管（h~k）；胆胰管无扩张，胆囊未见异常回声（l）。

组织病理：镜下病变与胰腺组织分界尚清，瘤细胞黏附性差，呈实性巢片状或乳头状结构，细胞大小较一致，胞质丰富，核圆形（m），其间散布较多泡沫细胞（黄箭），瘤细胞间见胶原纤维并钙化灶（红箭，n）形成，免疫组化 CD1a 阳性（o）。

最终诊断：胰腺实性假乳头状瘤（SPN）。

（熊慧芳　祝　萌）

病例 54

【病情简介】 女,15岁。反复上腹胀痛8个月余。外院初诊CT提示胰头囊性占位,胰腺囊腺瘤可能。无烟酒嗜好,无糖尿病病史。

【实验室检查】 肿瘤学指标:CA19-9 34.08 U/ml,CEA、CA125及AFP正常;血常规、肝功能、肾功能、血淀粉酶、血糖、凝血功能均正常。

【影像学检查】 CT:胰颈体部囊实性占位性,实性假乳头状瘤可能。

【治疗】 胰腺体部切除术。

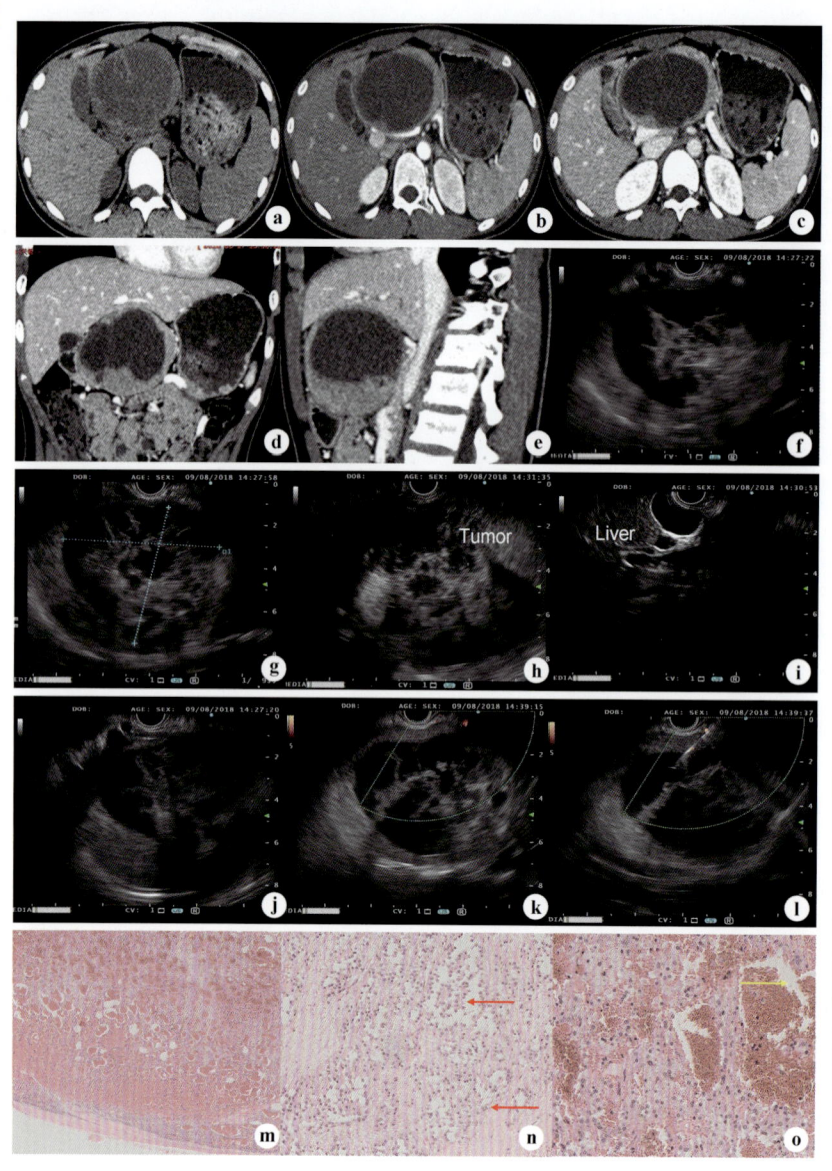

图像要点

CT:平扫胰颈体见一大小约9.4cm×6.8cm低密度囊实性肿块影(a),增强病变边缘实性成分及囊内线状分隔延迟强化(b、c),冠矢状位显示囊壁厚薄不一,实性成分较明显强化(d、e)。

EUS:胰体尾部实质内见一6.5cm×7.0cm囊实性混杂低回声团块,内部回声不均匀,可见大量分隔,边界尚清晰(g~k)。超声穿刺针穿刺病灶(l),抽出褐色混浊黏稠液体。

组织病理:镜下病变包膜尚完整,与胰腺组织分界清,肿瘤出血明显(m),肿瘤细胞呈腺样或乳头样结构(红箭,n),细胞黏附性差,核大小较一致,局部可见泡沫样细胞(黄箭)聚集(o)。

最终诊断:胰腺实性假乳头状瘤(SPN)。

(熊慧芳 祝 萌)

第 4 章　胰腺实性及囊实性疾病

病例 55

【病情简介】　男，43 岁。腹胀半月余，于外院行上腹 CT 增强示：胰颈区见斑片状略低密度灶，边界较模糊。肠系膜上动脉周围胰腺组织动脉期密度略低。胰头近十指肠大乳头区见小斑块状致密高密度灶。胰头、颈交界处区囊状病灶，IPMN 不除外；肝门区囊性病变，假囊肿可能；胆囊炎伴胆囊结石；胰头区高密度灶，胆总管结石可能。否认吸烟酗酒史，无糖尿病病史。

【实验室检查】　肿瘤标志物：CA19-9 27.6U/ml，NSE 34.09ng/ml，角蛋白 19 3.29ng/ml，CA242、CEA、CA125、AFP 等正常，血糖：5.54mmol/L，γ-GT 71U/L，WBC 10.13×10^9/L，肾功能、凝血指标等均正常，IgG4 1.85g/L。

【影像学检查】　胰腺 CTA：胰颈部囊实性结节（假性囊肿？PDAC？）伴胰体尾部阻塞性炎症，累及胃网膜右动脉（发育变异）、肠系膜上静脉，粘连胃窦；慢性胰腺炎。PET/CT：腺颈部低密度灶，似与胰管相通，代谢增高，远端胰管扩张，考虑 IPMN 伴恶性病变可能；胰头钙化灶。

【治疗】　胰腺肿物切除术。

图像要点

CT：平扫（a）胰腺颈体部低密度影，增强（b、c）呈环形强化，上游胰管扩张，病灶与胃窦十二指肠分界不清；MRI T2WI（d）囊实性病灶，DWI（e）信号未见明显增高，增强各期（f～i）呈渐进性延迟强化明显，病灶边缘模糊，上游胰腺实质强化。

PET/CT：示肝门部囊性低密度影，大小约 4.8cm×1.8cm；肝脏形态、大小、密度及代谢分布未见明显异常。胆囊壁增厚，代谢不高，胆囊内可见多发小圆形高密度影；肝内、外胆管未见扩张。贲门部及胃底后壁代谢增高，SUV_{max}6.4；副脾显示；脾脏大小正常，代谢分布均匀。胰腺颈部低密度影，似与胰管相通，范围约 1.6cm×1.5cm，代谢增高，SUV_{max}7.8，远端胰管扩张，未见异常代谢分布；胰头可见数枚点状高密度影。双肾上腺形态及代谢分布未见明显异常。右肾囊性低密度影，直径约 0.3cm；左肾实质未见异常密度影，双侧肾盂肾盏未见明显扩张，代谢分布未见异常增高。肠道各段代谢分布未见明显异常增高。腹腔内及腹膜后未见明显肿大淋巴结及异常代谢增高。

EUS：胰腺颈部见一低回声病灶，内部回声均匀，散在高回声光点及皂化斑，边界清晰，边缘欠规则，截面大小为 3.91cm×1.54cm，病灶内部胰管直径 0.31cm，余胰管形态及走行正常，局部管壁回声较强（j～m），胆管无扩张，内见高回声光点（n、o）；SA 及 SV 被包绕，形态基本正常（o～t）；胰腺尾部脾脏前方见副脾（u、v），同时，12 组、13 组淋巴结多枚显示（w）。

诊断：①腺颈部低密度灶，似与胰管相通，代谢增高，远端胰管扩张，考虑 IPMN 伴恶性病变可能；胰头钙化灶。②肝门部囊肿。③胆囊内多发小结石；胆囊壁增厚，代谢不高，考虑炎性改变。④贲门部及胃底后壁代谢增高，首先考虑炎性改变，随诊。⑤副脾（z1～z5）。

术后病理：胰腺腺泡萎缩，可见残存的胰岛（黄色星号），间质纤维组织增生伴淋巴细胞浸润（蓝箭，x）；胰腺组织内脂肪坏死（黑色星号），间质纤维组织增生伴炎症细胞浸润（蓝箭，y）。

最终诊断：慢性胰腺炎（CP），脂肪坏死结节。

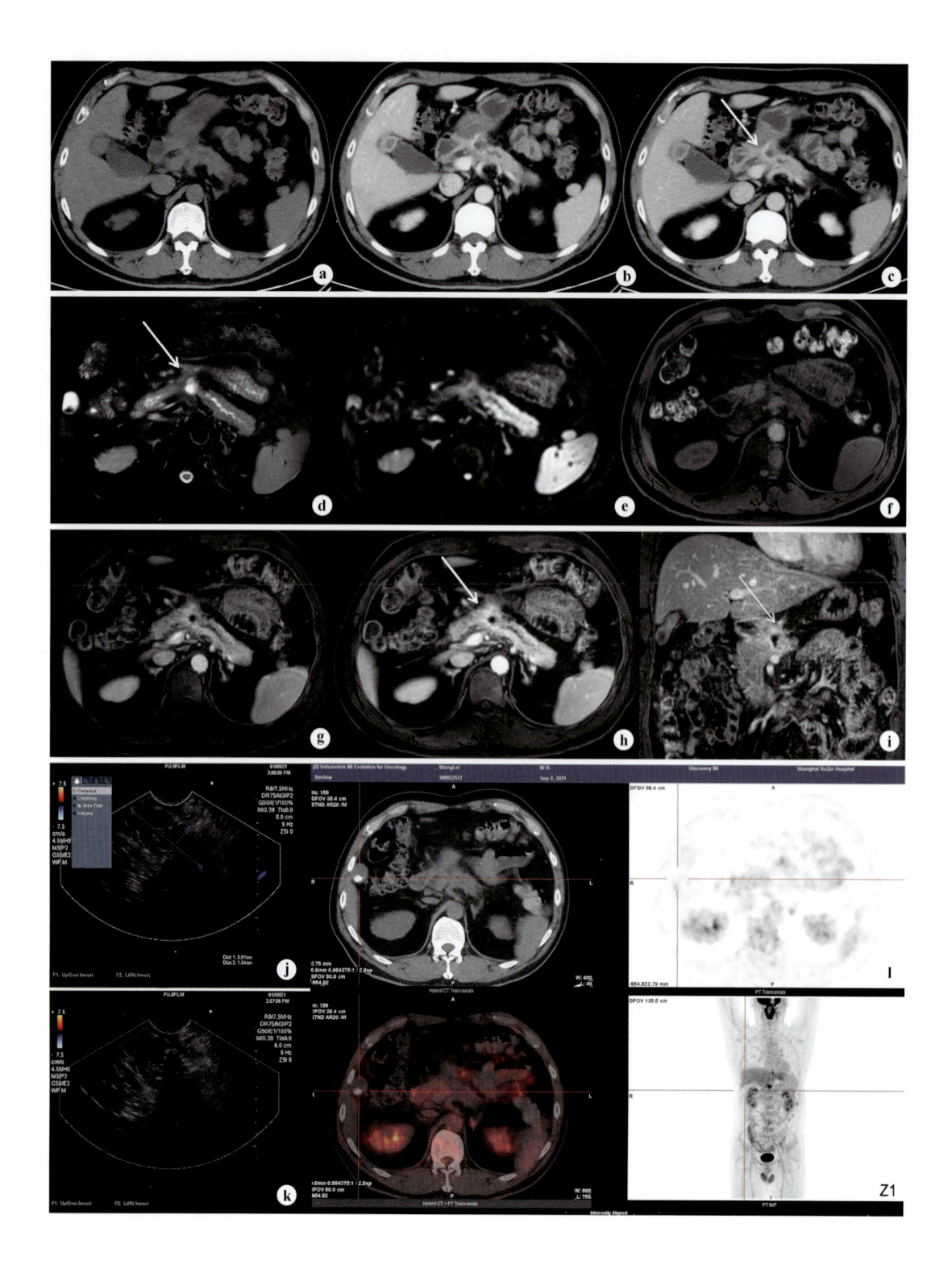

74　胰胆线阵超声内镜影像病理图谱（第二辑）

第 4 章 胰腺实性及囊实性疾病

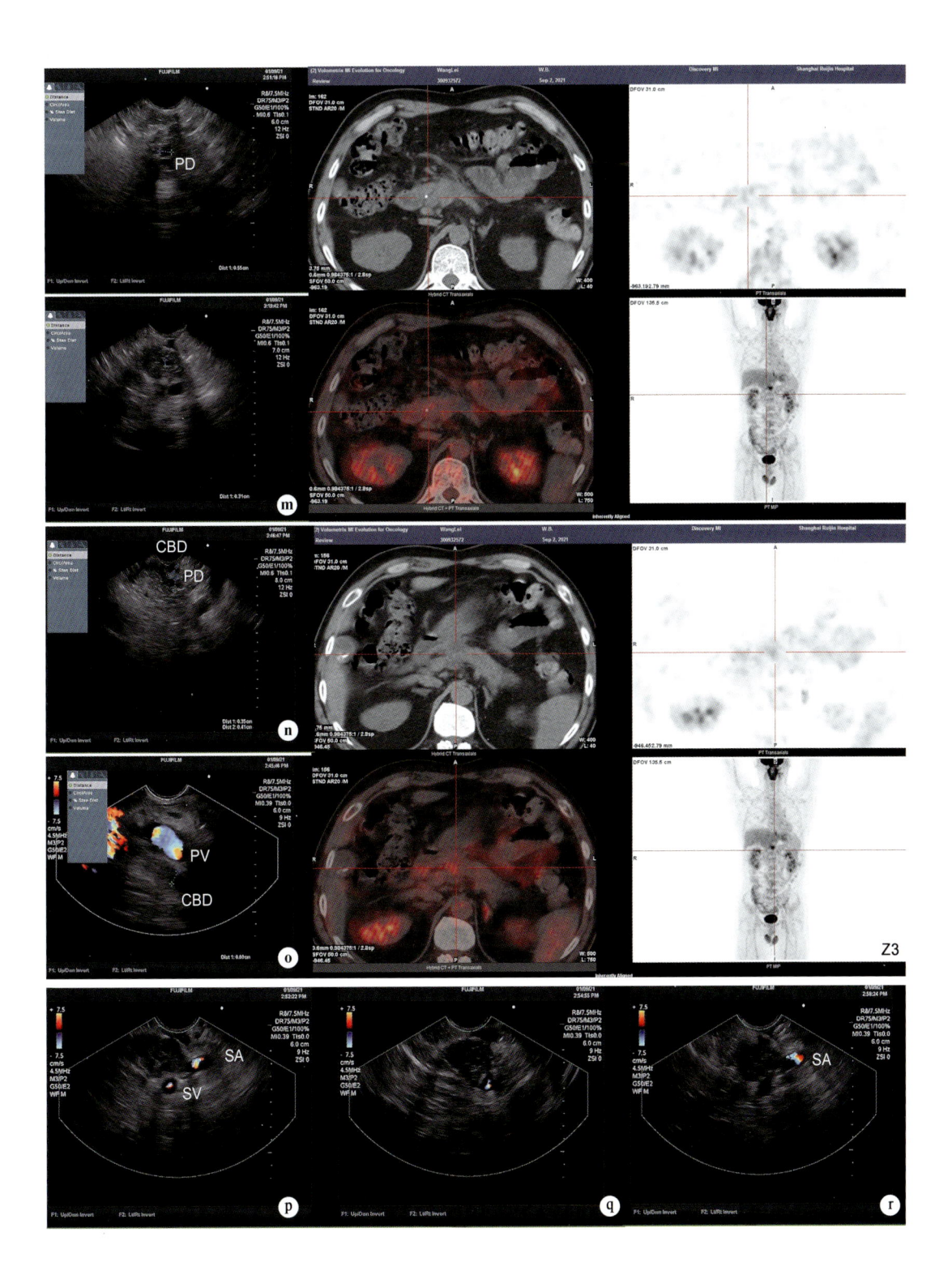

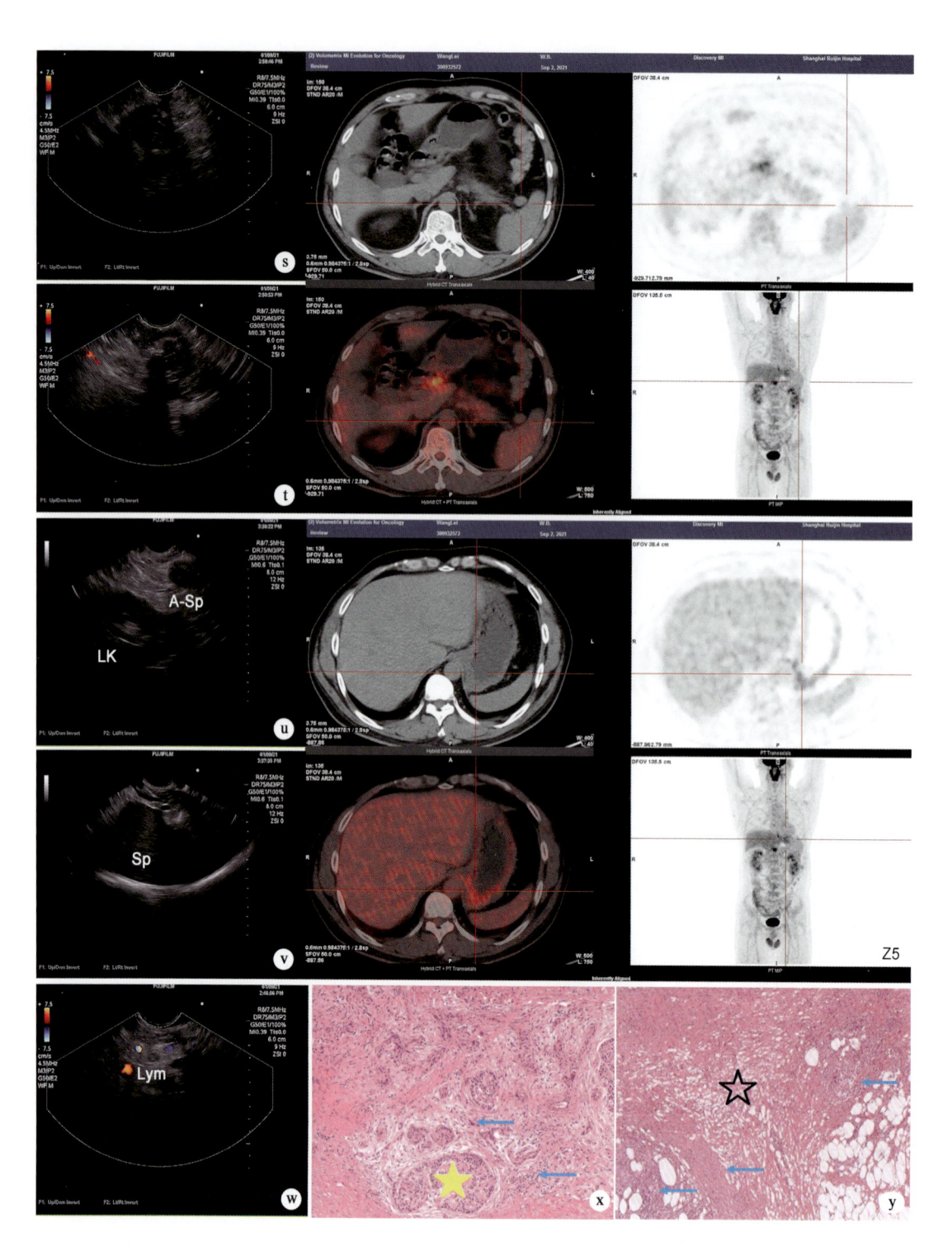

76　胰胆线阵超声内镜影像病理图谱（第二辑）

（朱乃懿　王　伟　龚婷婷　王　婷）

病例 56

【病情简介】 女，54岁。发现壶腹部占位近3个月，外院上腹部增强MRI+MRCP：胰头增大，胰头颈交界区胰管迂曲，管壁局限性增厚，增强后病变管壁渐进性强化，胰体尾胰管略扩张，IPMT不除外。上腹部增强CT：疑壶腹部占位1.1cm×0.9cm，IPMT不除外。至某肿瘤医院就诊，超声胃镜：主胰管头颈部局限性狭窄，狭窄处探及可疑结节，主胰管局限性扩张（ITPN？）。增强CT：主胰管于胰头颈部呈局限性狭窄，远端主胰管呈局限性扩张，IPMN可能。无吸烟饮酒史，无糖尿病病史。

【实验室检查】 肿瘤学指标：CA19-9 8.9U/ml，NSE 19.91ng/ml，CA724 20.08U/ml，CA242、CEA、CA125、AFP等正常，血糖：4.89mmol/L，肝功能、肾功能、血常规、凝血指标等均正常，IgG4 0.18g/L。

【影像学检查】 MRCP：胰头饱满，胰头主胰管截断狭窄，远端主胰管不均匀扩张；胆总管略粗。CT/MRI增强：胰颈体尾部萎缩、纤维化伴主胰管不均匀扩张，首先考虑慢性胰腺炎可能，主胰管型IPMN待排，胰头颈交界处主胰管可疑中断。

【治疗】 胰十二指肠切除术。

图像要点

MRI：T2WI示胰腺体尾部萎缩，胰腺实质信号略增高，胰管扩张（a、b）；DWI信号未见明显增高（c、d）；动态增强胰腺实质呈延迟强化（e～h）。

MRCP：示胰管节段性狭窄、扩张（i）。

EUS：十二指肠乳头部位未见胶冻样黏液流出，乳头部胆胰管无狭窄、扩张；头部回声较低；胃体部扫查，头部钩突部呈低回声，边缘尚规则，内部回声较均匀，周围分支胰管显示及扩张，颈部胰管直径0.65cm。胰腺组织内见腺泡萎缩，间质纤维组织增生（z3）；残留的胰岛（红箭），间质纤维组织增生（红色星号，z4）；胆囊慢性炎伴胆固醇沉积症（j～o）。

最终诊断：慢性胰腺炎（CP）、慢性胆囊炎伴胆固醇沉积症。

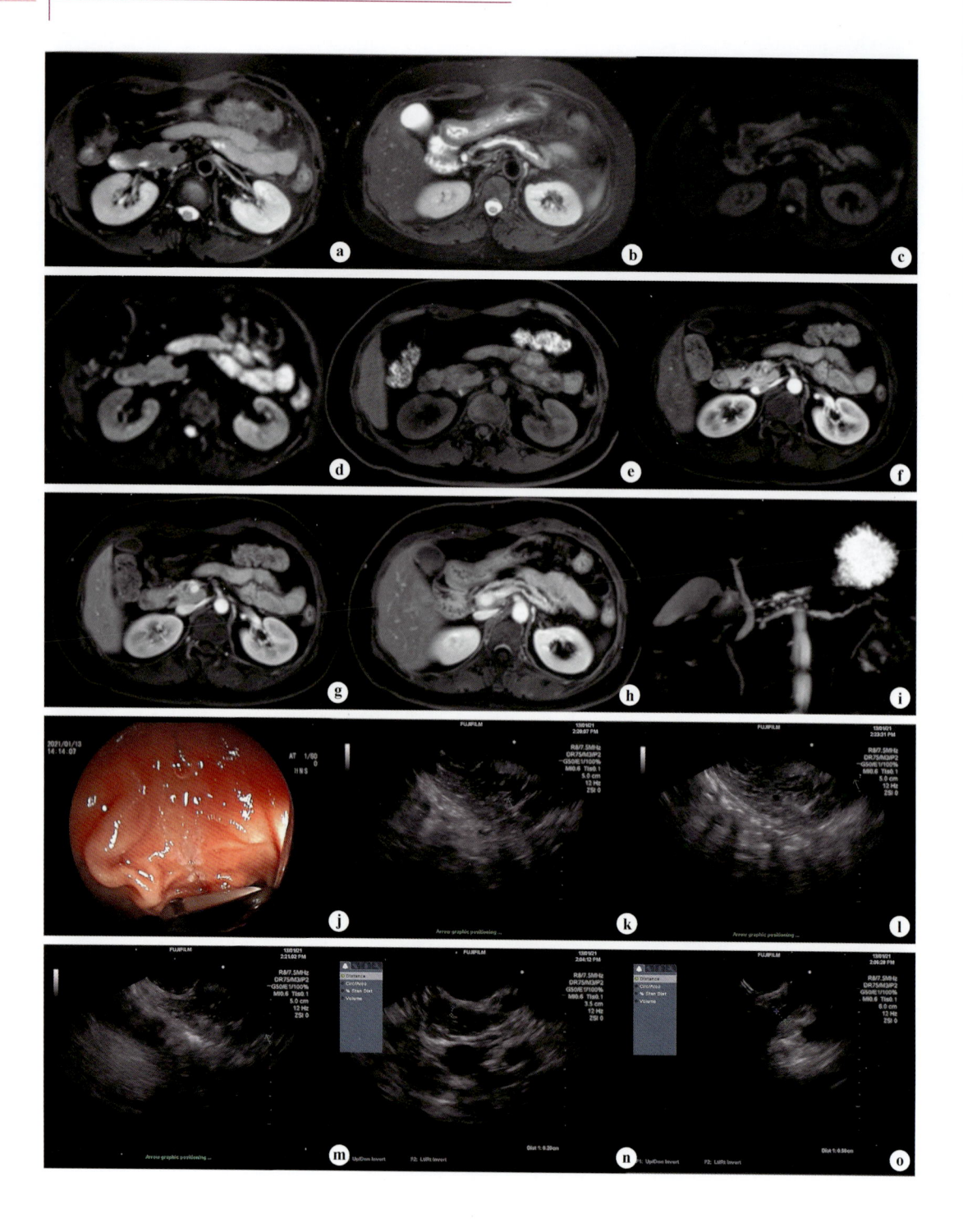

78 胰胆线阵超声内镜影像病理图谱（第二辑）

第 4 章 胰腺实性及囊实性疾病

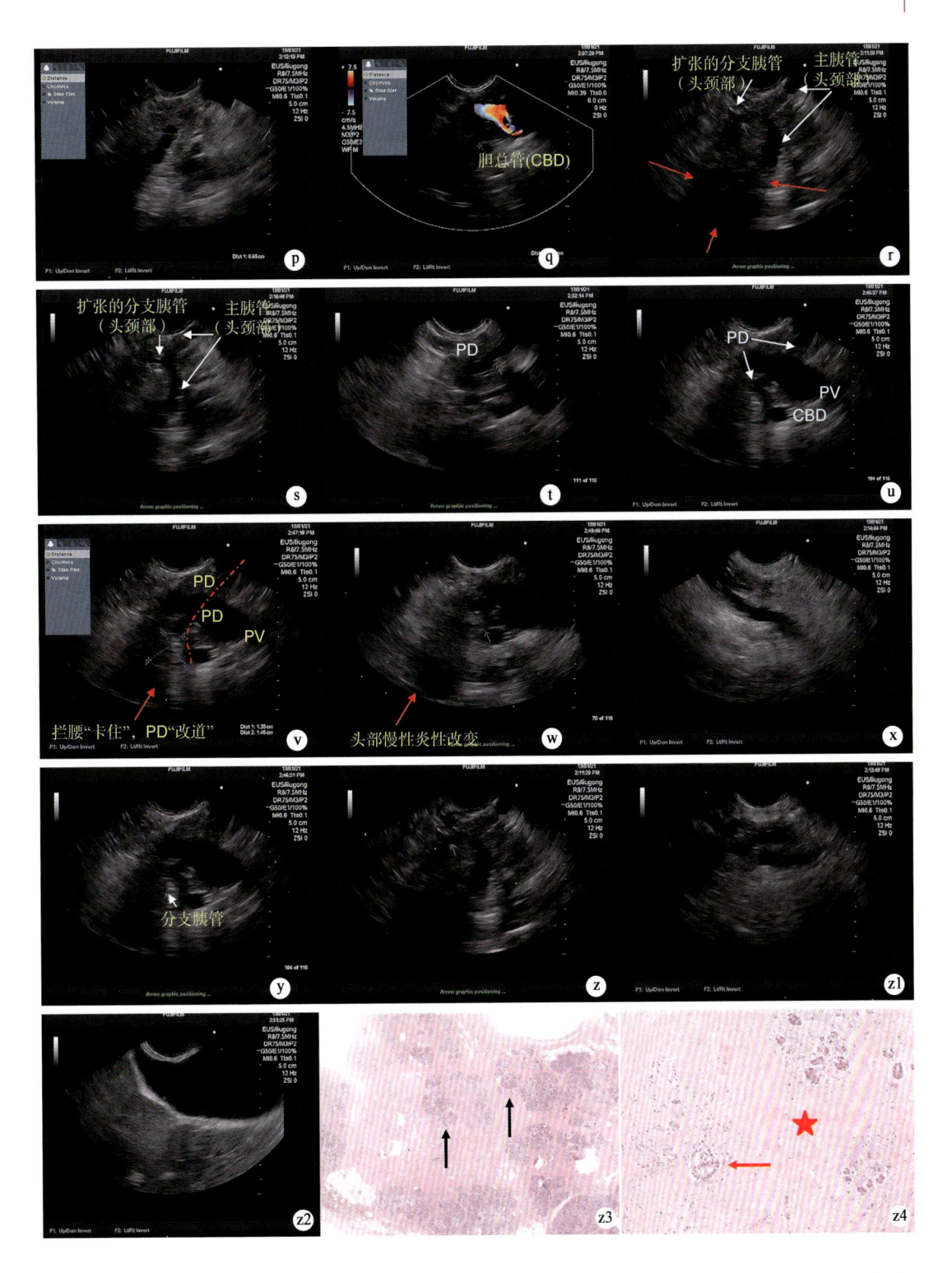

（王 伟 龚婷婷 朱乃懿 王 婷 陈敬贤）

病例 57

【病情简介】 男，58岁。乏力1个月。2015年11月24日因胰腺占位性病变行机器人保留十二指肠胰头吻合术+胰胃吻合，诊断为胰腺IPMN。2020年11月12日外院查胃镜见胃角隆起病灶，病理示高级别上皮内瘤变分化型腺癌待排。MRI示胰腺占位，胰腺IPMN可能大。有烟酒嗜好，有糖尿病病史。

【实验室检查】 肿瘤学指标：CA19-9 23.8U/L，CA242、CEA、CA125、AFP等正常，血糖：4.86mmol/L，肝功能、肾功能、血常规、凝血指标等均正常，D-二聚体：0.81mg/L，IgG4 0.15g/L。

【影像学检查】 CT：胰中段切除+胰胃吻合术后改变，慢性胰腺炎伴胰管多发结石，合并IPMN不除外，胰头段胆总管狭窄伴轻度低位胆道梗阻，胃窦小弯侧溃疡增殖灶、符合CA表现。PET/MRI：胰头及胰尾部局部代谢稍高考虑慢性胰腺炎改变，胰头部囊性灶考虑合并IPMN伴恶变可能。

【治疗】 全胃切除伴食管空肠吻合+胰体尾切除+全脾切除术。

图像要点

CT：平扫、增强CT动脉期、门脉期横断面，示胰头可见囊性病灶内见钙化/结石（a～c），CT多平面重建示上游胰管扩张，胰腺实质散在钙化（d～f）。

MRI：FIESTA示胰头部囊性肿块（g）。

MRCP：示胰管囊状扩张与狭窄相间（h）。

EUS：整个胰腺实质多发强回声光团，后方伴声影，胰管可见不规则狭窄及扩展，管腔内可见多发强回声光团。于胰腺头部见低回声区，范围约2.74cm×2.49cm，边界不清，内部回声不均匀，病灶周边血管未受累，胆总管下段未见异常。于病灶处行EUS-FNA，10ml负压共穿刺4次（i～l）。白光镜下见胃角中段见一隆起凹陷型病灶，大小约2.5cm×2cm，中央伴溃疡，于病灶周边行钛夹定位后活检4块，质硬（m）。胰腺穿刺标本内见少量破碎的胰管上皮伴轻度不典型（n）；手术标本胰腺组织内见胰管扩张（红箭），间质纤维组织增生（红色星号）（o）；胃角见腺癌（p）。

最终诊断：慢性胰腺炎（CP）、胃角腺癌。

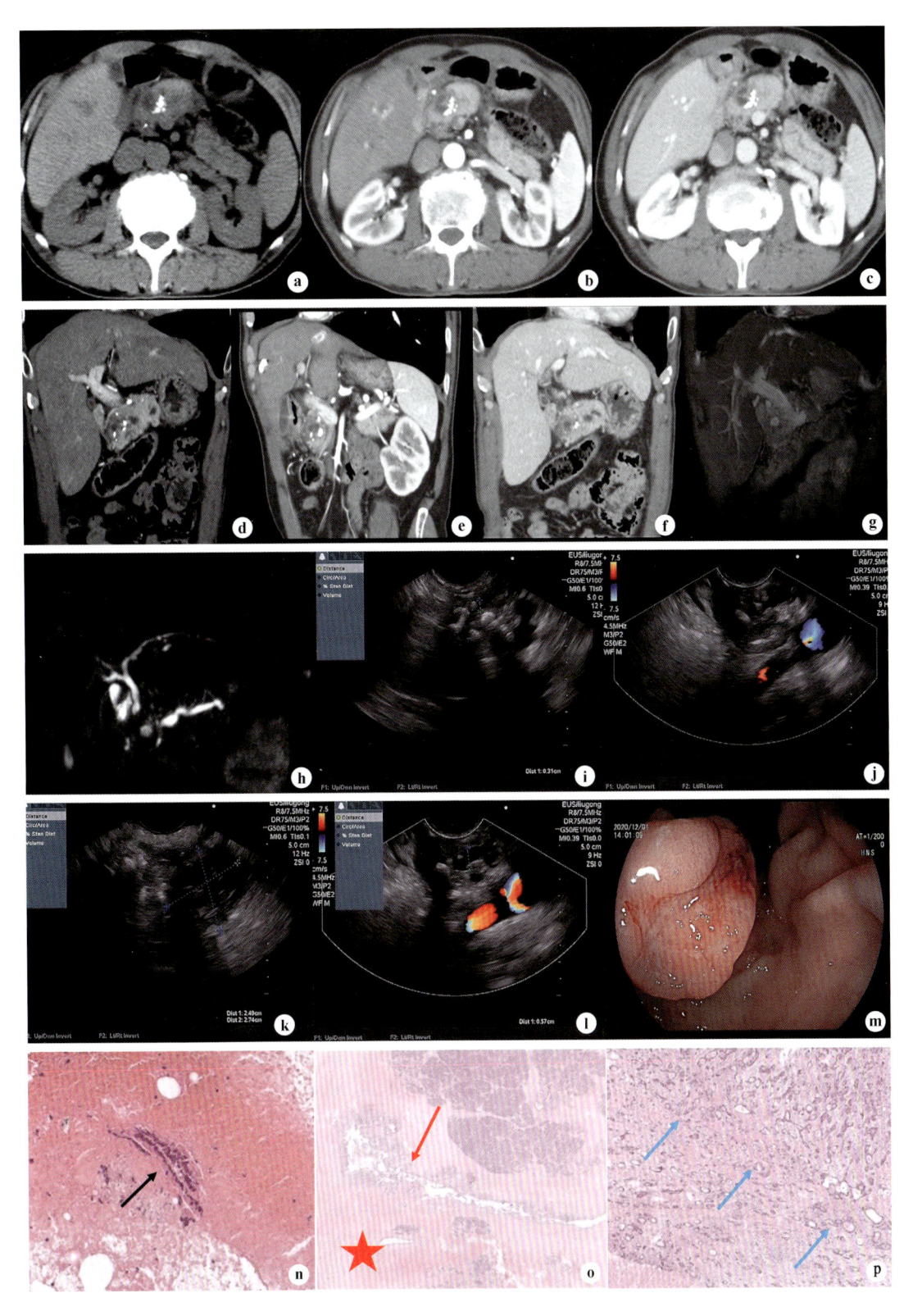

第 4 章　胰腺实性及囊实性疾病　　81

（朱乃懿　王　伟　龚婷婷　王　婷　陈敬贤）

病例 58

【病情简介】 女，50岁。因反复腹痛1年伴间断呕血入院。腹痛为烧灼样疼痛，无背部放射。既往5年前因腹痛于当地医院就诊，发现有血淀粉酶增高，诊断为急性胰腺炎，腹痛治疗后好转。其后每次发作于当地医院非手术治疗后好转。1年前再次出现上腹部隐痛，程度较前加重，伴间断呕血，每次量不多，非手术治疗后无好转来院治疗。入院查体：全身浅表淋巴结未及肿大，腹部未见明显异常。有糖尿病1年；服用二甲双胍1片，3次/次，血糖控制良好。

【实验室检查】 血常规：HGB 84g/L，血糖及HbA1c正常；TG 2.93mmol/L；血淀粉酶正常，尿淀粉酶898U/L（参考值80～300 U/L）；肝功能、结核相关检查及自身免疫抗体等均正常；肿瘤标志物CA19-9、CEA、CA125等均正常。

【影像学检查】 见图像要点。

【治疗】 胰腺体尾部切除＋脾脏切除＋胃底曲张静脉结扎离断术。

图像要点

胃镜：食管黏膜光滑，未见曲张静脉；胃底后壁及大弯侧可见"串珠状""团块状"曲张静脉（a～c）。腹部CT：胰腺大小未见明显异常。胰尾部见一大小约2.8cm×3cm低密度影，中央似见一结节灶，边缘密度稍高，增强扫描呈渐进性强化，中央结节灶强化尤为明显。胃底可见曲张静脉（d～f）。

MRI：脾脏与胰腺之间可见不规则的长T1长T2信号灶，增强扫描未见强化（g、h）。

超声内镜：胰体近尾部见一大小约3.16cm×2.24cm的中等回声类圆形肿物，内部回声不均匀，有片状无回声区。病变压迫背侧脾静脉，多普勒超声显示内部无明显血彩（i～l）。手术过程中见胰腺全长变硬，肿块位于脾门胰尾部，与周围组织融合成团，大小约5cm×4cm×4cm，与结肠脾曲和胃底重度粘连，胃底静脉曲张明显，最粗静脉直径约1cm。

术后病理：脾脏（HE×100）大切开未见明显异常，镜下未见明显异常。脾门处见一2.5cm×2cm×2cm大小灰白色质硬区，镜下该质硬区为胰腺组织，见间质纤维增生，有淋巴细胞浸润，腺泡萎缩，胰岛尚可。胰体及胰尾（HE×100）：胰腺组织一块，10cm×4cm×3cm，被膜见一质硬区，1.5cm×0.8cm×0.8cm大小，符合慢性间质性胰腺炎（纤维结节型）。大部分胰腺组织间质轻度纤维增生，伴轻度淋巴样细胞浸润，外分泌腺体轻度萎缩，局部（包括上述被膜下发硬区及胰尾近脾门处）则纤维化明显呈结节状，腺泡萎缩明显且有陈旧性出血。多切片未见恶性或其他特异病变（m～o）。

诊断：慢性胰腺炎（CP）伴坏死、机化；区域性门静脉高压。

第 4 章 胰腺实性及囊实性疾病

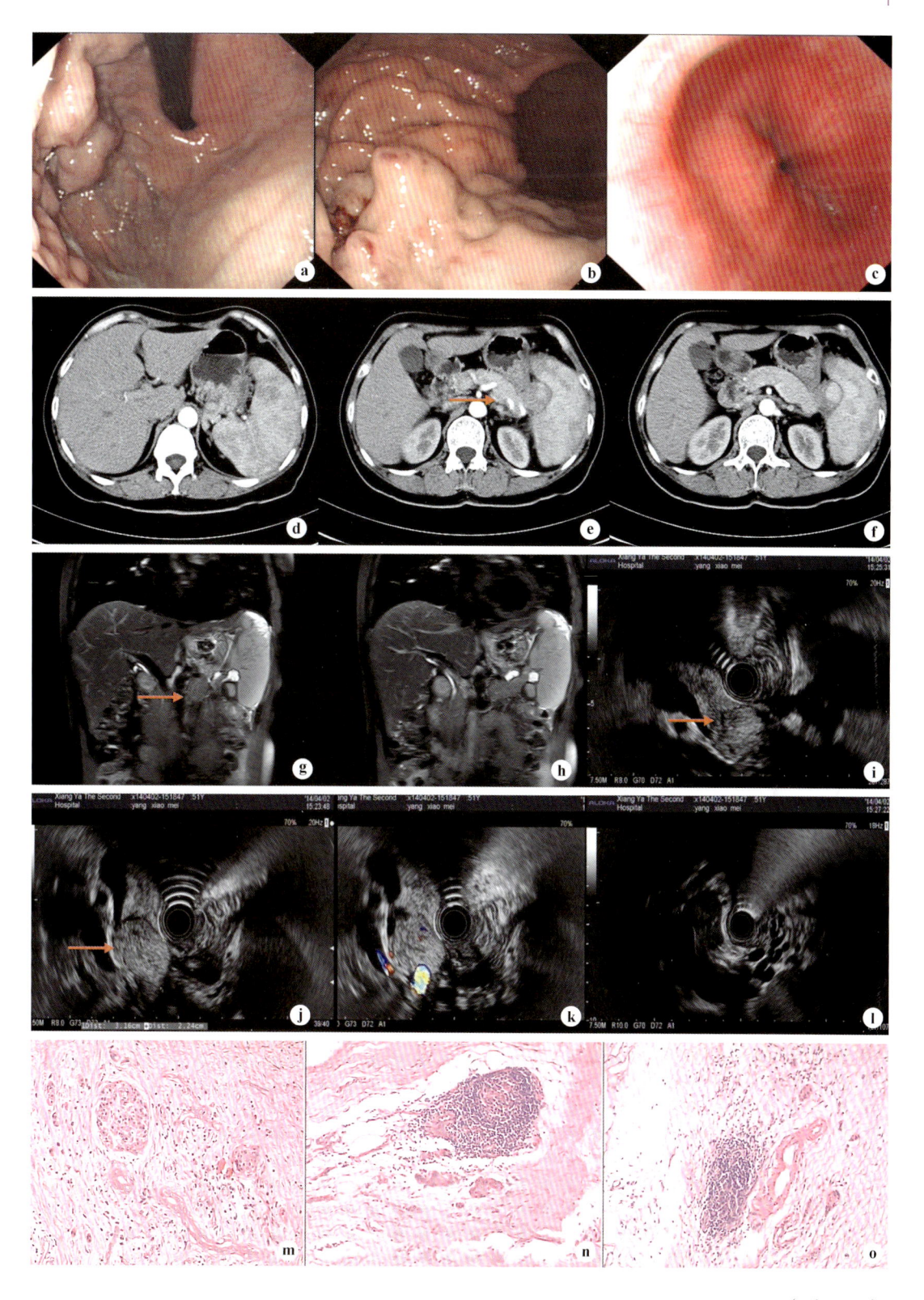

（周雨迁）

病例 59

【病情简介】 男，43岁。反复左上腹痛2个月余，外院腹部CT提示胰腺体尾部饱满伴渗出，胰腺炎存在。吸烟20余年，10支/天，社交饮酒，无糖尿病病史。

【实验室检查】 血清淀粉酶600U/L；肿瘤学指标均正常；肝肾功能、血脂及血糖正常；IgG4正常。

【影像学检查】 见图像要点。

【治疗】 腹腔镜胰体尾切除术。

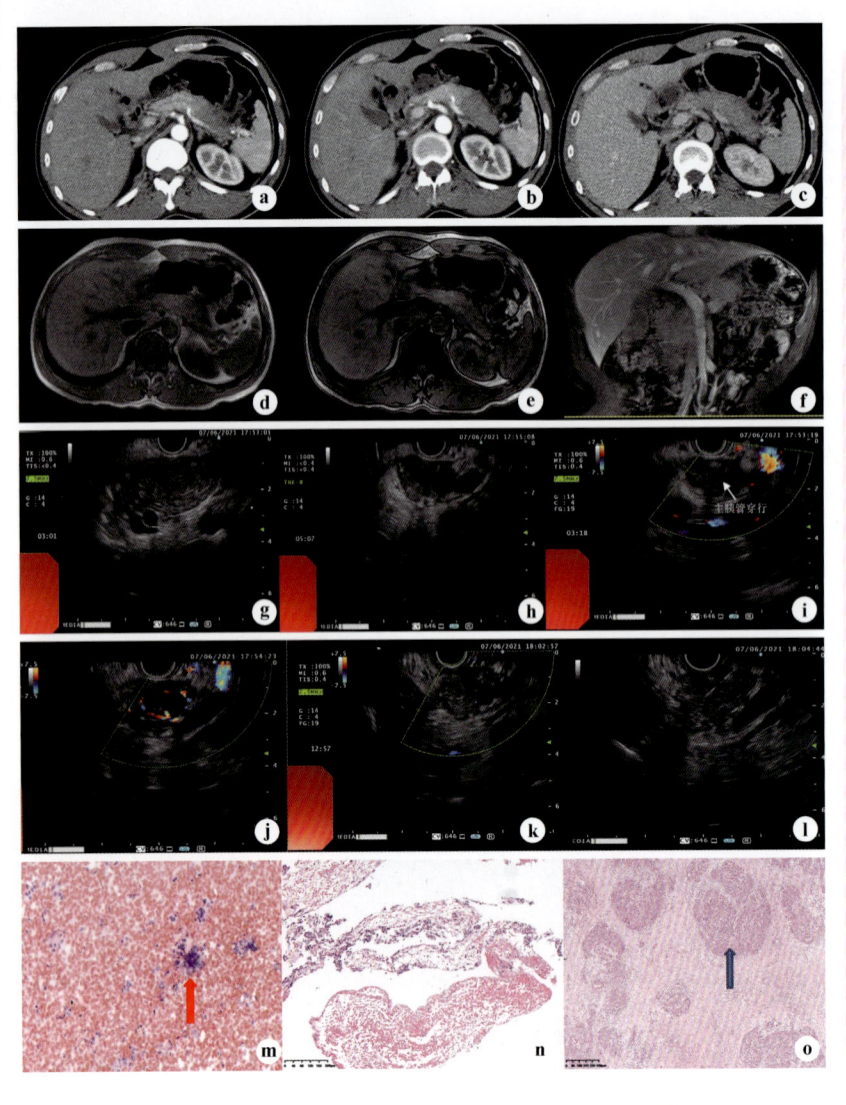

图像要点

CT增强：示胰腺体尾部饱满，胰腺炎存在（a～c）。

MRI：胰腺体尾部病变伴侵犯脾血管伴胰腺炎，恶性肿瘤考虑（d～f）。

EUS：胰腺回声增粗，体尾部蜂窝状低回声改变，边界清晰，主胰管不扩张，中央穿行（g～l）。

细胞病理：多量小圆形细胞，片状，梁状，菊团样，染色质椒盐样（红箭），考虑神经内分泌肿瘤（m）；手术病理：胰腺腺泡萎缩，纤维组织增生，炎症细胞浸润，胰岛细胞增生（蓝箭，n、o）。

最终诊断：假瘤性慢性胰腺炎（CP）。

（陈小丽　余小丽）

第 4 章　胰腺实性及囊实性疾病

病例 60

【病情简介】　男，56 岁。反复中上腹疼痛 3 个月。患者第一次急性腹痛发作住院治疗，腹部 CT 提示：胰腺饱满，胆囊底部结节状突起，胆囊颈部可疑小结石。结合肝功能改变，考虑胆源性胰腺炎可能，在胰腺炎稳定后行腹腔镜下胆囊切除术后，术后病理为慢性胆囊炎，胆囊腺肌症，术中未找到结石，考虑自行排石可能。患者出院后连续 3 个月内每 20 天左右无明显饮食诱因下发作一次急性胰腺炎，均以持续上腹部疼痛为主要症状，查血淀粉酶 564～2440U/L，经过禁食、制酸、抑制胰酶、补液、抗感染等方法症状可缓解，出院时血淀粉酶均能下降至正常。无特殊病史，不吸烟不饮酒，无高脂血症。

【实验室检查】　第一次发作胰腺炎时查肝功能：TBIL 76.4μmol/L，GGT 1095U/L，ALP 225U/L，AST 173U/L，ALT 478U/L。此后发作胰腺炎时查血淀粉酶 564～2440U/L，肝功能正常。多次查血脂、IgG4、CA19-9 均正常。

【影像学检查】　CT：胆囊切除术后，胰腺实质及胰管未见异常。

【治疗】　ERCP 术 + 胰管支架置入术。

【随访】　留置胰管支架 3 个月，期间患者未发作胰腺炎，后在内镜下拔除胰管支架。术后 6 个月、1 年、1 年半均行 EUS 随访，均未见胰腺占位及胰管扩张。随访至 2022 年（术后 4 年），患者未再发胰腺炎。

图像要点

CT：胆囊切除术后复查 CT：胰腺实质未见异常，主胰管未见扩张（a、b）。

EUS：胃内观察见胰腺回声欠均匀，小叶状改变，见高回声条带，胰腺边界模糊，胰体、胰尾未见主胰管扩张（c～e）；球部观察胰头回声欠均匀，未见占位性病变，胆总管未见结石及占位性病变（f、g）；降段观察可见十二指肠乳头呈裂隙状，旁边可见一憩室，憩室内可见食物潴留（h），超声内镜下观察憩室没有压迫壶腹部（i）；壶腹部不大，近壶腹部胆总管未见结石及扩张，近壶腹部主胰管内一稍高回声占位，后方有微声影，切面大小约 5.5mm×2.6mm，后方主胰管未见扩张（j、k）外周血静推声诺维 2.5ml，主胰管内占位未见明显血流强化，考虑胰腺内黏液栓或小结石可能（见视频）。

ERCP：胰管插管成功后给予造影，胰管内未见充盈缺损或结石影（l），给予括约肌小切开。以细胞刷拖拉并刷检，可拖出少量透明黏液样黏稠物质（m），未见结石。刷检后给予放置 7.5Fr-7cm 单猪尾胰管支架（n）。刷检细胞学检查回报未见异型细胞。术后 6 个月（o）及一年复查 EUS，原主胰管占位消失。

最终诊断：复发性胰腺炎（黏液栓阻塞）。

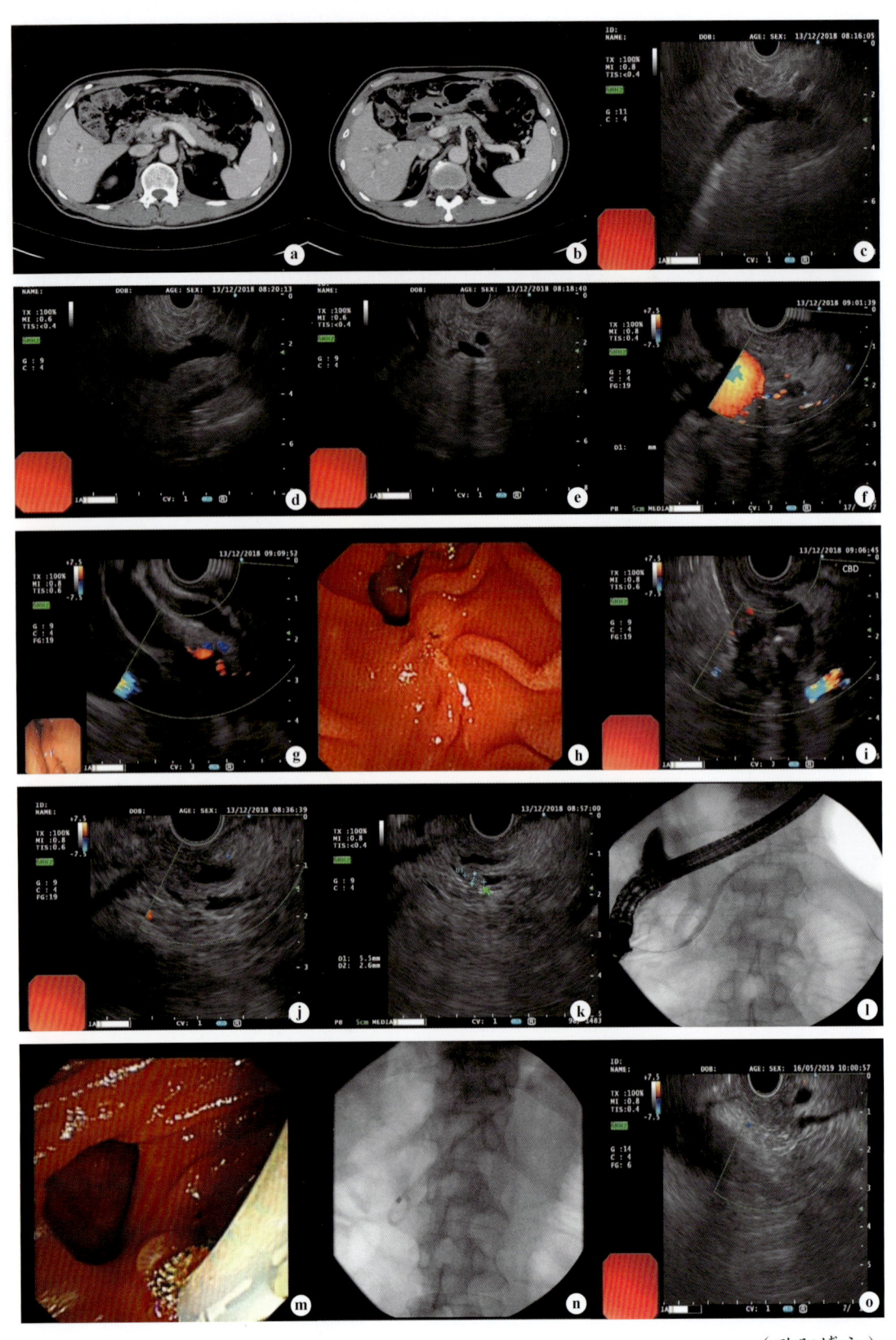

86　胰胆线阵超声内镜影像病理图谱（第二辑）

（欧阳博文）

第 4 章　胰腺实性及囊实性疾病

病例 61

【病情简介】　男，42 岁。阵发性腹痛 4 个月余，加重 2 个月。在当地医院确诊为急性胰腺炎，治疗后好转出院。2 个月前腹痛再发，外院腹部彩超示腹腔积液，门静脉增宽并内栓子形成。有长期饮酒史，无糖尿病病史。

【实验室检查】　血淀粉酶 1619 U/L；肿瘤学指标：CA19-9、CA242、CEA、CA125、AFP 等正常；血糖、肝功能、肾功能、血常规、凝血指标等均正常。

【影像学检查】　CT：胰腺炎；门静脉增粗，密度减低，考虑血栓形成，其属支显示不佳，腹腔多发增粗、迂曲侧支循环静脉血管；肝内外胆管扩张；腹盆腔积液。MRCP：十二指肠壶腹部占位可能；门静脉部分管腔闭塞及部分液性信号充盈，腹腔内多发代偿迂曲血管。

【诊疗】　CT 引导下门静脉穿刺；ERCP 胆管 + 胰管支架置入术。

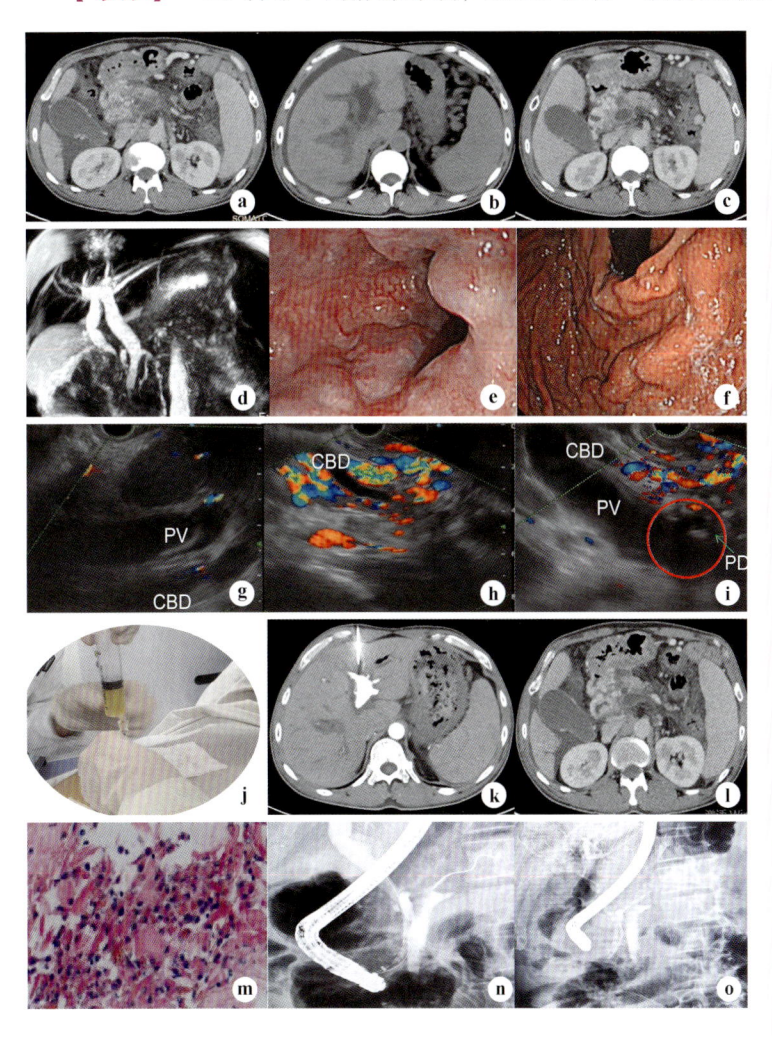

图像要点

CT：胰腺炎；门静脉增粗，密度减低，考虑血栓形成，其属支显示不佳，肝内外胆管扩张（a~c）。

MRCP：门静脉部分管腔闭塞及部分液性信号充盈，胆总管下段狭窄，肝顶异常信号灶（d）。

胃镜 +EUS：食管、胃底静脉曲张、门静脉高压性胃病；门静脉闭塞，其内可见沉积物，胆总管周围多发迂曲扩张血管，主胰管与门静脉相通（e~i）。CT 引导下门静脉穿刺：穿刺出淡黄色清亮液体（j），送检病理及常规、生化检查（淀粉酶 36 760 U/L）；造影示门脉主干及部分肝内分支显影，门静脉主干与肠系膜上静脉、脾静脉不通（k、l）。

病理：角化物内见少量淋巴细胞及组织细胞（m）。ERCP：胆总管下段狭窄；导丝超选胰管造影可见门静脉显影，置入胆总管（8.5Fr）及胰管（7Fr）塑料支架（n、o）。

最终诊断：复发性胰腺炎并胰腺 - 门静脉瘘（pancreatic-portal vein fistula，PPVF）。

（刘　谦）

病例 62

【病情简介】 男，75岁。体检发现胰尾占位4天。患者4天前因右髂动脉瘤外院行支架置入术，术前检查发现胰尾占位，有间歇性脐下胀痛，余无特殊不适，为求诊治入院治疗。无烟酒嗜好。无糖尿病病史。

【实验室检查】 肿瘤学指标：CEA正常，CA 19-9 100.35U/ml；肝功能：TBIL 8.6μmol/L，CB 2.8μmol/L，ALT 13.7U/L，AST 28.2U/L。肝病酶学：AKP 47U/L，GGT 19.4U/L。血常规：HGB 98g/L。肾功能：SCR 179.9μmol/L，BUN 8.94mmol/L；凝血功能：D-二聚体 1.63mg/L。

【影像学检查】 胰腺CT平扫增强：①胰尾部占位并主胰管扩张，病灶包绕脾静脉远端并多发侧支循环形成：性质待定，胰腺癌？请结合MRCP检查。②脾静脉远端血栓形成。

【治疗】 腹腔镜下胰体尾部切除术+脾切除术。

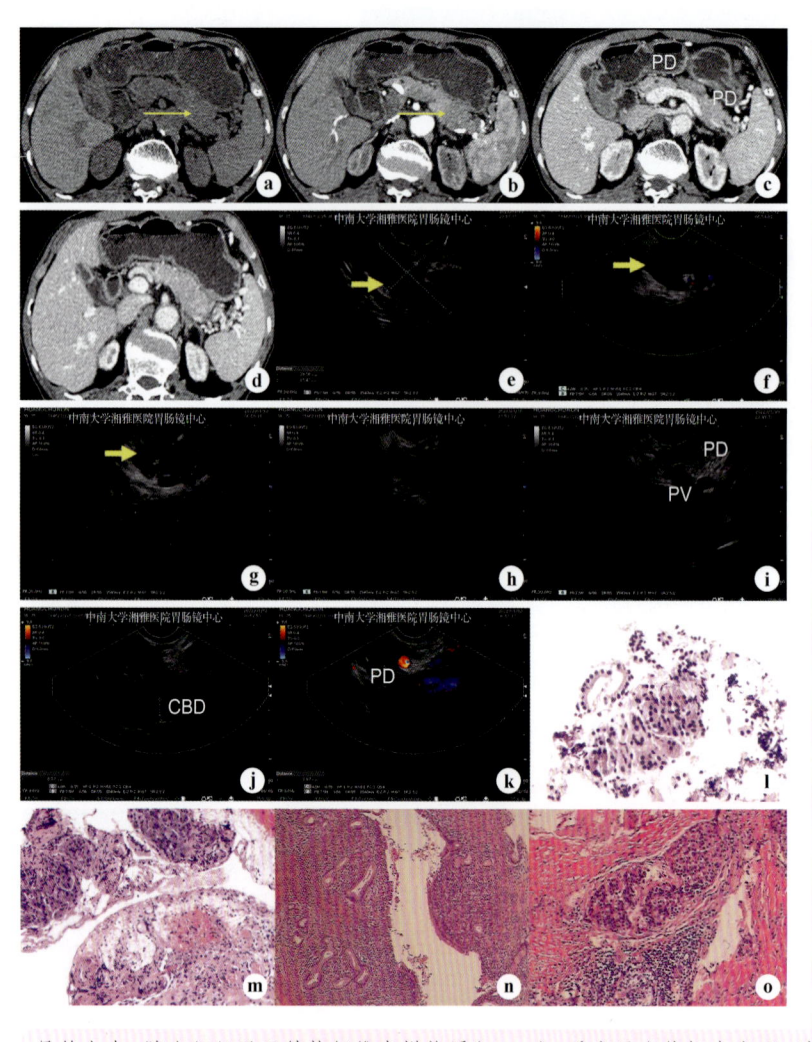

图像要点

CT：胰尾部见一大小约29mm×23mm不规则等密度灶，平扫CT值约42HU，增强后动脉期CT值约75HU，静脉期CT值约111HU（a、b，黄箭），病变处主胰管闭塞，其近端及远端主胰管扩张，较宽处约6mm（c）。脾静脉远端被病灶包绕，相应管腔明显狭窄，肝胃间隙、胃周、脾门处见多发增粗迂曲血管影（d）；脾静脉内近脾门处可见条状充盈缺损；门静脉主干增宽，较宽处约15mm。EUS-FNA：胰尾部可见一不规则低回声肿块，边界欠清，大小约22cm×39mm（e～i，黄粗箭），胆管内径约4.5mm（j），内清，胰管约3.8mm（k）。组织病理：胰腺肿块穿刺组织送检为胰腺导管上皮、腺泡组织及无结构纤维素样物质（m、n）。手术后大体标本病理：胰腺见间质纤维组织增生，伴炎细胞浸润，导管扩张，符合慢性胰腺炎诊断；脾脏未见特殊；胰周淋巴结12枚，反应性增生。

最终诊断：肿块型慢性胰腺炎（CP）。

（李 乾 严 璐）

第4章　胰腺实性及囊实性疾病

病例 63

【病情简介】　男，52 岁。腹胀 2 个月余。2019 年 6 月 19 日于外院因胰腺肿物行达芬奇下胰体尾切除术，术后病理提示肿块型胰腺炎。2020 年 12 月 3 日于外院行上腹部 CT 增强：胰腺术后改变，术区见胰腺实质强化欠均匀；有吸烟，无饮酒史。无糖尿病病史。

【实验室检查】　肿瘤学指标：CA19-9 51.9U/ml，NSE 19.25ng/ml，CA242、CEA、CA125、AFP 等正常，血糖：8.08mmol/L，肝功能、肾功能、血常规、凝血指标等均正常，IgG4 1.84g/L。

术后 18 个月：肿瘤学指标：CA19-9 22.4U/ml，NSE 19.11ng/ml，CA242、CEA、CA125、AFP 等正常，HbA1c：8.5%，肝功能、肾功能、血常规、凝血指标等均正常，IgG4 2.76g/L。

【影像学检查】　见图像要点。

【治疗】　出院随访。

图像要点

CT：平扫、增强 CT 示胰腺部增大伴密度减低，增强后轻度强化，强化程度低于正常胰腺组织（a、b）。行胰腺体尾部切除术，术后病理为肿块型胰腺炎。18 个月后复查 CT，胰头部肿块，增强后可见轻中度强化，门脉期强化程度稍低于周围胰腺组织（c、d）。

EUS：胰腺头颈部见一低回声肿块，其中一个截面大小 3.02cm×3.52cm，边缘较清晰规则整齐，内部见高回声影，后方伴声影，远端胰管无扩张，行 EUS-FNA（f～p）；可见少量腺上皮伴间质纤维组织增生，炎症细胞浸润，未见肯定的异型成分。29 个月后复查，胰尾术后，CT 平扫、增强胰头部肿块，增强后可见轻中度强化，门脉期强化程度低于周围胰腺组织（q～s）。MRCP 残余胰管轻度扩张，胰头处截断（t）。T2WI 示胰头部稍高信号（u），f 图 DWI 稍高信号（v），多期增强示肿块延迟强化，胰管强化（w～z）。

EUS：示胰腺头部低回声病灶，回声均匀，边缘较清晰不规则，其中一个截面大小 25.82mm×23.73mm，内部胰管扭曲，局部胰管管壁回声增强，病灶内部见高回声影，后方伴声影，远端胰管直径 3.89mm，病灶无血管侵犯。胆总管无扩张。CE-EUS 可见胰腺头部肿块低增强，行 EUS-FNA（z1～z16）。细胞学见纤维细胞、导管上皮细胞。纤维细胞间及背景中散在淋巴细胞、中性粒细胞、组织细胞，导管上皮细胞呈蜂窝状排列，核均匀一致（z17、z18）；胰腺穿刺标本内见少量胰腺腺泡组织及胰管（黑箭）（z19）。继续随访一年半，大便不成形，消瘦，嘱来院复查及口服胰酶制剂。

最终诊断：肿块型胰腺炎。

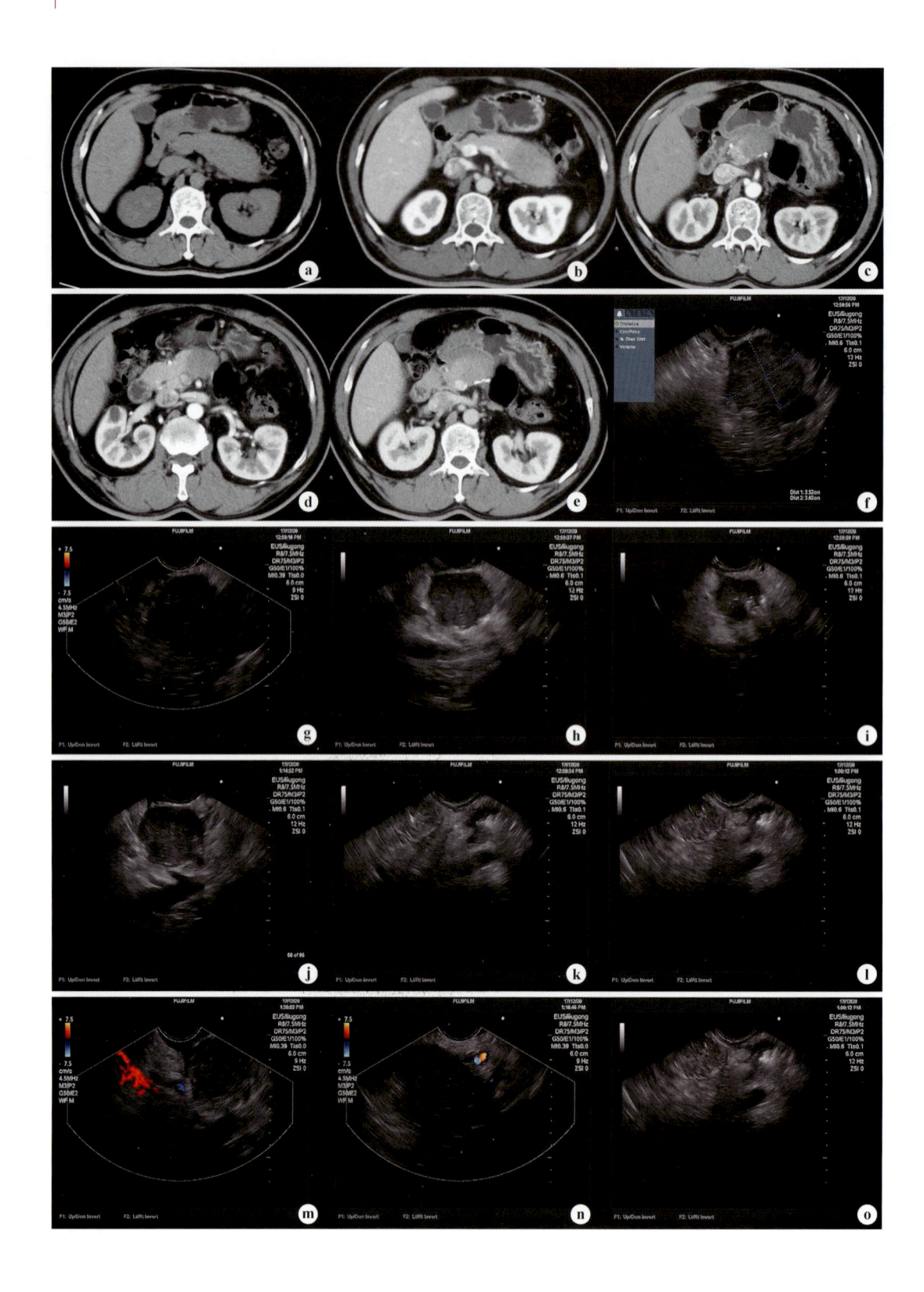

胰胆线阵超声内镜影像病理图谱（第二辑）

第 4 章　胰腺实性及囊实性疾病

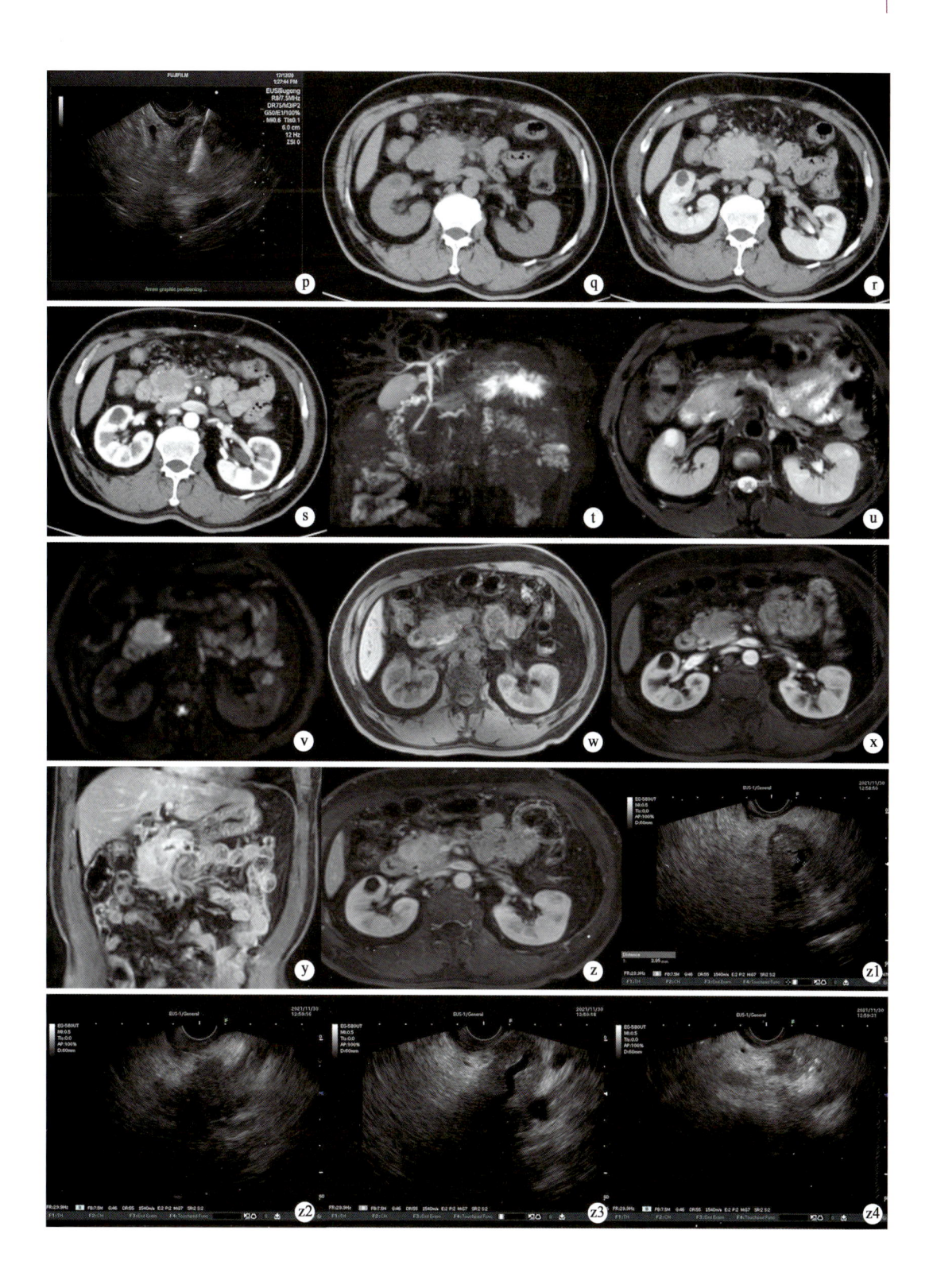

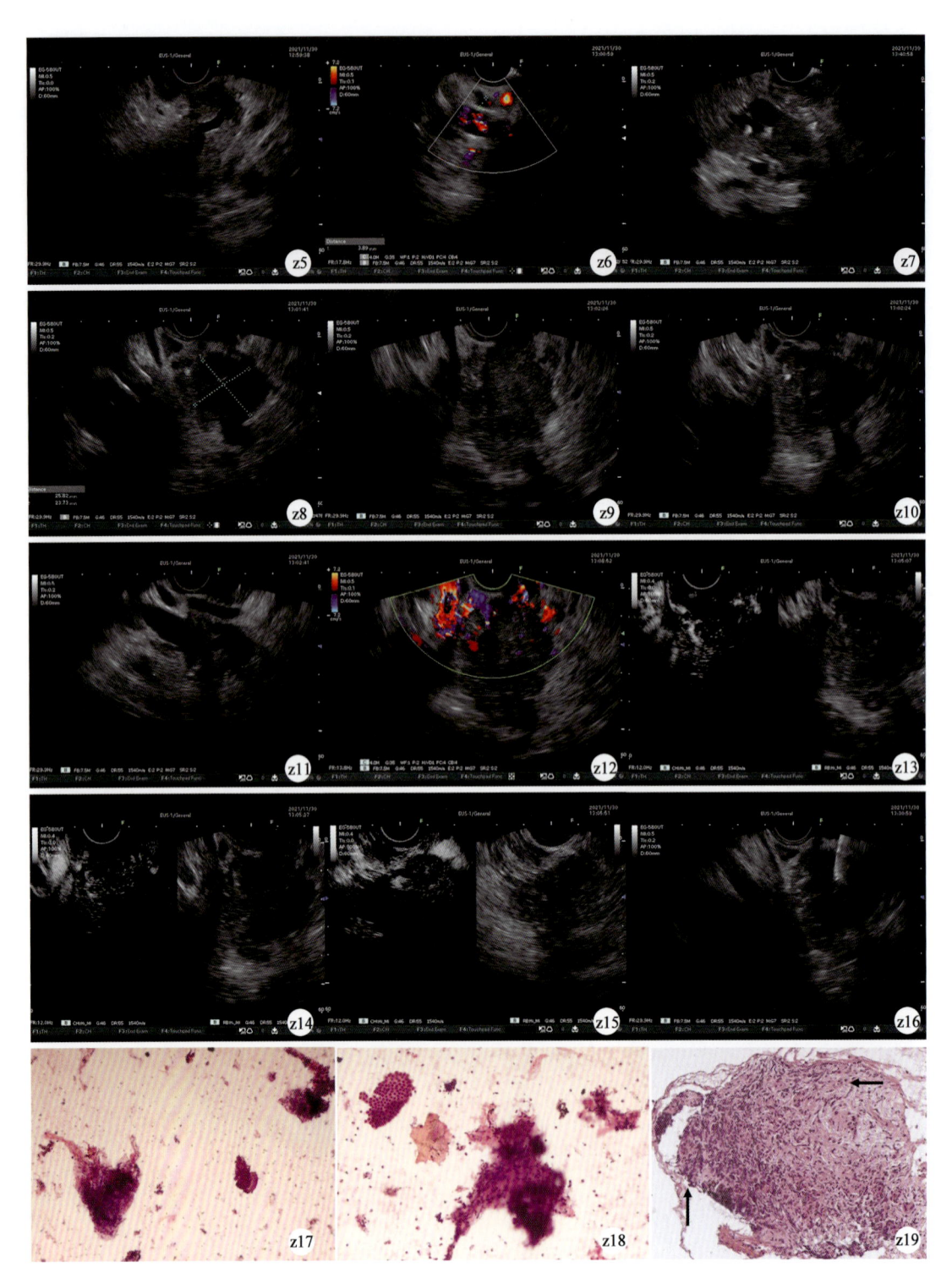

92　胰胆线阵超声内镜影像病理图谱（第二辑）

（朱乃懿　王　伟　龚婷婷　王　婷　高丽丽　陈敬贤）

第 4 章 胰腺实性及囊实性疾病

病例 64

【病情简介】 男，45 岁。上腹部不适 2 个月，于外院行上腹部 CT 提示胰头密度不均匀，给予非手术治疗后无好转。无吸烟酗酒史，无糖尿病病史。

【实验室检查】 2021 年 4 月 19 日肿瘤标志物：CA19-9 4.6U/ml，CA125 136.1U/ml，NSE 18.17ng/ml，CA242、CEA、AFP 等正常，血糖：4.9mmol/L，HGB 128g/L，肝功能、肾功能、凝血指标等均正常，IgG4 0.32g/L。

2021 年 5 月 10 日肿瘤标志物：CA19-9 7.3U/ml，CA125 30U/ml。

2021 年 5 月 24 日肿瘤标志物：CA19-9 6.4U/ml，CA125 19.6U/ml，CA724 8.78U/ml。

2021 年 5 月 31 日肿瘤标志物：CA19-9 5.7U/ml，CA125 19.8U/ml，CA724 5.22U/ml。

2021 年 6 月 17 日肿瘤标志物：CA19-9 6.5U/ml，CA125 14.2U/ml，CA724 20.68U/ml。

【影像学检查】 术前检查考虑胰头肿块，包绕 SMV > 180°。

【治疗】 随访复查。

图像要点

CT：平扫横断面图像见胰头钩突部旁（肠系膜根部）有小片状低密度灶（黄粗箭），边缘模糊（a），增强动脉期及静脉期横断面图像病灶（黄粗箭）呈轻度进行性强化，肠系膜上动脉（黄细箭）紧贴病灶、血管管壁光滑（b～c），增强静脉期 MIP 重建图像门静脉、肠系膜上静脉、空肠静脉管腔内见低密度栓子（白粗箭），胰头区见曲张静脉显示（白箭）（d）。

EUS：胰腺头颈部一低回声病灶，内部回声欠均匀，邻近及内部包绕多个静脉团、簇，边界欠清晰、欠规则，其中一个截面大小为 2.5cm×3.56cm；向肝门延伸，与胃壁、十二指肠壁粘连；胰管僵硬，管壁回声增强，未见扩张。余胰腺实质回声欠均匀，胰管纤细。胃底静脉曲张，SMA 包绕，CT、CHA、SA 累及，PV、SMV、SV 等被包绕；头部 PV 内见 0.72cm 等回声影。见散在多枚胰周及后腹膜淋巴结；肝脏、左肾、肾上腺等未见异常；胆囊未显示，胆总管轻度扩张。于胰腺头颈部及肝门部行 EUS-FNA，由于病灶包绕及邻近见多个静脉团、簇，反复调整角度避开血管，操作困难；穿刺后扫查，沿穿刺针道均未见血流影）（e～l）。

细胞学：纤维化的背景中见少量散在淋巴细胞、中性粒细胞（m）及腺泡细胞，纤维细胞（HE×200，n）；胰腺穿刺组织内见少量破碎的上皮样细胞（黑箭，o），未见肯定恶性证据。随访 14 个月，PET/CT 检查后确定，非癌症。

最终诊断：肿块型胰腺炎（CP），胰源性门脉高压，门静脉血栓形成。

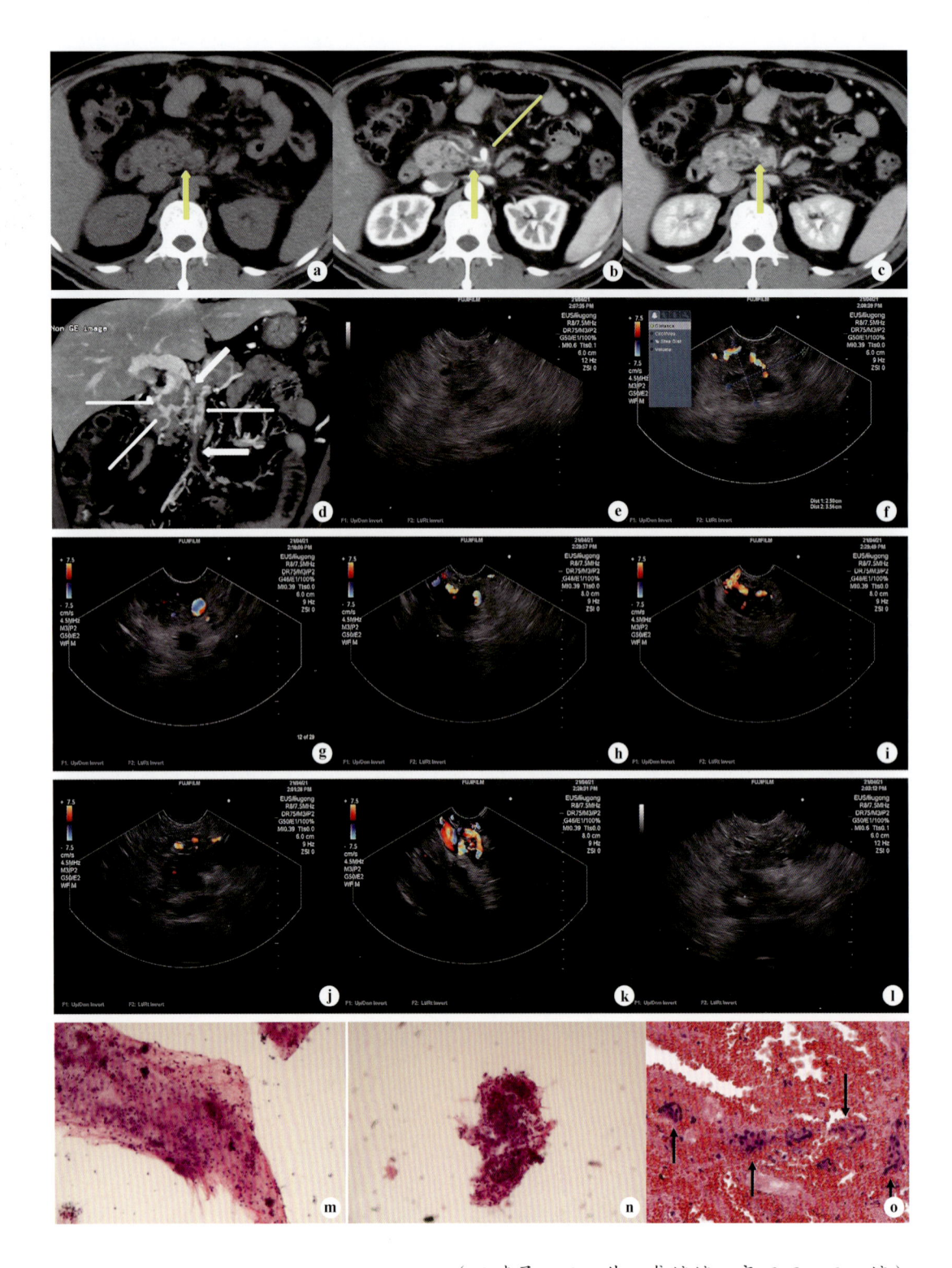

（王晴柔　王　伟　龚婷婷　高丽丽　王　婷）

第4章 胰腺实性及囊实性疾病

病例 65

【病情简介】 男，76 岁。反复黄疸 3 个月，伴皮肤瘙痒 10 天。初诊 MRI 提示胰腺弥漫性信号异常。有吸烟史，糖尿病病史。

【实验室检查】 肿瘤学指标：CA19-9 732.1 U/ml，CEA、CA125 及 AFP 正常；肝功能：ALT 136U/L，AST 161U/L，TBIL 137.8U/L，DBIL 96.1μmol/L，γ-GT 193U/L，AKP 428U/L，血糖：6.18mmol/L，血常规、肾功能、血淀粉酶、凝血功能指标等均正常。

【影像学检查】 CT：胰腺弥漫性肿胀并异常强化，拟为自身免疫性胰腺炎；MRI：胰腺弥漫性信号异常，肝内外胆管轻度扩张；MRCP：胆总管中下段显示不清。

【治疗】 激素治疗。

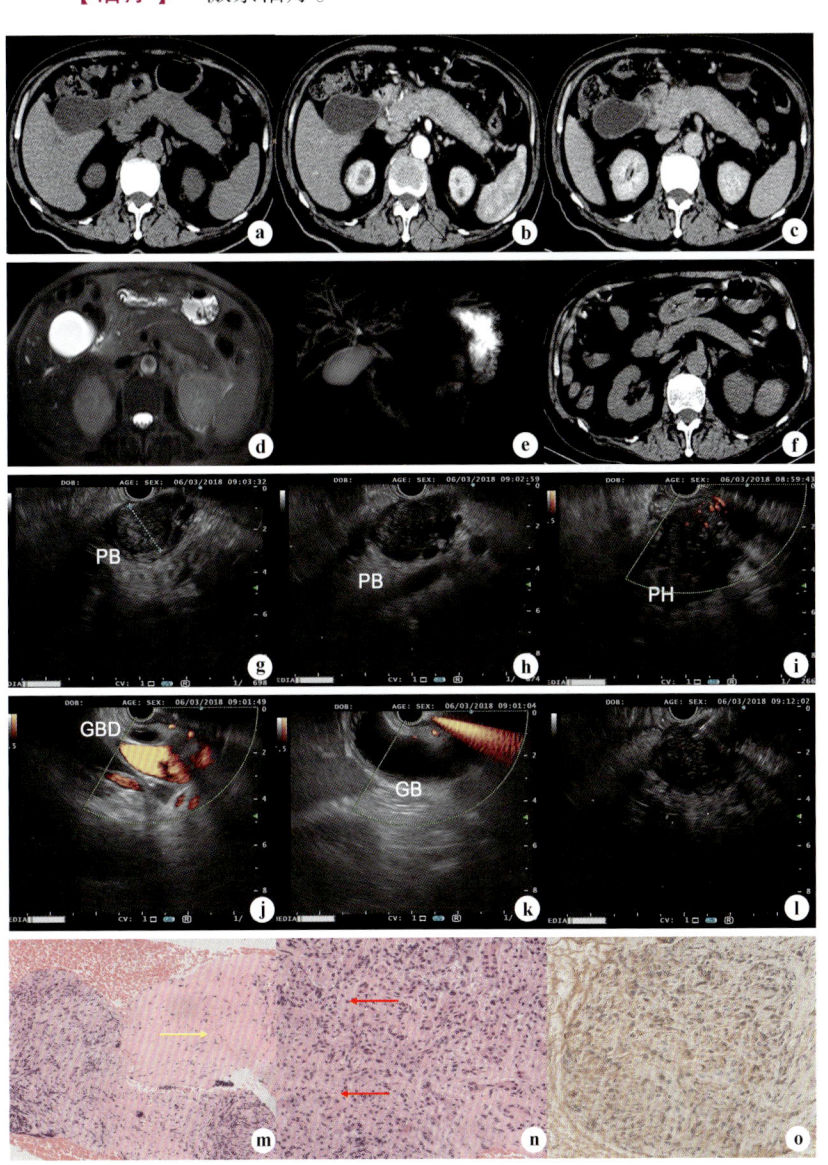

图像要点

CT：平扫胰腺形态饱满，呈"腊肠样"改变（a），增强胰腺强化程度稍减低，周边可见延迟强化鞘膜影（鞘膜征）（b、c）。

MRI：T2WI+fs 胰腺呈稍高信号，周边见线状低信号（d）。

MRCP：肝内外胆管不规则狭窄与扩张（e），类固醇激素治疗 11 个月后 CT 平扫：胰腺体积较前明显减小（f）。

EUS：胰腺体积增大、回声减低、不均匀，内见散在点状高回声，其外可见明显增厚包膜（g～i），胆管壁（j）及胆囊壁增厚（k），呈"三明治"征，胰管显示不清。在胰腺体部进行穿刺（l）。

组织病理：镜下胰腺腺泡萎缩，残存少许胰腺导管，间质胶原变（黄箭，m），大量淋巴细胞、浆细胞浸润（红箭，n）。导管周 IgG4 阳性细胞＞10 个 /HPF（o）。

最终诊断：自身免疫性胰腺炎（AIP）。

（熊慧芳 祝 萌）

病例 66

【病情简介】 男，68岁。发现肝功能异常1个月。1个月前无明显诱因出现乏力、食欲缺乏、厌油腻，伴腹胀、上腹隐痛，无皮肤巩膜黄染，于门诊查肝功能异常："ALT 193IU/L，GGT 172U/L"，予保肝治疗无明显好转入院。

【实验室检查】 肝功能：TBIL 64μmol/L，DBIL 46μmol/L，GLB 40.4g/L，ALP310U/L，GGT 403U/L。淀粉酶：120U/L，脂肪酶242U/L，免疫全套阴性，肝抗原酶谱阴性，甲、乙、丙、戊肝阴性，CEA、AFP正常，CA19-9 48U/ml，血IgG4 11112.9mg/L（110～1570mg/L）。

【影像学检查】 增强CT：胆囊体积增大，肝内外胆管扩张，胰腺饱满。

【治疗】 激素治疗。

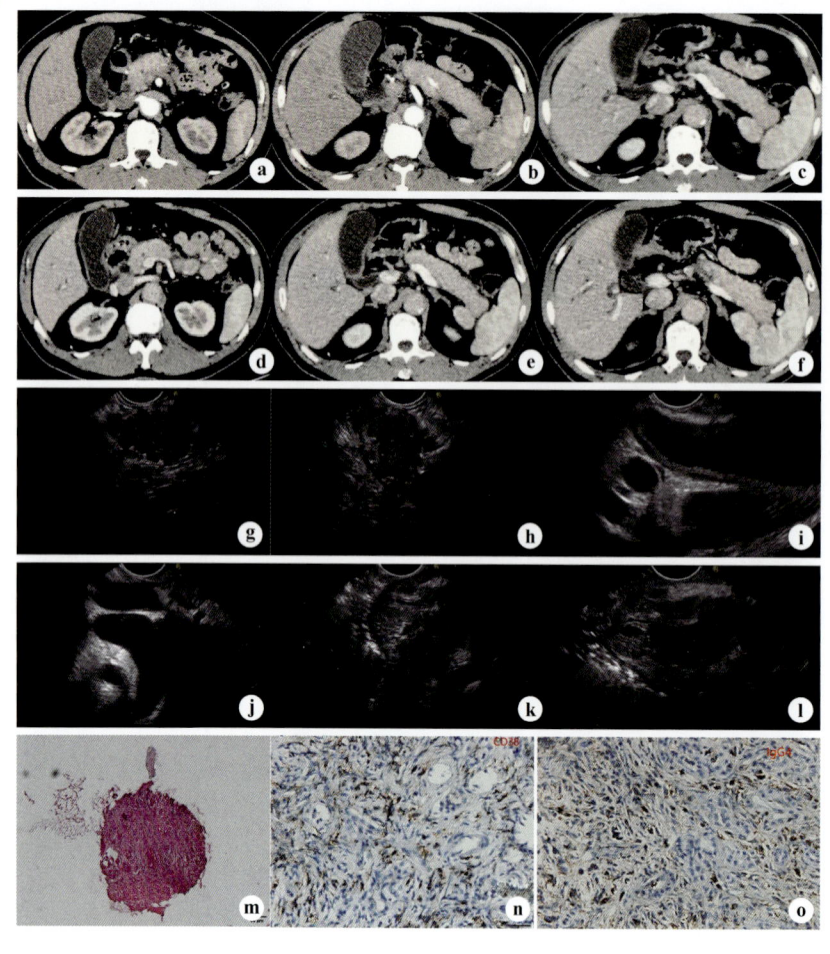

图像要点

CT增强：胆囊体积增大，肝内外胆管扩张，胰腺饱满（动脉期a～c，门脉期d～f）。

EUS：胆胰腺体积肿胀，胰腺边缘可见羽毛状高回声斑片影，胰周低回声带（g、h），胆囊体积增大，胆囊壁增厚（i），胆总管肠后段扩张，壁增厚（j），胆总管胰腺段胆管壁均匀增厚，管腔狭窄（k、l）。

FNA病理：查见胰腺腺泡实质内及周围间质慢性炎，以淋巴细胞、浆细胞为主，另见席纹状纤维化（m）。

免疫组化：CD38（+，浆细胞）(n)，IgG4（+，阳性细胞数>10个/HPF）(o)。

最终诊断：IgG4相关性胰腺炎。

（单 晶 孙晓滨）

【病情简介】 男,71岁。发现血糖升高18年,尿色加深1个月。

【实验室检查】 ALT 298U/L,AST 313U/L,TBIL 32.8μmol/L,DBIL 24.3μmol/L,IgG4未测,余肝肾功能指标、血糖、血常规及凝血功能指标等均正常。

【影像学检查】 PET/CT:胰腺头部高代谢占位,考虑胰腺癌。

【治疗】 胰十二指肠切除术。

图像要点

CT:胆总管下段管壁增厚,管腔变窄,增强扫描可见环形轻度强化,以上胆总管、主胰管及肝内胆管扩张。胆囊稍大,胆囊壁稍增厚,囊内未见异常密度影。胰腺形态正常,未见异常密度,胰腺周围结构清晰(a~e)。

PET/CT:胰腺头部高代谢占位,考虑胰腺癌(f)。

胃镜提示十二指肠球部见深溃疡,长约13mm,乳头形态如常(g、h)。

EUS:十二指肠球部见深溃疡,长约13mm,乳头形态如常。肝门部胆总管及肝左管、肝右管扩张,肝门部胆总管内径约16.88mm,肝左管、肝右管内径约7mm。胰颈部主胰管约2.6mm。向壶腹部追踪,难以追踪MPD及CBD延续至十二指肠管壁,胰头部CBD、MPD内径分别为9.34mm、1.71mm。球部扫查见胆总管末端难以追踪至壶腹部,可见中断,末端探及低回声肿块影,切面大小约28.14mm×28.30mm。十二指肠降部扫查探及胆总管末端低回声肿块影,胆总管扩张,但无法探及主胰管(i~m)。考虑IgG4相关性胰腺炎,建议完善EUS-FNA及抽血检查,患者及家属拒绝,要求行手术治疗。

术后组织病理:送检胰腺组织可见胰腺小叶结构模糊存在,部分胰腺小叶萎缩,腺泡减少,周围纤维组织增生伴较多浆细胞浸润。十二指肠可见溃疡形成。IgG4/IgG=32%,免疫组化:IgG(+)、IgG4(+,约50个/HPF)、IgG4/IgG=32%、CD138(+)、Ki-67(+,5%)(n、o)。诊断:(胰)纤维增生伴大量淋巴细胞浆细胞浸润,考虑IgG4相关性病变,显微镜下计数IgG4/IgG比值约32%,不足诊断标准40%,因人工计数可能存在误差,请结合临床血清学IgG4水平;十二指肠慢性溃疡。

最终诊断:IgG4相关性胰腺炎。

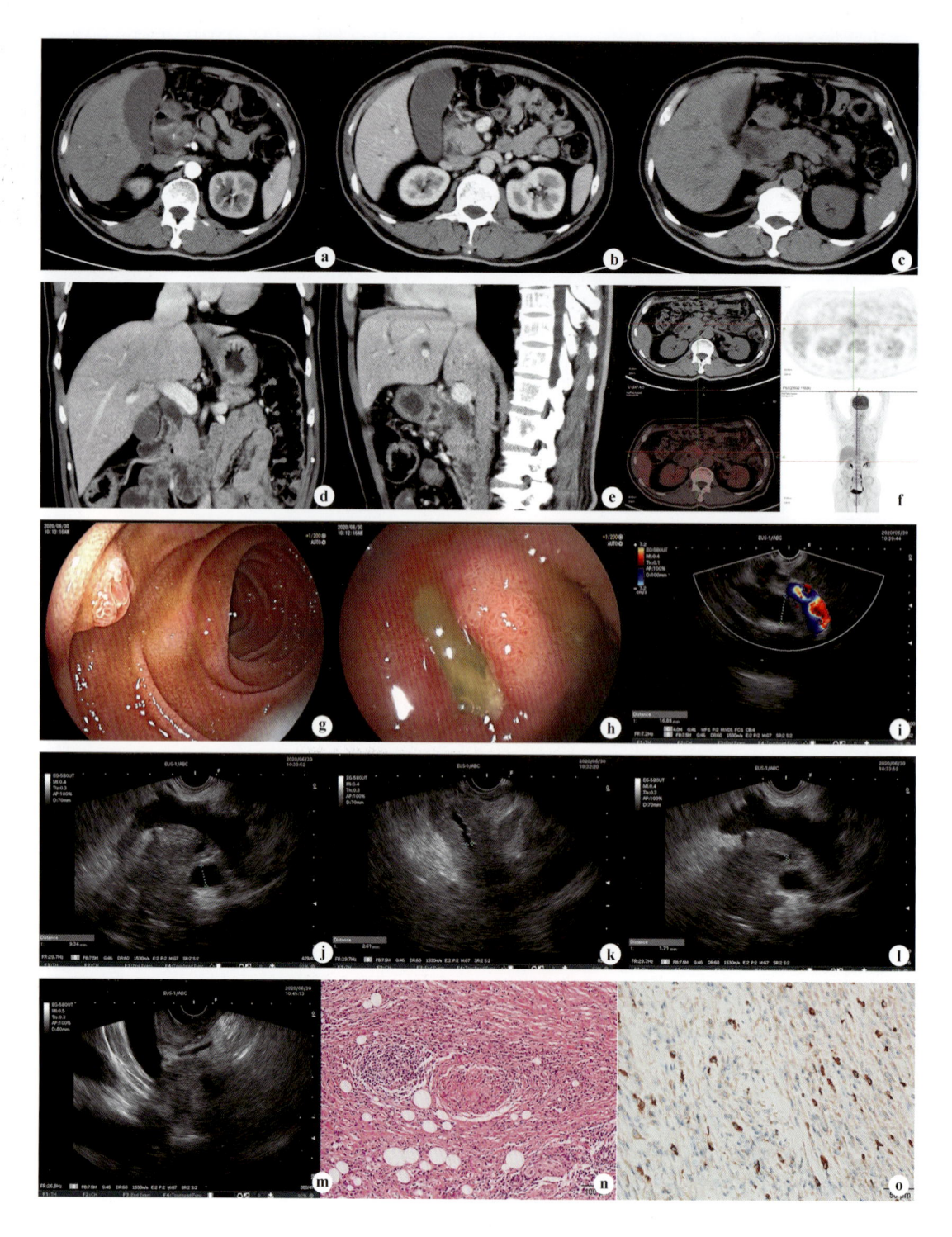

胰胆线阵超声内镜影像病理图谱（第二辑）

（乔伟光）

第 4 章　胰腺实性及囊实性疾病

病例 68

【病情简介】　女，75 岁。黄疸 1 周余。既往史：有高血压，有心律失常病史。无烟酒嗜好，无糖尿病病史。

【实验室检查】　血常规：WBC 5.06×10^9/L，肝功能：TBIL172.6μmol/L，DBIL 108.1μmol/L，AST 166U/L，ALT 161U/L；CEA、CA19-9：正常。免疫抗体全套：阴性。

【影像学检查】　全腹部 CT 增强：①胰头增大呈团块样改变，胆总管下段显示不清，肝内外胆管及胰管体尾部扩张；②胰腺体尾部改变，考虑胰腺炎；③胰头颈交界区囊性灶。

【治疗】　口服泼尼松治疗。

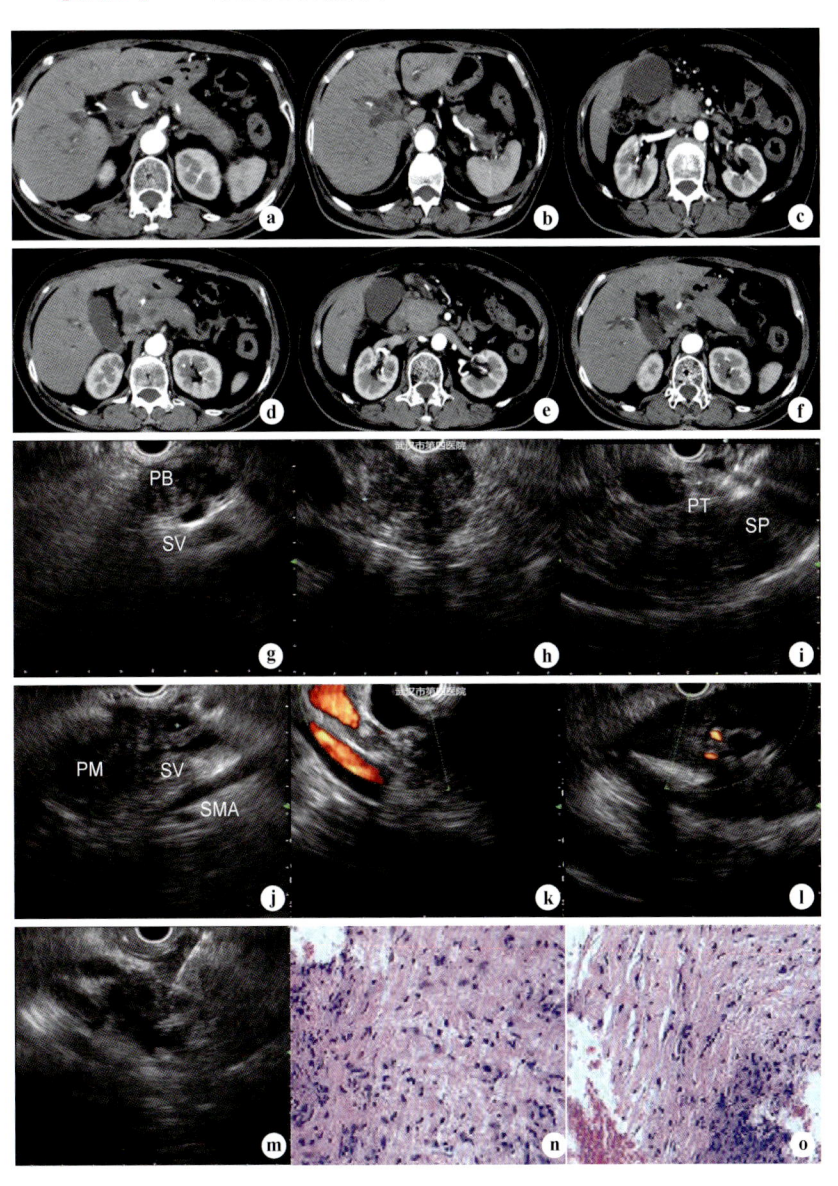

图像要点

CT：全腹部 CT 增强示胰头部增大呈团块样改变，增强后强化尚均匀，周边见多发小淋巴结显示；胰头颈交界区见囊样影，直径约 1.0cm，增强后未见强化，胰腺体尾部周围脂肪间隙稍模糊（a～f）。

EUS：胰头体尾实质回声减弱，回声欠均匀，主胰管节段性扩张，胰腺边缘不规则。肝内外胆管、胆总管中上段明显扩张，用 19G 穿刺针对胰头占位经十二指肠行 EUS-FNA 2 次（g～m）。

组织病理：结合免疫组化 IgG4/IgG＞30%，考虑胰腺 IgG4 硬化性相关性病变（n、o）。

最终诊断：自身免疫性胰腺炎（AIP）。

（郭秋霞　丁祥武）

病例 69

【病情简介】 女，54岁。体检发现胰腺占位4日，于某医院行上腹部CT示肝内胆管轻度扩张、胆管壁可疑略厚；腹主动脉旁多发小淋巴结显示。行超声检查示胰头区低回声占位，肝内外胆管扩张；脂肪肝；胆囊胆泥淤积。当时有腹胀，有消瘦。

【实验室检查】 肿瘤标志物：CA19-9、CA242、CEA、CA125、AFP等正常，血糖：5.15mmol/L，γ-GT 151U/L，碱性磷酸酶：207U/L，肝功能、肾功能、血常规、凝血指标等均正常，IgG4 10.3g/L。

【影像学检查】 见图像要点。

【治疗】 醋酸泼尼松治疗。

> **图像要点**
>
> MRI：fsT2WI横断面序列见胰腺（白粗箭）形态肿胀、信号弥漫性增高，主胰管节段性轻度扩张（a、b），DWI横断面序列胰头部（白粗箭）信号增高（c），fsT1WI横断面平扫序列胰头部（白粗箭）信号不均匀减低（d），增强动脉期及静脉期胰头部（白粗箭）呈轻度进行性强化（e、f），fsT1WI增强延迟期冠状面序列胆总管胰头段狭窄（蓝粗箭）伴上游管腔扩张（g）。
>
> EUS：胰腺实质回声偏低，胰管可见节段性狭窄扩张，管壁回声偏高。进镜至十二指肠球降部，内镜下十二指肠乳头未见明显异常，胰头部呈肿块样低回声改变，大小约3.63cm×2.30cm，内部回声均匀，病灶包绕胆总管下段，呈对称性狭窄，胆管壁呈轻度对称性均匀增厚，病灶紧贴门静脉，无侵犯表现。胆囊壁不均匀增厚。于胰头处行EUS-FNA（h～y）。细胞学（HE ×200）示：均见纤维细胞，少量淋巴细胞，未见恶性依据（z、z1）。胰腺穿刺组织内见少量破碎腺上皮（黑箭），未见肯定恶性证据（z2）。患者激素治疗1年后复查MRI：fsT2WI横断面序列见胰头部（黄粗箭）肿胀较老片减轻（z3），DWI横断面序列胰头部（黄粗箭）信号较老片减低（z4）。
>
> 最终诊断：自身免疫性胰腺炎（AIP）。

第 4 章　胰腺实性及囊实性疾病

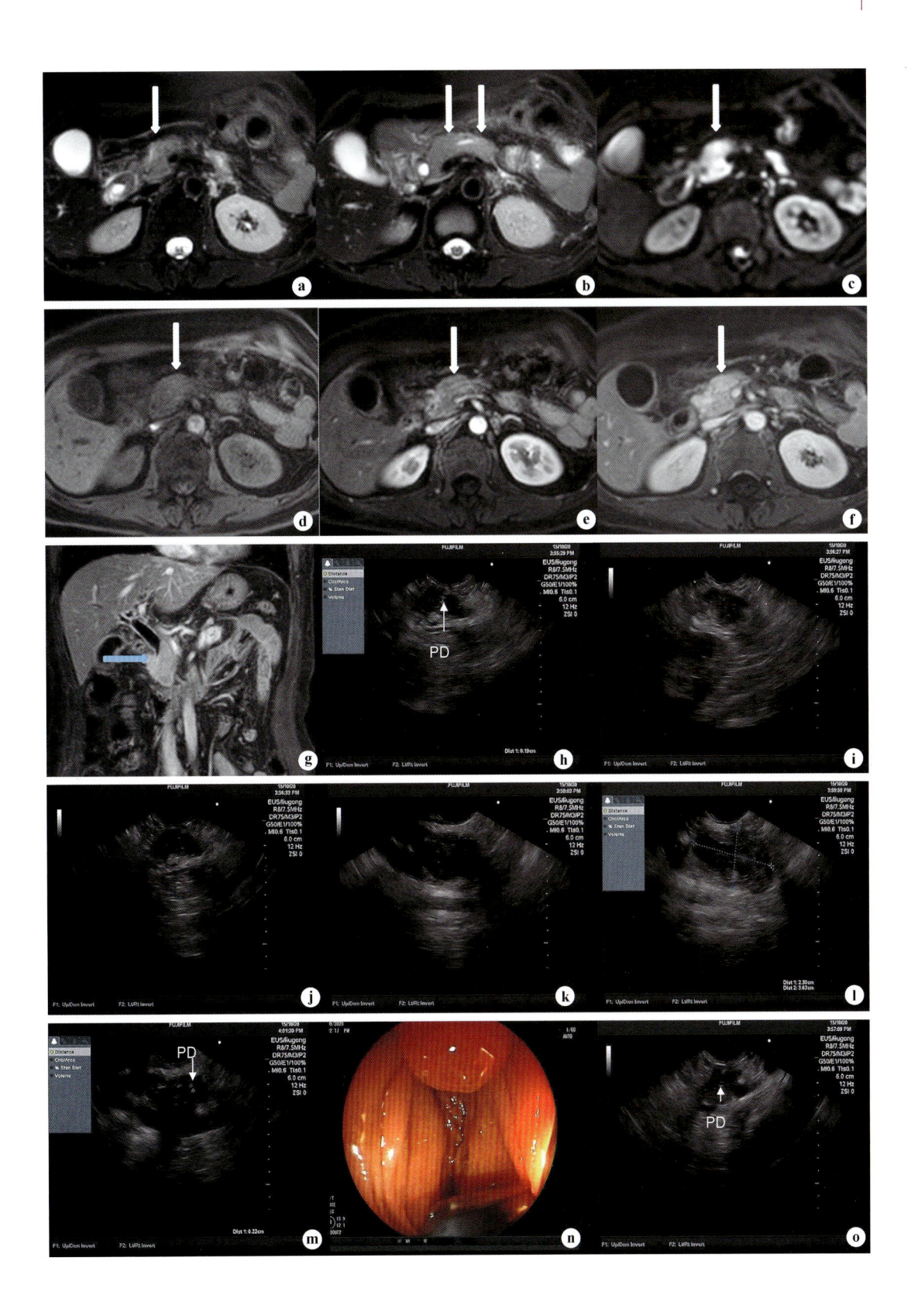

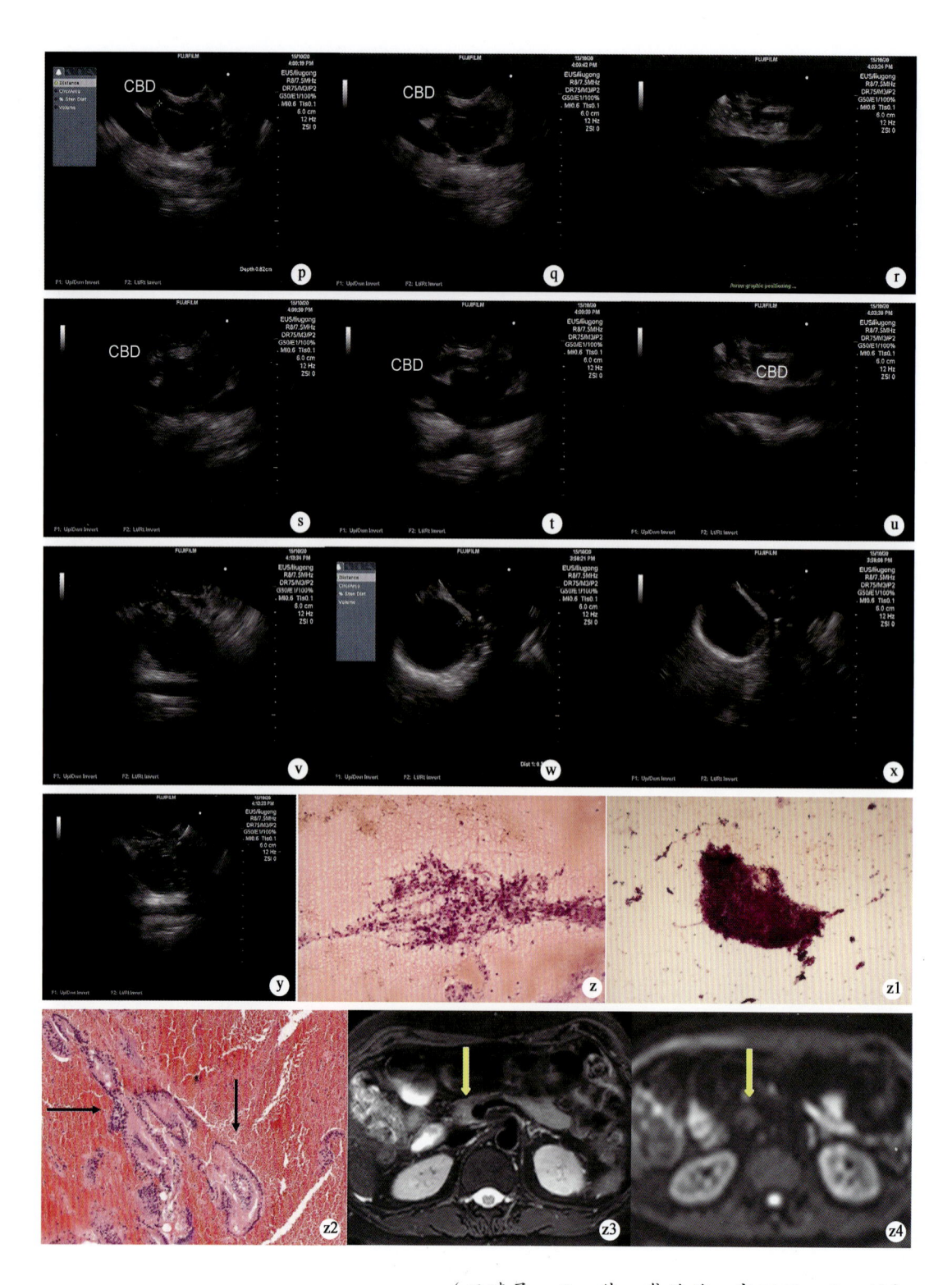

102 胰胆线阵超声内镜影像病理图谱（第二辑）

（王晴柔　王　伟　龚婷婷　高丽丽　王　婷）

第4章 胰腺实性及囊实性疾病

【病情简介】 男，39岁。腹胀2个月，黄染1周。腹部超声检查示：肝内外胆管增宽，胰头钩突部低回声病变。入院后诊断为AIP。激素治疗一年后复查。无烟酒嗜好，无糖尿病病史。

【实验室检查】 肝功能：ALT 317U/L，AST 132U/L，TBIL 177μmol/L，DBIL 133μmol/L，GGT 962U/L，AKP：636U/L；CA19-9 311U/L；IgG4 2.75g/L；WBC 6.04×10^9/L，嗜酸性粒细胞 15.7%，肾功能及凝血指标等均正常。

【影像学检查】 治疗前CT：胰腺实质强化弥漫性减低，考虑自身免疫性胰腺炎。MRCP：胆总管下段显影不清，继发肝内外胆管扩张，考虑低位胆道梗阻。ERCP：胆总管下段狭窄，胆总管内引流术。治疗后CT：胰腺正常。

【治疗】 ERCP+胆管内引流术，激素治疗。

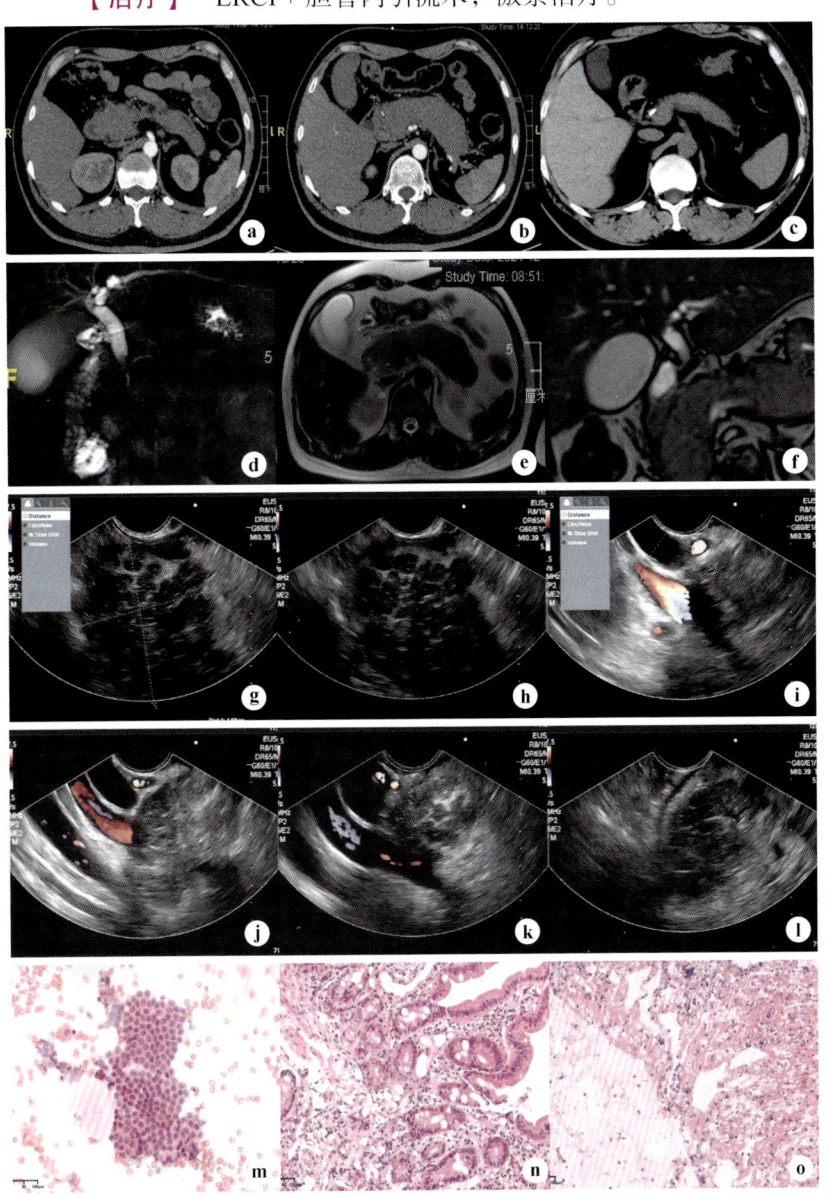

图像要点

CT：胰腺增粗，形态饱满，表面毛糙，胰腺实质强化弥漫性减低，胰管未见扩张，胰腺周围脂肪间隙模糊（a、b）；激素治疗1年后CT：胰腺大小形态正常，密度均匀（c）。

MRI：胆总管扩张，胆总管最大径约为1.2cm，胆总管下段显影不清，胰管未见扩张（d）；胰腺增粗（e、f）。

EUS：胰腺各径增大，胰头直径大小4.7cm，实质回声明显减低，增粗，呈多发小结节状改变，可见多发线状强回声，呈条索样改变（g～l）；治疗后胰头直径2.6cm，胰腺实质回声不均匀，增粗增强，可见线条状强回声（i）；治疗前胆总管扩张，胆总管壁无增厚，胆总管壁层次清晰，胆总管胰腺段受阻，狭窄，其上方胆总管扩张，胆总管内见淤积胆汁（j）；FNA见淋巴细胞及嗜酸性粒细胞（m）；十二指肠乳头黏膜慢性炎（n、o）。

最终诊断：自身免疫性胰腺炎（AIP）。

（徐洪雨 姜洁）

病例 71

【病情简介】 男，51岁。体检发现胰头占位1个月，自感疼痛。无吸烟酗酒史，无糖尿病病史。

【实验室检查】 肿瘤标志物：CA19-9 8.6U/ml，NSE 18.4ng/ml，CA242、CEA、CA125、AFP等正常，血糖5.8mmol/L，肝功能、肾功能、血常规、凝血指标等均正常，IgG4 8.58g/L。

【影像学检查】 CT、MR增强：胰颈体部团块样改变，考虑肿块型胰腺炎可能大（AIP？），侵犯脾动静脉；胰体尾部明显萎缩；肝门区、贲门旁、腹主动脉旁淋巴结显示。MRCP：胰胆管系统未见明显异常。PET/CT：①胰腺体部软组织肿块，考虑恶性病变可能；②双侧颌下、双侧颈部、左侧锁骨上、纵隔、双肺门、右侧腋窝、后腹膜主动脉旁、右侧盆腔内、左侧腹股沟区多发淋巴结显示，考虑肿瘤转移可能。10个月后复查CT、MRI：胰颈体部团块样改变，考虑肿块型胰腺炎可能大（AIP？）。

【治疗】 休息、随访复查。

图像要点

CT：CT平扫、增强（a~d）胰腺体部低密度肿块，增强后轻度强化。MRI T2WI（d）呈稍高信号，DWI（e）呈高信号，多期增强（f~h）呈渐进性延迟强化。PET/CT（放射药物：^{18}F-FDG）胰腺体部软组织肿块，大小约4.8cm×3.2cm，放射性摄取增高，SUV$_{max}$8.3，远端胰尾部萎缩（i）。

EUS：胰腺体部见一低回声病灶，其中一个截面大小为3.75cm×4.31cm，内部回声欠均匀，边界清晰，余胰腺实质回声偏低，尾部萎缩，胰管纤细。胆总管无扩张，胆总管管壁均匀增厚，最厚处0.30cm。肝门部见一淋巴结影，大小0.71cm×0.92cm。余血管及胰周淋巴结未见异常。胰腺体部行EUS-FNB（g~q）。

细胞学涂片DQ ×200：见少量腺泡细胞及散在炎细胞（r）。HE ×200：见排列成紧密的葡萄状簇状的腺泡细胞，少量纤维细胞（s）。胰腺穿刺标本内见少量腺泡组织（黑箭）及少量破碎的胰管上皮（蓝箭，t）；胰腺穿刺标本内局部腺泡萎缩（红箭），间质纤维组织增生伴炎症细胞浸润（红色星号，u）。10个月（期间休息、有时饮酒，无服用药物治疗）后复查，胰颈体部团块样改变，对比前片略好转（v~x），见图z、z1。

最终诊断：自身免疫性胰腺炎（AIP）。

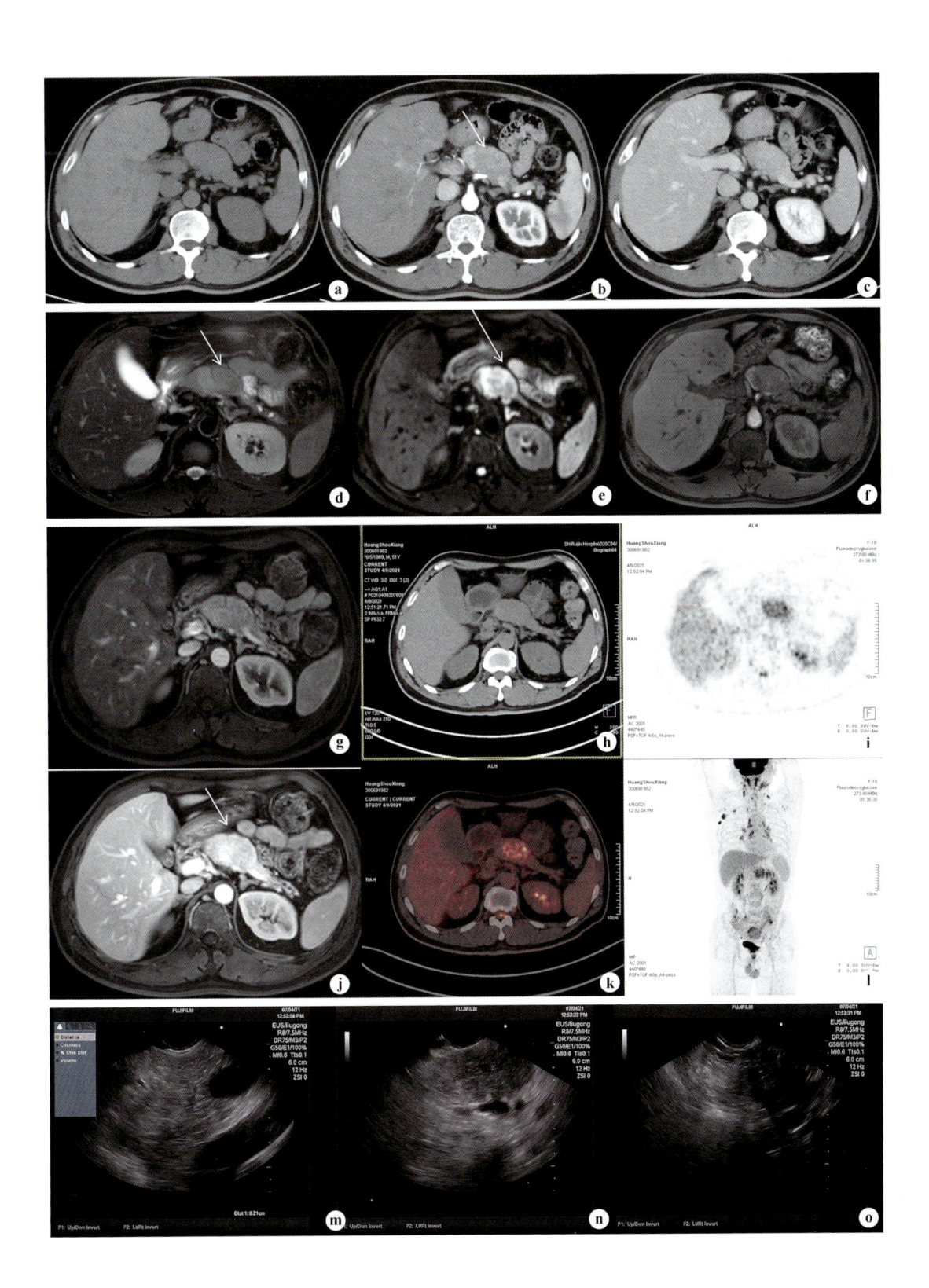

第 4 章 胰腺实性及囊实性疾病　　105

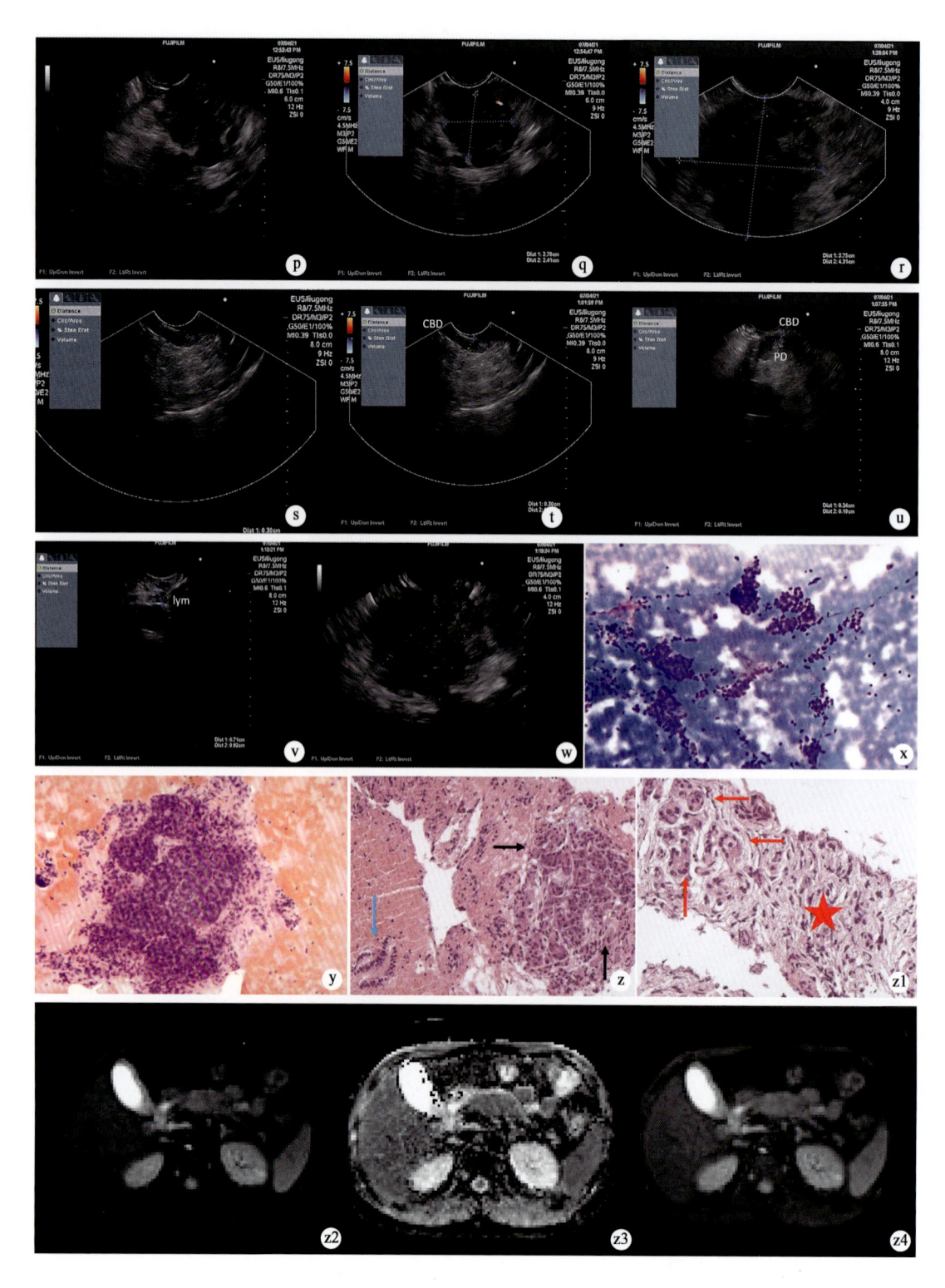

106　胰胆线阵超声内镜影像病理图谱(第二辑)

(朱乃懿　王　伟　龚婷婷　高丽丽　王　婷)

第 4 章　胰腺实性及囊实性疾病

病例 72

【病情简介】　男，71 岁。腹胀、皮肤巩膜黄染 1 个月。患者 1 个月来进食后腹部胀痛，伴皮肤巩膜渐黄染，无发热、呕吐，外院就诊察 TBIL 37.8μmol/L，MRCP 示胆总管下段鸟嘴样狭窄闭锁，予以抗感染、护肝退黄等治疗后，胆红素持续上升。吸烟 40 年，1 包 / 天；饮酒 10 余年，已戒酒 30 年。本次外院住院期间发现血糖升高，暂未治疗。

【实验室检查】　肿瘤学指标：CA19-9、CEA、CA125、AFP 等正常；血糖：9.4mmol/L；HbA1c 6.8%；肝功能：TBIL 177.6μmol/L，CB 106.4μmol/L，ALT 111.1U/L，AST 100.3U/L。肝病酶学：AKP 232.4U/L，GGT 317.5U/L。肾功能、血常规及凝血指标等均正常；IgG4 13.6g/L。

【影像学检查】　CT：胰腺形态改变、不均匀强化，胆总管下段截断、胆总管及肝内胆管扩张；自身免疫性胰腺炎可能性大。MRCP：胆总管、主胰管稍扩张。

【治疗】　激素（泼尼松 50mg，1 次 / 日），胰岛素降糖治疗。

【随访】　激素逐渐减量，1 周减量 1 片，最后 5mg/ 次，1 次 / 日维持。

	TBIL（μmol/L）	CB（μmol/L）	ALT（U/L）	AST（U/L）	AKP（U/L）	γ-GT（U/L）
激素治疗 1 个月	43.1	23.3	70.3	32	198.7	436
激素治疗 2 个月	15.1	10.1	49.9	26.7	137	115

图像要点

CT：胰腺整体肿胀，胰头部明显，边缘正常羽毛结构消失（a、b），呈腊肠样改变（黄箭），胰腺周围、腹膜后及肝门可见多发小淋巴结；胰腺强化欠均匀，胆总管下段截断，以上胆总管及肝内胆管扩张（c），最宽约 16mm。

MRI：胰头部可见不规则长 T1 长 T2 信号灶，增强后呈不均匀强化；胰周及腹膜后多发小淋巴结；胆囊体积增大（d）。

MRCP：肝内外胆管未见明显扩张，未见明显充盈缺损（e）；胆总管内径 13mm，主胰管轻度扩张，管径约 6mm（f）。

EUS-FNA：胆囊肿大，较多沉积物（g），十二指肠扫查胰腺实质肿大，回声稍低，可见散在钙化（h～j），胆管内径约 10.8mm，胆管壁稍厚，可见沉积物（k）。

组织病理：胰腺穿刺涂片检见少量淋巴细胞及中性粒细胞（m）。胰腺穿刺活检标本见少量胰腺腺泡及导管上皮（红箭），伴炎细胞浸润（n、o）。免疫组化：IgG（少数 +），IgG4（个别 +）。

最终诊断：自身免疫性胰腺炎（AIP）I 型。

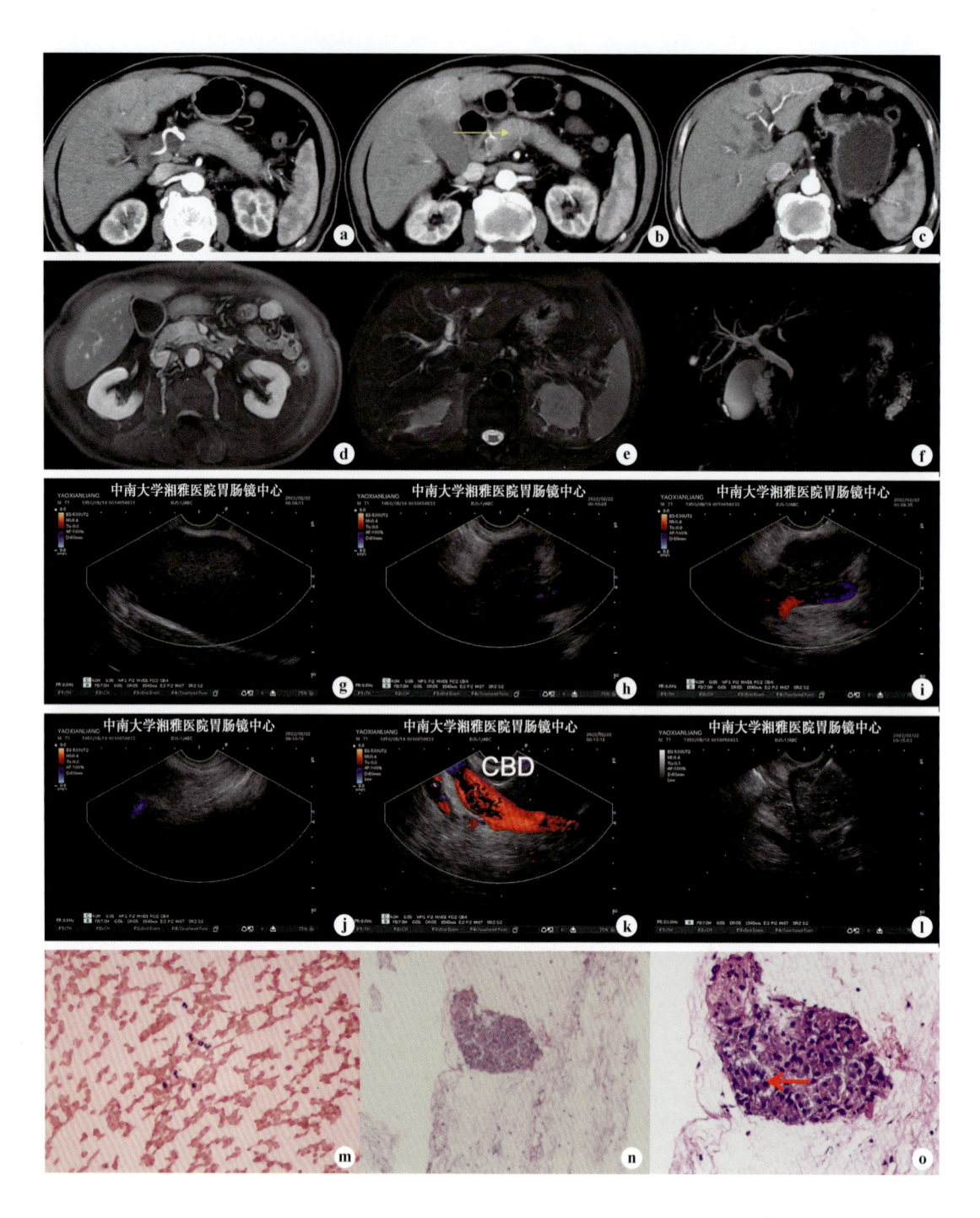

108　胰胆线阵超声内镜影像病理图谱（第二辑）

（李　乾　严　璐）

第 4 章 胰腺实性及囊实性疾病

病例 73

【病情简介】 男，56 岁。上腹痛 2 个月，皮肤巩膜黄染 10 天。患者 2 个月前无明显诱因出现上腹痛，向背部放射，夜间为甚，余无特殊不适，门诊 CT 检查考虑胰腺炎可能性大。外院予以禁食、护胃等治疗后，腹痛无缓解，10 天前出现皮肤巩膜渐黄、尿黄，为求进一步诊治入院治疗。吸烟 20 年，1 包/日；无饮酒嗜好。无糖尿病病史。

【实验室检查】 肿瘤学指标：CEA 正常，CA 19-9 125.99U/ml；肝功能：TBIL 127.1μmol/L，CB 76.9μmol/L，ALT 98.5U/L，AST 38.2U/L。肝病酶学：AKP 159.9U/L，GGT 89.0U/L。血常规、肾功能及凝血指标等均正常；IgG4 15.7g/L。

【影像学检查】 腹部盆腔 CT 平扫增强：胰腺改变：考虑胰腺炎可能性大。MRCP：①胰腺稍肿胀，请结合临床；②左肝、肝总管、胆总管扩张，原因待查：炎性改变？

【治疗】 激素（泼尼松 30mg/次，1 次/日）治疗。

【随访】 激素治疗 3 个月后复查：肝功能：TBIL 17.7μmol/L，CB 8.8μmol/L，ALT、AST 正常。肝病酶学：AKP 135.8U/L，γ-GT 202.7U/L。复查胰腺 CT 平扫：①胰腺肿胀较前明显减轻好转，胰周多发小淋巴结较前减少、减小。②肝内外胆管轻度扩张同前。建议患者继续每 2 周减量 1 片，至 3 片后维持。

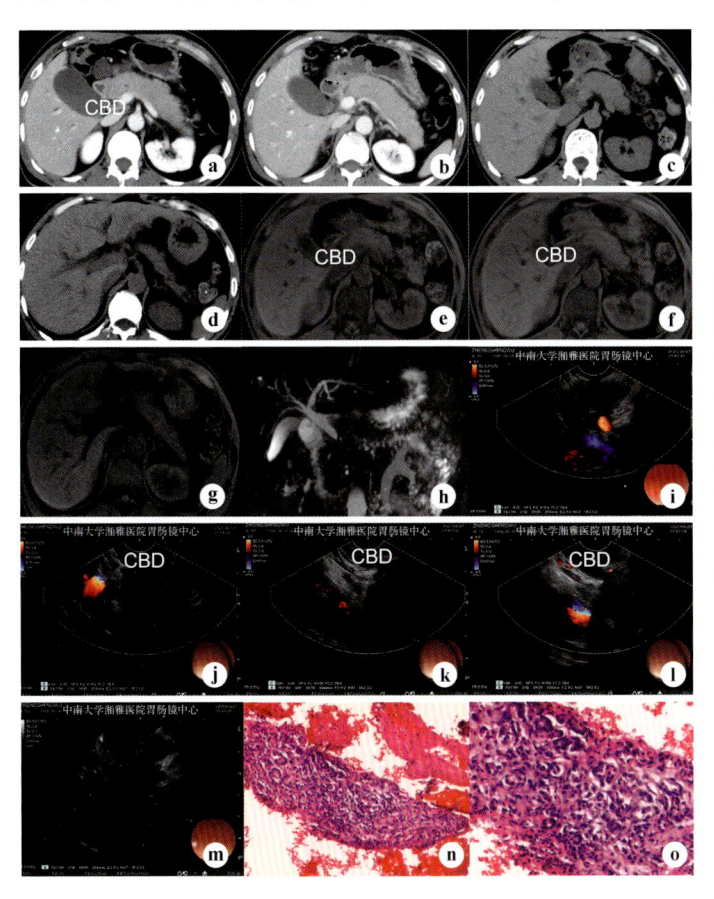

图像要点

CT：胰腺肿胀，以胰头肿胀明显，周围脂肪间隙模糊，可见数个小淋巴结，最大短径约 6mm，增强后胰头及钩突部均匀强化，胰体尾部强化较胰头稍减低（a、b）。激素治疗 3 个月后 CT 复查：胰腺肿胀较前明显减轻，周围脂肪间隙清晰（c、d）。

MRI：胰腺稍肿胀，其内未见明显异常信号灶及异常强化灶，周围脂肪间隙尚清（e～g）。

MRCP：肝内、外胆管走行自然，肝左管扩张，较宽处约 7mm，肝总管扩张，较宽处约 8mm，胆总管内径为 9mm；主胰管未见扩张（h）。

EUS-FNA：胰腺实质回声低，胰体胰头稍肿大，未见明显占位声像（i、j），胆总管内径约 6.5mm，胆总管壁向心性增厚（k、l），胰管无扩张，于胰腺颈体部穿刺（m）。

组织病理：胰腺穿刺涂片未见癌细胞（n、o）。

最终诊断：自身免疫性胰腺炎（AIP）I 型。

（李　乾　严　璐）

病例 74

【病情简介】 男，55 岁。反复腹痛 3 个月余，皮肤巩膜黄染 1 个月。患者 3 个月前饮酒后出现上腹疼痛，外院就诊考虑急性胰腺炎，对症支持治疗后好转。但患者仍有间断上腹胀痛，1 个月前出现皮肤巩膜黄染，腹痛加重，并解陶土色大便。吸烟 10 余年，20 支/日。饮酒 10 余年。无糖尿病病史。

【实验室检查】 肿瘤学指标：CEA、CA 19-9 均正常；血糖：7.41mmol/L；HbA1c 6.8%；肝功能：TBIL 143.3μmol/L，CB 90.3μmol/L，ALT 88.8U/L，AST 37.6U/L。肝病酶学：AKP 154.1U/L，GGT 183.5U/L。血常规、肾功能及凝血指标等均正常。IgG4 6.7g/L。

【影像学检查】 胰腺 CT 平扫增强：①慢性胰腺炎；②肝右后叶上段小囊肿。MRI+MRCP：胰头改变，考虑自身免疫性胰腺炎可能性大。胆总管下段受累并肝内外当扩张。

【治疗】 激素（泼尼松 40mg/次，1 次/日，根据病情调整），继发性糖尿病，予以胰岛素降糖治疗。

【随访】 激素逐渐减量，1 周减量 1 片，最后 5mg/次，1 次/日维持。激素治疗 3 个月后复查胰腺 CT 平扫增强：慢性胰腺炎，胰腺肿胀较前缓解。

	TBIL（μmol/L）	CB（μmol/L）	ALT（U/L）	AST（U/L）	AKP（U/L）	γ-GT（U/L）
激素治疗 2 个月	48.5	27.8	80.3	33.5	/	/
激素治疗 3 个月	17.9	9.5	82.3	36.5	69.4	27.6

图像要点

CT：胰腺肿胀，羽毛状结构消失，边缘尚光滑，增强后胰腺强化稍欠均匀，部分周围脂肪间隙模糊，主胰管未见扩张（a～c）。激素治疗 3 个月后 CT 复查：胰腺肿胀较前缓解，羽毛状结构较前清晰，增强后胰腺均匀强化，周围脂肪间隙较前清晰（d）。

MRI：胰腺弥漫性增大，呈腊肠样改变，其信号较均匀，强化较均匀，胰腺边缘较模糊（e、f）。

MRCP：胆总管于胰头处突然截断（g，黄箭），其以上肝内外胆管及胆总管明显扩张，胆总管较宽处内径约 17mm，胰管稍扩张，内径约 3.3mm（h、i，黄虚箭）。

EUS-FNA：整体胰腺实质肿胀，回声偏低，边界清，内部可见钙化灶（k、l），胰腺段以上胆总管内径约 15.5mm，管壁稍厚（m），胰腺段胆总管显示不佳，胰管无扩张。

组织病理：胰腺穿刺组织检见大量出血、坏死组织，极少量散在炎细胞浸润（n、o）。

最终诊断：自身免疫性胰腺炎（AIP）I 型。

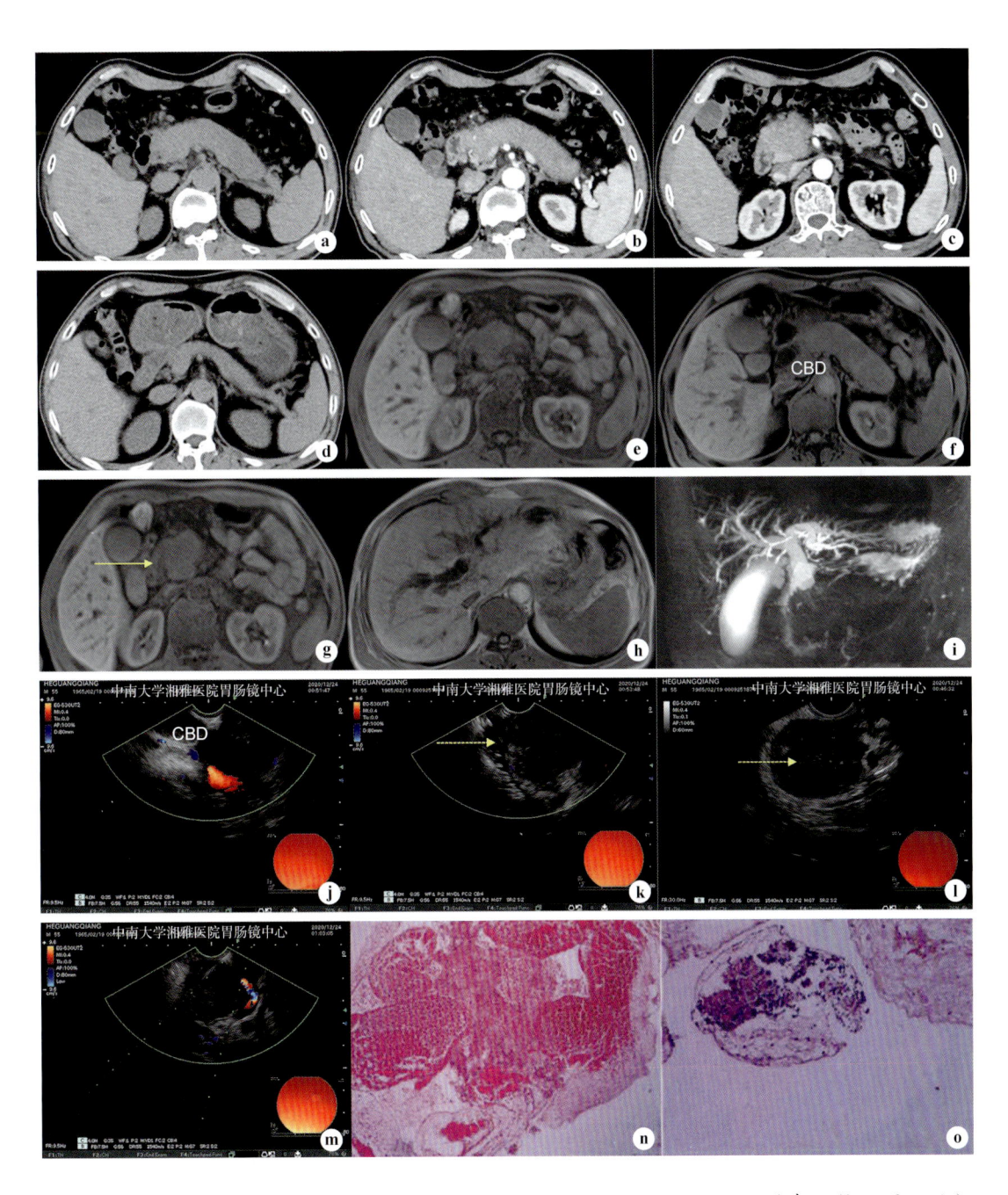

第 4 章　胰腺实性及囊实性疾病　111

（李　乾　严　璐）

病例 75

【病情简介】 女，70岁。上腹部胀痛6年，再发4个月。反复胃镜检查提示胃炎，给予口服胃药治疗无法缓解。

【实验室检查】 肿瘤学指标：CA19-9 6.15U/ml，CEA 0.93ng/ml、CA125 6.51U/ml、AFP 5.65ng/ml；血糖：6.87mmol/L；肝功能：ALT 16U/L，AST 19U/L，ALP 59U/L，GGT 14U/L，肾功能、血常规及凝血指标等均正常。IgG4 70.4mg/dl。

【影像学检查】 CT：肝内外胆管扩张，胆总管下端显示不清。

【治疗】 胰酶肠溶胶囊。

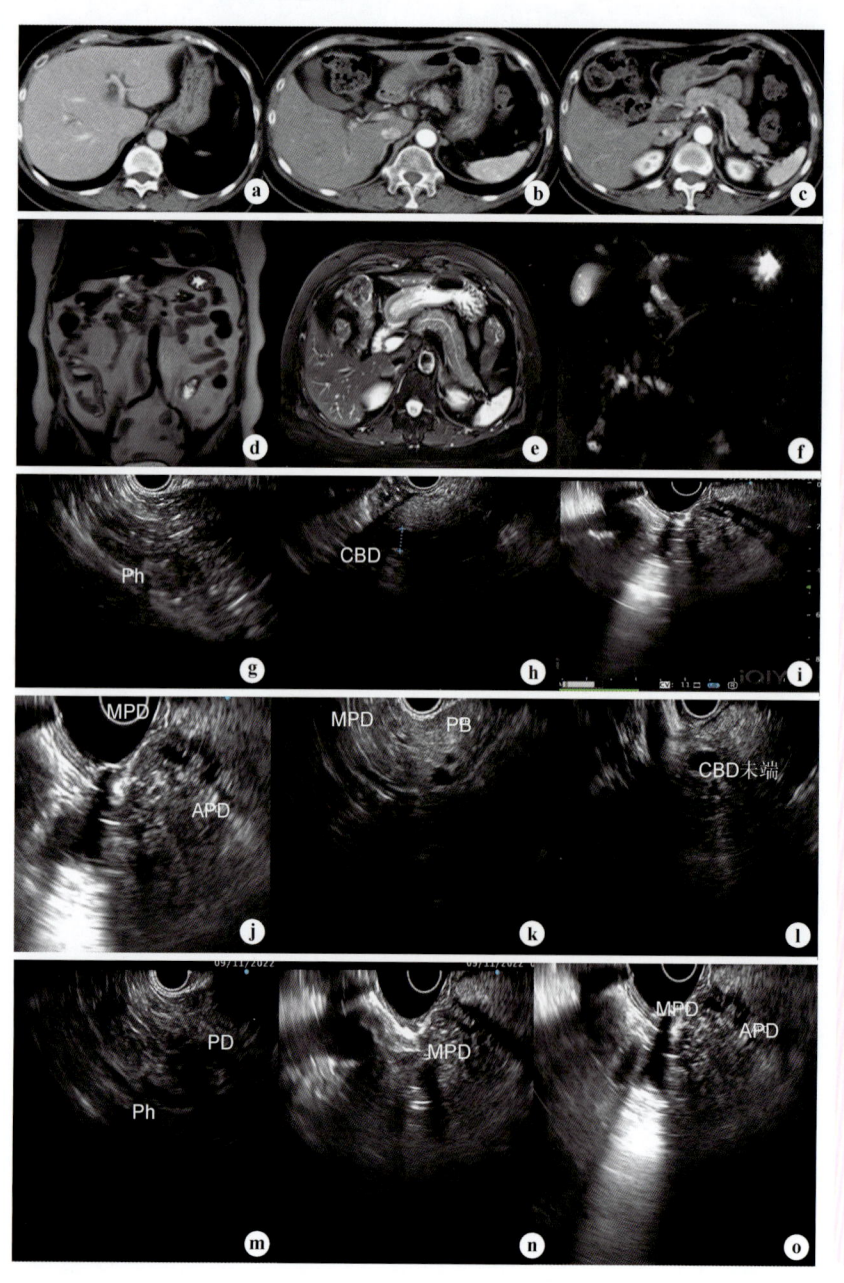

图像要点

CT：肝内外胆管扩张（a），胆总管上端增宽（b），胰管可见（c）；

MRCP：胆总管下端狭窄，主胰管胰头可见，胰体尾未见（d），副胰管可见（e），胆总管上端扩张，下端狭窄，主胰管胰头可见，胰体尾未见，副胰管头、体尾清晰可见（f）。

EUS：胰腺头部回声变低，可见散在线状强回声改变（g），胆总管增宽（h），胆总管末端近乳头侧（i），可见主胰管、副胰管（j）、胰腺体部主胰管（k）、胆总管末端变细（l），胰头部胰管可见，不宽（m），主胰管（n），主胰管、副胰管无交通（o）。

最终诊断：胰腺分裂。

（刘 芳）

第 4 章 胰腺实性及囊实性疾病

病例 76

【病情简介】 女，33 岁。右季肋区疼痛不适 10 天。

【实验室检查】 肿瘤学指标：CA19-9、CEA：正常；肝功能、肾功能、血常规及凝血指标等均正常。

【影像学检查】 CT：门腔间隙间、胰头与下腔静脉间肿物，淋巴结病变可能大，淋巴结结核？请结合活检。腹膜后多发淋巴结，随诊观察。

【治疗】 抗结核治疗。

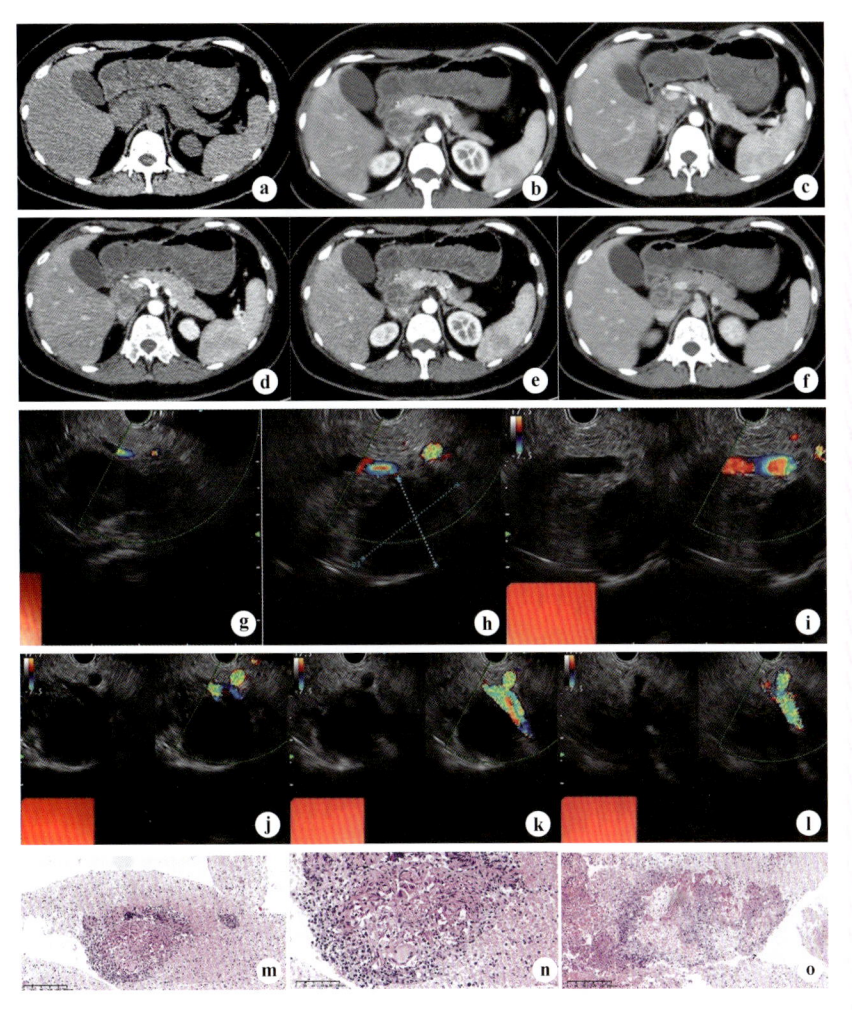

图像要点

CT：门腔间隙间、胰头与下腔静脉间不规则肿物，大小约 4.2cm×2.8cm，边界尚清，平扫稍低密度，增强扫描各期均呈多发融合状环形强化。腹膜后见多发淋巴结，大者短径约 0.9cm。余盆腔、双侧腹股沟区未见明确肿大淋巴（a～f）。

EUS：胰腺头部低回声病灶，内部回声高低不均匀，边缘较规则（g～l）。

组织病理：坏死及炎性渗出组织中可见小灶肉芽肿形成，散在多核巨细胞，形态考虑慢性肉芽肿性炎，不除外结核，请结合临床。特殊染色结果显示：1～3 号抗酸染色（−）（m～o）。

最终诊断：胰头结核。

（楚江涛 贺 舜 王贵齐）

病例 77

【病情简介】 女，52岁。查体发现胰腺颈部肿物1个月。

【实验室检查】 肿瘤学指标：CA19-9 62.4U/L，CEA 9.84ng/ml；肝功能、肾功能、血常规及凝血指标等均正常。

【影像学检查】 CT：胰腺颈部密度不均匀区，请结合临床及MRI。MRI：胰腺颈部结节，警惕恶性，请结合临床。

【治疗】 胰体尾+脾切除术。

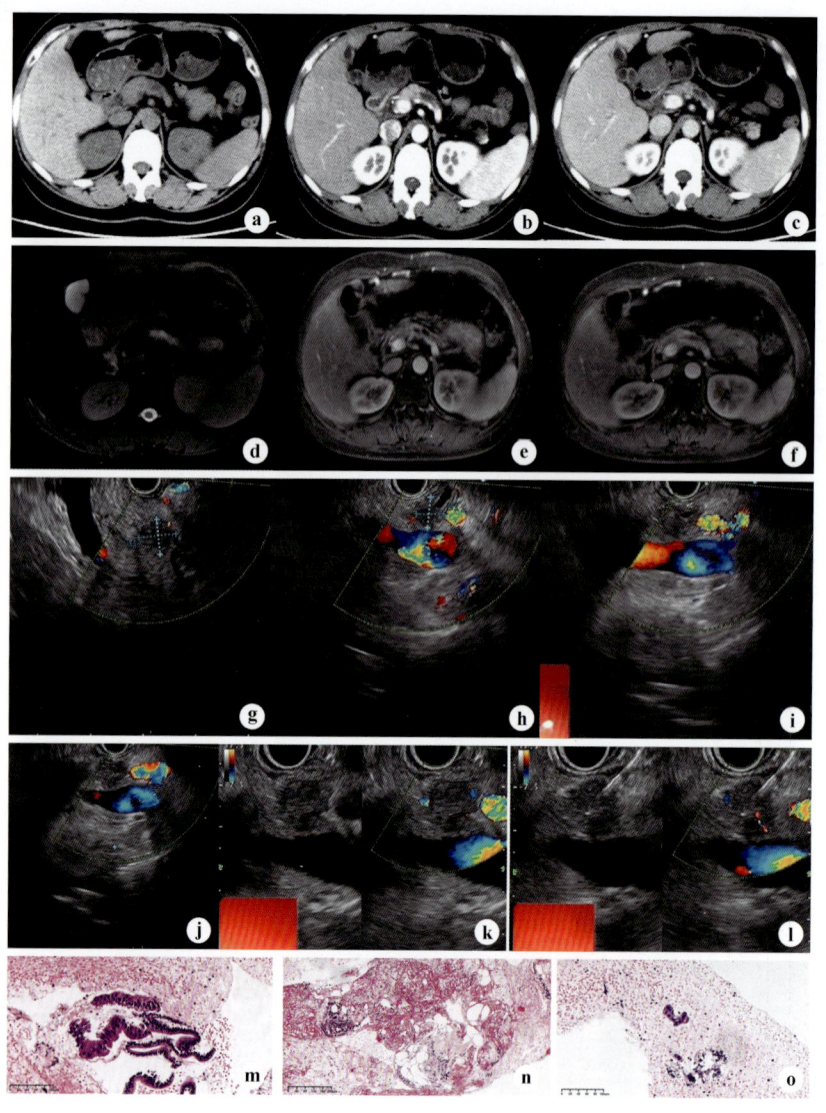

图像要点

CT：胰腺颈部见密度不均匀区，边界欠清，大者约1.4cm×0.8cm，增强扫描不均匀强化，远端胰管扩张。肝硬化。腹盆腔、腹膜后未见明确肿大淋巴结（a～c）。

MRI：胰腺颈部见异常信号结节，大者约1.1cm×0.8cm，T1WI呈稍低信号，T2WI/Fs呈稍高信号，DWI高信号，增强扫描不均匀强化，与脾动静脉贴邻，远端胰管扩张。肝硬化。腹腔、腹膜后未见明确肿大淋巴结（d～f）。

组织病理：（EUS-FNA）坏死物中见少许异型腺上皮细胞团，可疑腺癌。

外科手术后病理（胰体尾+脾切除）：送检胰腺组织全部取材，可见胰腺导管高级别上皮内瘤变（PanIN）。周围胰腺组织呈慢性胰腺炎，伴腺泡萎缩和胰岛细胞增生，局部神经内分泌微小腺瘤（NET，G1，镜下最大径0.2cm）形成（m～o）。

最终诊断：胰腺导管高级别上皮内瘤变（PanIN）。

（楚江涛 贺舜 王贵齐）

第 4 章 胰腺实性及囊实性疾病

病例 78

【病情简介】 女，68岁。上腹痛2个月余。外院上腹部CT示胰腺体尾部后下缘肿块伴钙化。无烟酒嗜好，无糖尿病病史。

【实验室检查】 肿瘤学指标：CA19-9、CEA、CA125、AFP等正常；血糖、肝功能、肾功能、血常规及凝血指标等均正常。

【影像学检查】 CT：胰腺尾部异常密度，考虑囊腺瘤可能。

【治疗】 腹腔镜下胰体尾+脾切除术。

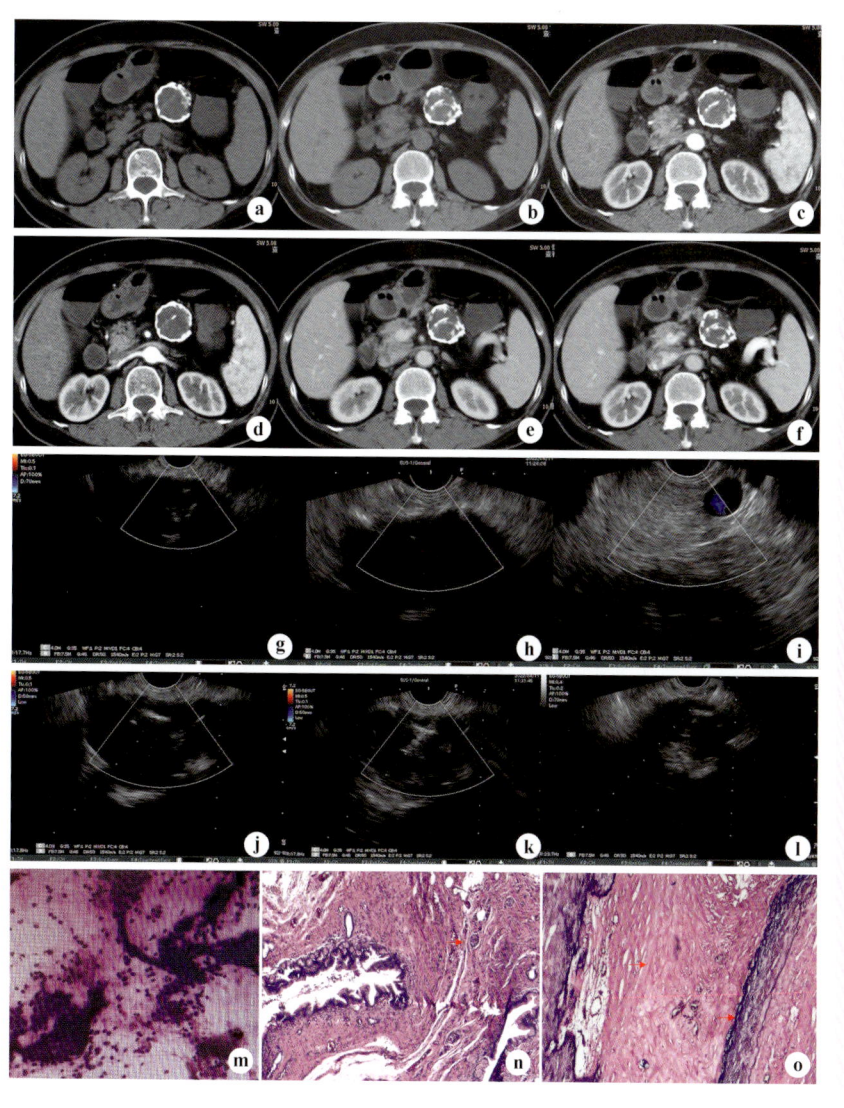

图像要点

CT：平扫胰腺尾部团块混杂密度影，大小约39.2mm×38.9mm，边界清楚，边缘见蛋壳样钙化，内见分隔样钙化，各期增强后未见强化（a～f）。

EUS：胰腺尾部低密度回声影，边缘清晰、回声较强，后方伴声影（g～l）。

组织病理：骨性囊性包块，切开切面内见灰红、灰褐色坏死物，包膜质硬，予以脱钙，其旁可见部分胰腺组织；骨性囊性包块镜检为增生的纤维结缔组织伴玻璃样变性及钙化、骨化，囊内为陈旧性出血，未见确切上皮，考虑为非肿瘤性病变（m～o）。

最终诊断：胰腺骨性囊性包块。

（王兵兵 梅 俏）

病例 79

【病情简介】 女，39岁。因上腹痛1周，加重4小时入院。患者1周前无明显诱因出现上腹痛，为剑突下持续性胀痛，无放射痛，无恶心、呕吐，无畏寒、发热。于当地医院行腹部CT，胰腺尾部占位，考虑恶性不除外。4小时前患者腹痛症状加重，就诊我院。既往史、家族史无特殊。

【实验室检查】 血淀粉酶、脂肪酶正常；肝功能、肾功能、电解质、血常规均正常；肿瘤标志物：CEA、AFP、CA19-9均正常。

【影像学检查】 腹部MRI：胰尾部上方病变，与邻近胃壁分界不清。考虑胰尾良性肿瘤。

临床诊断：胰尾部占位性质？恶性可能。

【治疗】 腹腔镜下胰体尾部切除+脾切除术+胃部分切除。

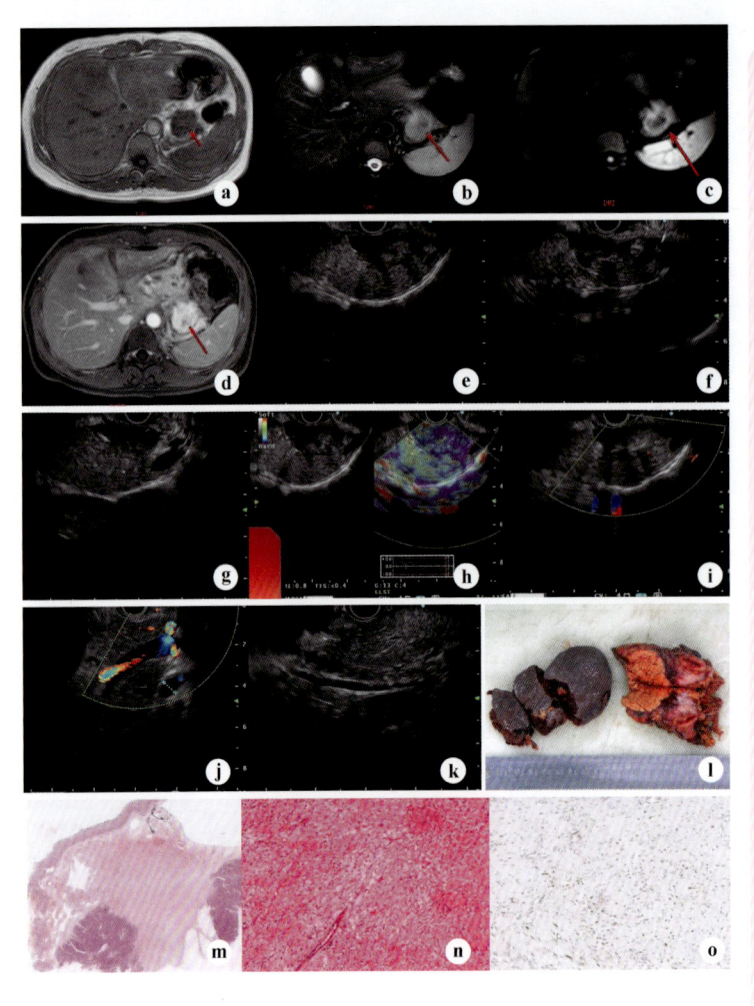

图像要点

MRI：胰尾部上方见一不规则长T1、长T2信号，DWI呈边缘高信号，中心低信号，相应ADC呈周围稍低信号，中心高信号，与邻近胃壁分界不清。增强后呈明显不均匀延迟强化（a~d）。

EUS扫查：胰腺尾部见不规则低回声包块，内回声不均匀，侵及胃壁固有肌层，弹性成像质地偏硬，血流信号不丰富（e~k）。术中探查见：肿瘤位于胰尾，向前侵及胃体后壁，向下侵及横结肠系膜。

组织病理：巨检见胰腺切面及胃肌壁内查见一体积4cm×3.5cm×3cm的肿物，质韧，侵达胰腺被膜，距胰管最近处0.2cm（l）。镜检见病变侵犯胃黏膜下次层及胰腺实质，未累及胰腺切除面（m）。胰腺周围（2个）淋巴结呈反应性增生。肿瘤由梭形细胞构成，呈束状排列（n）。细胞形态温良，核分裂象少见，部分间质可见胶原化，可见红细胞外渗。免疫组化：β-catenin（核+）（o）。

最终诊断：胰腺尾部韧带样纤维瘤病。

（董海燕）

【病情简介】 女，68岁。腹痛伴进行性进食后呕吐2个月。外院行胃镜提示非萎缩性胃炎，胃体多发黏膜下隆起，反复胃镜下活检提示慢性炎症，Hp（-）。无烟酒嗜好；无糖尿病病史。

【实验室检查】 肿瘤学标志物：CA19-9 122.8U/L，CEA、CA724、AFP等正常；血糖：6.72mmol/L；肝功能：TBIL 28.0 μmol/L，ALT 119 U/L，AST 77 U/L，余正常。肾功能、血常规、尿常规、凝血功能指标、心肌酶谱、肾功能、电解质、乙肝两对半等均正常。

【影像学检查】 CT：胃肿瘤性病变，侵犯肝左内叶缘、腹膜后腹腔干血管周围淋巴结。

【治疗】 全胃切除+淋巴结清扫+部分肝脏、胰腺组织切除，化疗，口服靶向药物（奥拉帕尼）。

图像要点

CT：胃壁肿瘤性病变（a、b），侵犯肝左内叶缘，胰腺实质未见明确病灶（c）。

胃镜：胃体多发黏膜下隆起（d）。

EUS：黏膜下层-浆膜层大量大小不等的囊性病灶，胃壁低回声增厚，局部层次结构消失（e、f），累及胃壁外（g）、肝脏（h），腹腔内可见多发淋巴结影（i），胃壁全层蜂窝织样改变（j）；超声穿刺组织病理：胃壁穿刺组织可见大量腺样囊壁上皮细胞，核大深染、有异型性考虑肿瘤（黑箭，k）。

术后组织病理：浆膜层大量囊泡样结构，切开胃壁可见黏膜肌层-浆膜层大量大小不等的囊性病灶，呈蜂窝织样改变（l）。胃壁明显增厚，黏膜层完整，局部基底膜不延续，但从黏膜肌层开始就可以见到大小不等的囊性病灶，黏膜肌层-浆膜层几乎被完全破坏（红箭，m），黏膜肌层病灶见癌（绿箭，n）与非癌（o）导管样结构共存。病理诊断考虑高-中分化囊腺癌弥漫浸润浆膜层、肌层及黏膜下层，考虑胰腺导管细胞来源，腺癌累及胰腺和肝脏，伴腹腔内淋巴结转移。结合全基因组测序明确诊断为胃异位胰腺（Ⅱ型）浆/黏液性囊腺癌累及胰腺、肝脏、腹腔内淋巴结。

最终诊断：胃异位胰腺、浆黏液性囊腺癌。

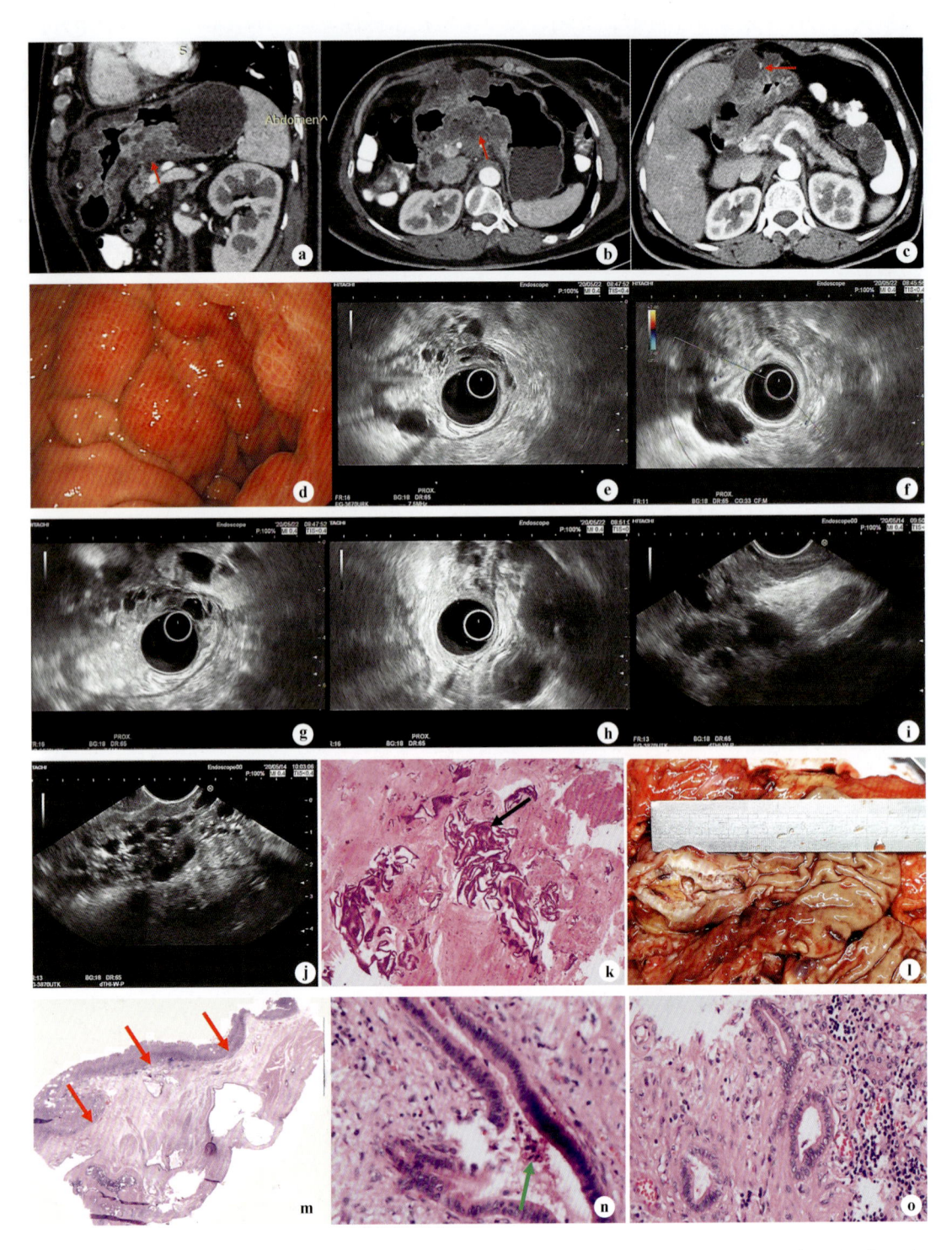

118　胰胆线阵超声内镜影像病理图谱（第二辑）

（邓　亮　张秉强）

第 4 章　胰腺实性及囊实性疾病

病例 81

【病情简介】　女，63 岁。间断上腹不适 3 个月。外院初诊超声肝回声稍粗，主胰管增宽，上腹部 CT 示胰腺头颈部交界区稍低强化影，伴胰体部主胰管扩张、局部门静脉变细、胰周脂肪组织间隙模糊。无烟酒嗜好，无糖尿病病史。

【实验室检查】　肿瘤学指标：CA19-9 202.1U/ml，AFP 11.22ng/ml，CEA、CA125 等正常；血糖：5.40mmol/L；肝功能、肾功能、血常规及凝血指标等均正常。

【影像学检查】　CT：胰腺头颈部交界区稍低强化影，MRI、MRCP：考虑胰头病变。

【治疗】　拒绝手术治疗，综合治疗中。

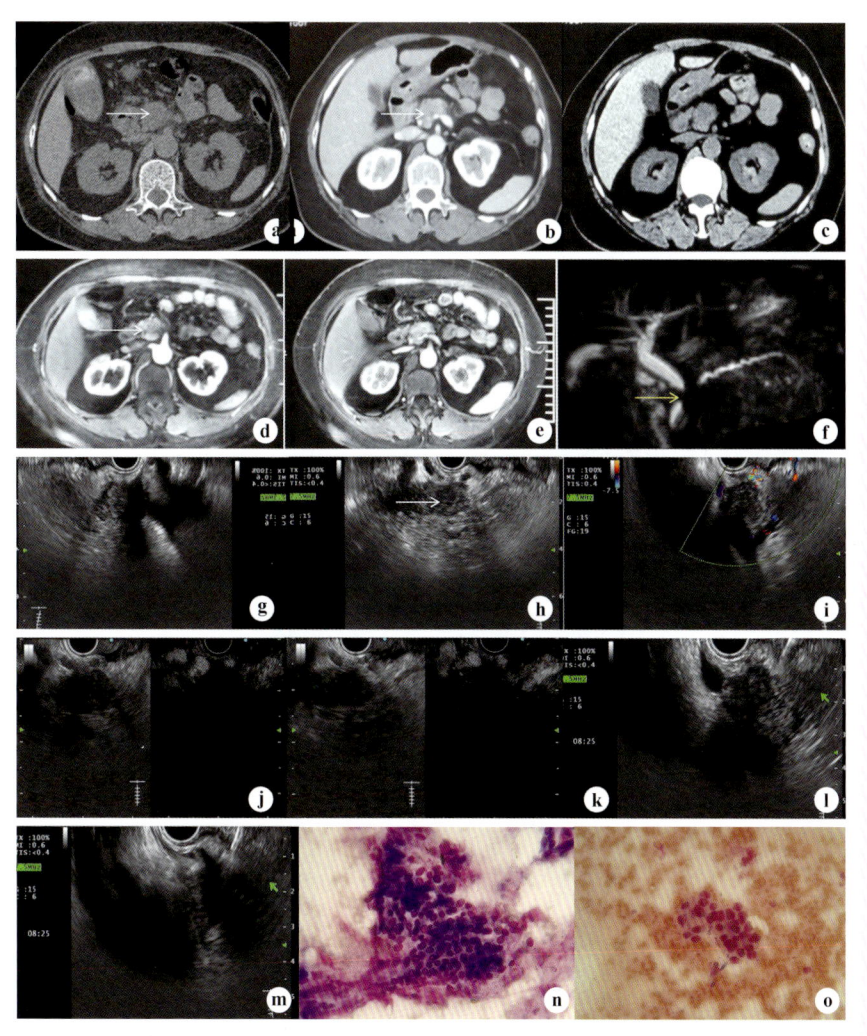

图像要点

CT：胰腺头颈部交界区稍低强化影，伴胰体部主胰管扩张、局部门静脉变细，胰周脂肪组织间隙模糊（a～c）。

MRI：胰头-颈部饱满，呈 T2 高信号，T1 低信号，DWI 信号略高胰腺体尾部稍萎小。

MRCP：胆总管中段截断，局部胰管截断，胆总管中段点状稍低 T2 信号影，其上肝内胆管、肝左管、肝右管、肝总管及胆总管显影，稍扩张，余胰管扩张（d～f）。

EUS：超声扫查见胰腺头部可见低回声实性团块，大小约 18mm×15mm，边界不规则，其内回声欠均匀，与周围胰腺组织分界欠清晰，弹性成像提示肿物蓝绿色。肠系膜上静脉受压变细，未见明显受侵。注入六氟化硫微泡后约 30 秒，见肿物周边造影剂充盈，肿物内部无明显充盈。肿物远端胰管扩张，直径最宽处约 4.2mm，其内未见异常回声。肝内外胆管未见扩张。于十二指肠球部超声引导下对病变组织以 22G 穿刺针行细针穿刺，操作 2 次，每次穿刺约 20 针（g～m）。

细胞学：胰头组织涂片找见肿瘤细胞（n、o）。

最终诊断：胰头癌。

（张立超　都海明　侯森林）

病例 82

【病情简介】 男性，50岁。反复上腹痛20余天。有高血压病史5年余；无烟酒嗜好。查体：中上腹压痛，无肌抵抗、反跳痛。

【实验室检查】 血常规：WBC 8.85×10^9/L，N% 71.4%，HGB 148g/L，PLT 248×10^9/L，CRP 3.2mg/L。肝肾功能未见明显异常。血清淀粉酶180U/L。尿淀粉酶840U/L。胃镜：慢性浅表性胃炎，Hp：阴性。CA19-9 52.00 U/ml，TG 1.73 mmol/L；总胆固醇5.48 mmol/L；IgG4 487mg/L。

【影像学检查】 腹部B超：胆囊胆固醇结晶，主胰管扩张。上腹部增强CT：胰头局部胰管稍扩张，胰尾周围似稍模糊，胆囊密度稍欠均，左肾小低密度灶；左肾上腺小结节灶。上腹部MRI+MRCP：胰尾部饱满，周围渗出性改变，胰腺炎可能；胰头部胰管显示不清；左侧肾上腺腺瘤；左肾小囊肿；胆囊小息肉可能。PET/CT：胰腺颈部、体尾部弥漫性FDG代谢增高（颈部为著），IgG4相关性胰腺炎待排。

【治疗】 外院行胰十二指肠切除术。

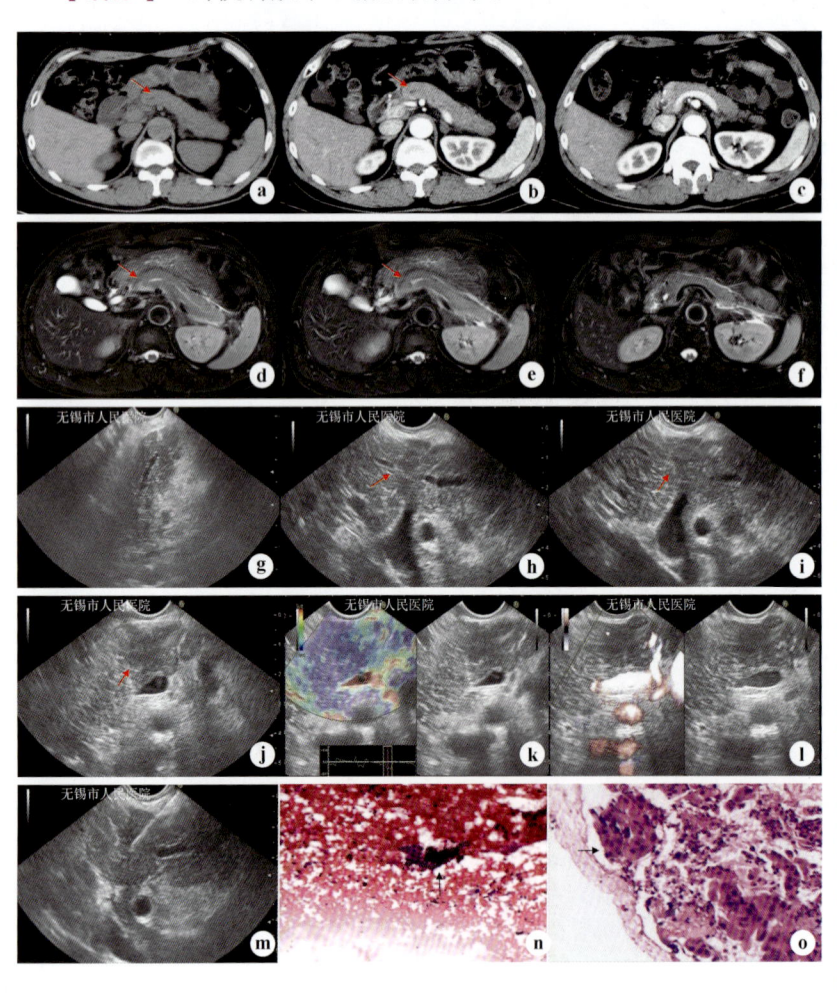

图像要点

CT：上腹部可见胰颈部局部胰管稍扩张（a～c，红箭）。

MRCP：胰腺尾部稍饱满，胰头部胰管显示不清（d～f，红箭）。

EUS：胰头部主胰管无明显扩张（g），胰颈部胰管断裂，局部可见回声偏低（红箭），横断面约18.5mm×15mm，病变上游主胰管稍扩张（h～j），弹性成像评分约4分（k），超声造影低增强（l）。

EUS-FNA（m）术后病理见胰腺穿刺涂片见少许异型细胞，考虑恶性可能（n，黑箭）。见破碎胰腺组织，散在腺样排列的异型上皮，疑为导管腺癌（o，黑箭）。

最终诊断：胰腺癌。

（纪 璘 占 强 周志毅）

第4章 胰腺实性及囊实性疾病

病例83

【病情简介】 男，61岁。腹痛20天。B超提示肝内胆管扩张，胆总管扩张，胰头癌？无烟酒嗜好，无糖尿病病史。

【实验室检查】 肿瘤学指标：CA19-9、CA125、CEA、AFP等均正常；ALT、ALP、GGT、DBIL均升高；肾功能、血常规、凝血指标等均正常；IgG 6.4g/L，IgG各分型指标均正常。

【影像学检查】 见图像要点。

【治疗】 保守综合治疗。

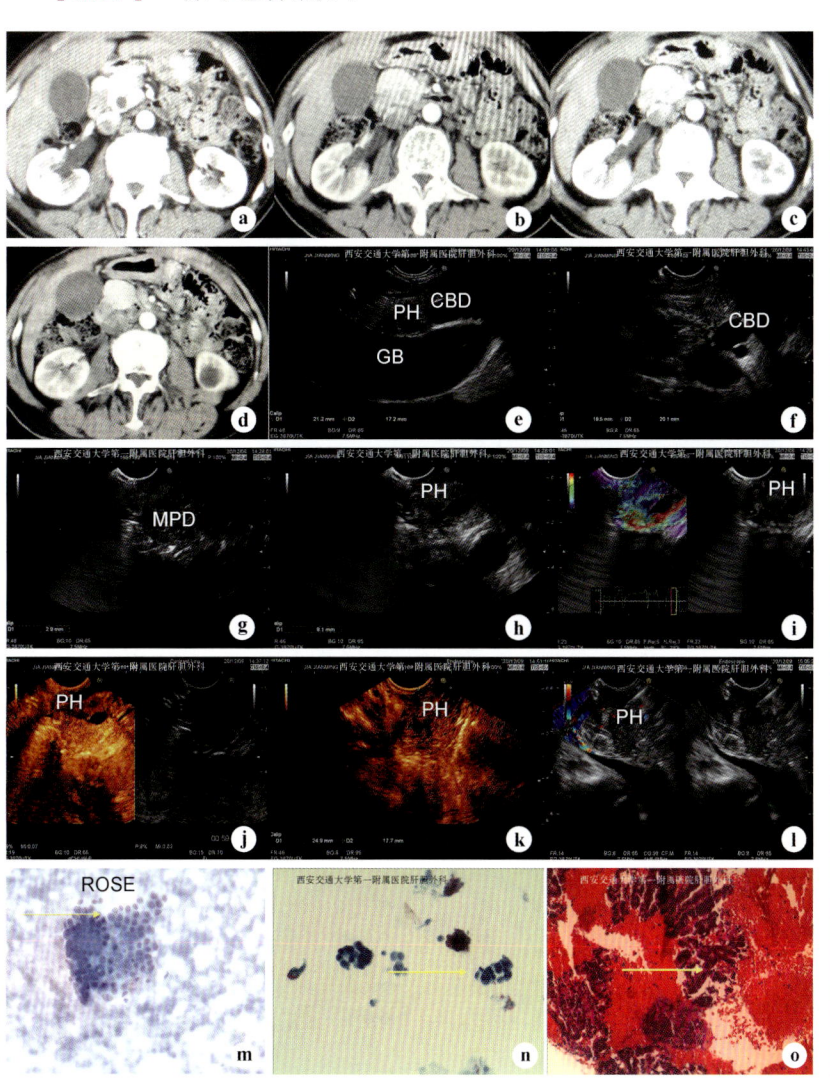

图像要点

CT：增强CT提示：胆囊肿大，胆总管上段扩张明显，胰腺头部可疑稍低密度影，大小约1.8cm×2.1cm（a），动脉期强化均小于正常胰腺实质，内见斑片状坏死区（b、c）。

EUS：胃内扫查胰头部低回声区，蟹足样改变，约2cm×2cm，胆总管增宽（e～i），低回声团块弹性成像呈蓝色异质改变（i），超声造影呈低增强改变（j、k），选择无血管区进行穿刺（l）。

EUS-FNA（ROSE）：细胞排列紊乱，细胞核增大，可见明显异型（m、n）。

组织病理：血块内可见异型腺上皮条索，形态提示腺癌（o）。

最终诊断：胰腺导管腺癌。

（郝　杰　周灿灿）

病例 84

【病情简介】 男，56岁。小便颜色加深及下腹胀痛15天。

【实验室检查】 TBIL 22.0μmol/L，DBIL 13.0μmol/L，肿瘤学指标、肾功能、血常规及凝血指标等均正常。

【影像学检查】 CT：胰腺头部实性稍低密度占位。

【治疗】 胰十二指肠根治术。

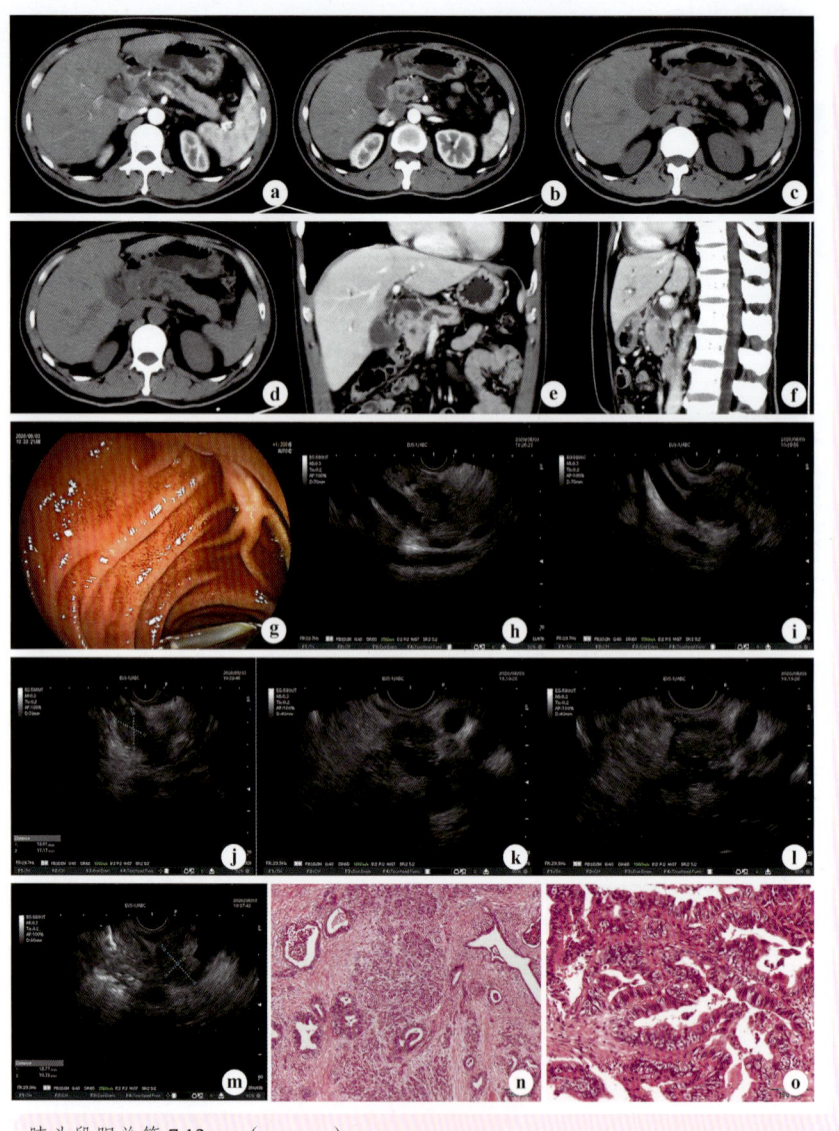

图像要点

CT：胰腺头部可见类圆形稍低密度病灶，边界不清，增强扫描轻度强化，低于正常胰腺，主胰管扩张。肝内外胆管轻度扩张。胆囊不大，胆囊壁无明显增厚，囊内未见异常密度影（a~f）。

EUS：胰头部探及胆总管及胰管中断，探及囊实性肿物，囊性病变内部未见结节，实性成分回声不均匀，内部可见更高回声，切面大小约18.77mm。胰腺颈部开始探及主胰管扩张，胰头侧探及主胰管相通的多方囊状扩张，呈串珠状，长径约15mm。胰尾部胰管稍扩张。左肝叶内见胆管稍扩张。肝门部胆总管内径约13mm，门脉段胆总管内径约12.94mm，胰头段胆总管7.12mm（g~m）。

组织病理：（胰十二指肠）胰头高至中分化导管腺癌，侵及壶腹部及胰腺实质，未侵犯十二指肠，局部见神经侵犯，未见明确脉管内癌栓；自检胰腺切缘、胃切缘、小肠切缘、胆总管切缘未见癌；送检及自检淋巴结未见癌转移（n、o）。

最终诊断：胰腺导管腺癌。

（乔伟光）

【病情简介】 男，66岁。患者4个月前无明显诱因出现下腹部疼痛，为针扎样隐痛，伴后背部放射痛，疾病与进食、情绪无关，便后不缓解，疾病可忍耐，无发热、皮肤黏膜及巩膜黄染，无腹胀、腹泻、脂肪泻，无恶心、呕吐，无呕血、黑粪、便血等，自服中成药（具体不详），治疗效果欠佳。后患者上述症状间断发作，以剑突下疼痛为主，伴后背部放射痛，疼痛性质同前，多于进食油腻饮食或饱腹时出现，伴腹胀，无发热、皮肤黏膜及巩膜黄染，无腹泻、脂肪泻，无恶心、呕吐，无呕血、黑粪、便血等，遂就诊于我院。吸烟史10余年，10支/天。

【实验室检查】 GGT 92U/L，抗SSA抗体阳性，IgG4 0.27正常，肿瘤学指标：CA19-9、CA125、CEA、AFP均正常，血糖、肝功能、肾功能、血常规及凝血指标均正常。

【影像学检查】 腹部增强CT示：胰腺钩突区增大，局部见团块状软组织密度影，范围约4.6cm×3.1cm，平扫CT值38HU，增强扫描可见不均匀延迟强化，动脉期CT值66HU，静脉期CT值108HU，病变包绕胆总管下端，病变与肠系膜上静脉关系密切。胰腺体尾部萎缩，胰管扩张。胰腺钩突区团块影，考虑恶性肿瘤性病变可能。腹部增强MRI：胰头部肿物，其上游胰管扩张，首先考虑炎性病变，建议进一步查IgG4除外自身免疫性胰腺炎并随诊复查除外肿瘤性病变；胰腺体尾部萎缩，T1WI信号减低伴延迟强化，考虑慢性胰腺炎。

【治疗】 剖腹探查+胰十二指肠切除术。

图像要点

CT：可见胰头部不规则肿块，强化不均匀，其远端胰管扩张（a～f）。

超声内镜：见胰管在胰体部截断，截断处可见一截面大小约2.4cm×3.4cm不均匀低回声病灶，超声造影示病变边缘部分强化，中心未见明显强化（g～n）。组织病理示胰腺导管腺癌（o）。

最终诊断：胰腺导管腺癌。

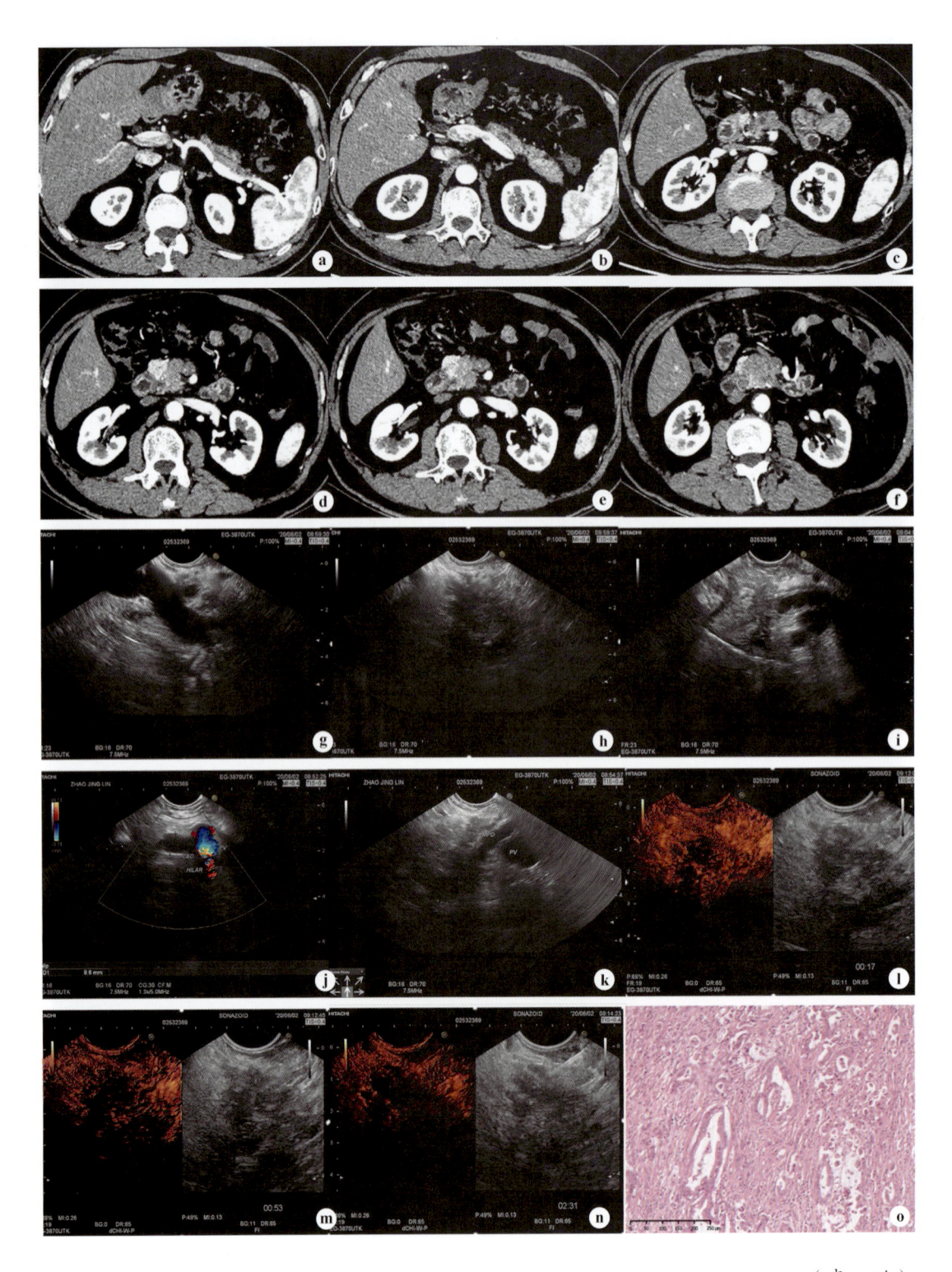

(李 鹏)

第 4 章 胰腺实性及囊实性疾病

病例 86

【病情简介】 男，78 岁。腹胀半月余。体重下降 3kg。既往有间质性肺炎病史。无烟酒嗜好。

【实验室检查】 血常规、肝肾功能正常，血淀粉酶正常；凝血机制：D-二聚体 0.72mg/L；肿瘤学指标：CA19-9、CEA、AFP 正常；胃镜：糜烂性胃炎。

【影像学检查】 全腹部 CT 增强：胰体尾区不规则囊实性占位伴远端胰管扩张，考虑肿瘤性病变可能，胰腺导管内乳头状瘤？囊腺癌？

【治疗】 EUS-FNA，结合病理建议手术及化疗，患者拒绝；随访中。

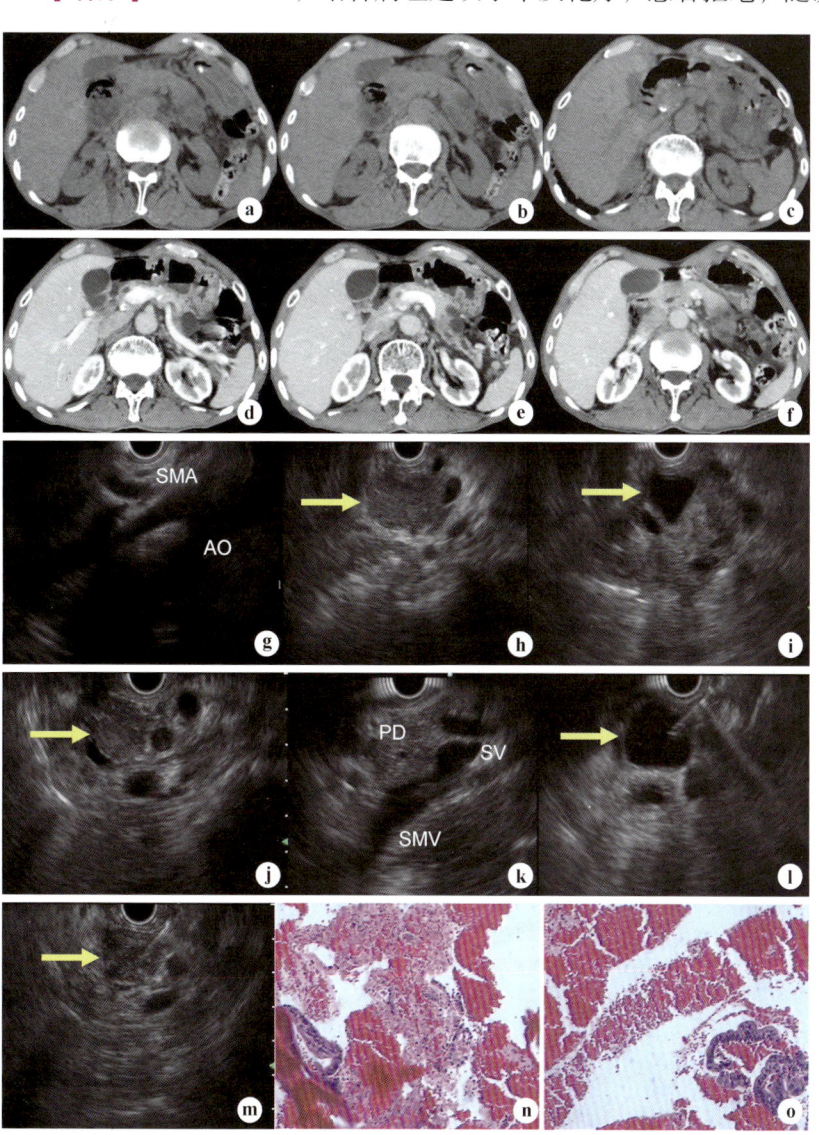

图像要点

CT：全腹部 CT 平扫（a~c）：胰体尾见不规则分隔状囊实性灶，范围约 30mm×15mm，增强后周围实性成分轻度强化（d~f），远端胰管明显扩张，似与囊性灶相通，近端胰管轻度扩张。

EUS：胰腺体尾部见囊性病变，分隔样有相通（g~k），在胃体用 19G 穿刺针超声内镜引导下穿刺并抽囊液约 4ml，注射无水乙醇 5ml 盥洗后抽出再注射 4ml（l、m）。胰体胰管稍扩张。对囊肿周围稍低团块状回声行 EUS-FNA 2 次。

穿刺病理：胰腺穿刺物见少量异型腺体，考虑导管腺癌（n、o）。

最终诊断：胰腺导管腺癌。

（王爱祥　丁祥武）

病例 87

【病情简介】 男，64岁。上腹部不适1个月余，伴有后背胀痛，乏力。外院检查：腹部CT：胰腺体尾部密度减低，周围脂肪间隙模糊，双侧肾前筋膜增厚。腹主动脉旁软组织影，大小约23mm×20mm，双肾和肾上腺未见明显异常。腹膜后多发淋巴结。腹膜增厚、模糊。前列腺增大，实质内见斑片状高密度影。超声：肝脏脂肪浸润。肝多发囊肿。胆囊胆固醇结晶可能。脾脏内局限性回声，考虑脾脏占位性病变，血管瘤？吸烟40余年，20支/日。饮酒40余年，已戒酒约6个月。40年前因车祸行胃修补术，否认其他手术外伤史。无糖尿病病史。

【实验室检查】 肿瘤学指标：CA19-9 362.87 U/ml，余正常；TBIL 12.9μmol/L，ALT：17U/L，HGB 128g/L，WBC 5.67×10^9/L，N% 61.1%；HbA1c：6.5%；自身抗体筛查：抗核抗体（IIF）：阳性（+），核颗粒型：1：1000，抗组蛋白抗体：阳性（+），余未见异常；IgG4 0.39g/L。

【影像学检查】 腹部CT：①腹膜后多发异常强化结节，请结合临床及增强MRI建议检查；②考虑胰腺炎；③肝脏、双肾多发囊肿。腹部MRI：①胰腺体尾交界处见可疑结节，考虑胰腺癌并胰尾部胰管扩张及腹膜后多发淋巴结转移可能；②肝及双肾多发小囊肿。

【治疗】 综合治疗。

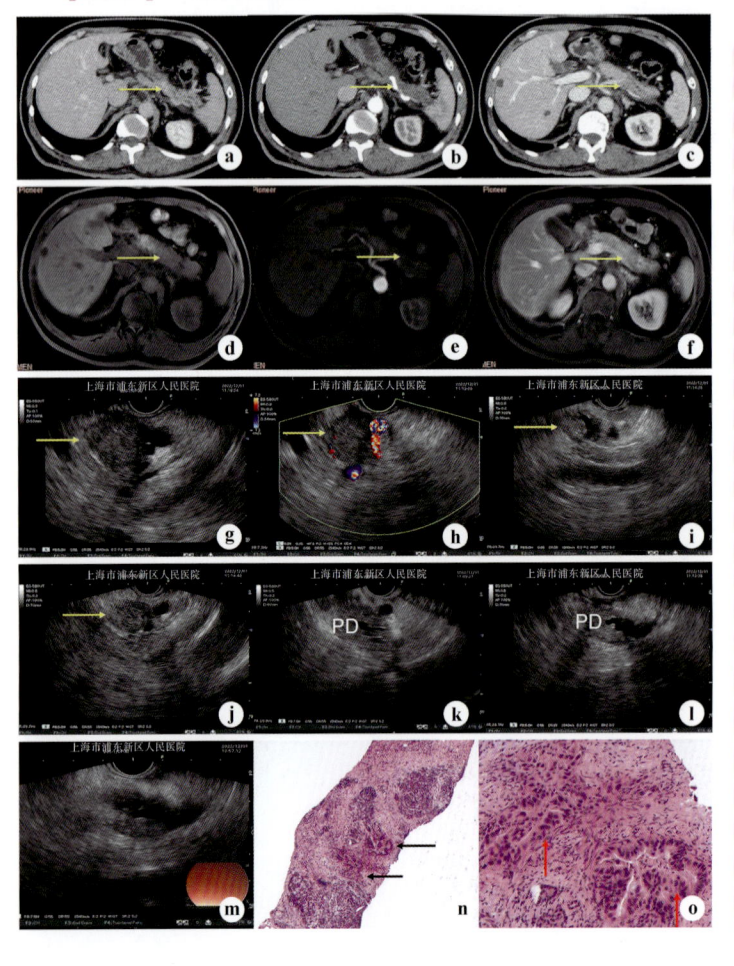

图像要点

CT：胰腺轻度肿大，胰管扩张，胰周少许渗出，平扫相（a）、增强相（b）、延迟相（c）。

MRI：T1WI胰腺体尾交界处见可疑结节，与周围胰腺分界欠清晰（d）；增强动脉期胰腺体尾交界处可疑结节明显均匀强化，边界欠清晰，强化程度同邻近胰腺实质（e）；增强静脉期胰腺体部结节强化减弱，强化程度未超过邻近胰腺实质（f）。

EUS：胰腺体尾交界处似见一低回声结节影，边界欠清，内部回声欠均匀，内部似见少许血流信号。远端主胰管迂曲扩张，直径3.15mm，周围见分支胰管显影，胰周未见肿大淋巴结（g~l）。

组织病理：经腹腔镜下胰腺肿物活检见胰腺基本结构被破坏，异型腺体浸润性生长（黑箭），间质纤维组织增生（n）；肿瘤细胞核大深染，异型明显（红箭，o）。

最终诊断：胰腺导管腺癌。

（姚瑶 肾明）

第 4 章　胰腺实性及囊实性疾病

病例 88

【病情简介】　男，39 岁。急性胰腺炎发作伴 CA19-9 升高半月余。因腹痛于外院查淀粉酶：360U/L，脂肪酶：> 2000U/L，CA19-9 > 1200U/ml，CT 增强：急性胰腺炎，胆囊炎，肝内外胆管及胰管轻度扩张。上腹部 MR 增强：急性胰腺炎，胰腺钩突部见小片强化后相对弱强化影（灶性坏死待排），PET/CT：胰腺钩突局灶性 FDG 代谢异常增高，肿瘤性病变不能除外。胰管轻度扩张。治疗后 CA19-9 仍升高（300 U/ml 左右）。无吸烟酗酒史，无糖尿病病史。

【实验室检查】　入院时：肿瘤标志物：CA19-9 300.3U/ml，CA242 54.5U/ml，CA125、CEA、AFP 等正常，AST 47U/L，γ-GT 488U/L，肾功能、血常规、凝血指标等均正常，IgG4 1.98g/L。入院 2 周后：CA19-9 354.7U/ml，CA242 57.2U/ml；入院 4 周后（术前）：CA19-9 64.6U/ml，CA242 16U/ml，CA125 65.7U/ml。

【影像学检查】　CT 增强：胰头钩突区低密度影，拟 MT 可能；肝内胆管及胆总管稍增宽。CTA：胰头钩突部 PDAC，接触肠系膜上静脉，侵犯胆总管下段；有胆道梗阻。

【治疗】　胰十二指肠切除术。

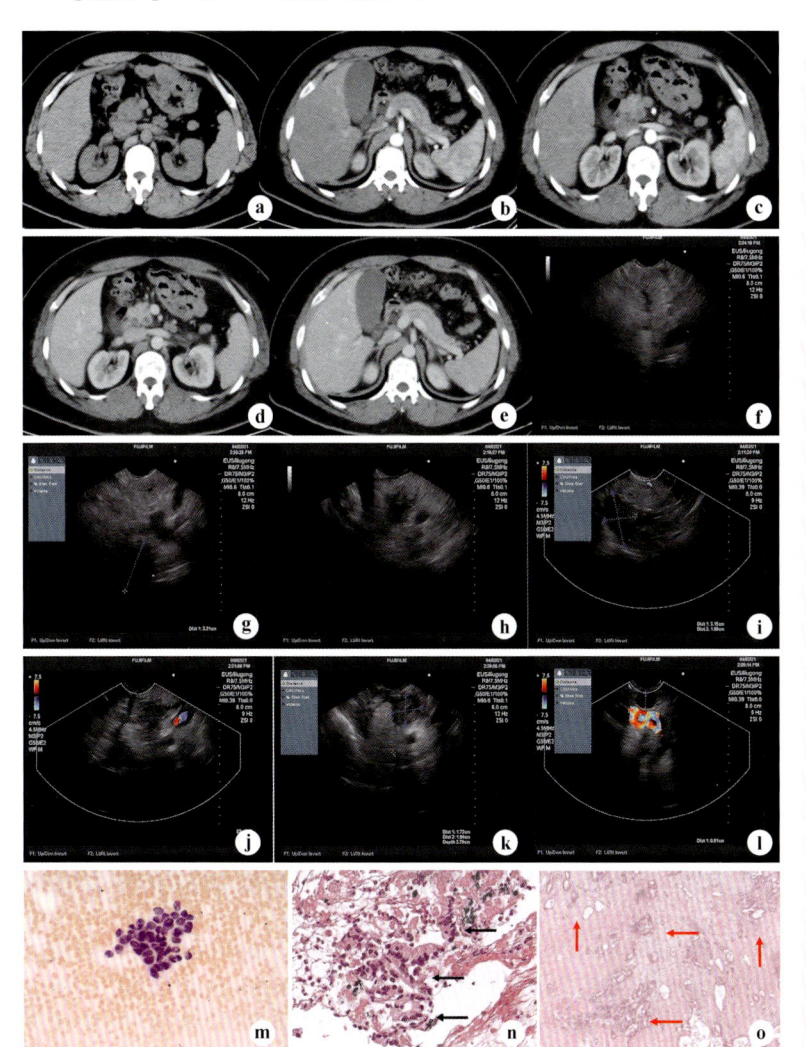

图像要点

CT：多期增强 CT，胰腺钩突部病灶，平扫呈等密度（a），胰管未见明显扩张（b、e），增强后呈轻度环形强化（c、d）。

EUS：钩突部见一低回声病灶，内部回声欠均匀，中央部无回声，部分边缘欠规则，其中一个截面大小 3.15cm×1.99cm；与乳头相邻，近端胰管无扩张。病灶近端胆总管直径 0.91cm。余胰腺回声均匀，内见点状高回声影，边缘欠清晰。血管无累及，胰周及后腹膜淋巴结、肝脏、左肾、肾上腺等未见异常（f～l）。行 EUS-FNA，细胞学见异型细胞（m）；术后病理：胰腺穿刺标本内见少量破碎的不典型腺体（n）；手术标本胰腺组织内见异型腺体浸润性生长（o）。

最终诊断：胰腺导管腺癌。

（朱乃懿　王　伟　龚婷婷　高丽丽　王　婷）

病例 89

【病情简介】 男，65岁。发现小便颜色加深2周余，外院CT增强：肝内胆管、胆总管上段扩张，肝右叶包膜下低密度灶，胰腺体部低密度灶伴体尾部萎缩；不均匀性脂肪肝。MRI增强：胰体病灶，MT可能；肝右叶后段小结节。无吸烟酗酒史，无糖尿病病史。

【实验室检查】 肿瘤标志物：CA19-9＜0.8U/ml，CEA 5.28ng/ml，AST 232U/L，ALT 482U/L，γ-GT 725U/L，TBIL: 306.1μmol/L，DBIL: 167.3μmol/L，胆汁酸99.9μmol/L，血糖：5.68mmol/L，肾功能、血常规及凝血功能等正常，IgG4 0.83g/L。

【影像学检查】 CTA、MRI增强：胰头颈体部PDAC，侵犯腹腔大血管；有阻塞性胰腺炎。

【治疗】 根治性胰腺次全切除术（胰体尾）、肝病损切除术、胰腺周围神经切除术、腹腔镜腹腔淋巴切除术。术后6个月行ERCP提示复发。

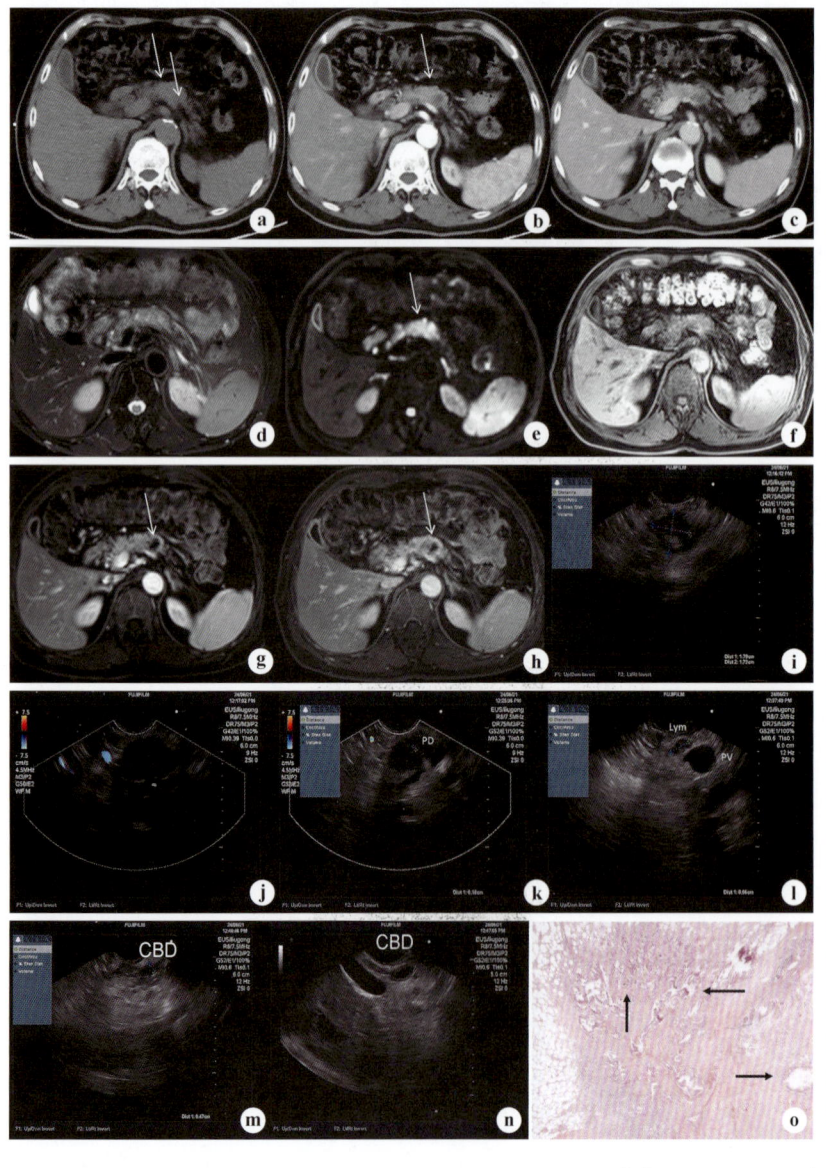

【图像要点】

CT：a. 示胰体部低密度肿块，增强后轻度强化（b、c）。

MRI：T2WI呈稍高信号（d），DWI呈高信号（e），增强肿块强化程度低于周围正常胰腺实质（f~h）。

EUS：颈体部一低回声（近乎无回声）病灶，乏血供，截面大小：1.79cm×1.73cm，内部见团块状高回声影，内部胰管管壁回声高，直径0.18cm；病灶边界较清晰，边缘欠规整；12v淋巴结见一枚，0.96cm；胆管：乳头部邻近胆总管直径0.47cm，管壁全程向心性肥厚，中段管壁0.2cm（i~n）。

术后病理：胰腺内见异型腺体浸润性生长（o），间质纤维组织增生。淋巴结阳性。

最终诊断：胰腺导管腺癌。

（朱乃懿　王　伟　龚婷婷　王　婷）

第 4 章　胰腺实性及囊实性疾病

病例 90

【病情简介】　女，40 岁。间断左上腹疼痛不适 10 天。诊断急性胰腺炎予住院治疗。无烟酒嗜好，无糖尿病病史。

【实验室检查】　肿瘤学指标：CA19-9、CEA 等正常；IgG4 正常；肝功能、肾功能、血常规指标等均正常，D-二聚体 2.30mg/L，余凝血功能指标均正常。

【影像学检查】　CT：胰腺炎，胰周假性囊肿形成。MRCP：胰体部胰管轻度扩张，胰周渗出。

【治疗】　胰十二指肠切除术。

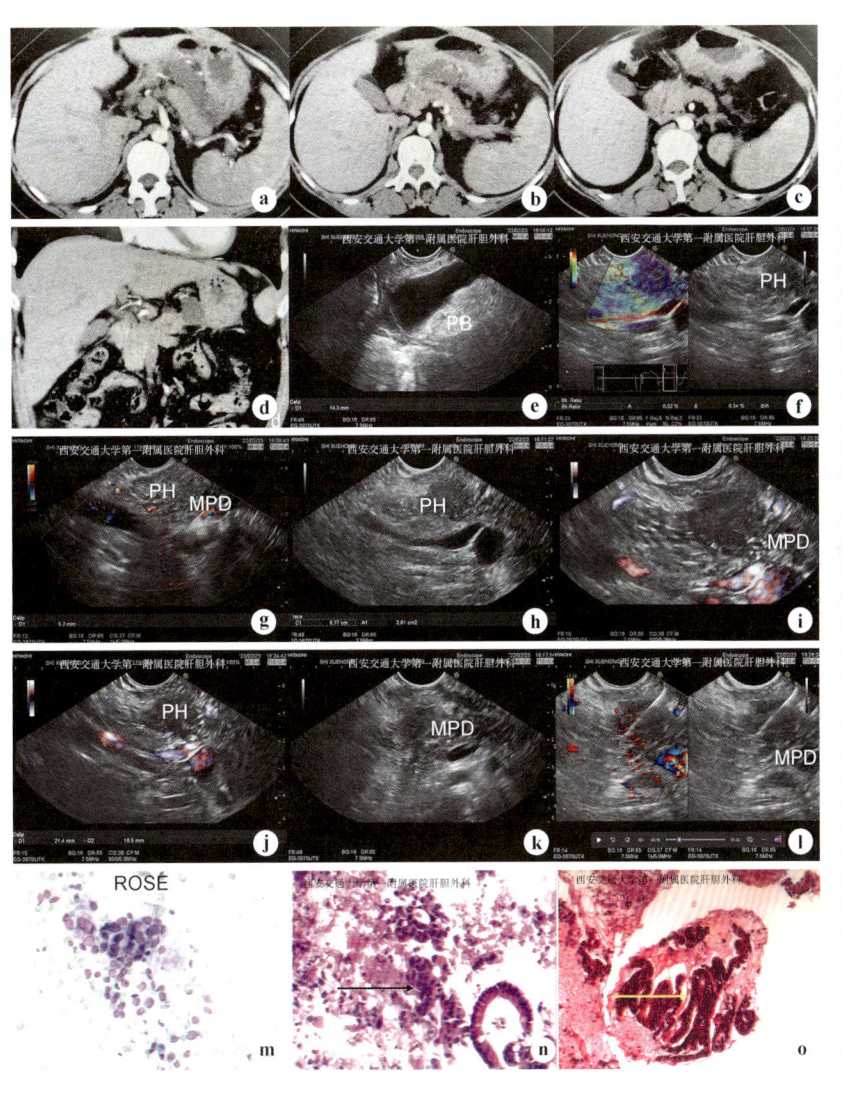

图像要点

CT：胰腺体部前方胃后壁可见渗出，胰腺颈体部胰管轻度扩张改变（a～d）。

EUS：胰腺头部低回声团块，边界欠清晰，蟹足样改变，胰头部胰管中断（e～l），弹性成像提示蓝色异质改变（f），遂定位避开血管行胰腺头部穿刺（l）。

EUS-FNA：细胞排列紊乱、松散，核增大，可见异型细胞。

组织病理：纤维素性渗出物内见少量异型腺上皮，倾向腺癌（m～o）。

最终诊断：胰腺导管腺癌。

（郝　杰　周灿灿）

病例 91

【病情简介】 女，54 岁。上腹部疼痛伴腹胀 20 余天。外院 PET/CT 示：胆总管下段良性病变可能，伴胆总管扩张，胰体部 MT 不除外。无烟酒嗜好，无糖尿病病史。

【实验室检查】 肿瘤学指标：CA19-9、CA242、CEA、CA125、CA724、AFP 等均正常；血糖：5.01mmol/L；肝功能、肾功能、血常规、凝血指标均正常。

【影像学检查】 上腹部 CT：胆总管囊样扩张，胰管扩张。

【治疗】 全胰腺切除术。

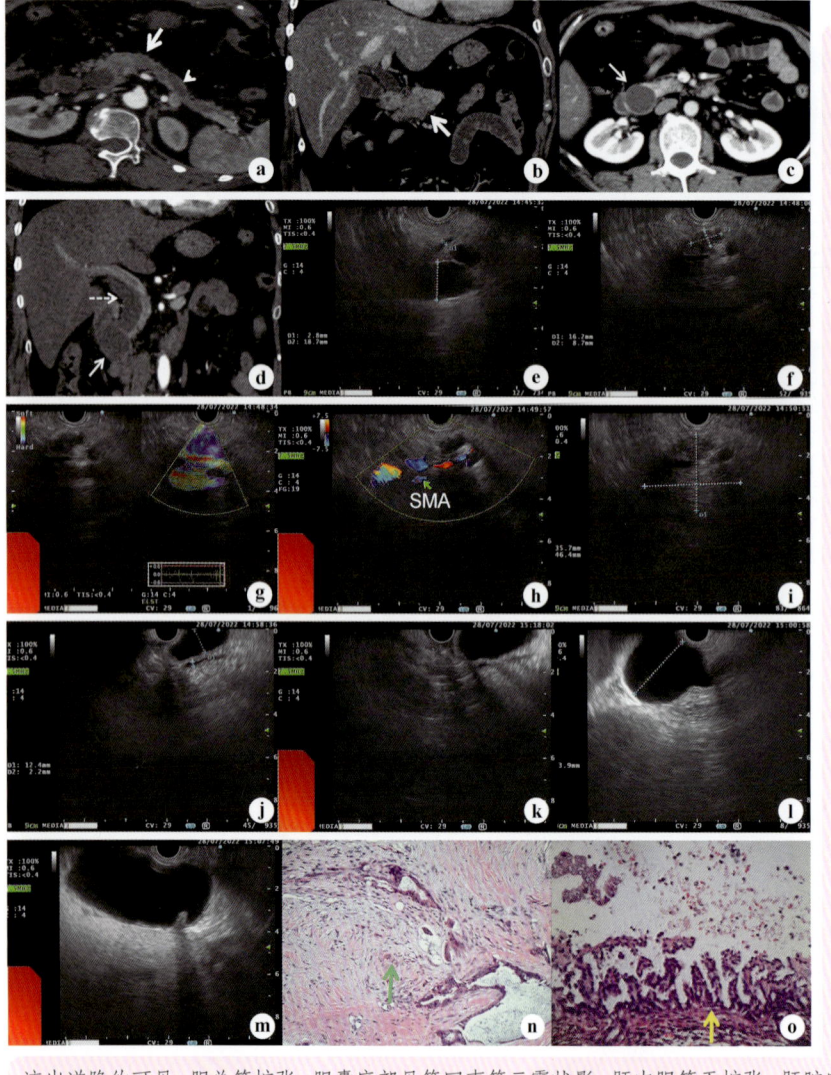

图像要点

CT：增强 CT 多平面重建示胰颈体交界区稍低强化密度影（粗箭），体尾部胰腺实质萎缩，胰管扩张（箭头，a、b）；增强横断面示胆总管远端胰腺段管腔呈囊样扩张（细箭，c）；增强冠状位重建示胆总管扩张（虚箭），管壁未见明显异常强化，胆总管下端呈局限囊样扩大（细箭，d）。

EUS：胰腺颈部见一低回声病灶，截面 16.2mm×8.7mm，质地较硬，边缘欠规则，向头部及钩突部延伸，其中一个截面范围为 35.7mm×46.4mm，包绕 PV，PV 壁完整，未见侵袭性改变。胰管无扩张。胆总管扩张，下段尤著，呈囊状，中下段局部管壁不规则增厚，6.0mm，流出道隐约可见；胆总管扩张，胆囊底部见等回声等云雾状影。肝内胆管无扩张，肝脏实质未见异常（e～m）。

病理：低倍见不规则腺体，巢团状及单个浸润的肿瘤细胞（绿箭，n）；周边高级别胰腺上皮内肿瘤，以微乳头状结构为主（黄箭，o）；另见胆总管扩张伴轻度慢性炎。

最终诊断：胰腺低分化导管腺癌，伴高级别胰腺上皮内肿瘤，胆总管扩张伴轻度慢性炎。

（张　蕾　王　伟　蒋巍亮　林　军　武春涛　龙　江）

第 4 章　胰腺实性及囊实性疾病

病例 92

【病情简介】　女，78 岁。上腹痛 1 个月。完善腹部 CT 提示胰腺尾部巨大占位。病程中患者饮食、睡眠尚可，近期体重未见明显变化。

【实验室检查】　CEA 及 CA19-9 等肿瘤学指标、血糖、肝肾功能及凝血功能指标均正常。

【影像学检查】　腹部增强 CT：胰腺尾部团块状囊实性低密度影，考虑胰腺囊腺瘤可能，有恶变倾向。胰腺 MRI：胰腺尾部团块状混杂回声，局部与胰腺分界不清，考虑囊腺瘤可能，实性假乳头状瘤不除外，伴瘤内出血。

【治疗】　胰腺尾部切除联合脾脏切除。

图像要点

MRI：胰腺 MRI 示胰腺尾部团块状混杂信号，局部与胰腺分界不清，较大截面约 83mm×76mm，病灶主体 T1 长 T2 信号，病灶中心见片状段 T1 信号，增强实性成分及包膜延迟强化；考虑囊腺瘤可能，实性假乳头状瘤不除外，伴瘤内出血（a～f）。

增强 CT：胰腺尾部团块状混杂回声，局部与胰腺分界不清，内部分实性成分及多发分隔，其内囊成分未见强化，实性成分及分隔呈延迟强化，胰腺尾部实性成分明显强化，呈低强化，病灶包绕脾动脉，脾静脉部分受累，病灶与脾脏粘连分界不清，考虑胰腺囊腺瘤可能，有恶变倾向（g～j）。

EUS：胰腺尾部见不均匀低回声囊实性结构，囊性区域可见多发分隔，呈蜂窝样，所见截面约 69mm×74.9mm，与脾脏分界不清，内部无血流信号，可见脾动静脉于病灶中央穿行，完成 EUS-FNA（k～m）。

细胞学：可见癌细胞（n、o），术后病理示中-低分化癌伴大片坏死（部分区域为中-低分化腺癌，部分区域为破骨细胞样伴巨细胞的未分化癌）。

最终诊断：胰腺尾部中-低分化腺癌。

（胡祥鹏　徐　帆）

病例 93

【病情简介】 女，58岁。上腹痛10天，皮肤巩膜黄染7天。患者10天来无明显诱因出现中上腹持续性隐痛，伴皮肤瘙痒，皮肤巩膜黄染，外院影像学检查提示胰头占位，为求进一步诊治来院治疗。无烟酒嗜好。无糖尿病病史。

【实验室检查】 肿瘤学指标：CEA、CA 19-9 均正常；血糖 4.66mmol/L；肝功能：TBIL 197.2μmol/L，CB 113.5μmol/L，ALT 294.1U/L，AST 239.8U/L。肝病酶学：AKP 536.8U/L，GGT 473.0U/L。血常规：HGB 99g/L；肾功能：SCR 71.5μmol/L，BUN 11.36mmol/L；凝血指标等均正常。

【影像学检查】 胰腺 CT 平扫增强：胰头部肿块伴远端主胰管扩张，邻近胆总管受累，其以上胆管扩张并胆管炎，CTA 及 CTV 示病灶由胰十二指肠上、下动脉供血；胰腺癌可能性大，伴区域多发淋巴结转移，病变累及胰十二指肠上/下动脉、门静脉主干、脾静脉及肠系膜上动脉汇合处。MRI：胰头部肿块伴远端主胰管扩张，胰腺癌可能，区域多发淋巴结转移可能，胆总管下段受累可能，其以上胆管扩张。

【治疗】 经皮胆管支架置入术＋经皮胆管球囊扩张术＋胆管引流术，减黄后化疗。

> **图像要点**
>
> CT：胰头部可见不规则稍低密度肿块，边界欠清，较大层面约 38mm×36mm，平扫 CT 值约 43HU，动脉期 CT 值约 66HU，静脉期 CT 值约 89HU（a，黄箭），周围可见多发肿大淋巴结，大者短径约 12mm；远端主胰管扩张，管径约 7mm，病灶包绕胆总管上段，其以上胆管扩张（b、c），胆总管管壁增厚并强化，较宽处约 12mm（d，黄虚箭）。
>
> MRI：胰头部可见一大小约 46mm×32mm，稍长 T1 稍长 T2 信号（e，黄箭），周围可见多发大小不等淋巴结，大者短径约 12mm。
>
> MRCP：胆总管下段截断，其以上胆管扩张，胆总管管径约 11mm。近端主胰管截断，远端主胰管扩张，管径约 6mm（f，红虚箭）。
>
> EUS-FNA：可见左肝内胆管扩张，腹主动脉旁及胰腺周围多发淋巴结肿大，较大者约 23mm×18mm（g，红箭），胰头部可见一低回声肿块，边界欠清，大小约 36mm×37mm（h～j，黄粗箭），肿块累及门静脉、肠系膜上静脉，胆管内径约 11.0mm（k），胰头部胰管约 5.6mm（l）。
>
> 组织病理：胰腺占位穿刺涂片见少量核异质细胞（m）。胰腺头部穿刺组织送检见中间数个异型细胞团，结合免疫组化结果，考虑腺泡细胞癌（n、o，红粗箭）。免疫组化：Ki-67（50%+），p53（灶+），ATRX（+），PB1（+），CK-Pan（+），CK18（+），CA19（+），α-AAT（+），AACT（+），CEA（+），β-catenin（浆膜+），CA19-9（-）。
>
> 最终诊断：胰腺腺泡细胞癌。

第 4 章　胰腺实性及囊实性疾病

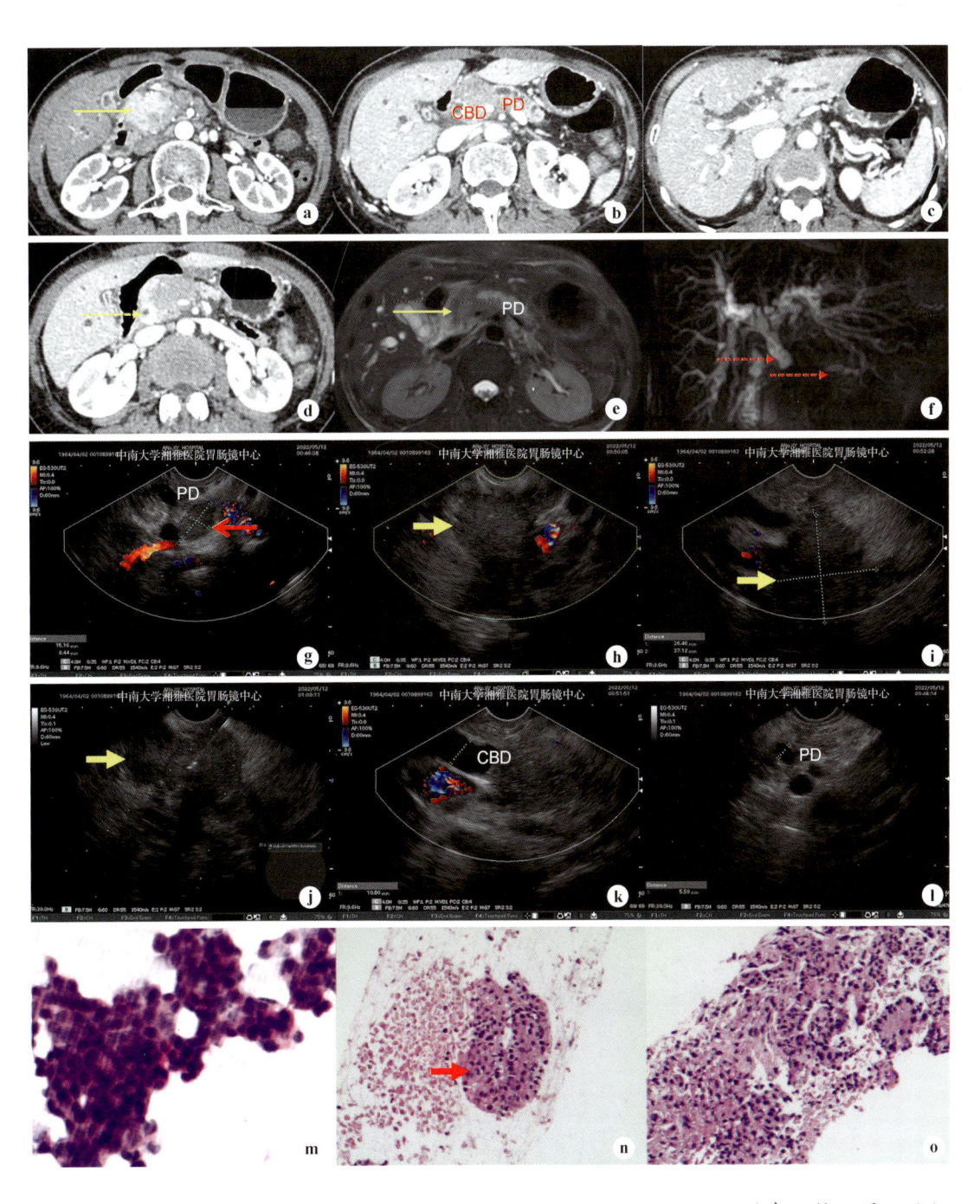

(李　乾　严　璐)

病例 94

【病情简介】 男，68 岁。上腹部隐痛不适 10 余天。无吸烟嗜好，每日饮白酒约 100ml，持续约 40 年，无糖尿病病史。

【实验室检查】 血常规、肝功能、肾功能、凝血指标、HbA1c 等均正常；肿瘤学指标：CA19-9、CEA、CA724、AFP、CA153 等均正常；IgG4 0.41g/L。

【影像学检查】 胰腺增强 CT：胰腺实质萎缩，主胰管及副胰管明显扩张，其内未见明显异常结石影，胰周脂肪间隙清楚，主胰管型 IPMN 可能，胆囊多发结石。胰腺增强 MRI、MRCP：胰腺实质萎缩，主胰管扩张，胰周脂肪间隙清楚，慢性胰腺炎，主胰管扩张，胆囊多发结石；PET/CT：胰腺实质密度不均匀，胰管扩张，胰周脂肪间隙模糊，胰头区放射性摄取增高，SUV_{max} 约 4.3。

【治疗】 胰十二指肠切除术 + 腹膜后淋巴结清扫术。

图像要点

CT：胰腺实质萎缩，主胰管及副胰管明显扩张，其内未见明显异常结石影，胰周脂肪间隙清楚。

MRI：胰腺实质萎缩，主胰管扩张，胰周脂肪间隙清楚，慢性胰腺炎，主胰管扩张，胆囊多发结石。

EUS：胰腺形态尚规则，内部回声偏高，胰管明显扩张、扭曲，最大直径约 1.1cm，内未见强回声，近壶腹部胰管下游见一类圆形病灶，内部回声欠均匀，以低回声为主，截面约 0.8cm×0.7cm，边界尚清，周边未见肿大淋巴结，胆囊壁光滑，内可见多个强回声，后方伴声影。

EUS-FNA：找到肿瘤细胞，见轻至中度异型细胞，可见乳头状排列。

组织学病理：肿瘤细胞呈腺管状，浸润性生长，另见主胰管及分支胰管扩张，灶状坏死，胰内神经侵犯（+）；病理分级：中分化；病理分期：T1bN0Mx；PANIN：2～3 级；腺泡导管化（+）；慢性胰腺炎：（+）；IPMN：（+，混合胰管型，胃型，局灶伴导管上皮高级别异型增生）。

最终诊断：①胰腺中分化导管腺癌；②慢性胰腺炎（CP）。

第 4 章 胰腺实性及囊实性疾病

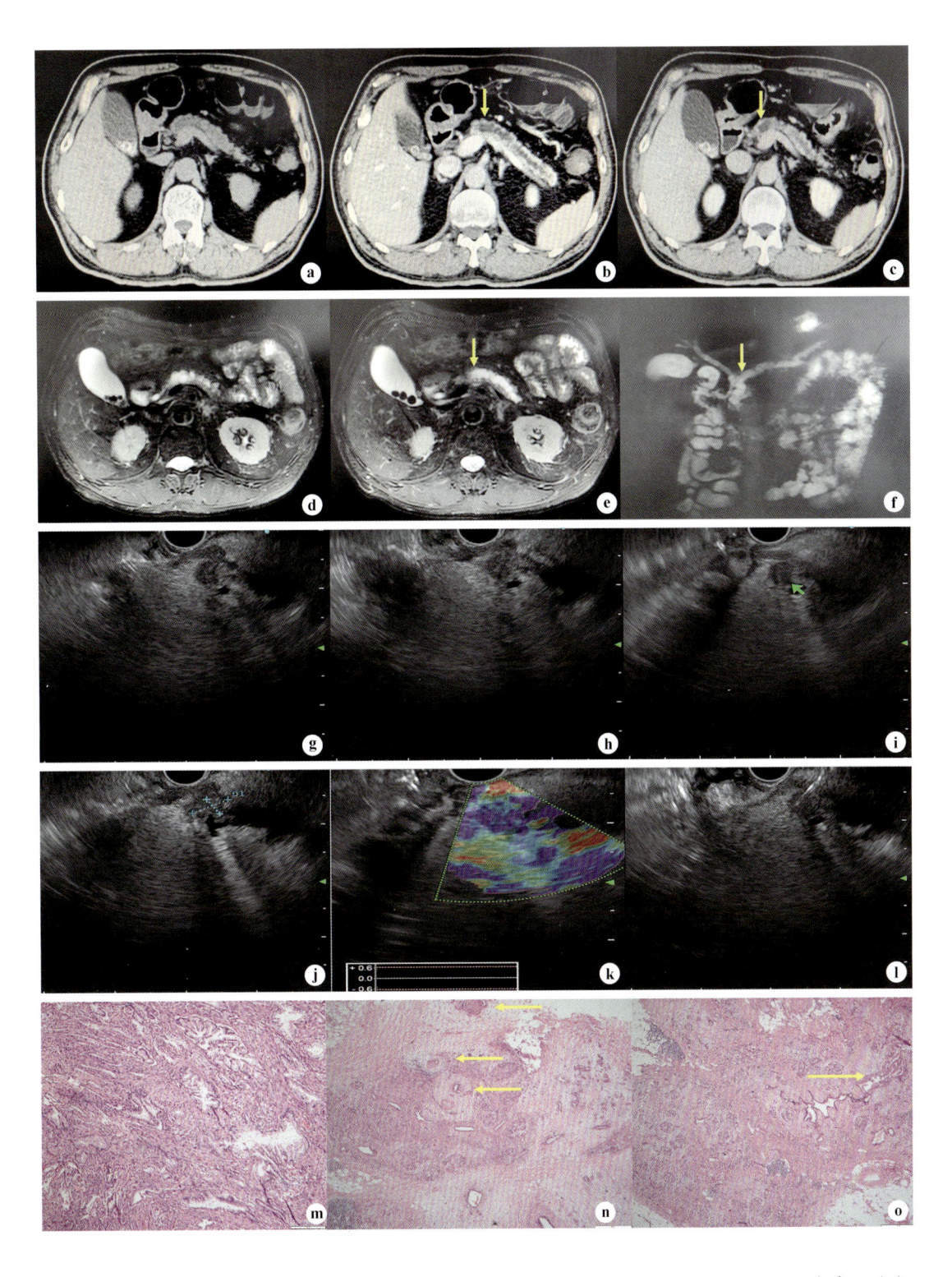

(陈 洁)

病例 95

【病情简介】 男，77岁。发现胰腺占位半月余。外院CT示：胰腺体部略低密度影，MT待除外，尾部低密度灶，囊腺瘤可能。无烟酒嗜好，无糖尿病病史。

【实验室检查】 肿瘤学指标：CA19-9、CA242、CEA、CA125、CA724、AFP等均正常；血糖：4.75mmol/L；肝功能：白蛋白37g/L，余肝功能指标及肾功能正常，血常规：RBC 3.4×10^{12}/L，HGB 110g/L，余血常规指标及凝血指标正常。

【影像学检查】 上腹部MRI增强：胰腺体部异常信号灶，MT不能除外。

【治疗】 腹腔镜下胰体尾癌根治术。

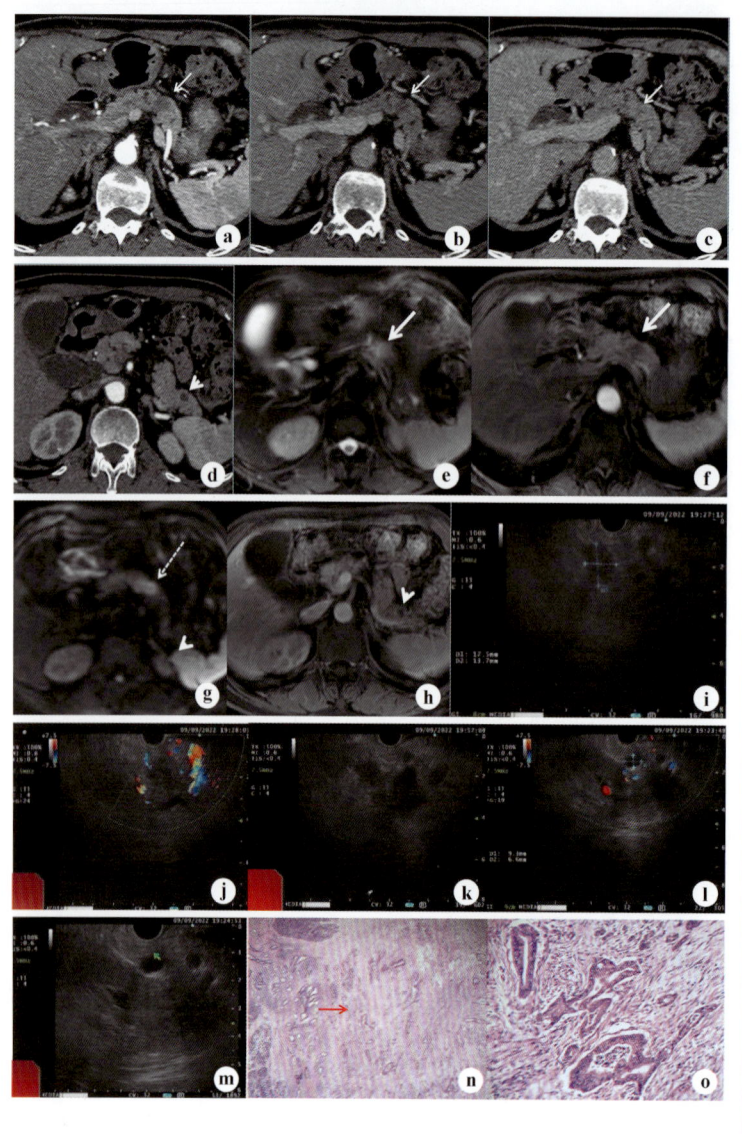

图像要点

增强CT：动脉期、静脉期、延迟期示胰体部轻度渐进性强化病灶（细箭，a～c），CT增强动脉期显示胰腺尾部另见一无强化低密度结节（箭头，d），横断面T2WI脂肪抑制图像、增强动脉期，示胰腺体部病灶境界不清（粗箭），胰腺尾部病灶与分支胰管相通（箭头，e，f）。DWI图像（b值1000）示病灶为高信号（虚箭），提示弥散受限（g），增强横断面静脉期，示胰尾部病灶无强化（箭头，h）。

EUS：胰腺颈部一低回声乏血供病灶，其中一个截面大小17.5mm×13.7mm，内部回声欠均匀，边界不规则，呈蟹足样生长，向头颈部延伸，邻近SMA有累及，未见侵犯，PV无侵犯。主胰管直径0.8cm，从病灶一侧走过，部分管壁有侵犯，胰腺体部见一9.6mm×6.3mm无回声病灶，与胰管无相通。肝脏Ⅲ段见一直径10mm囊肿。胆总管无扩张（i～m）。

术后病理：图片左侧三分之一为正常胰腺组织，右侧为导管腺癌（红箭方向，n）；中倍镜显示不规则的腺管成分（n，o）。

最终诊断：胰腺中分化导管腺癌。

（张　蕾　王　伟　蒋巍亮　林　军　武春涛　龙　江）

第 4 章　胰腺实性及囊实性疾病

病例 96

【病情简介】　女，56 岁。中上腹痛伴腰背部胀痛 2 个月余。患者 2 个月前无明显诱因出现持续性中上腹胀痛，放射至腰背部，右侧为甚，逐渐加重，门诊完善检查考虑胰腺占位，为求进一步诊治入院。无烟酒嗜好。糖尿病 5 年，口服阿卡波糖降糖治疗，血糖控制可。

【实验室检查】　肿瘤学指标：CEA 正常，CA 19-9 625.5U/ml；肝功能：TBIL 3.2μmol/L，CB 1.8μmol/L，ALT 12.7U/L，AST 18.5U/L。肝病酶学：AKP 60.9U/L，γ-GT 10.8U/L。血常规、肾功能及凝血指标等均正常。

【影像学检查】　胰腺 CT 平扫增强：胰头增大伴钩突部低密度结节同前：胰腺癌可能，CTA 示病灶局部与胰十二指肠上动脉关系密切。MRI：胰头增大伴钩突部异常信号灶，主胰管稍扩张：胰腺癌可能性大。

【治疗】　胰十二指肠切除术，术后 1 个月复查、化疗。

图像要点

CT：胰头部增大，钩突部见稍低密度结节，边界不清，大小约 26mm×21mm，平扫 CT 值约 34HU，增强后较周围背景胰腺呈低强化（a、b，黄箭），周围脂肪间隙稍模糊，未见明显肿大淋巴结。主胰管稍扩张（c）。

MRI：胰头部增大，钩突部见大小约 21mm×20mm 等 - 稍长 T1 长 T2 信号灶，边界不清，增强后可见轻中度强化（d、e，黄虚箭）。

MRCP：肝内、外胆管走行自然，未见狭窄、扩张改变，其内未见异常信号，胆总管内径为 4mm；主胰管稍扩张，管径约 4mm（f）。

EUS-FNA：胰头部近钩突可见一低回声肿块，边界欠清，内部可见强回声灶，大小约 29mm×22mm（g～j，红箭），胆管内径不宽（k），胰管约 4.2mm（l）。

组织病理：胰腺占位穿刺组织见分化差的癌（m）。手术后大体标本病理：胰腺中分化导管腺癌（肿块大小 4.5cm×3cm×2cm），多灶神经周围见癌侵犯，未见明确脉管内癌栓；胃断端、十二指肠断端、胰腺切缘、胆总管未见癌；胰周、胃周淋巴结未见癌转移。免疫组化：CK7（+），CA19（+），CA19-9（+），MUC5AC（+），Ki-67（50%+），p53（缺失型突变），IMP3（+）。

最终诊断：胰腺中分化导管腺癌。

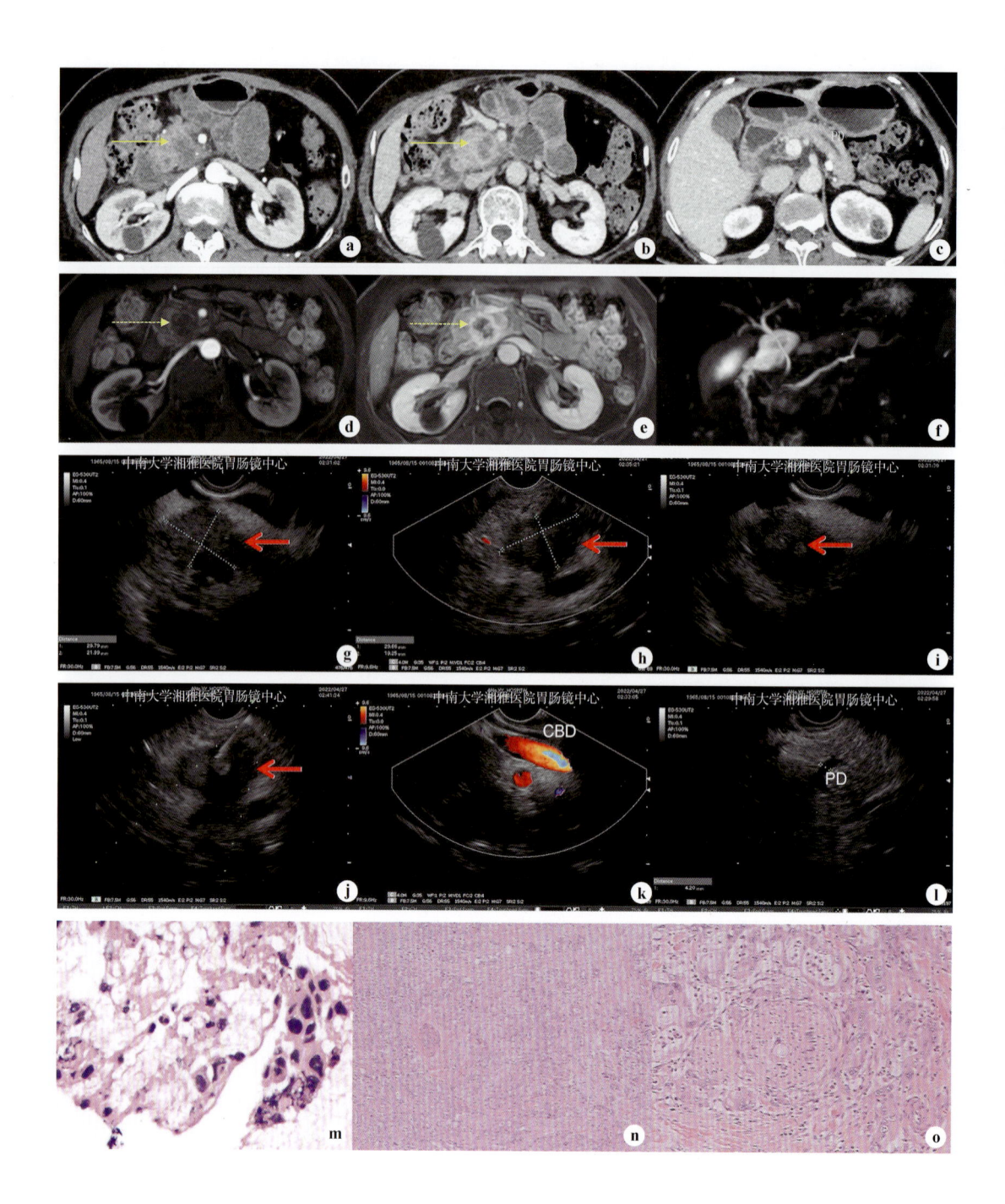

138　胰胆线阵超声内镜影像病理图谱（第二辑）

（李　乾　严　璐）

第 4 章 胰腺实性及囊实性疾病

病例 97

【病情简介】 男，60 岁。反复上腹痛 1 个月余，再发 20 天。

【实验室检查】 肿瘤学指标：CA19-9 11 532.82U/ml，CA724 6.9U/ml，CEA 23.66ng/ml；TBIL 21.8μmol/L；肾功能、血常规及凝血指标等均正常。

【影像学检查】 CT：胰腺头部实性稍低密度占位。

【治疗】 保守治疗。

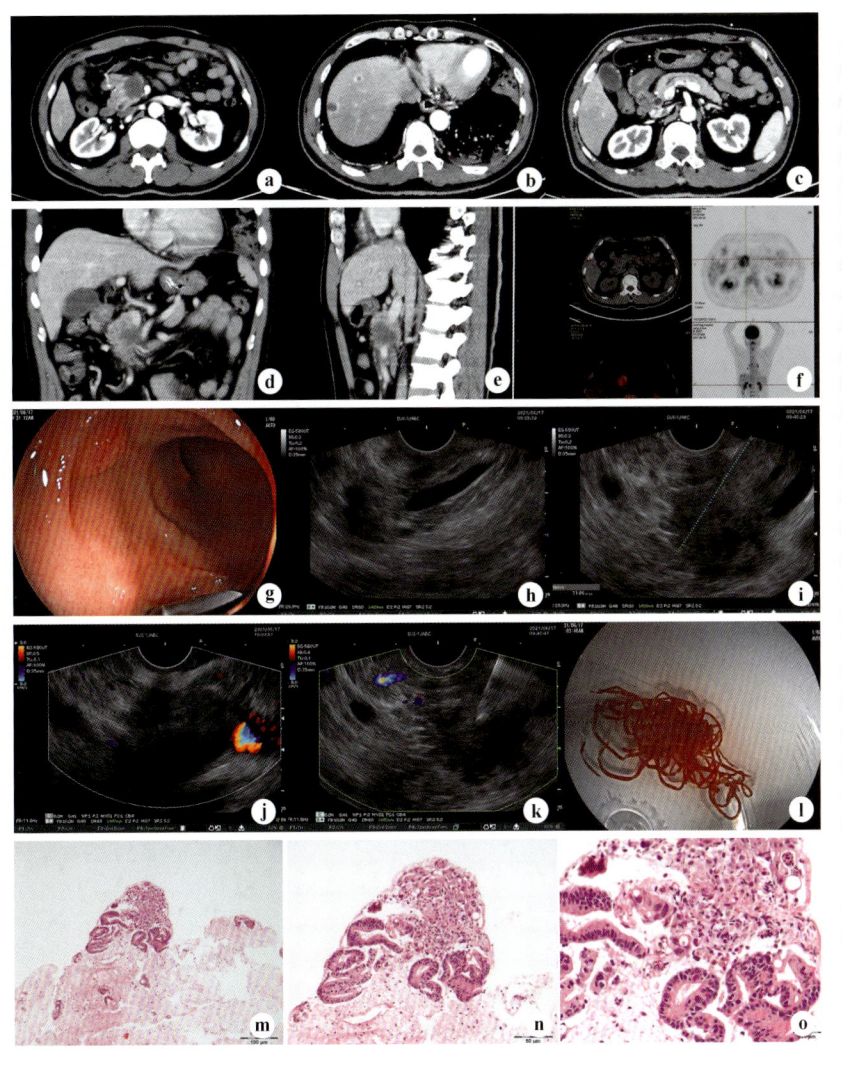

图像要点

CT：胰腺头部不规则占位影，肝内多发转移灶，主胰管轻度扩张，胰腺实质变薄（a～c），冠状位及矢状位胰头占位（d，e）。PET/CT：胰腺头部占位高代谢（f）。

EUS：球部探查见 CBD 及 MPD 入壶腹部及至肝门部未见肿块，胰头部 CBD 及 MPD 内径分别为 5.16mm、1.49mm。降部回拉内镜于胆胰管上方近胰颈部可及不规则肿块，切面大小约 29.87mm×32.66mm，多普勒模式于穿刺路径未见明显血流信号，穿刺引导线指引穿刺路径，最长路径约 3cm。采用 5ml 负压下用超声穿刺针反复穿刺各约 50 次、30 次，得到穿刺组织多条（g~l）。

EUS-FNA（病理）：胰腺中分化腺癌（m～o）。

最终诊断：胰腺中分化腺癌。

（乔伟光）

第5章 肝胆疾病

病例 98

【病情简介】 女，39岁。因皮肤巩膜黄染3周入院。3周前无明显诱因出现皮肤巩膜黄染，查肝功能：TBIL 130μmol/L，DBIL 112μmol/L。行 ERCP 安置鼻胆管引流，为进一步诊治入院。

【实验室检查】 肝功能：TBIL 66μmol/L，DBIL 47.6μmol/L，ALT 47 U/L，GLB 32g/L，ALB 38g/L；血常规：WBC 9.9×10^9/L，N 78%，HGB 107g/L，CRP 27.14mmol/L；降钙素原 3.2ng/ml；肿瘤标志物：CA19-9 59.73U/ml，CEA 0.9ng/ml，AFP 3.32ng/ml，CA125 36U/ml。

【影像学检查】 MRI：肝内胆管扩张，胆总管胰腺段扩张，胰头增大，不除外自身免疫性胰腺炎。增强 CT：肝内外胆管扩张，胆总管胰腺段占位伴胆道梗阻，胆管癌可能性大。

【治疗】 Whipple 手术。

> **图像要点**
>
> CT 增强：胆囊体积增大，肝内外胆管扩张，胆总管胰腺段占位伴胆道梗阻（a~c）。
>
> MRI：肝内胆管扩张，胆总管胰腺段扩张，胰头增大（d、e）。ERCP：肝内胆管扩张，胆总管胰腺段扩张（f）。
>
> EUS：胆总管胰腺段中断，局部胰腺实质回声偏低，范围约 1.5cm×1.1cm，弹性成像质硬（g~i）。造影：病灶早期增强晚于周围组织，达峰增强弱于周围组织，增强晚期消退早于周围组织（j~l）。FNA 病理查见异型细胞，倾向癌（m、n）。
>
> 病理：手术大体标本（o），胆总管查见中分化腺癌，累及周围胰腺组织，并侵及胰腺周围脂肪组织，可见神经侵犯。胰腺周围淋巴结查见癌转移（3/7），胆囊颈旁淋巴结1枚呈反应性增生。
>
> 最终诊断：早期胆管癌。

第5章 肝胆疾病

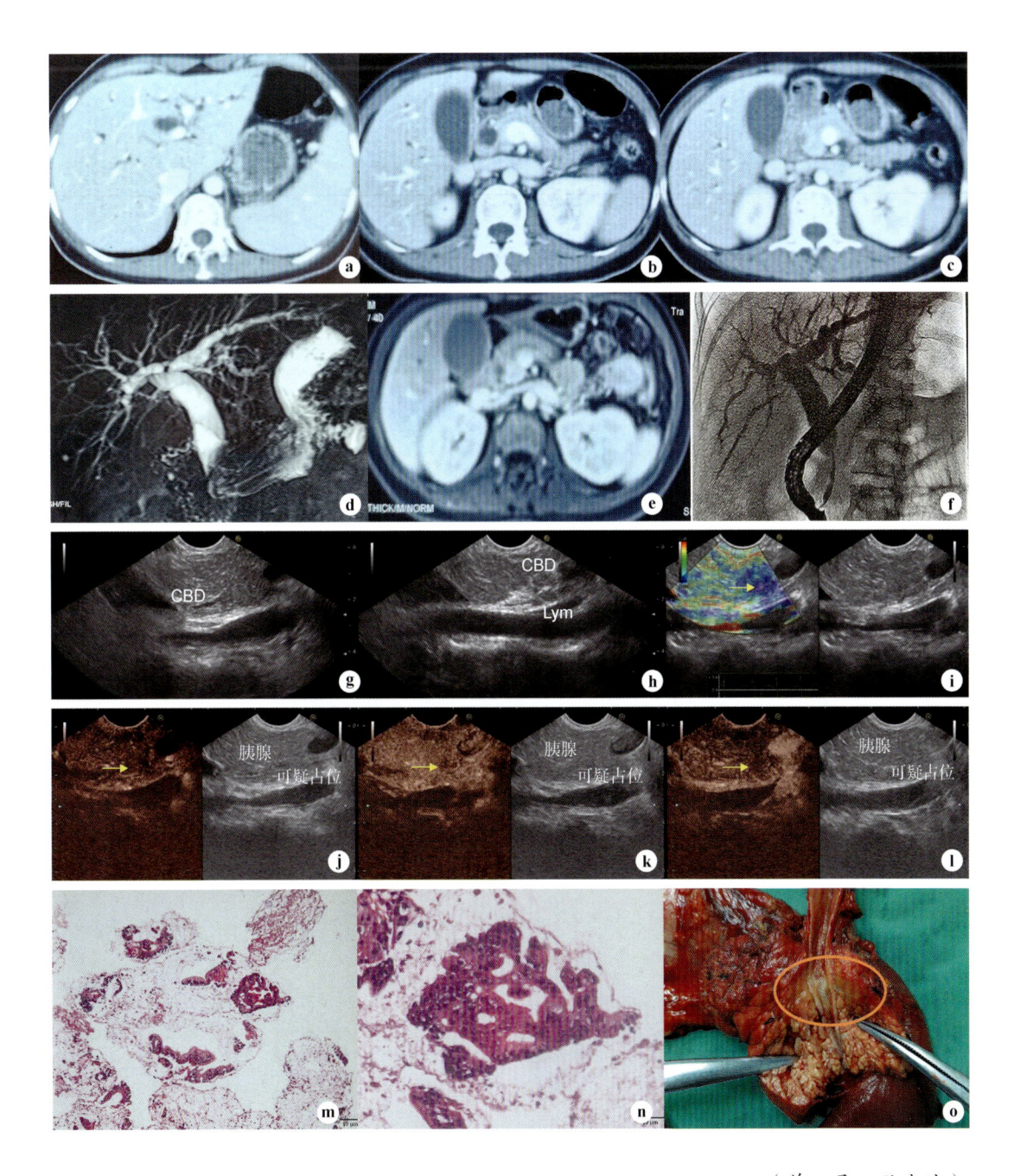

（单　晶　孙晓滨）

病例 99

【病情简介】 女，70岁。上腹部胀痛3个月余，加重伴发热2个月。外院初诊腹部MRI示胆囊结石伴急性化脓性胆囊炎，胆管炎，肝内胆管及胆总管扩张、胰管扩张。

【实验室检查】 肿瘤学指标：CA19-9＞20000U/ml，CEA 783ng/ml，CA125 29.1U/ml，AFP正常；血糖：6.87mmol/L；肝功能：ALT 41U/L，AST 56U/L，ALP 570U/L，GGT 318U/L，肾功能、血常规及凝血指标等均正常；IgG4 70.4mg/dl。

【影像学检查】 CT：肝内外胆管扩张，胰腺萎缩，胰管扩张，慢性胰腺炎可能。

【治疗】 ERCP+胆总管支架置入术+胰管支架置入术。

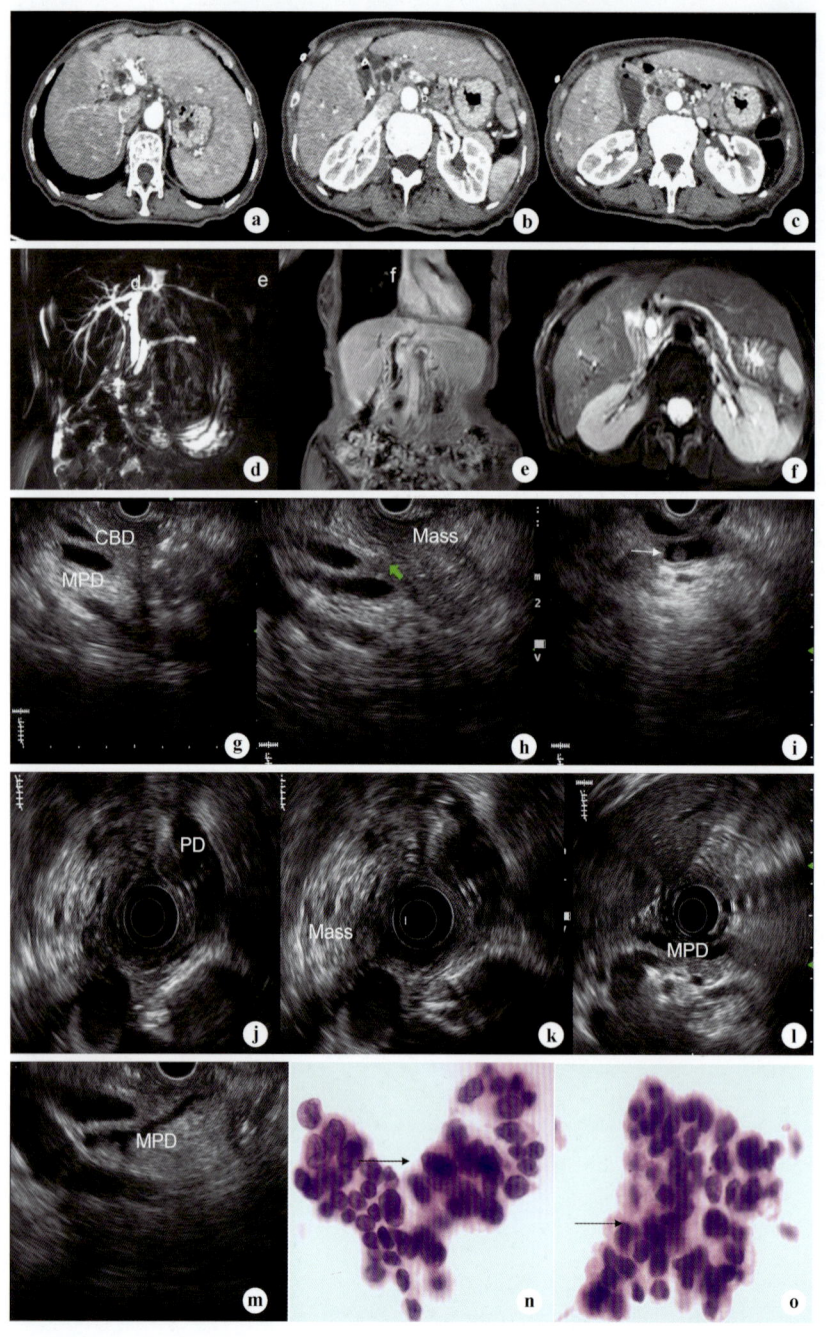

图像要点

CT：肝内外胆管扩张（a）、胆总管增宽、壁增厚（b），胰腺萎缩，胰管扩张（c）。

MRCP：胆总管末端狭窄（d），近端胆总管扩张（e），胰管扩张（f）。

EUS：胆总管下端狭窄（h），胆总管下端可见病变（i），胰管内可见黏液蛋白栓（j，黑箭），胆总管下端有低回声病变（k、l）。

ERCP胆管刷检：较多异型增生腺上皮细胞团，细胞排列拥挤且紊乱，部分呈腺样或乳头状结构，细胞异型性明显，且可见显著核仁，考虑肿瘤性病变，倾向为癌（m～o）。

最终诊断：胆管癌。

（刘芳）

第 5 章　肝胆疾病

病例 100

【病情简介】　女性，80 岁。主诉：进行性皮肤黄染加重 10 余天。无明显诱因出现皮肤、巩膜黄染，伴乏力，进食减少，偶腹痛；无发热，大便发白等。20 余年前行胆囊切除术。

【实验室检查】　TBIL 339μmol/L，DBIL 226.6μmol/L，CEA 69.7ng/ml，CA 19-9 166.7U/L，余肿瘤标志物未见异常；ALT 66U/L，AST 147U/L，GGT 218U/L，白蛋白 25.5g/L，CRP 19.7mg/L，HGB 110g/L。

【影像学检查】　详见图像要点。

【治疗】　经十二指肠镜逆行胆造影并胆管支架置入术。

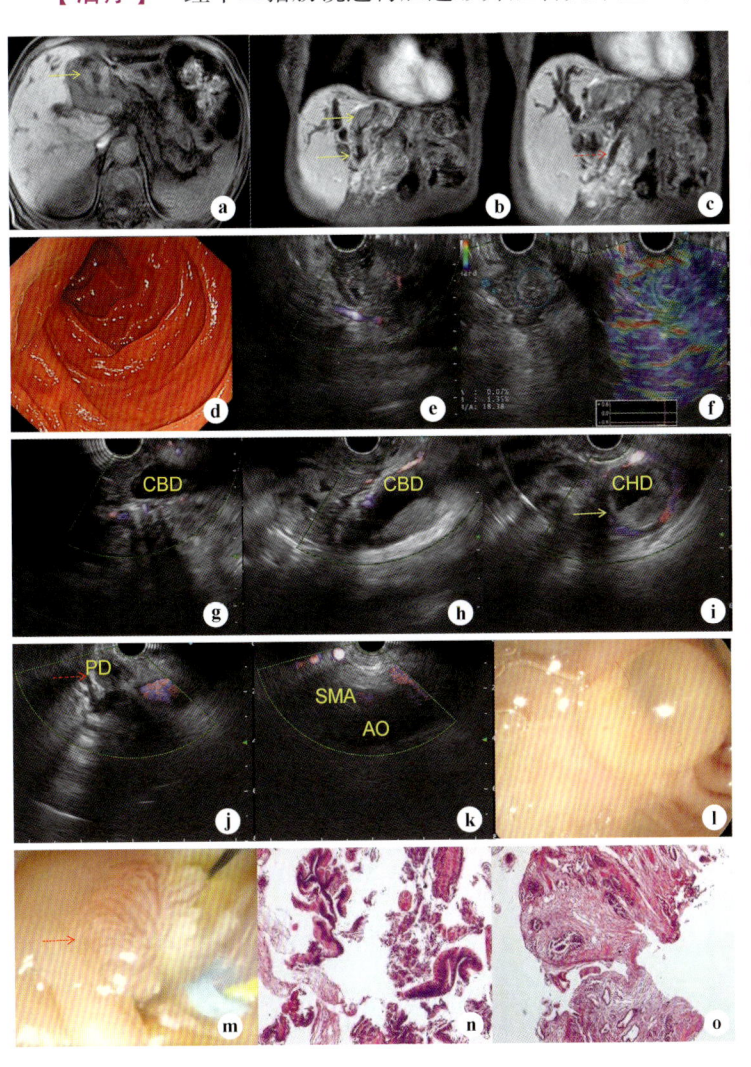

图像要点

MRI：肝内胆管扩张，肝左叶胆管壁增厚，管腔局部狭窄（a）；肝总管及胆总管扩张，局部管壁增厚（黄箭），主胰管扩张，局部管壁增厚（红箭，b、c）。

白光内镜：十二指肠乳头增大，乳头开口扩大，见黏液样物质（d）。

EUS：十二指肠降段扫查，壶腹部呈低回声，血流信号丰富，局部弹性成像呈蓝绿色改变，硬化比升高，壶腹后方可见扩张的胆总管和主胰管（e、f）。胆总管及肝总管内见管壁不均匀增厚，呈偏低回声，病灶周围血流信号明显（g~i）。胰管扩张，管壁不均匀增厚（红箭），呈偏低回声，局部管腔狭窄（j），腹腔干周围未见异常回声（k）；十二指肠镜下，乳头开口处黏液呈云雾状，插管过程中见小叶样病灶自乳头口溢出，病变血管增粗（l、m）。

病理见破碎胆管游离上皮，结构紊乱，倾向低级别上皮内瘤变（n、o）。

最终诊断：胆管导管内乳头状黏液性肿瘤（IPNB）。

（陈小华　黄德峰）

病例 101

【病情简介】 女，82岁。患者半月余前无明显诱因出现腹痛，中上腹部为主，阵发性，伴有后背放射痛，进食后腹痛加重，无明显体重下降。2023年1月9日外院CT提示肝内胆管扩张伴积气，左肝低密度灶。既往有糖尿病病史，注射胰岛素降糖治疗中，血糖水平平稳。无烟酒嗜好。既往因胆囊结石行胆囊切除术。

【实验室检查】 肿瘤学指标：CEA 143.57ng/ml，CA125 135.76U/ml，CA 19-9 1865.22U/ml，余肿瘤标志物正常；血糖6.4mmol/L，HbA1c 10.2%，D-二聚体2.14μg/ml，γ-GT 147.5μmol/L，余肝功能正常。HGB 103g/L，纤维蛋白降解产物 5.50μg/ml。抗核抗体（IIF）（+），胞质型：1∶100，余阴性；抗线粒体抗体Ⅱ型：阴性（-）；余自身抗体指标及游离轻链、补体、IgG4均正常。

【影像学检查】 腹部增强CT：胆总管下端壁增厚并强化，占位不除外，胆总管及肝内外胆管扩张明显，胆道积气，肝左叶肝内胆管结石，考虑合并胆道感染，胆囊显示欠清，肝左叶类圆形不均匀强化灶，脓肿或占位，肝门部及腹膜后轻度增大淋巴结，建议结合临床及增强MRI、ERCP进一步检查并复查。腹部增强MRCP：①肝左叶异常强化灶，考虑恶性肿瘤，并肝门部肿大淋巴结影，请结合临床；②肝内外胆管及胆总管明显扩张，建议ERCP进一步检查。

【治疗】 转外院手术治疗。

图像要点

CT：平扫显示左右肝内胆管明显扩张（a），增强动脉期肝左叶肝内胆管占位，明显强化，边界清晰（b），静脉期胆管内占位仍有强化，边界清晰（c）。

MRI：肝左叶肝内胆管多发扩张，肝脏左内叶见团状异常信号影，T2WI呈稍高信号影，增强后呈不均匀强化（d、e），胆总管及肝内胆管明显扩张，肝左叶萎缩，表面凹陷（f）。

EUS：乳头旁见胶冻状分泌物（g），胆总管明显增宽，直径为33.56mm（h），肝左叶肝内胆管明显迂曲扩张，直径约22mm，胆管壁明显增厚（i），二级胆管内见等回声附壁团块影，大小30mm×28mm（j、k），肝脏4段见等回声不规则团块影，大小43mm×49mm，边界欠清（l）。

使用eyemax胆道镜镜下活检4块，组织病理："胆管4块"活检组织均较小，以增生纤维结缔组织为主，其中2块组织内可见个别黏液腺体及少量破碎黏液上皮，无明显异型性，另一块组织中见少量黏液，结合临床及内镜检查，黏液性乳头状肿瘤可能大。

最终诊断：胆管导管内乳头状黏液性肿瘤（IPNB）。

第 5 章 肝胆疾病

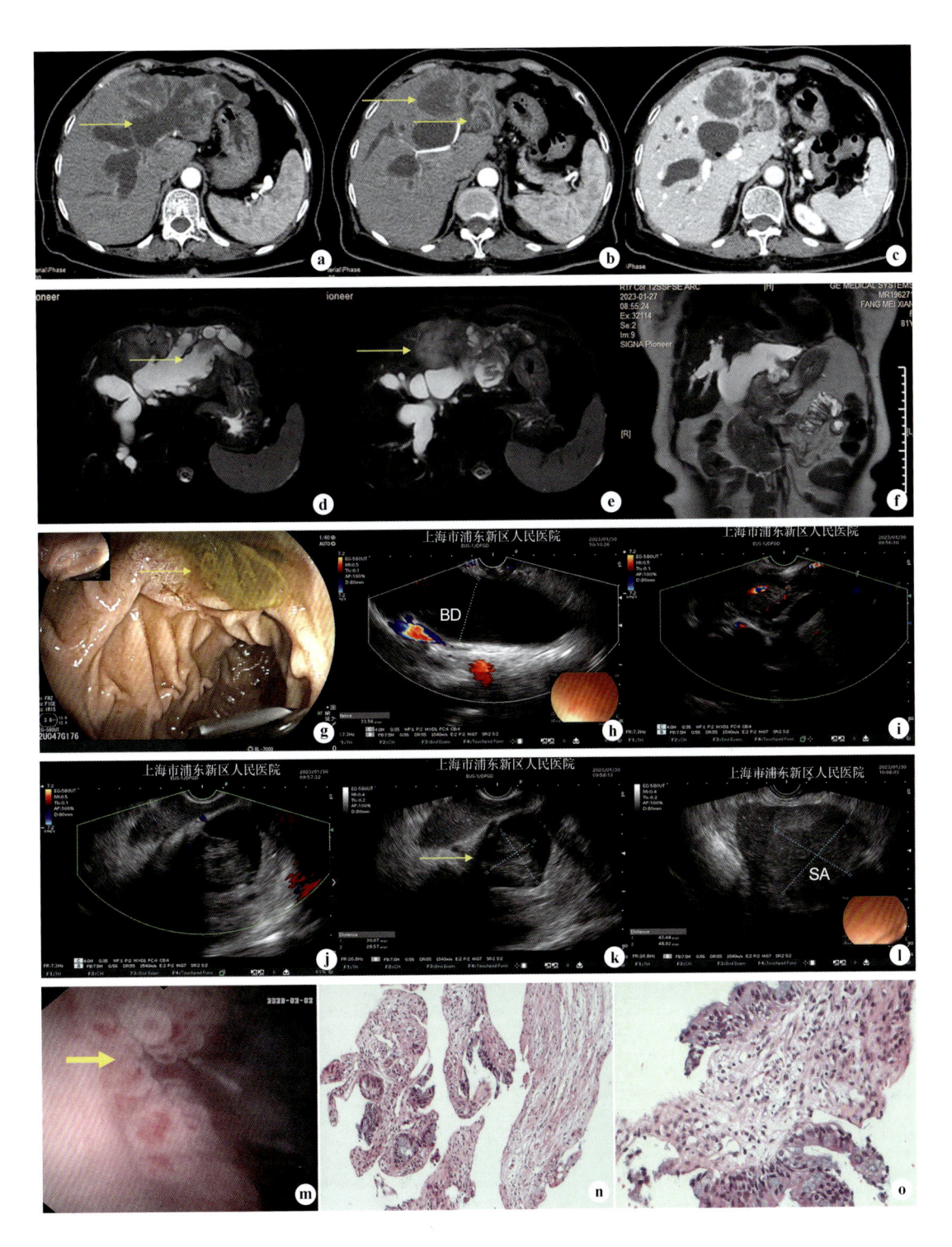

（姚 瑶 胥 明）

病例 102

【病情简介】 男，67岁。间断上腹胀1个月余。外院MRI提示十二指肠乳头部异常信号，伴低位胆道梗阻，肝内胆管及胆总管扩张，胰管扩张，腹腔多发增大淋巴结。无烟酒嗜好，糖尿病4年，血糖控制满意。

【实验室检查】 肿瘤学指标：CA19-9、CA242、CEA、CA125、AFP等正常；血糖6.0mmol/L；肝功能：ALP 226U/L，γ-GT 681U/L，转氨酶及胆红素正常；肾功能、血常规、凝血指标等均正常。

【影像学检查】 CT：十二指肠乳头或壶腹部占位？继发胆胰管扩张，MRCP示十二指肠壶腹部可疑软组织信号影。

【治疗】 胰十二指肠切除术。

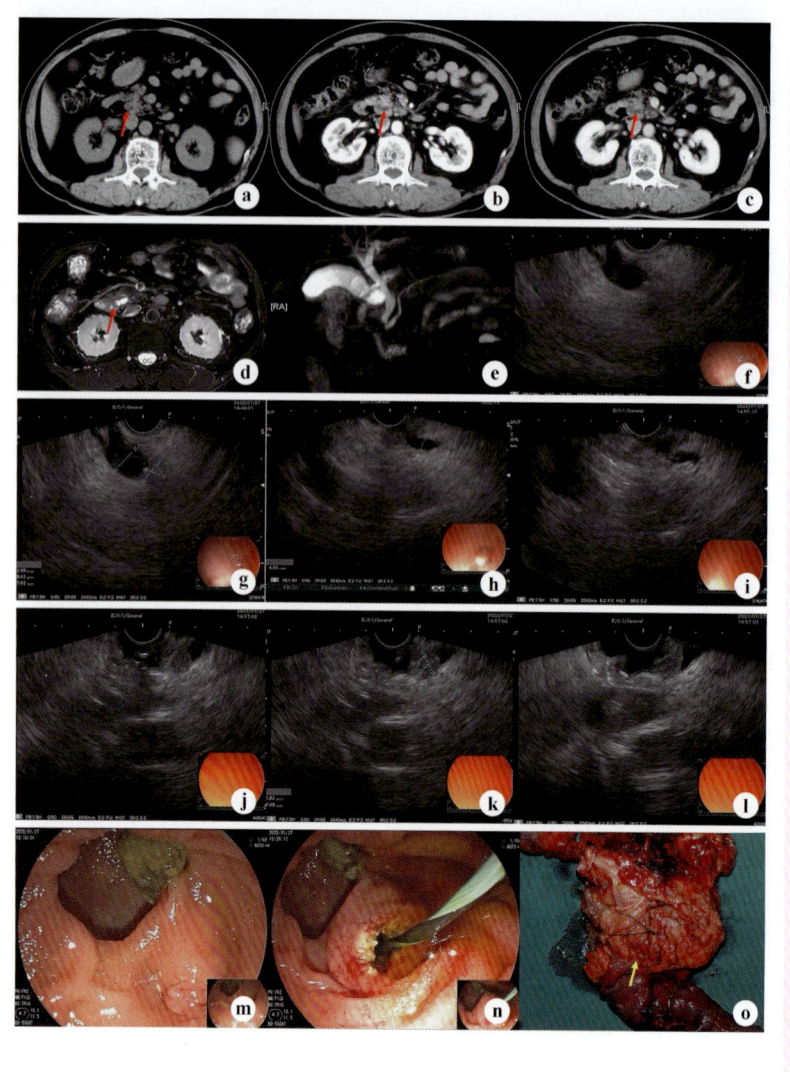

图像要点

CT：平扫胆总管末端可疑小结节影，但不明显（红箭，a），增强后不均匀低强化，胰头部胰管轻度扩张，静脉期仍呈低强化，消退不明显（红箭，b、c）。

MRCP：胆管末端内可疑结节影（红箭，d），胆管及胰头部胰管扩张（e）。内镜下见乳头位于憩室内，壶腹区外观未见异常（m），ERCP胆管插管成功，切开后末端取活检（n），大体病理肉眼外观未见胆管末端隆起（黄箭，o）。

组织病理：ERCP乳头切开活检提示局灶腺体细胞核增大、深染，可见核分裂象，免疫组化Smad4（+），Ki-67局灶增生活跃。胰十二指肠切除术后病理胆总管上皮局灶轻-中度异型增生，伴鳞状上皮及杯状细胞化生，各断端未见癌，未见淋巴结转移。

最终诊断：胆总管末端轻-中度异型增生。

（闫秀娥　黄永辉）

第 5 章 肝胆疾病

病例 103

【病情简介】 女，66岁。上腹痛1周余。外院CT示：低位胆道梗阻。无烟酒嗜好，无糖尿病病史。

【实验室检查】 肿瘤学指标：CA19-9、CA242、CEA、CA125、CA724、AFP等均正常；血糖5.01mmol/L；肝功能：白蛋白36.4g/L；肾功能、血常规、凝血指标均正常。

【影像学检查】 上腹部MRI增强：肝内外胆管扩张，胆总管下端可疑狭窄。

【治疗】 腹腔镜下胰十二指肠切除术。

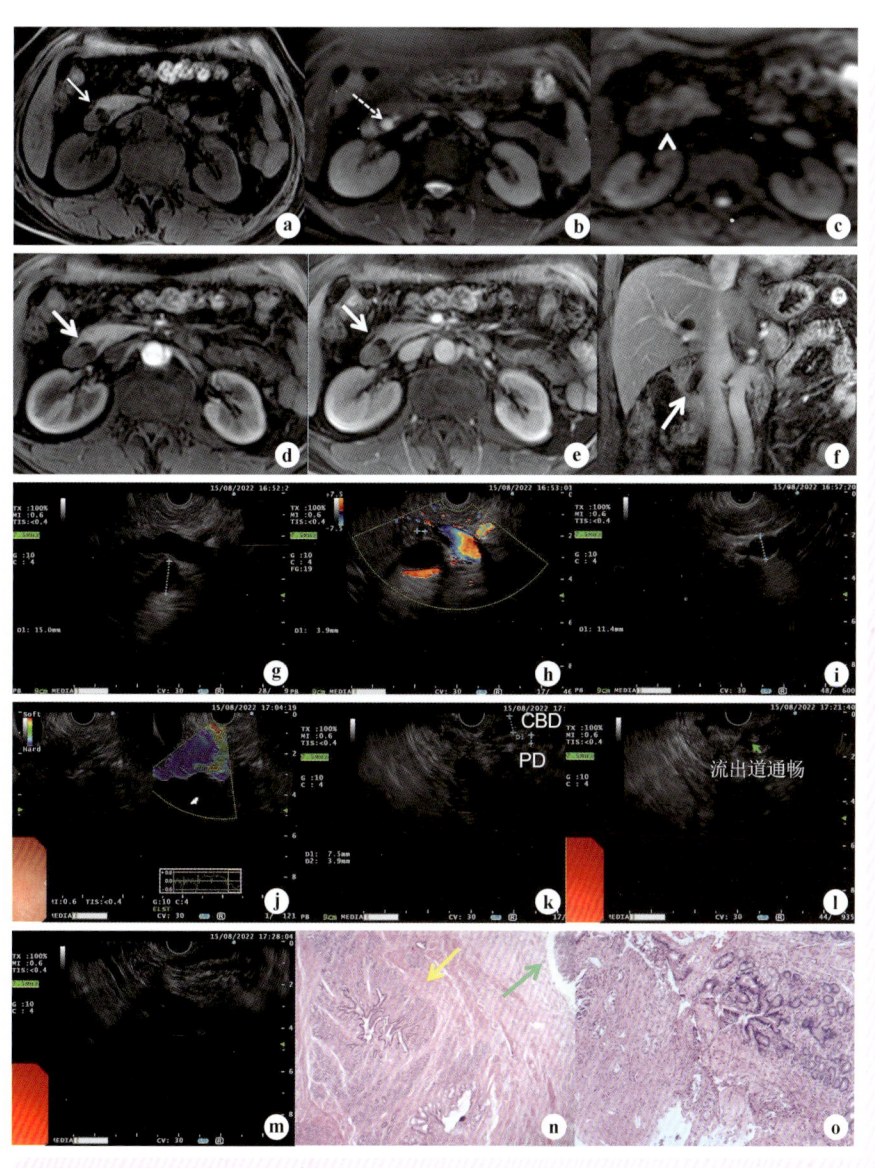

图像要点

MRI：横断面T1WI脂肪抑制，示胆总管下端稍扩张，腔内见中等信号分隔样影（细箭，a），T2WI脂肪抑制，胆总管下端信号未见异常，腔内未见充盈缺损影（虚箭，b），横断面DWI，b值为1000，胆总管下端腔内呈中等信号（箭头，c），分别为增强动脉期、静脉期横断面、延迟期冠状位，示胆总管扩张，远端管腔内见条状轻度强化软组织影（粗箭，d～f）。

EUS：胆总管全称扩张，最宽处15mm；胆总管下段逐渐狭窄，黏膜平滑，近壶腹部见一类乳头状隆起，截面6mm×6mm，内部中高回声，病灶远端胆总管直径7.5mm；胰管近壶腹部宽度3.9mm，头颈部胰管最宽处4.5mm，流出道通畅（g～m）。

术后病理：十二指肠内胆管上皮及周边腺体结节状增生（黄箭），右上角为肠黏膜（绿箭，n）；增生的胆管上皮（右上半部）周围纤维组织增生（左下半部，o）。

最终诊断：胆总管下段胆管上皮腺瘤样结节状增生。

（张 蕾 林 军 王 伟 蒋巍亮 陈 涛 龙 江）

病例 104

【病情简介】 女，40岁。上腹不适1个月，巩膜黄染4天。既往史：无特殊，无烟酒嗜好，无糖尿病病史。

【实验室检查】 血常规正常；肝功能：AST 107U/L，ALT 141U/L，TBIL 119.5μmol/L，DBIL 89.9μmol/L，γ-GT 797U/L；肿瘤标志物：CEA、AFP、CA19-9、CA125均正常。

【影像学检查】 全腹部CT：肝内胆管弥漫性扩张迂曲，肝门区肝管管腔可疑狭窄；胆总管稍扩张。MRCP：肝门区占位，伴肝内胆管明显扩张；肝内胆管右支内异常信号，结石？

【治疗】 建议PTCD后手术治疗，患者签字自动出院。

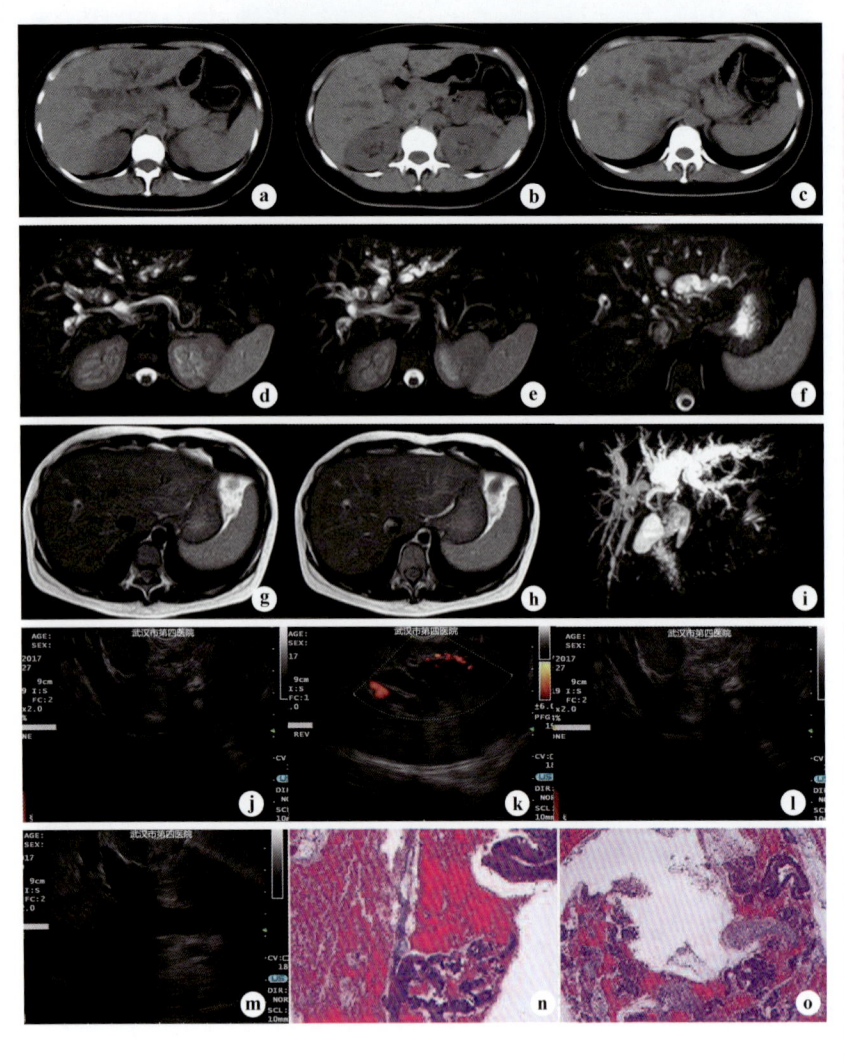

图像要点

CT：全腹部CT平扫示肝脏形态大小正常，表面光滑，肝内胆管弥漫性扩张迂曲，肝门区肝管管腔可疑狭窄，胆总管稍扩张，直径约10mm（a～c）。

MRCP：肝左管、肝右管、肝总管区见等T1等T2信号影，肝内胆管明显扩张；肝左管、肝右管及肝总管区充盈缺损影。肝内胆管明显扩张（d～i）。

EUS：肝内胆管明显扩张，胆总管中上段、肝左管、胆囊管可见中等偏低回声占位，管壁全层受累，19G穿刺针在十二指肠球部于肝左管占位行EUS-FNA 2次。

组织病理：结合免疫组化结果，考虑为左肝胆管细胞癌（n、o）。

最终诊断：（肝左管）胆管细胞癌。

（郭秋霞　丁祥武）

第 5 章 肝 胆 疾 病

病例 105

【病情简介】 女，71岁。皮肤、巩膜黄染10天。腹部超声示胆囊体积大，胆囊壁毛糙，胆总管上段扩张，内透声差，肝内部分胆管增宽。无烟酒嗜好，无糖尿病病史。

【实验室检查】 肿瘤学指标：CA19-9 142U/ml，CEA、CA125、AFP 等正常；血糖 6.12mmol/L；肝功能：TBIL 107.30μmol/L，DBIL 100.50μmol/L，ALT 79.2U/L，AST 73.5U/L，肾功能、血常规及凝血指标等均正常。

【影像学检查】 CT：可疑胆总管下段恶性病变，其以上肝内、外胆管扩张，胆囊增大，左肾多发低密度影。

【治疗】 ERCP；拒绝根治性手术。

图像要点

CT：可疑胆总管下段恶性病变（白色箭头），其以上肝内、外胆管扩张，胆囊增大，左肾多发低密度影（a～g）。

EUS：超声扫查见腹腔干上方可见一淋巴结（黄箭），呈三角形，长径约6mm。胰腺实质回声均匀，胰腺轮廓清晰，胰体部胰管不扩张。胆总管扩张，直径约21mm，壁稍厚，胆总管下端可见絮状团状低回声团块，胆囊增大，其内透声好，肝动脉上方见一长径约16mm的淋巴结，呈椭圆形。继续进镜至十二指肠，超声扫查见十二指肠乳头呈乳头型，胆总管下端可见一低回声团块（白箭），其内可见部分血流信号，弹性成像提示偏蓝色。超声谐波造影提示团块强化，团块内部强化不均匀。超声扫查胰头部胰管无扩张，胆总管扫查同上所述，退镜至胃腔，超声引导下对肝动脉上方淋巴结穿刺，每次穿刺约20针，共穿刺两次，标本送病理（h～m）。

EUS-FNA 病理：胆总管下端组织活检示腺癌。胆总管下端组织涂片，刘氏快速染色：可见大量异型细胞（n、o）。

最终诊断：胆管腺癌。

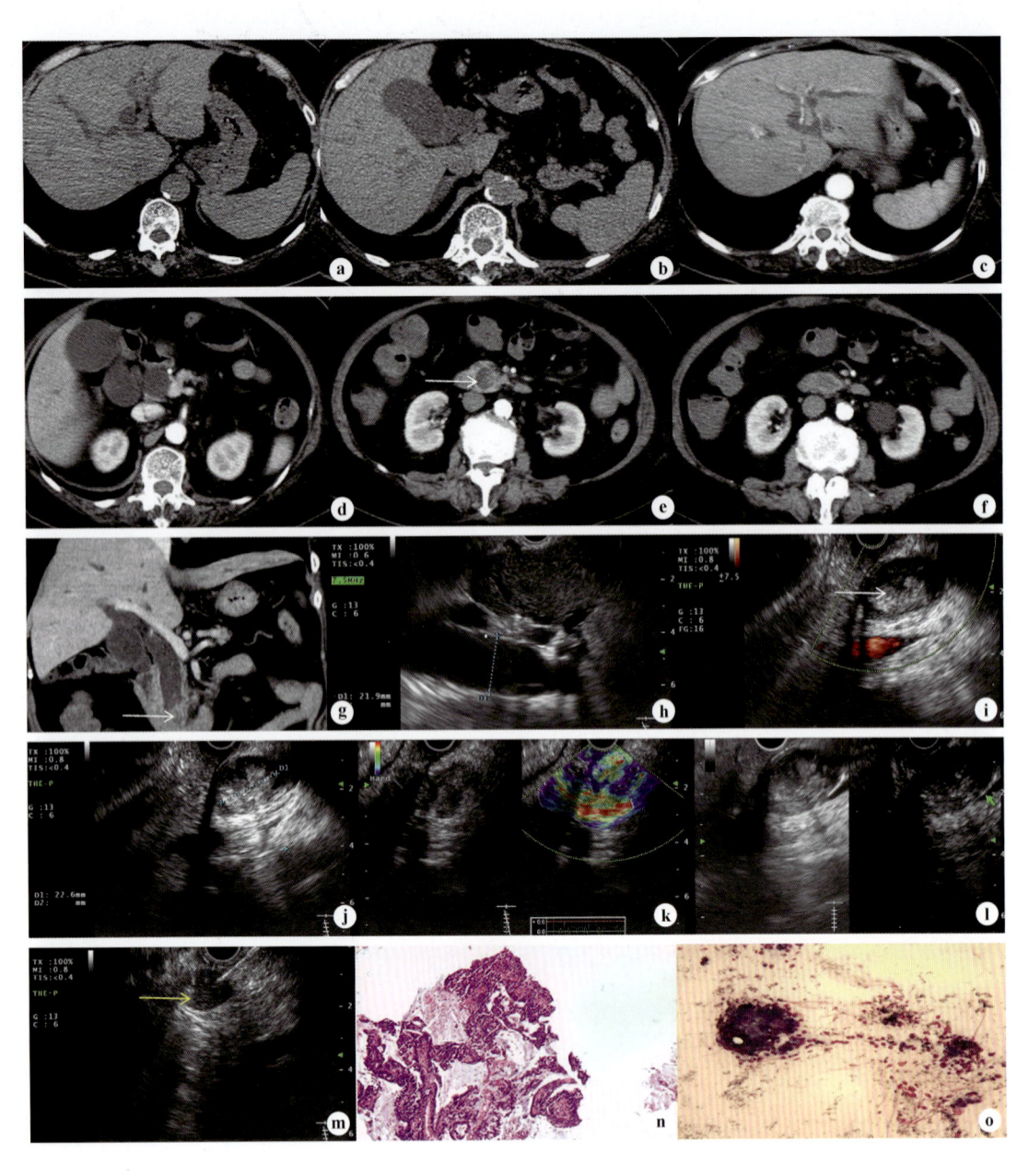

150　胰胆线阵超声内镜影像病理图谱（第二辑）

（张立超　都海明　侯森林）

第 5 章 肝胆疾病

病例 106

【病情简介】 男，70 岁。无不适主诉。体检 CT 发现胆胰管扩张 10 个月，提示胆总管扩张，约 1.2cm，胰腺萎缩，胰管扩张，约 0.9cm，PET/CT 提示胆总管扩张，约 1.1cm，未见异常浓聚灶。MRCP 提示主胰管及分支胰管扩张。无烟酒嗜好，无糖尿病病史。乙肝 20 年，阑尾炎术后 50 年。

【实验室检查】 肿瘤学指标：CA19-9 40U/ml，CA724 7.98U/ml，CEA、CA125、AFP 等正常；血糖 6.4mmol/L；肝功能、肾功能、血常规及凝血指标等均正常。

【影像学检查】 CT：胰腺实质萎缩，胰管扩张，肝外胆管增宽，MRI、MRCP 示主胰管及分支胰管扩张，最宽约 11mm。

【治疗】 ERCP 经副乳头置入胰管支架后 4 个月复查影像提示胰管仍有明显扩张，且扩张胰管内见多发低信号。再次 ERCP 更换支架并取活检，提示胰管内中度异型增生，MDT 讨论后行胰十二指肠切除术。

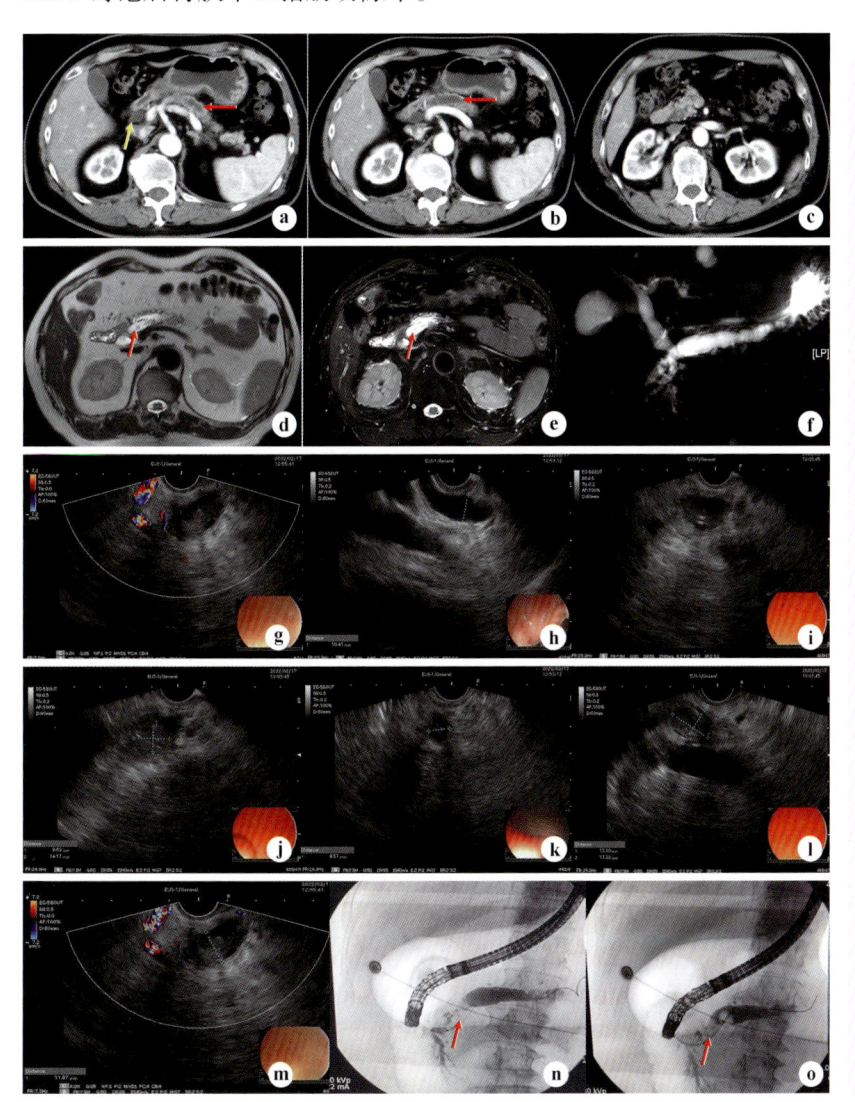

【图像要点】

CT：体尾部胰管不均匀扩张（红箭），胆总管扩张（黄箭，a）、头颈部胰管不均匀扩张（红箭，b），壶腹区未见明显占位（c）。

MRI：胰管内见软组织信号影（红箭，d、e）。

MRCP：肝外胆管扩张，胰管不均匀扩张，胰头部胰管走行紊乱，分支胰管扩张（f）。ERCP 经副乳头造影示胰头部胰管走行紊乱，伴分支胰管扩张，通向北侧胰管一支中可见充盈缺损（红箭，n），球囊拖拉未见充盈缺损明显变形（红箭，o）。

组织病理：胆总管中分化导管腺癌，可见神经侵犯，胰腺呈慢性胰腺炎改变，扩张胰管上皮呈轻 - 中度异型增生。

最终诊断：胆总管中分化导管腺癌伴胰管轻 - 中度异型增生。

（闫秀娥 黄永辉）

病例 107

【病情简介】 男，78岁。体检发现肝脏占位。外院腹部MRI检查提示：肝右后叶下段类圆形异常信号，考虑肿瘤性病变可能。吸烟40多年，已戒烟7年，偶有饮酒。

【实验室检查】 肿瘤学指标：CA242、CA125、AFP、CEA、CA19-9均正常，血糖、肝功能、肾功能、血常规及凝血指标等均正常。

【影像学检查】 CT：肝Ⅴ、Ⅵ段交界占位，性质待定，肿瘤可能，寄生虫感染待排；肝脏多发囊肿；胆总管十二指肠后段管腔内见稍高密度影，考虑胆管癌待排，建议进一步检查。

【治疗】 腹腔镜下肝部分切除（S6+S8肿瘤切除）+胆囊切除+肝外胆管病变切除+胆肠吻合术。

> **图像要点**
>
> CT：肝Ⅴ、Ⅵ段交界见一囊状混杂稍低密度影，其内见多发壁结节影，其内见点状高密度影，病灶较大截面积约为3.0cm×3.3cm，增强后壁结节可见强化。胆总管十二指肠后段管腔内见稍高密度影，增强后可见强化。考虑胆管癌待排（a～c）。
>
> EUS：胃内扫查肝内胆管无扩张，胆总管无明显扩张，腔内见软组织结节，低回声，偏心性；球部扫查见胆总管十二指肠后段内见低回声结节，占据整个管腔，多普勒未见明显血流信号，截面大小约8.0mm×8.9mm；多普勒见穿刺路径未见明显血流信号，测量穿刺路径距离；22G穿刺针进行穿刺（g～m）。
>
> 病理：胆总管下段腔内穿刺见少量散碎组织符合绒毛状腺瘤伴局灶高级别上皮内瘤变（n）。术后组织病理：胆管：肝外胆管管状绒毛状腺瘤，局灶高级别上皮内瘤变（o）。免疫组化：CK7（-），Hepatocyte（+），GS（+），AFP（-），Arginase-1（灶弱+），Gly-3（+），CD34（血管+），CK19（-），CK8/18（+），CD10（+），Ki-67（30%+）。肝脏：组织学类型：肝细胞癌；肝细胞癌组织学亚型：非特指（NOS）；组织学生长方式：细梁型或（厚度3层或以上细胞）90%粗梁型/巨梁型（厚度＞10个细胞）10%；组织学分级：低分化（WHO三级分级类型）。
>
> 最终诊断：胆总管管状绒毛状腺瘤，局灶高级别上皮内瘤变；肝细胞癌。

第 5 章 肝胆疾病

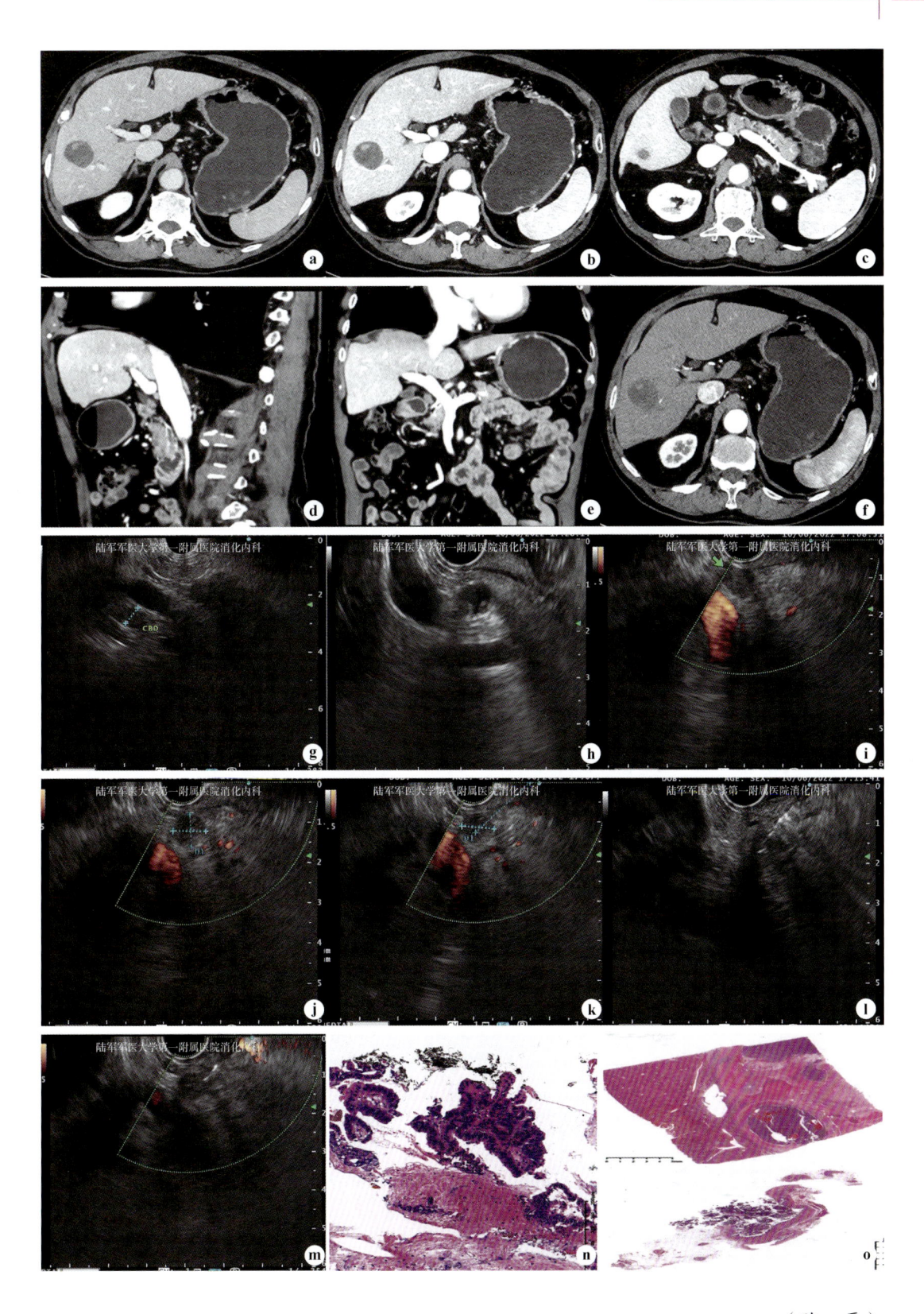

（陈 磊）

病例 108

【病情简介】 男，66岁。ERCP 术后 1 个月余，反复发热，皮肤黄染 10 余天。患者 1 个月前因皮肤黄染，在当地医院就诊，诊断为胆总管结石。行 ERCP 取石术，术中取出一些泥沙样结石。现再发黄疸，在当地医院行 CT 示肝内外胆管扩张，胆总管可疑小结石。

【实验室检查】 ALT 88.30U/L；AST 100.60U/L；TBIL 72.60μmol/L；DBIL 60.10μmol/L；CA19-9 171.57U/ml。AFP、CEA、CA125、AFP 均正常；肾功能、血常规、凝血指标均正常。

【影像学检查】 CT：胆囊体积增大，其内未见明显异常信号，肝内、外胆管明显扩张，胆总管扩张明显，下端突然变窄中断，局部未见明显异常信号，增强扫描未见明显异常强化灶。MRCP：胆囊体积增大，其内未见明显异常信号；肝内胆管轻度扩张，肝外胆管、胆囊管及胆总管明显扩张，胆总管下端突然变窄中断，局部未见明显充盈缺损；主胰管未见明显扩张。结论：胆总管末端狭窄并胆系扩张，考虑炎症可能性大，小结石待排除，请结合临床。

【治疗】 胰十二指肠切除术。

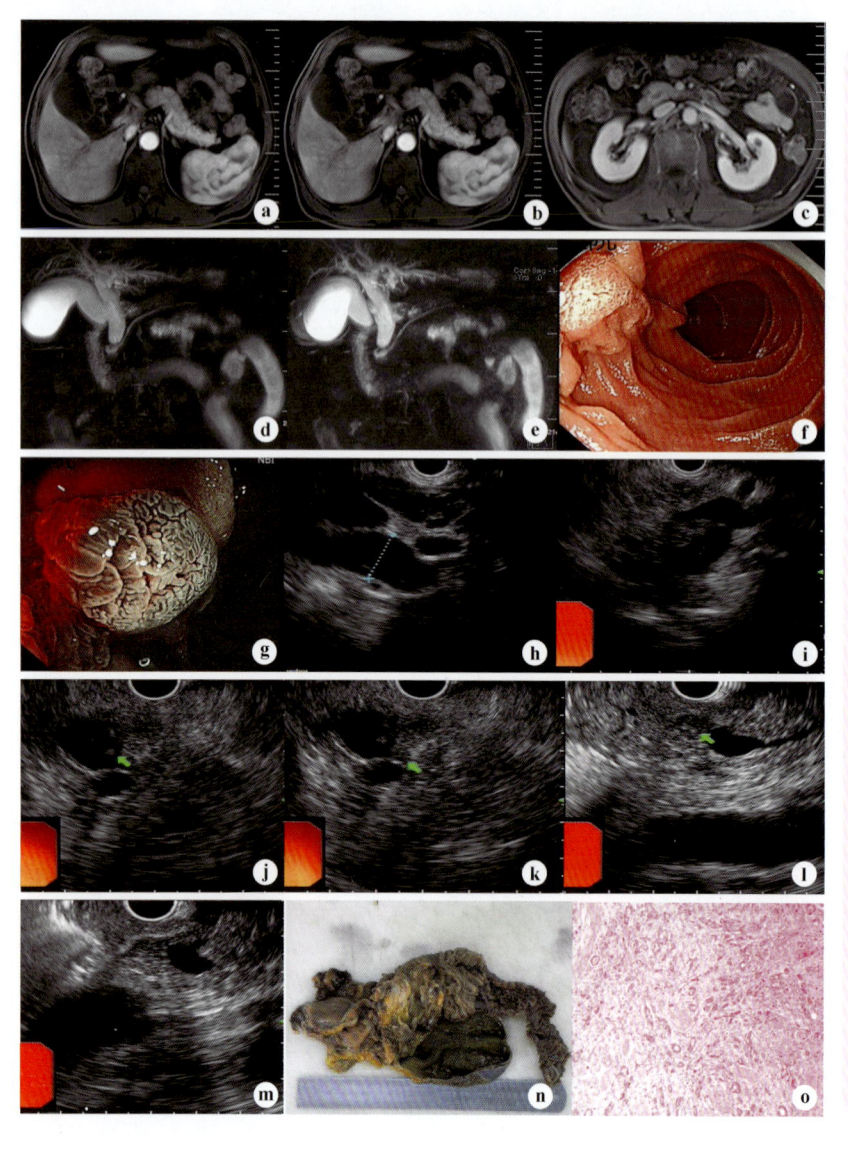

【图像要点】

CT 及 MRCP：显示胆总管扩张，末端胆总管变细（a～e）；胃镜观察乳头及开口未见明显异常（f、g）；Olympus ME-1 主机超声显示胆总管全程增宽（h、i），胆总管末端可见块状小结石（j），胆总管末端管壁低回声增厚，可见低回声占位，直径约 5mm（k～m），在壶腹部回拉镜身后病变消失，可见近壶腹部胆胰管。

组织病理：腺癌（中分化），直径约 0.5cm，侵穿胆总管达胰腺组织，侵达十二指肠乳头，部分淋巴管内查见癌栓，切缘阴性，淋巴结未见转移（n、o）。

最终诊断：胆总管微小癌。

（董海燕）

第5章 肝胆疾病

病例 109

【病情简介】 男，79岁。腹胀10余天，黄疸1周。体征：全身皮肤黄染，巩膜黄染。既往史：无特殊，否认糖尿病、高血压等。个人史无特殊。

【实验室检查】 肝功能：ALT 501.3U/L，AST 271.7U/L，TBIL 229.9μmol/L，DBIL 191.5μmol/L，IBIL 38.4μmol/L，TBA 117.6μmol/L，GGT 401.0U/L；消化系统肿瘤标志物：铁蛋白＞1000g/L，CA19-9 215.24 U/ml，CA50 201.0U/ml，异常凝血酶原402.0 mAU/ml。血常规、肾功能、电解质等常规检查及血淀粉酶等均正常。

【影像学检查】 单脏器声学造影检查所见：肝内胆管轻度扩张，动脉相胆总管壶腹部查见大小约2.4cm×1.7cm的低强化灶，形态不规则，边界不清，该团块于胰腺钩突界线不清，该处胆总管似见连续性中断，静脉相该团块快速廓清呈低回声相，延迟相扫查全肝未见异常廓清灶。诊断意见：肝内、外胆管扩张，主胰管扩张，超声造影胆总管壶腹部低强化灶，壶腹周围癌不排除。腹部CT平扫检查所见：肝内外胆管扩张，胆总管壁增厚毛糙，胆总管下段近壁内段胆管显示不清，胆囊增大积液。诊断意见：胆囊增大积液、肝内外胆管扩张，胆总管壁增厚毛糙。腹部MRI、加水成像检查所见：胆囊体积增大，壁稍增厚，周围间隙稍水肿，腔内呈T1WI高信号，肝内外胆管扩张呈"软藤征"，壁增厚伴信号增高（DWI），腔内未见异常充盈缺损，胆总管下端似见DWI高信号，边界较清。诊断意见：胆总管下端可疑异常信号，伴低位胆道梗阻，部分胆管壁增厚，壶腹周围癌？胆囊增大，壁稍增厚。

【治疗】 行剖腹探查、胆囊切除、胆肠吻合术。

图像要点

MRCP：胆囊体积增大，壁稍增厚，周围间隙稍水肿，腔内呈T1WI高信号，肝内外胆管扩张呈"软藤征"，壁增厚伴信号增高（DWI），腔内未见异常充盈缺损，胆总管下端似见DWI高信号，边界较清（a～c）。

EUS：超声所见：胆总管下段可见低回声占位病灶，截面大小约1.3cm×0.9cm，病灶突破胆总管管壁侵犯胰腺，上方胆总管明显扩张，最宽处直径约1.5cm，管腔内可见密集点状高回声，肝内胆管可见扩张；胆囊肿大，内可见密集点状高回声沉积。胰腺实质回声均匀，主胰管未见扭曲扩张（d～i）。穿刺过程：实时内镜超声引导下，以波科25g内镜超声专用穿刺针刺入胆总管下段低回声占位，共穿刺2针（j～l）。

细胞学：查见腺癌细胞（m～o）。

最终诊断：胆总管下端癌并低位胆道梗阻。

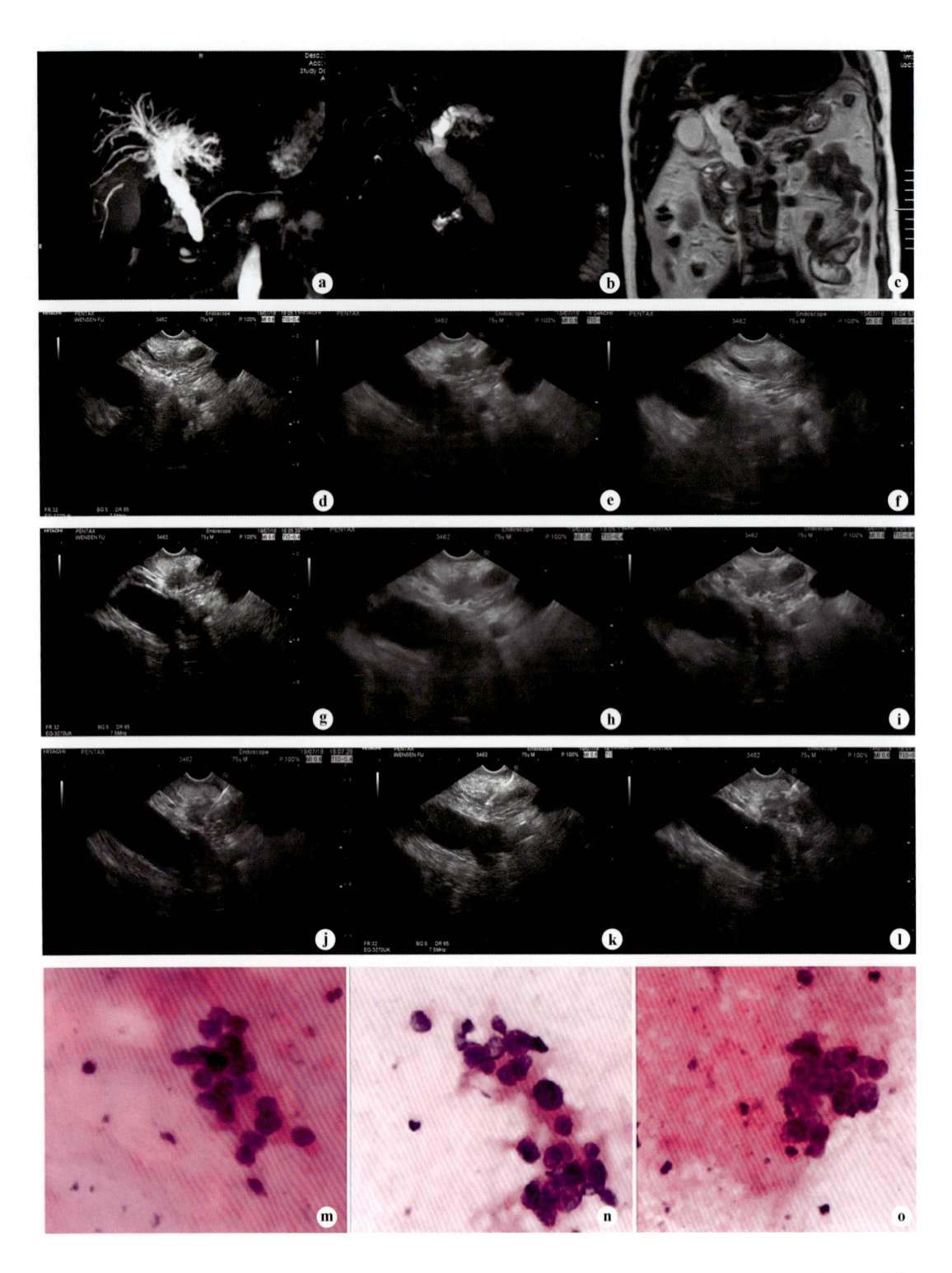

156　胰胆线阵超声内镜影像病理图谱（第二辑）

（石　蕾）

第5章 肝胆疾病

病例 110

【病情简介】 女，58岁。进行性皮肤黄染7天。1个月前因发热于感染科住院治疗，CT增强未发现明显异常，住院期间胆红素轻度升高，MRCP提示肝内外胆管轻度增宽。无烟酒嗜好，无糖尿病病史。

【实验室检查】 肿瘤学指标：CA19-9 82.5U/ml，AFP 7.3U/ml，CEA、CA125、CA724等正常；血糖 9.21mmol/L；肝功能：TBIL 107.5μmol/L，DBIL 98.5μmol/L，总胆汁酸 24.4μmol/L，ALT 172U/L，AST 98U/L，ALP 584U/L，γ-GT 1490U/L；尿常规：尿胆红素（+++）；肾功能、血常规及凝血指标等均正常；IgG4 0.45g/L。

【影像学检查】 超声内镜：胆总管下段管壁低回声增厚性质待定，肝内外胆管扩张伴泥沙样结石。随后复查MRI、MRCP示中位胆总管梗阻，局部软组织影似见增多，不除外恶性梗阻可能，ERCP见胆总管下段狭窄伴新生物。

【治疗】 胰十二指肠切除术+胆囊切除术。

图像要点

CT：胆总管扩张，下段显示不清（a～c）。

MRI：胆囊增大，张力增高，壁未见增厚，腔内未见明显异常信号影。肝内外胆管重度扩张，呈软藤状；胆总管最宽处约为17mm，于胰头平面突然中断，局部软组织影似见增多。胰腺形态正常，信号均匀，未见异常信号灶，主胰管未见扩张（d～f）。

EUS：胰腺实质回声均质，胰管未见明显扩张；胆总管全层扩张，宽约2cm，肝内胆管轻度扩张，胆总管下段（胰腺内）突然中断，胆管壁低回声增厚，管腔纤细，上段大量泥沙样结石残留。胆囊管大量泥沙样结石（g～k）。

ERCP：进镜十二指肠后可见乳头肿胀，周边黏膜发白表面微结构异常，质地软；胆总管上段管壁光滑，中段开始突然开始节段狭窄，狭窄延伸至下段甚至壶腹部，管壁可见结节样新生物，质地硬，易出血。术后诊断：ERCP、胆总管下段狭窄伴新生物、胆管支架置入术（l，m）。

E胆管组织纤维囊样物中见少许破碎的重度异型的腺体，十二指肠乳头局部黏膜高级别上皮内瘤变。术后病理：胆总管壶腹部中分化腺癌，癌组织累及十二指肠乳头、十二指肠肌层及胰腺组织，可见神经侵犯，未见明显脉管内瘤栓，肿瘤组织在纤维间质中浸润性生长（n），十二指肠两侧切缘、胆总管断端、胰腺断端未见癌组织；胰周组织、灰黄组织查见淋巴结3枚，未见癌（0/3），冰余横结肠根部系膜结节、脂肪坏死结节，冰余胆管下段组织腺癌，冰余肝总管慢性炎症，胆管下段组织腺癌（o）。

最终诊断：胆总管下段中分化腺癌。

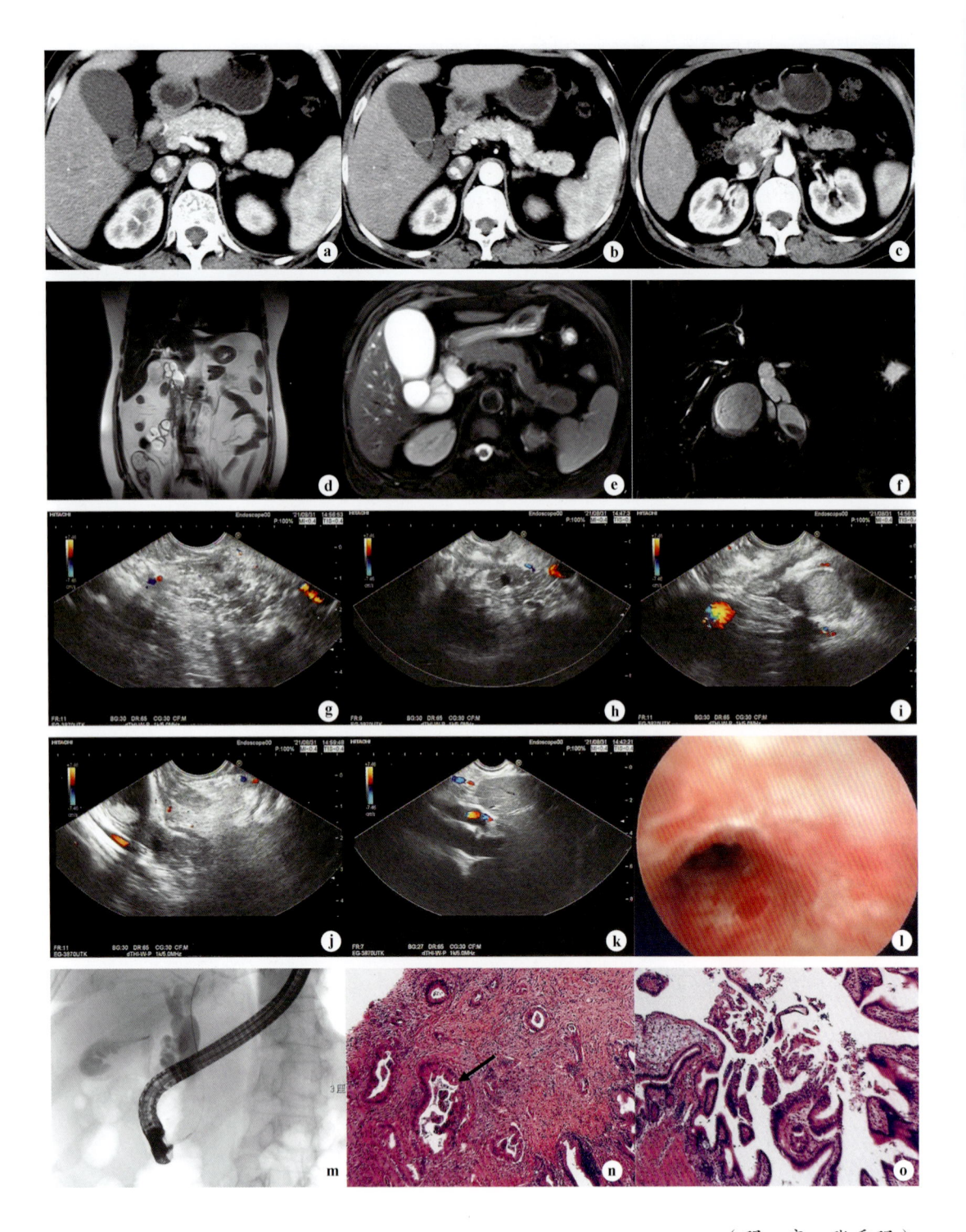

158　胰胆线阵超声内镜影像病理图谱（第二辑）

（邓　亮　张秉强）

第5章 肝胆疾病

病例 111

【病情简介】 女，51岁。上腹痛、尿黄1个月余，伴有胃纳减退，无发热。有高血压病；10余年前曾行左侧乳腺癌手术；无烟酒嗜好。查体：皮肤巩膜黄染，腹软，上腹部压之不适，右上腹可及肿大之胆囊，无触痛。

【实验室检查】 血常规、凝血功能无异常。肝功能：TBIL 114.8μmol/L、DBIL 92.5μmol/L、白蛋白39.9g/L、ALP 579U/L、ALT 336U/L、γ-GT 1311U/L、AST 166U/L、总胆汁酸32.4μmol/L。血清淀粉酶116U/L。肿瘤指标：糖类抗原CA19-9 97.3U/ml，余正常。病毒性肝炎、自身免疫性肝炎抗体均阴性。

【影像学检查】 上腹部CT平扫：胆囊体积增大、肝内外胆管及胆总管扩张。上腹部MRCP：胆总管下端狭窄，以上胆系扩张，胰腺多个小囊样灶，胰管扩张。

【治疗】 胃胰腺十二指肠切除术（外院）。

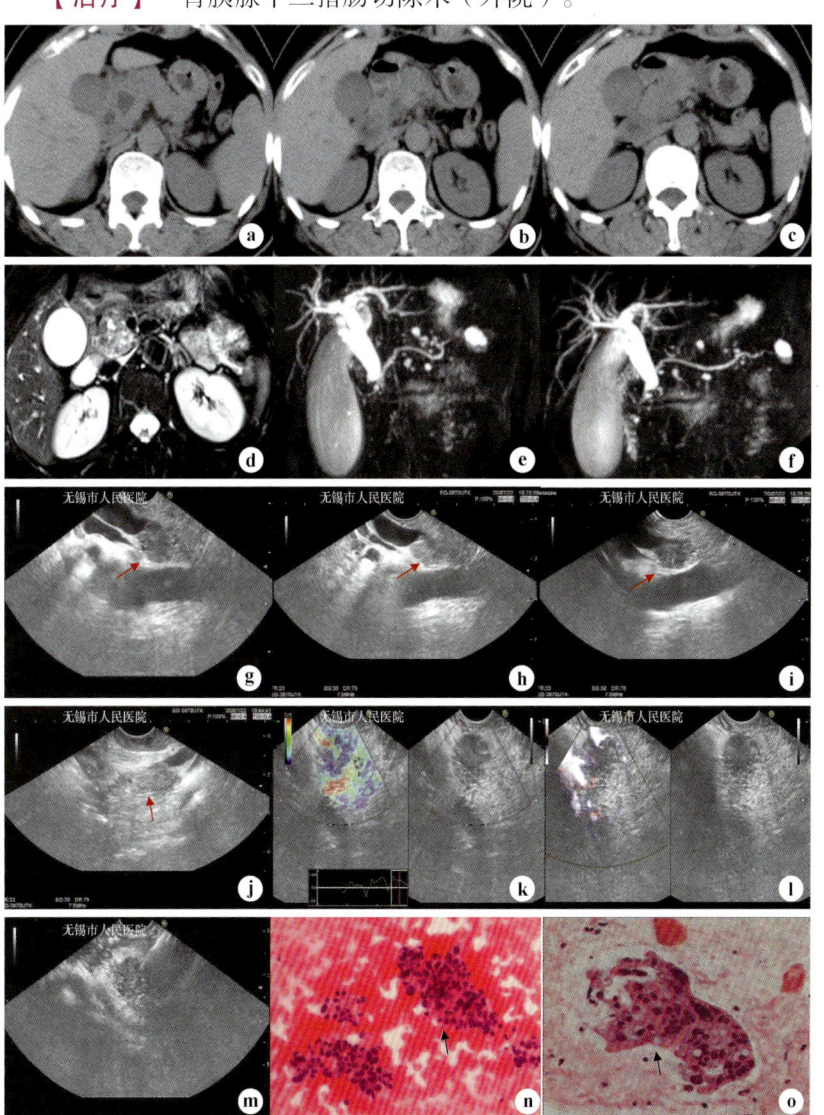

图像要点

CT：上腹部CT平扫示胆囊体积增大、肝内外胆管及胆总管扩张（a～c）。

MRCP：胆总管下端狭窄，以上胆系扩张，胰腺多个小囊样灶，胰管扩张（d～f）。

EUS：胆总管下端低回声团块（g～j），弹性成像蓝绿色为主（k）；超声造影无强化（l）；行EUS-FNA（m）。EUS-FNA病理：涂片见异型细胞，考虑癌细胞（n，黑箭）；组织条见异型腺体，考虑腺癌（o，黑箭）。

术后病理：胆管下段近胰腺处癌组织排列呈腺管状，管腔内有黏液，癌组织柱状或立方形，核大深染，异型明显，浸润性生长，侵犯邻近胰腺及神经组织，考虑腺癌、中分化，慢性胆囊炎。

最终诊断：胆总管腺癌累及胰腺。

（纪 璘 占 强 周志毅）

病例 112

【病情简介】 男，63岁。因"皮肤巩膜黄染2周"入院。2周前无明显诱因出现皮肤巩膜黄染，无腹痛、恶心、呕吐，无食欲缺乏，消瘦。既往病史：结肠癌手术史8年；高血压，糖尿病5年。全身皮肤巩膜黄染，腹部平坦，正中见一长约20cm手术瘢痕，余未见明显异常。

【实验室检查】 消化道肿瘤标志物：CEA、CA19-9、AFP、CA242均正常；CA72-4 31.27U/ml，CA50 126.9U/ml。ALT 282.90U/L，AST 157.60U/L，γ-GT 2084.00U/L，TBIL 159.90μmol/L，DBIL 145.00μmol/L，IBIL 14.90μmol/L，葡萄糖6.76mmol/L，甘油三酯2.58mmol/L，总胆固醇10.19mmol/L；HbA1c：6.30%。其余肾功能、血常规、凝血指标均正常。

【影像学检查】 CT：胆总管中段局部见软组织肿块影，最大截面约1.1cm×1.3cm，增强扫描动脉期及门静脉期呈中度强化，延迟扫描轻度延迟强化，肝内外胆管阻塞性扩张，胆总管未见异常密度。胰腺、脾脏未见明显异常。

MRI：DWI肝内外胆管及胆总管近段明显扩张，胆总管中段见局限性结节样略长T2异常信号，弥散加权像呈略高信号，直径约1.4cm，增强扫描示结节呈轻度不均匀强化。

MRCP：胆囊体积增大，其内未见明显异常信号；胆总管中段见结节样充盈缺损，局部管腔狭窄，肝内外胆管及胆总管近段明显扩张；主胰管未见明显扩张。结论：胆总管中段占位性病变，胆管癌不除外。临床诊断：胆总管中段占位？结肠癌淋巴结转移压迫胆总管？EUS后确认胆总管占位。

【治疗】 胰十二指肠切除术。

> **图像要点**
>
> CT、MRI：显示胆总管中段占位并狭窄，肝内胆管扩张（a～e）。
>
> MRCP：显示胆总管中段狭窄，壁外一肿块（f、g），结合患者结肠癌手术病史，转移淋巴结压迫胆总管可能性不能排除；超声自壶腹部追踪显示胆总管，下段胆总管未见明显异常（h、i），接近胆总管中段见胆总管壁粗糙、不规则增厚，内部可见低回声占位，胆管壁尚连续，壁外见一低回声占位紧邻，近段胆总管、肝总管增宽（j～m）。
>
> 组织病理：胆管腺癌（中分化），体积1.5cm×1.5cm×1.2cm，侵达胆管壁深肌层，可见神经浸润，未查见脉管内癌栓，未累及胰腺及十二指肠乳头，肿瘤周边黏膜局部呈高级别上皮内瘤变。胃残端切线、胰腺切线、十二指肠远端切线未查见癌，胆总管周围见肿大的炎性改变的淋巴结，未见明显脉管癌栓，淋巴结未见转移（n、o）。
>
> 最终诊断：胆总管中段癌。

第 5 章 肝胆疾病

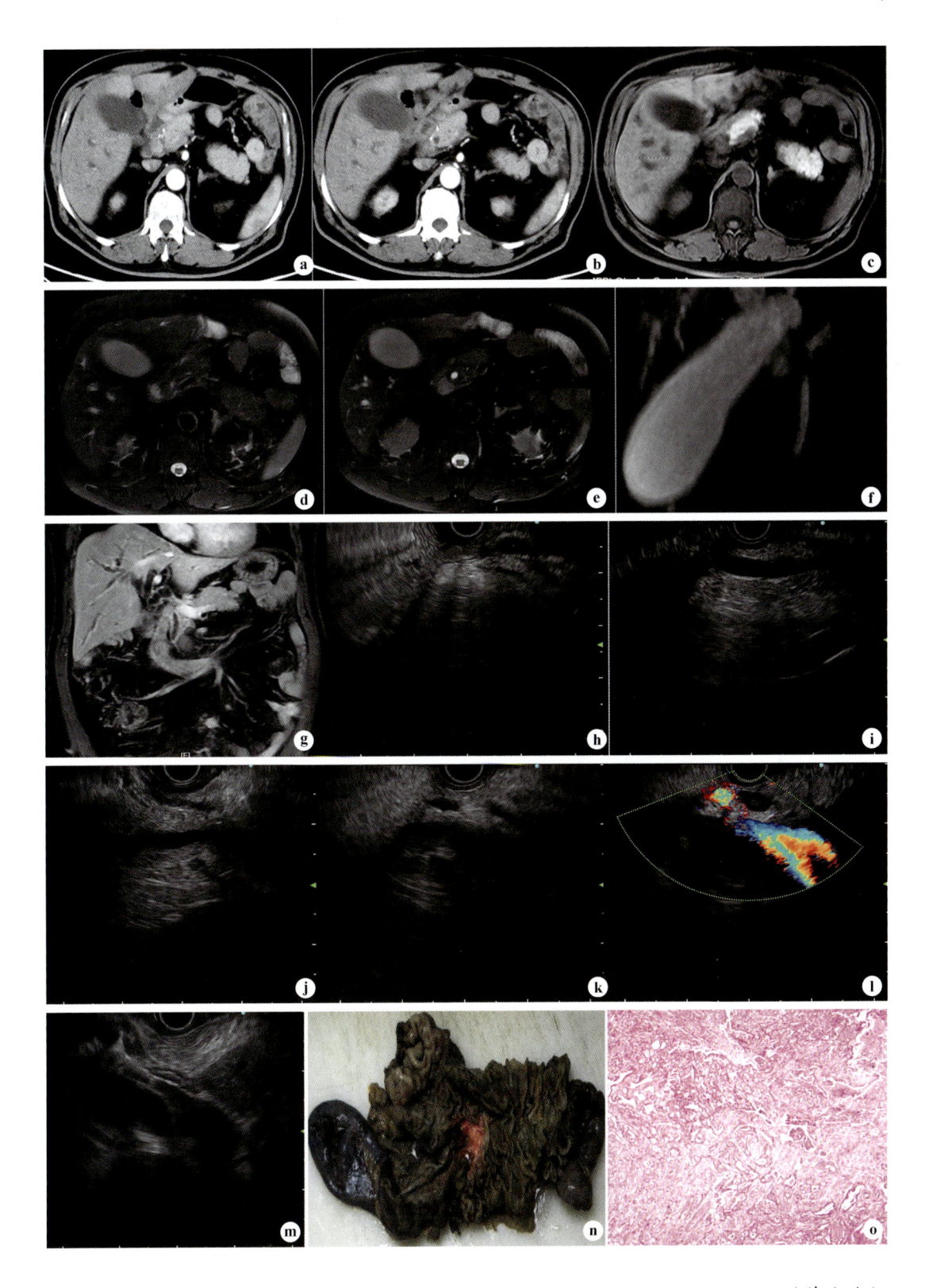

(董海燕)

病例 113

【病情简介】 女，82岁。体检发现胆囊占位15天。腹部超声示胆囊正常轮廓结构消失，胆囊窝团状低回声及其多发强回声（可以占位），胆总管内碎渣样强回声（可疑结石）伴扩张，部分肝内胆管扩张。上腹部CT示肝内胆管稍扩张，胆囊窝区团片状稍低密度影，与肝组织分界不清。无烟酒嗜好，无糖尿病病史。

【实验室检查】 肿瘤学指标：CA19-9 451.10U/ml，CA125 124.7U/ml，CEA、AFP等正常；血糖7.42mmol/L；肝功能、肾功能及凝血指标等均正常；血常规示白细胞 $10.1×10^9$/L，HGB 107g/L。

【影像学检查】 CT：肝内胆管稍扩张，胆囊窝区团片状稍低密度影，与肝组织分界不清。

【治疗】 综合保守治疗。

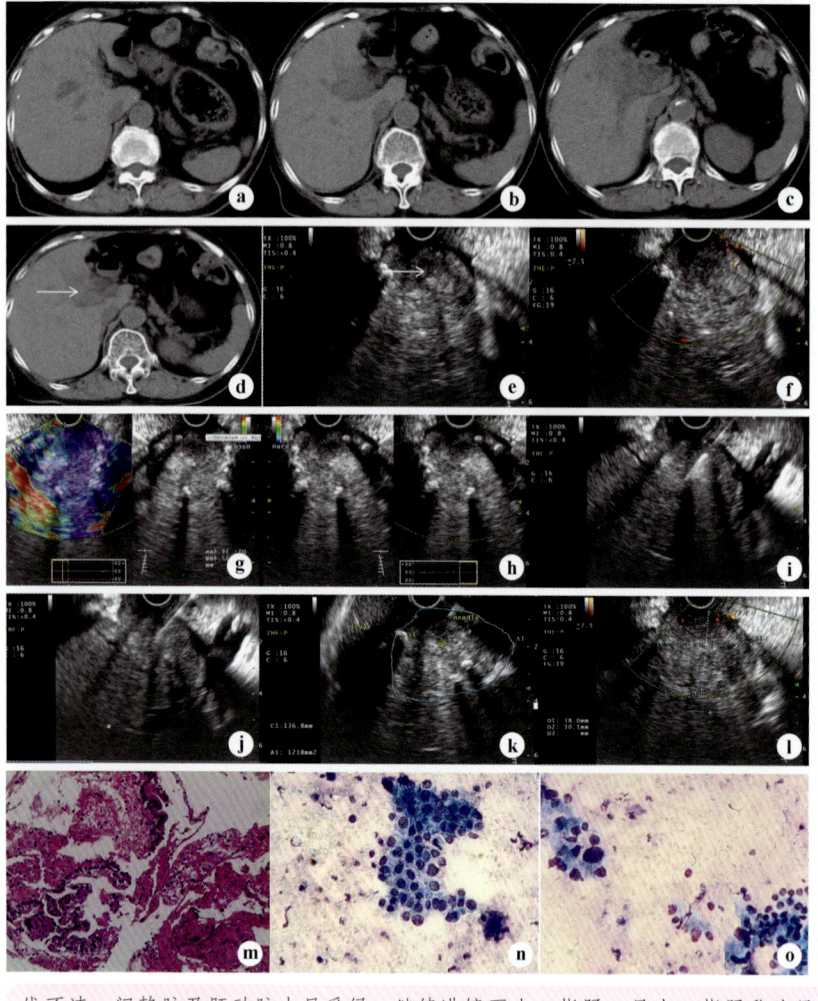

图像要点

CT：肝内胆管稍扩张，胆囊窝区团片状稍低密度影，与肝组织分界不清（白箭，a～f）。

EUS：超声扫查见胰腺实质回声均匀，胰体部胰管无扩张，胆总管直径约10mm，其内可见强回声，后方伴声影，最大长径约5.1mm。肝脏实质回声均匀，肝内胆管无扩张。胆囊区域未见液体回声（白箭），呈混杂回声改变，截面大小约34.4mm×32.4mm，外形不规则，其内回声欠均匀，弹性成像提示肿物蓝绿色，可见血流信号，并可见多发强回声，后方伴声影，大者长径约5mm，病变与肝脏界线不清，门静脉及肝动脉未见受侵。继续进镜至十二指肠，见十二指肠乳头呈乳头型开口呈点状，超声扫查见胰头部胰管不扩张，胆管描述如上。于十二指肠球部超声引导下对病变组织以22G穿刺针行细针穿刺，操作两次，每次穿刺约20针，穿刺标本送病理（e～l）。

病理：胆囊组织穿刺活检：腺癌。胆囊组织涂片：找见癌细胞，符合腺癌（m～o）。

最终诊断：胆囊癌。

（张立超 都海明 侯森林）

第 5 章　肝胆疾病

病例 114

【病情简介】　女，57岁。间断性上腹部不适半月余。于当地医院行胆囊穿刺引流。无烟酒嗜好，无糖尿病病史。

【实验室检查】　肝功能、肾功能、血常规及凝血指标等均正常；IgG4未查。

【影像学检查】　CT：①胆囊底部考虑穿孔并包裹；②肝内多发稍低强化灶；③门腔间隙肿大淋巴结。PET/CT：胆囊颈部、胆囊管区软组织影伴高代谢，右膈上间隙、腹腔、腹膜后多发淋巴结伴高代谢，肝内、肝包膜区及包膜下多发高代谢灶，结合病理，考虑胆囊癌伴淋巴结、肝包膜及肝转移可能性大。

【治疗】　综合治疗。

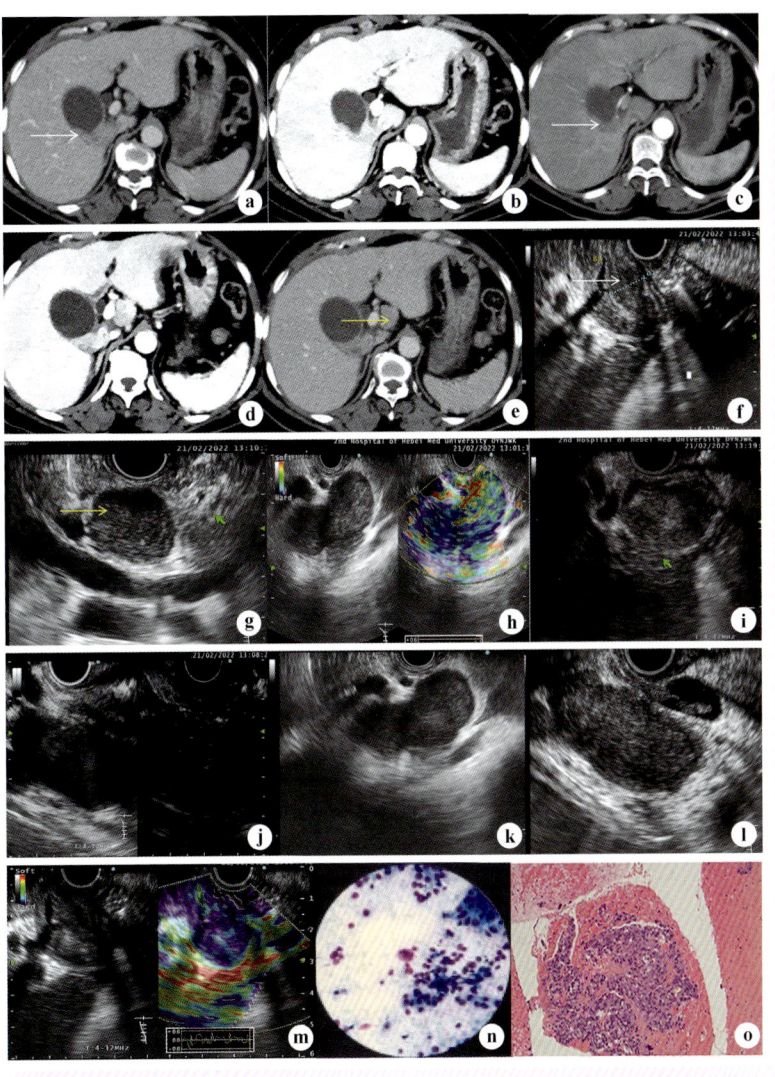

图像要点

增强CT：胆囊颈部-胆囊管区可见胆囊壁不均匀增厚（白箭），增强呈延迟强化。肝门区可见多发淋巴结影，部分融合，较大者位于门静脉左旁（黄箭），大小约2.2cm×2.4cm×5.0cm（黄箭，a～e）。

EUS：超声扫查见胰腺实质回声均匀，轮廓清晰，胰管无扩张。胆总管扩张，直径约9.9mm，其内可见少许弱回声淤积物，肝门部可见多个淋巴结融合成团（黄箭），边界尚清楚，长径约45mm。胆囊显示欠清。继续进镜至十二指肠，见胆囊体部、壶腹部及胆囊颈管管壁增厚约11mm（白箭），胆囊壁尚连续，内部血流丰富，弹性成像提示质地较硬，胆囊内可见管状影。注入六氟化硫微泡后约23秒，见肿物内造影剂充盈明显，于胃体超声引导下对肿大淋巴结以19G穿刺针行细针穿刺，穿刺一针约20次，穿刺标本送病理。于十二指肠球部对胆囊壶腹部19G穿刺针行细针穿刺，穿刺一针约20次，穿刺标本送病理（f～m）。

EUS-FNA：肝门淋巴结穿刺活检：穿刺组织可见成团癌细胞。胆囊占位穿刺活检：穿刺组织为癌，免疫表型符合分化不良腺癌（n，o）。

最终诊断：胆囊癌伴多发转移。

（张立超　都海明　侯森林）

病例 115

【病情简介】 男，50岁。间断腹部胀痛2个月，皮肤黏膜黄染10余天。无烟酒嗜好，无糖尿病病史。

【实验室检查】 肿瘤学指标：CA19-9 41.59U/ml，CEA204.3ng/ml，CA125 3267U/ml，AFP 正常；血糖 6.69mmol/L；肝功能：TBIL 151.2μmol/L，DBIL 138.9μmol/L，IBIL 12.3μmol/L，ALT 275.8U/L，AST 146.1U/L。肾功能、血常规及凝血指标等均正常。IgG4 未查。

【影像学检查】 MRI 示：肝左、右管汇管区至胆总管上段占位性病变，考虑胆管癌伴肝内多发转移、肝门处、腹膜后多发淋巴结转移，胆囊壁厚，建议结合临床。腹部超声示：肝内多发实质性占位，建议进一步检查，肝内、外胆管扩张，胆囊壁增厚，腹腔多个低回声结节，考虑肿大淋巴结。

【治疗】 胆管支架置入术减黄治疗，病理回报后，患者减黄效果好，拒绝进一步治疗。

图像要点

EUS：超声扫查见肝左叶胆管扩张，最宽直径约15mm，其内未见异常回声。肝左叶见一圆形直径约3cm稍低回声团（紫箭），边界欠清晰，内部回声不均匀，可见不规则无回声区。胰腺实质回声均匀，轮廓清晰，胰管无扩张。肝内外胆管无扩张，其内未见异常回声。肝胃之间、肝门部、腹主动脉前方、胰腺周围可见多个圆形或类圆形淋巴结，边界清楚，部分融合成团（黄箭），大者约36mm×21mm，内部回声可。肠系膜上动脉、上静脉及门静脉未见明显受侵。十二指肠球部扫查见肝左、右管汇合以下胆管管壁偏心性增厚，最厚处约7mm（白箭），管腔变细，胆总管与周围组织边界欠清晰。继续进镜十二指肠降部见十二指肠乳头呈乳头型，黏膜光滑，超声扫查见胰头周围多发肿大淋巴结，胰头部胆管及胰管显示欠清晰。退镜至胃体，对肝胃韧带两枚较大淋巴结以19G穿刺针各穿刺一针，每针提拉穿刺针约20次，穿刺标本送病理。IDUS 扫查可见肝总管不规则增厚（白箭），最厚处约4.7mm，管腔内可探及团状稍高回声（a～l）。

组织病理：肝门部淋巴结穿刺组织涂片找见癌细胞。肝门部淋巴结穿刺活检血凝块内可见少许破碎异型腺体，结合免疫表型符合腺癌（o）。免疫组化结果显示：AFP（-）、CK7（-）、CK8/18（+）、Ckpan（+）、Ki-67（+约60%）、CK19（+）。

最终诊断：肝门部胆管癌。

第 5 章 肝胆疾病

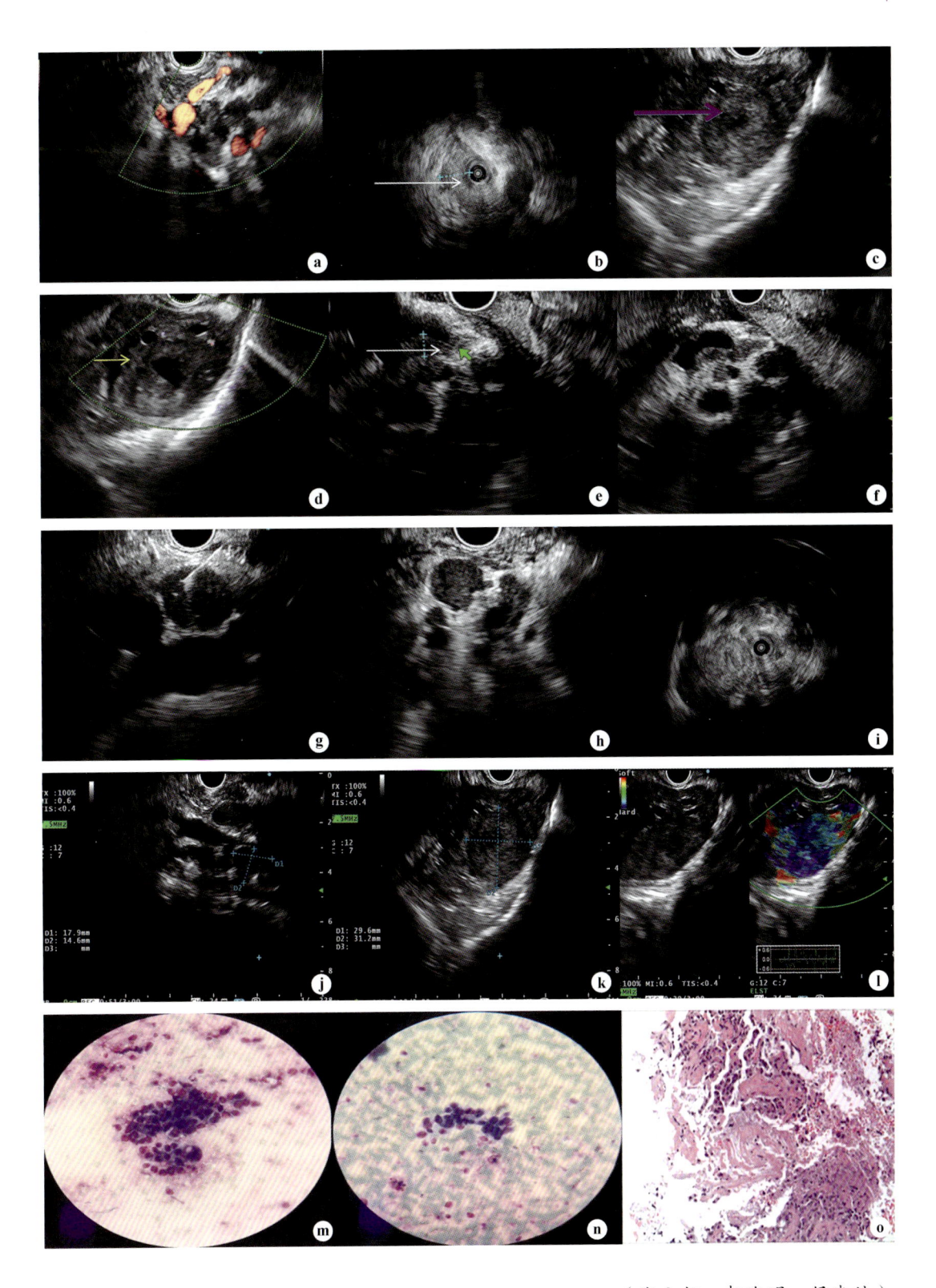

（张立超　都海明　侯森林）

病例 116

【病情简介】 男，75岁。上腹部阵发性疼痛伴恶心7天，皮肤巩膜黄染，呈进行性加重，伴有皮肤瘙痒、浓茶色小便，初诊外院腹部CT提示胆管占位性病变。吸烟50余年，20支/天，无饮酒史，无糖尿病病史。

【实验室检查】 肿瘤学指标：CA19-9 357.70U/ml，CA125 46.50U/ml，CEA、AFP等正常；PLT 77×10^9/L，ALT 144 U/L，AST 265 U/L，ALP 371U/L，GGT 117 U/L，TBIL 464.6μmol/L，DBIL 348.0μmol/L，TG 3.57 mmol/L，D-二聚体 4.75μg/ml，TT 20.6秒，肾功能和血糖正常；IgG4正常。

【影像学检查】 CT：肝总管及胆总管上段腔内肿块，胆管癌首先考虑，肝左管受累考虑，肝硬化。MRI：肝总管及胆总管上段腔内肿块，胆管癌首先考虑，肝左管受累、肝内胆管扩张，肝硬化。MRCP：胆总管上段、肝总管及肝左管腔内肿块。EUS：肝内胆管及胆总管中上段扩张，上段至肝门部胆管腔内低回声占位，胆总管下段腔内透声正常。

【治疗】 经皮穿刺胆汁引流术，姑息治疗。

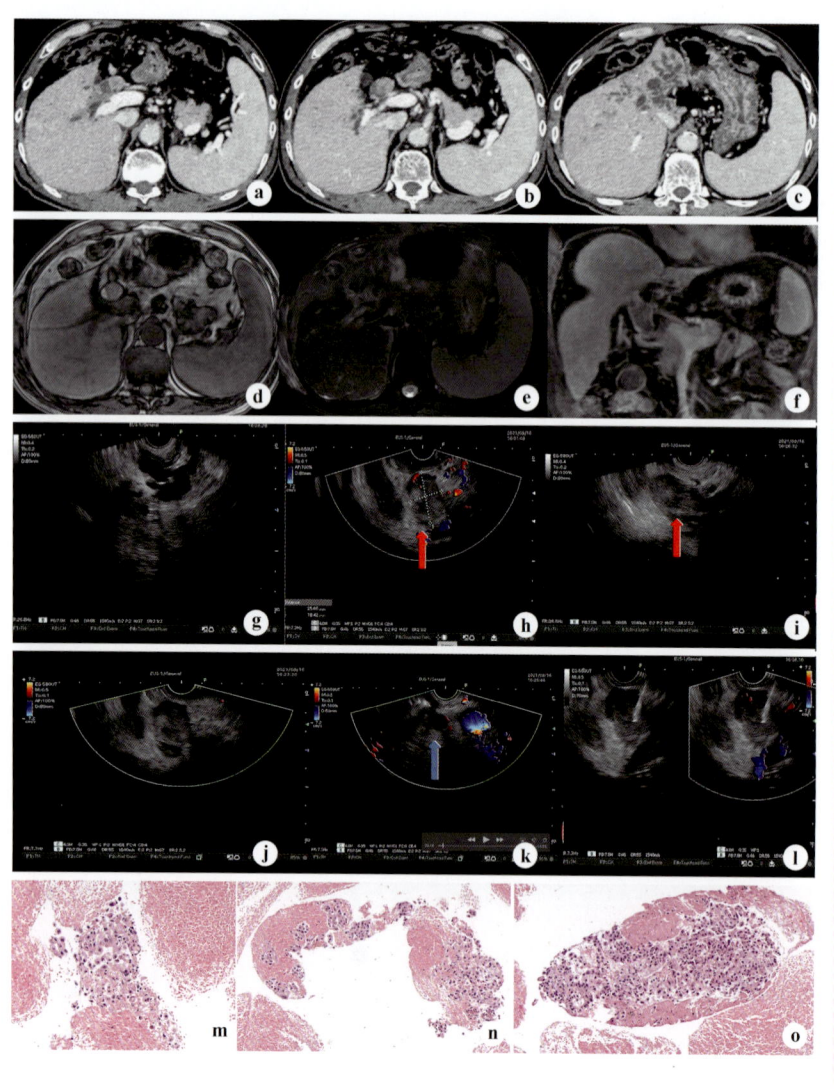

图像要点

CT：增强CT示肝总管及胆总管上段腔内肿块，首先考虑胆管癌、肝左管受累：左肝明显且左肝实质萎缩（a～c）。

MRI：增强MRI示肝总管及胆总管上段扩张，腔内见欠均匀强化信号影，长径约25mm；肝左管受累考虑，左肝内胆管扩张较明显且实质萎缩（d～f）。

EUS：肝内胆管及胆总管中上段扩张，上段至肝门部胆管腔内低回声占位(红箭)，胆总管下段腔内透声正常(蓝箭，g～l)；肝门部肿物FNA组织病理：见成片及散在腺上皮细胞，部分细胞排列紊乱，核增大，核仁明显，考虑癌（m～o）。

最终诊断：肝门部胆管癌。

（陈小丽　余小丽）

第 5 章 肝胆疾病

病例 117

【病情简介】 女，32岁。中上腹隐痛1个月。门诊腹部超声提示肝门部低回声占位，形态欠规则。无烟酒嗜好，无糖尿病病史。

【实验室检查】 肿瘤学指标：AFP、CEA、CA19-9 正常。CA125 85.7U/L；血常规、肝功能、肾功能、电解质、血糖及凝血指标等均正常；T-SPOT 阳性。

【影像学检查】 CT：肝门区不规则软组织影。两肺多发小结节，右侧胸腔积液。PET/CT：胰腺癌伴多发转移（双肺、右侧胸膜、肝周腹膜、多发淋巴结）。

【治疗】 抗结核治疗。

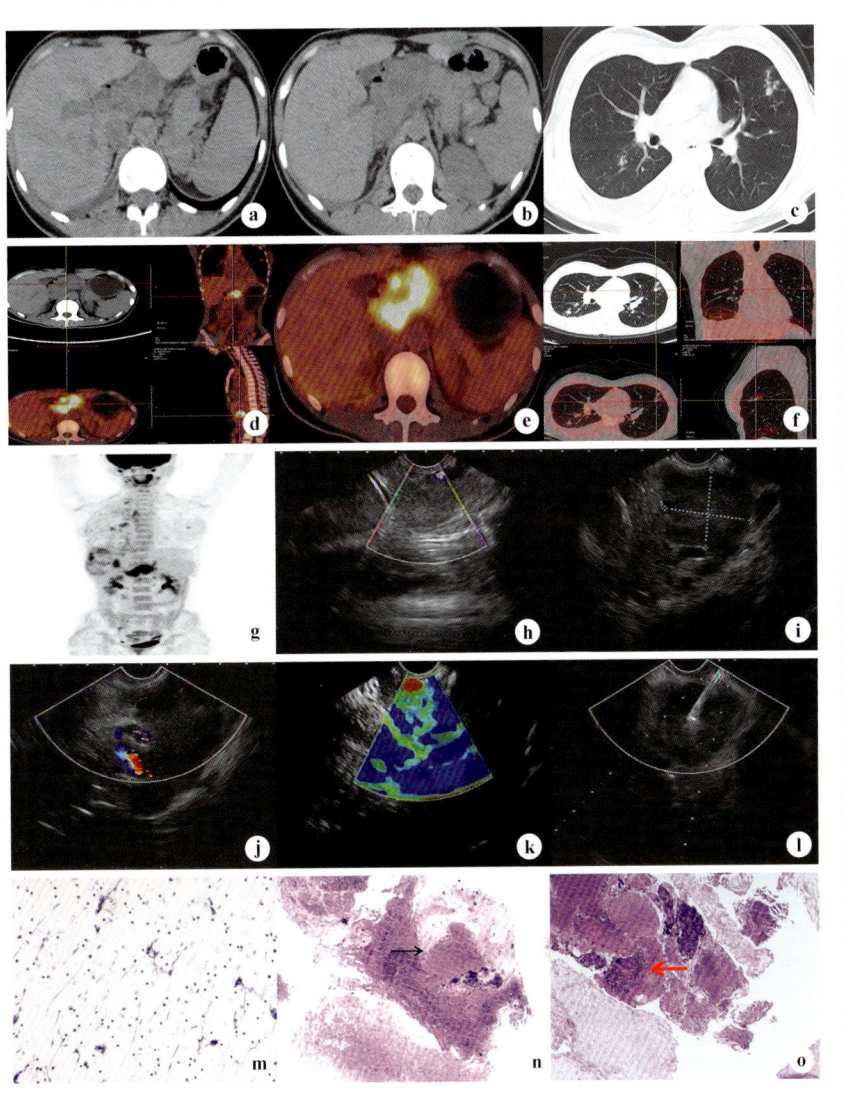

图像要点

CT：肝门区不规则软组织影，密度不均匀，大小约 5.2cm×3.0cm，病灶与胰腺分界欠清（a，b）。两肺多发小结节，右侧胸腔积液（c）。

PET/CT：胰头区域见软组织肿块影，PET 提示放射性摄取增高，SUV_{max} 11.2（d，e）。双肺多发结节影放射性摄取不同程度增高。右侧胸腔积液（f～g）。

EUS：胰腺、肝脏与胃之间可见低回声占位，最大约 52cm，内部回声不均匀，边界清晰，腹膜后可见肿大淋巴结（h～l）。

组织病理：（EUS-FNA）镜检血凝块、纤维素样渗出物及大片坏死（黑箭，n），局灶可见肉芽肿形成伴多核巨细胞浸润（红箭，o）。胸水细胞学：查见大量炎细胞及少量间皮细胞（m）。

最终诊断：肝门部淋巴结结核、结核性胸膜炎、双肺结核。

（李素文 梅 俏）

【病情简介】　女，56岁。体检发现肝门区占位10个月余。10个月前因胰头上方肝门区占位于外院行腹腔镜取活检，病理提示肉芽肿性炎症，TB-DNA阴性，考虑炎症可能性大，未予以特殊治疗，门诊随访，1个月前复查CT提示病灶变化不明显，遂再次于我院就诊。无烟酒嗜好，无糖尿病病史。

【实验室检查】　肿瘤学指标：CA19-9、CA242、CEA、CA125、AFP等正常；血糖6.76 mmol/L；TBIL 38.5μmol/L，DBIL 11.8μmol/L，ALT 308U/L，AST 300U/L，ALP 506U/L，γ-GGT 482U/L，LDH 737U/L；红细胞沉降率：120mm/h；PPD皮试：阳性（+）；T-SPOT：阳性（+），A斑点数78个斑点、B斑点数69个斑点；肝功能、肾功能、血常规、抗核抗体谱及凝血指标等均正常。

【影像学检查】　腹部CT：胰头上方肝门区肿块，中间囊变坏死，增强后囊壁强化，内壁光整，区域性门静脉高压，伴主胰管、胆总管、肝内胆管扩张。CTA+CTV：门静脉及胃底静脉迂曲、扩张，考虑胰源性门静脉高压可能。胸部CT未见结核病灶。

【治疗】　抗结核治疗，治疗后3个月复查CT病灶有所减小。

> **图像要点**
>
> CT：胰头上方肝门区肿块，中间囊变坏死，增强后囊壁强化，内壁光整，伴主胰管、胆总管、肝内胆管扩张（a~e）。
>
> CTA+CTV：门静脉海绵样变，门静脉主干未见显影（破坏）伴多发侧支循环建立，脾静脉、肠系膜上静脉未见明显狭窄或扩张（f）。
>
> EUS：胰腺实质轻度萎缩，未见明确占位，胰管未见明确扩张；左肝内胆管可见一高回声信号伴后方声影，肝门区与门静脉邻近处可见一不规则混合低回声占位，切面大小约4.2cm×3.6cm，其内可见片状高回声信号，门静脉显著增宽，胰腺内、十二指肠壁、胃壁可见大量点片状血流信号，肝门区、腹腔干、腹膜后可见多发肿大淋巴结（g~l）。
>
> 组织病理：腹腔镜活检病理见肉芽肿，TB-DNA阴性（红箭，m）；EUS-FNA组织病理见肝门区组织内坏死、渗出物质伴中性粒细胞浸润，小灶挤压淋巴样细胞，TB-DNA阳性（n，o）。
>
> 最终诊断：肝门区、腹腔内淋巴结核。

第 5 章 肝胆疾病

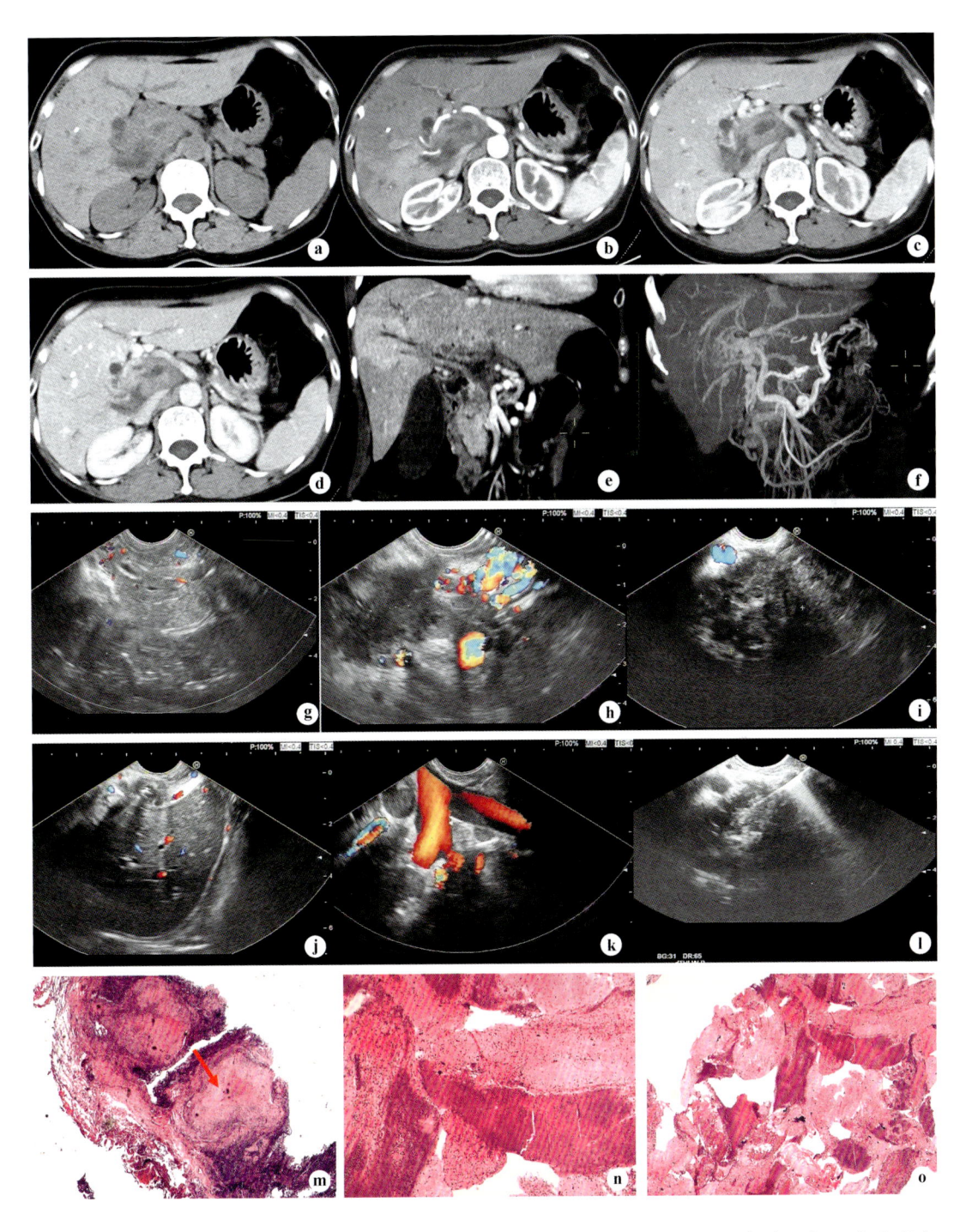

（邓 亮 张秉强）

病例 119

【病情简介】 女，55 岁。无痛性进行性黄染 5 天。腹部超声示肝回声稍粗稍强，肝右叶多发团状不均质低回声（考虑占位），胆囊呈稍高回声，囊内无胆汁，肝内胆管增宽，胆总管上段透声差。无烟酒嗜好，无糖尿病病史。

【实验室检查】 肿瘤学指标：CA19-9 > 1000.00U/ml，CEA、CA125、AFP 等正常；血糖 10.24mmol/L；TBIL 344.2μmol/L，DBIL 321.50μmol/L，ACT 281.4U/L，AST 205.1U/L，肾功能、血常规及凝血指标等均正常。

【影像学检查】 CT：肝右叶占位性病变，不除外恶性肿瘤；肝内胆管扩张，右叶为著，胆囊萎缩，胆囊窝积液。MRI：肝右叶多发占位，考虑胆管癌伴肝内转移可能，肝右叶胆汁淤积性肝炎，梗阻性肝内胆管轻度扩张，胆囊萎缩，胆囊炎，门静脉右支充盈缺损，瘤栓可能，腹膜后淋巴结肿大，转移可能。

【治疗】 EUS-FNA+ERCP、ENBD 术 + 经皮肝胆道穿刺置管引流术，随访。

> **图像要点**
>
> CT：肝右叶占位性病变（白箭），不除外恶性肿瘤；肝内胆管扩张，右叶为著，胆囊萎缩，胆囊窝积液（a～g）。
>
> EUS：超声扫查见胰腺实质回声均匀，胰体部胰管不扩张。脾门可见大小约 18mm×15mm 低回声（紫箭），边界清晰，和脾脏回声一致。肝左叶胆管扩张（蓝箭），最宽处直径约 7mm，扩张的胆管内未见异常回声。肝外胆管不扩张，直径约 4mm。肝门部可见多个肿大淋巴结（黄箭），部分融合成团，大者截面约 22mm×11mm。门静脉管壁光滑，未见受侵。继续进镜至十二指肠，扫查见胰头部胆管及胰管不扩张。于胃体超声引导下对肝门部肿大淋巴结以 22G 穿刺针行细针穿刺，操作 2 次，每次穿刺约 20 针，穿刺标本送病理（h～n）。EUS-FNA 病理：肝动脉旁肿大淋巴结组织涂片找见异型细胞（o）。
>
> 最终诊断：肝内胆管癌。

第 5 章 肝胆疾病

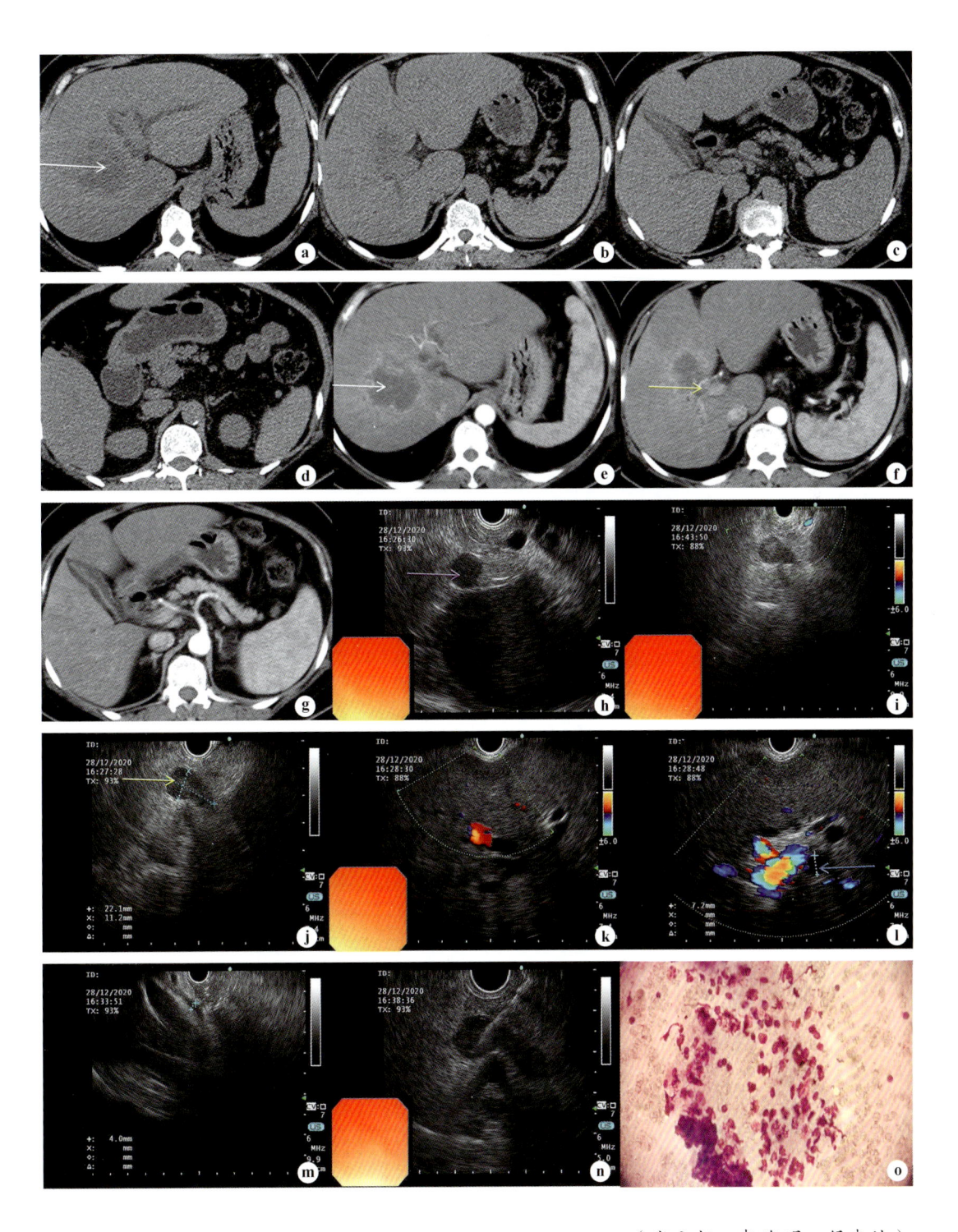

（张立超 都海明 侯森林）

病例 120

【病情简介】　男，59岁。大便次数增多伴食欲缺乏半个月。既往有高血压、糖尿病、银屑病病史。左眼球萎缩失明，无烟酒嗜好。

【实验室检查】　血常规：正常；肝功能：AST 298U/L，ALT 58U/L，TBIL 21.5μmol/L，DBIL 17.1μmol/L，γ-GT＞3206U/L；肿瘤标志物：CEA、CA19-9、CA125均正常；AFP 8.3ng/ml。

【影像学检查】　肝脏MRI增强：肝左叶外段肿瘤性病变可能性大，需与炎性假瘤相鉴别。肝左右叶少许小结节，肝岛或小血管瘤可能。CT增强：肝左叶外侧段占位性病变，肝右叶小片状低密度无强化灶，性质待定。

【治疗】　腹腔镜下肝左外叶切除术。

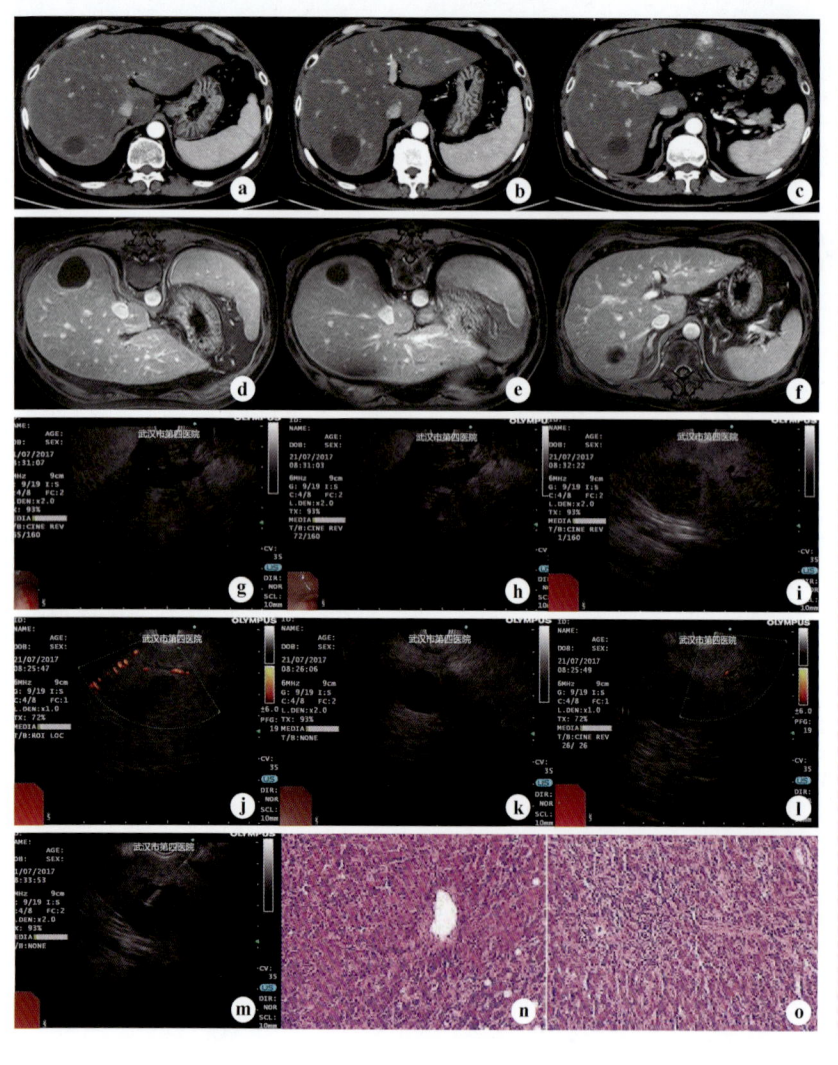

图像要点

CT：增强CT示肝实质密度减低，肝内见数个小结节状强化影，延迟期呈等高密度影，肝左叶外侧段见直径约3.0cm的类圆形结节样灶，灶内密度欠均匀，增强后强化欠均匀，其内见强化减低影（a～c）。

MRI：增强MRI示肝左叶外段病变呈不均匀持续强化改变，肝左右叶少许小结节早期强化影，延迟扫描病灶显示不清楚（d～f）。

组织病理：EUS-FNA肝细胞未见明显异常，个别肝细胞空泡变性。手术后标本：肝左叶肝细胞腺瘤，部分脂肪变性（o、n）。

最终诊断：肝细胞腺瘤。

（郭秋霞　丁祥武）

第 5 章　肝胆疾病

病例 121

【病情简介】　男，29 岁。腹痛伴发热 2 个月余。最高体温 39℃，外院腹部 CT 示肝内多发低密度影，考虑多发肝转移瘤。无烟酒嗜好，既往史、家族史无特殊。入院后完善胃镜、肠镜等检查未见明显异常。

【实验室检查】　肿瘤学指标：AFP、CEA、CA19-9 等正常；血常规示：HGB 105g/L；血生化：LDH 1821U/L，余肝功能、肾功能、凝血功能指标等均正常；HIV（+）。

【影像学检查】　胸部 CT 平扫：①左肺下叶结节；②双侧腋窝多发肿大淋巴结。腹部 CT 增强扫描：①肝内多发转移；②腹腔及腹膜后多发小淋巴结影。

【治疗】　化疗。

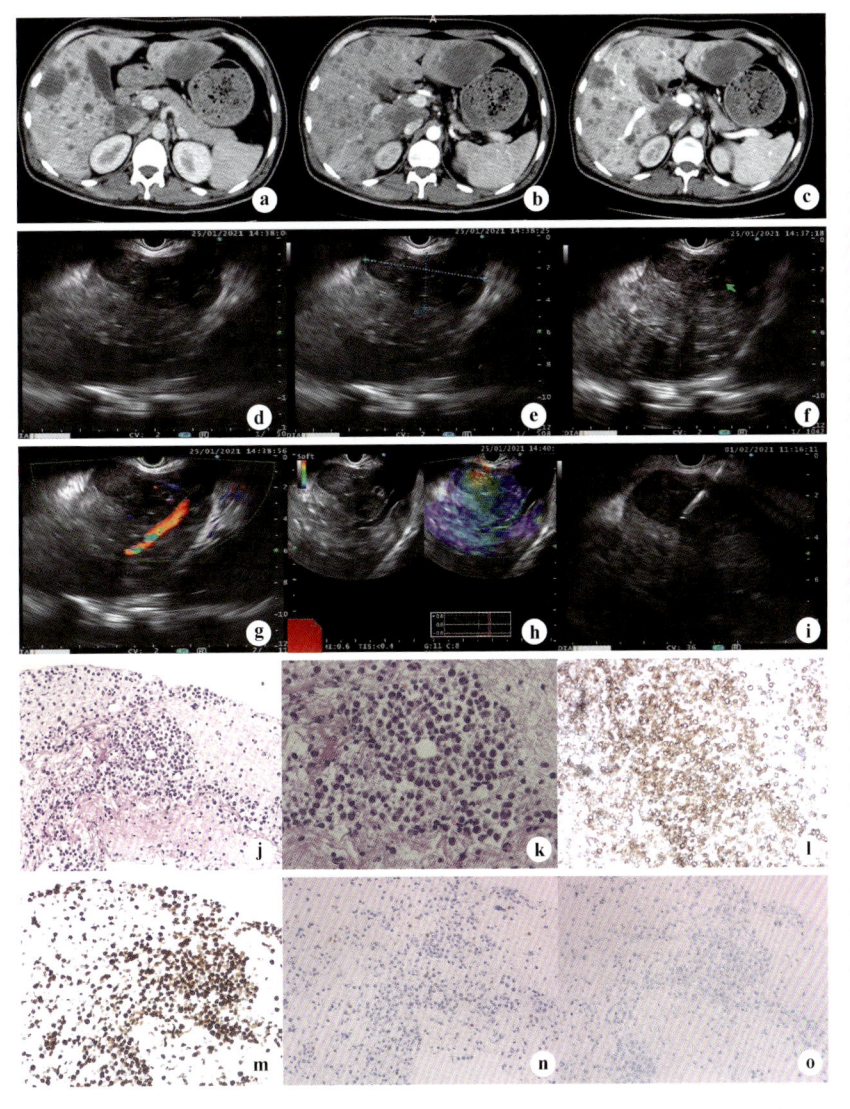

图像要点

CT：肝脏弥漫多发类圆形低密度影，最大者位于肝左叶，大小约 75mm×48mm（a），动脉期病变强化不明显（b），门脉期部分边缘呈环形强化（c）。

EUS：肝左叶低回声占位，测量大小 32.6mm×67.2mm（d、e），低回声占位内部可见更低回声接近无回声改变（f，箭头），超声多普勒显示病变呈乏血供，病变边缘见肝左静脉呈"血管穿梭征"（g），弹性成像提示病变质地不均一（h），用 22G 穿刺针行 EUS-FNA（i）。

病理：HE 染色可见多发异型小圆细胞（j、k）；免疫组化结果：CD79a（+）（l），Ki-67（+约 80%）（m），CD3、TdT（-）（n、o）。

最终诊断：肝脏 B 细胞源性非霍奇金淋巴瘤。

（刘　朋）

病例 122

【病情简介】 女，28岁。面部水肿、心慌、头晕3个月余，查体发现胰腺占位8天。诊为系统性红斑狼疮3个月，现口服药物泼尼松50mg，1次/日、硫酸羟氯喹片0.2g，2次/日。近期全身乏力，偶有大汗，劳累后加重。查体未见明显异常。

【实验室检查】 血常规：HGB 68g/L；肝肾功能、血生化及凝血功能等均正常；尿常规：尿蛋白（−），尿隐血（−）。ANA 1：320核均质型阳性，抗ds-DNA阳性，抗SSA SSB抗体阳性，抗组蛋白抗体阳性，抗核糖体p蛋白抗体阳性。肿瘤标志物阴性。

【影像学检查】 CT：胰头区肿大并低密度肿块伴肝内外胆管扩张，不排除局灶性胰腺炎；MRI：胆囊壁厚，肝内外胆管扩张，胰腺饱满，胰头体积增大；腹膜后未见明显肿大淋巴结。

【治疗】 建议行扩张胆管手术切除；患者拒绝手术，遂定期随访观察。

> **图像要点**
>
> CT：胰头饱满，见略低密度肿块，增强扫描动静脉期呈中度强化，延迟期密度略减低，胆总管、肝内外胆管明显扩张（a～c）。
>
> MRI：肝内外胆管扩张，胆囊不大，壁不厚，肝内外胆管扩张，胰腺饱满，胰头体积增大；腹膜后未见明显肿大淋巴结（d～f）。
>
> EUS：肝内胆管明显扩张（g）。胆总管明显扩张，直径约1.6cm（h）。胰头未探及异常回声，追踪扩张的胆总管至胰头内突然消失处，周围胰腺组织弹性成像质地软（i）。追踪胰头部主胰管和胆总管反复扫查，逐帧回放，发现胰头部主胰管与扩张的胆总管之间有一条细小的分支相连（黄箭），胰头部主胰管直径约0.45cm（j、k）。
>
> 胃镜：主乳头外观正常，可见黄绿色胆汁流出（n）；副乳头较为明显，且也可看到黄绿色胆汁流出（o）。
>
> EUS-FNA：22G穿刺针穿刺胆总管胰腺段（l），穿刺出黄绿色胆汁约4ml（m），化验结果显示：脂肪酶24 300U/L，淀粉酶275 820U/L，CEA 1.05ng/ml，CA19-9 984U/ml。
>
> 最终诊断：胆管扩张症，胆胰合流异常（胆总管垂直汇入主胰管型，即C-P型）。

第 5 章 肝胆疾病

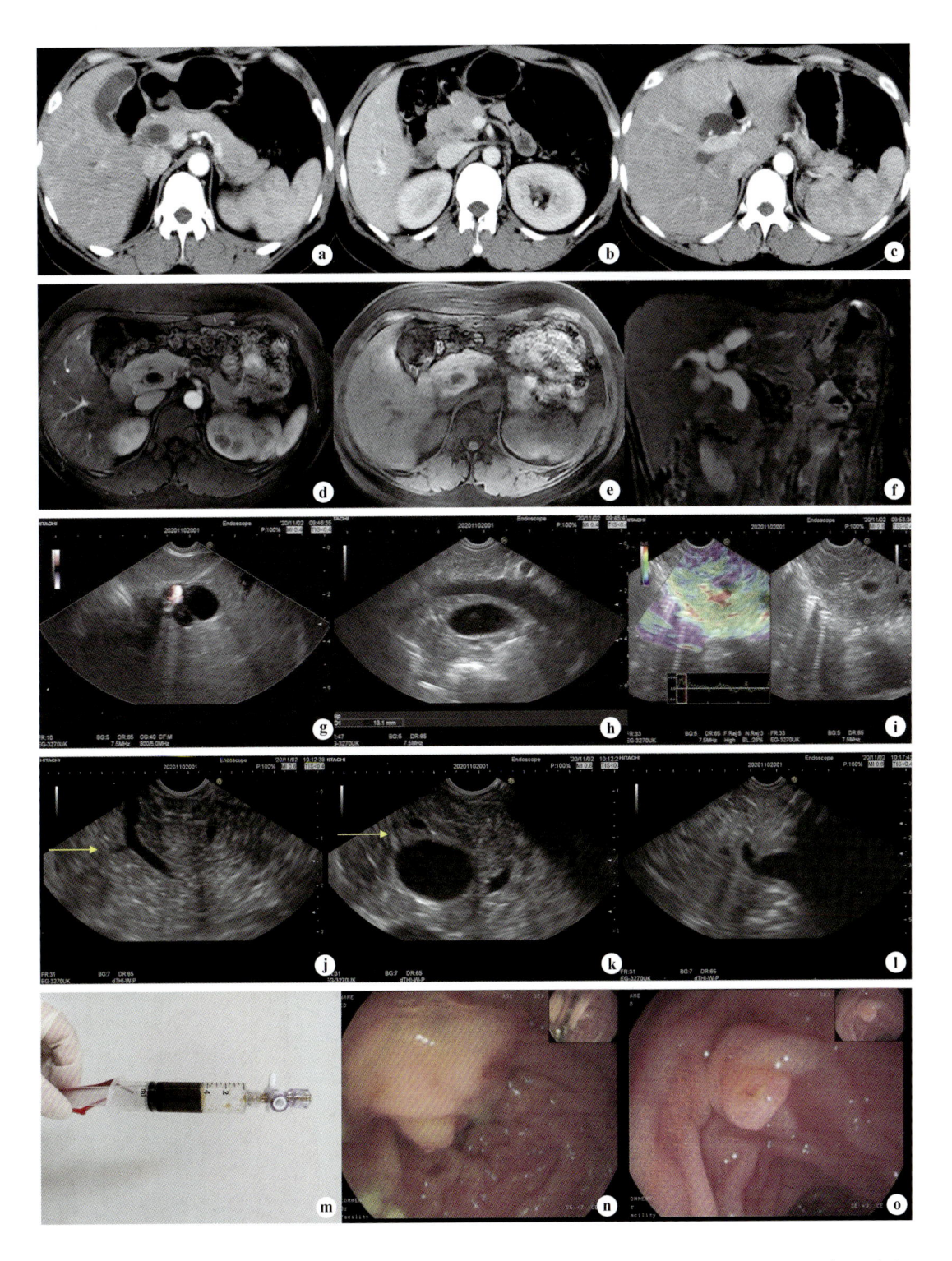

（李　真）

病例 123

【病情简介】 女，50岁，急性腹痛入院。

【实验室检查】 肝功能：TBIL 10μmol/L，DBIL 2.8μmol/L，ALT 13U/L，ALP 56U/L，肿瘤标志物：CA19-9 25.21U/ml，CEA 1.62 ng/ml，余肿瘤学指标、肾功能血常规及凝血功能指标等均正常。

【影像学检查】 急诊行腹部B超，提示右下腹阑尾炎性改变，胆囊壁团块，息肉？癌？（1.9cm×0.9cm）。CT：胆囊底部稍高密度影，息肉？胆总管增宽，直径1.6cm。考虑急性阑尾炎，胆囊息肉。行腹腔镜阑尾切除术及胆囊切除术。术后病理：胆囊浸润型低分化胆囊腺癌，癌组织侵及浆膜下脂肪结缔组织。阑尾：慢性阑尾炎。术后1周行上腹部增强MRI：胆囊术后，术区少许积液，周围软组织条片状稍厚强化，胆总管中上段明显扩张，肝内部分胆管壁稍增厚伴轻度扩张。

【治疗】 随访。

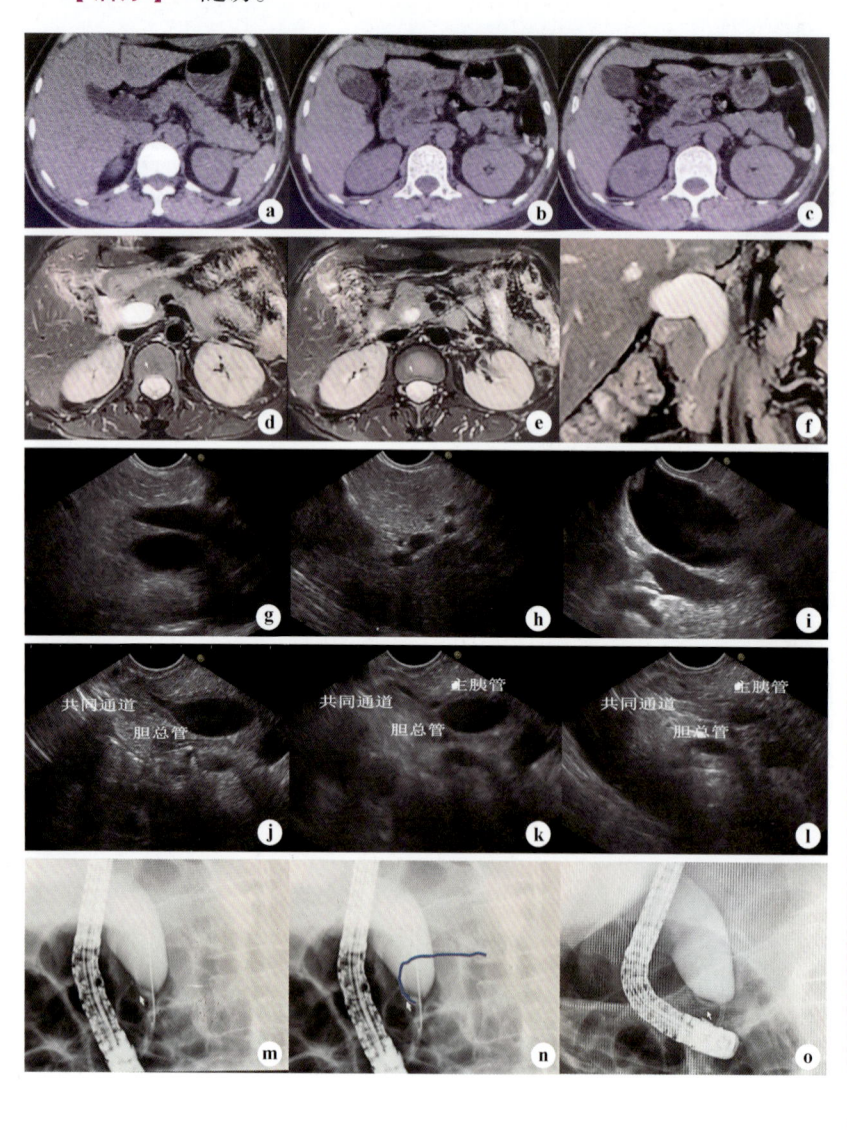

图像要点

术前CT：胆囊底部稍高密度影，息肉？胆总管增宽，直径1.6cm（a～c）。

术后增强MRI：胆囊术后，术区少许积液，周围软组织条片状稍厚强化，胆总管中上段明显扩张，肝内部分胆管壁稍增厚伴轻度扩张（d～f）。

EUS：胰腺实质回声均匀，主胰管不扩张（g、h），肝外胆管扩张，胆总管直径2.7cm（i），壶腹部见胰管汇入胆管，共同通道长19.2mm（j～l）。

ERCP：胆管插管造影可见胰管显影，蓝色为胰管走行标注（m～o）。

最终诊断：胆胰合流异常，胰管型P-B。

（单 晶 孙晓滨）

第 5 章 肝胆疾病

【病情简介】 男，58岁。因中上腹痛5小时，既往40年前有胆囊结石及腹部手术史（具体不详），2015年、2018年及2020年均发生急性胰腺炎，并行ERCP及胆总管取石术。
【实验室检查】 急诊淀粉酶1211U/L，脂肪酶4605U/L。
【影像学检查】 见图像要点。
【治疗】 ERCP。

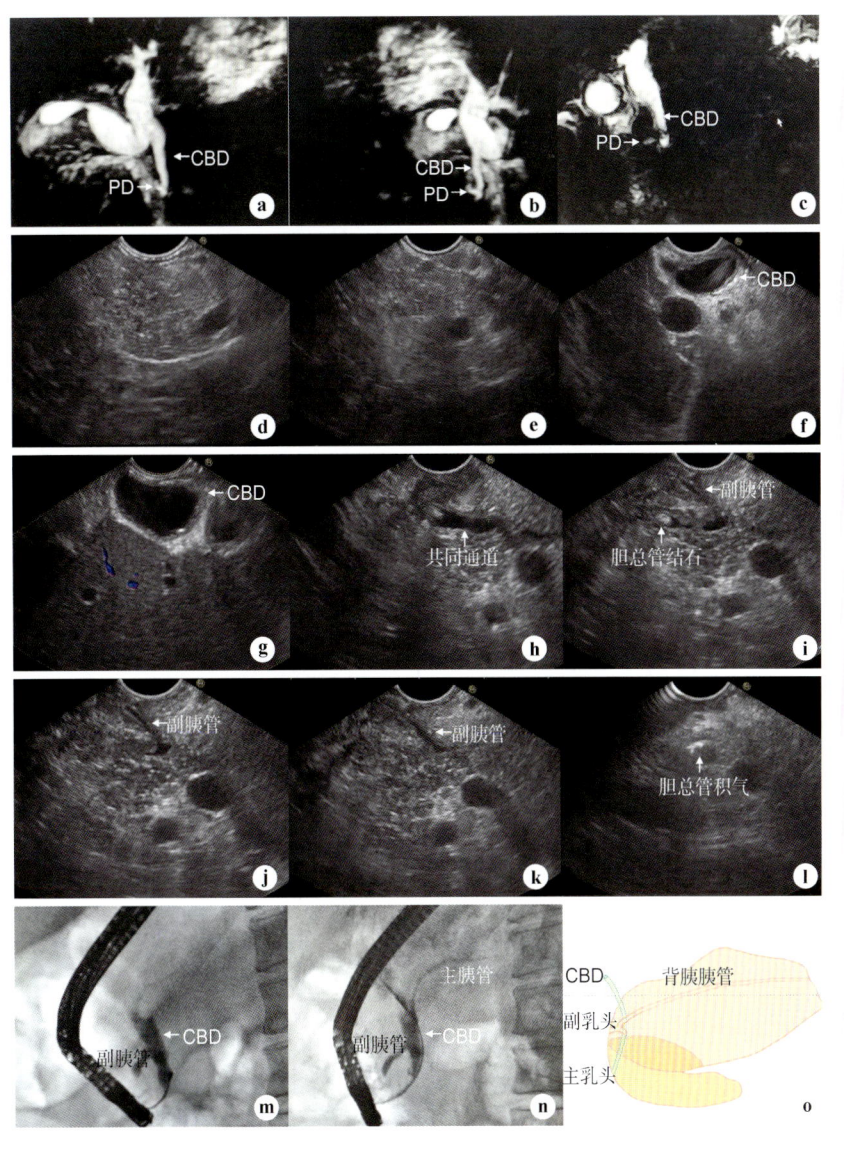

图像要点

MRCP：肝内外胆管扩张，胆总管下端结石可能，胰头周围改变，不除外胰腺炎（a~c）。

EUS：胰腺肿胀，实质回声不均匀，胆总管扩张，胆囊壁增厚毛糙（d~g），壶腹部见胆胰共同通道，直径3.5mm，长20mm（h），近壶腹部可见强回声结石影，大小0.3cm（i）。副胰管直径1.3mm，胰体尾部胰管从副胰管延续（j、k），胆总管积气（l）。

ERCP：造影管在乳头插管至胆管内造影，可见胰管全程显影，副胰管显影。胆总管下段见充盈缺损，予乳头切开取石，并放置鼻胆管引流（m、n）。示意图（o）。

最终诊断：胆胰合流异常，完全性胰腺分裂，急性胰腺炎。

（单　晶　孙晓滨）

病例 125

【病情简介】 男，58岁。中上腹闷痛10小时余。1年前因腹痛、发热入院，完善相关检查后诊断为：①急性化脓性胆管炎；②梗阻性黄疸。

【实验室检查】 血常规：WBC 9.07×10^9/L、N 7.71×10^9/L、N% 85.1%；CRP 0.52mg/L；凝血功能、电解质四项、血淀粉酶、脂肪酶正常。

【影像学检查】 CT：①右肺中叶内侧段、右肺下叶外基底段及左肺下叶后基底段少许炎症；②右侧第9前肋前方胸壁内脂肪瘤；③考虑胆囊腺肌症，请结合临床；④肝右后叶下段包膜下小钙化灶。超声胃镜：肝外胆管异常回声（寄生虫？其他？）。MRI胰胆管成像检查（含平扫）：①肝左叶胆管内条状异常信号，请结合临床；②考虑胆囊腺肌症。

【治疗】 胆道镜下寄生虫取出术。

图像要点

CT：肝右后叶下段包膜下小结节状致密影，余肝脏大小、形态正常，肝内密度均匀，未见局灶性密度异常，肝内血管走行正常，肝内外胆管无扩张，脾不大，胆囊不大，胆囊底可见一结节突起，内可见憩室腔与胆囊相通，增强扫描明显强化；胰腺大小形态及密度正常，胰管无扩张，双侧肾脏对称，大小及形态正常，未见局灶性密度异常，双侧输尿管走行区未见明显异常，腹腔内肠道结构未见明显大的肿块影，腹膜后未见肿大淋巴结，增强扫描后未见异常强化（a～c）。

MRCP：肝左叶胆管内见条状长T1短T2低信号影，胆囊不大。考虑：肝左叶胆管内条状异常信号（d～f）。

EUS：胰腺实质回声均匀，未见明显占位，主胰管无扩张；胆总管无扩张，胆总管及肝总管处探及迂曲条状低回声病变，直径2.4mm，可部分层面可见等号样强回声，无声影，可移动（g～l）。ERCP+胆道镜：导丝配合一次性高频乳头切开刀超选进入胆总管，造影胆总管及肝内胆管显影，胆总管稍扩张，小切开乳头后给予柱状扩张球囊扩张至1cm，用取石球囊拖拉胆总管一次拖出1条片形寄生虫，予圈套器取出寄生虫（m～o）。

最终诊断：胆道寄生虫感染。

第5章 肝胆疾病

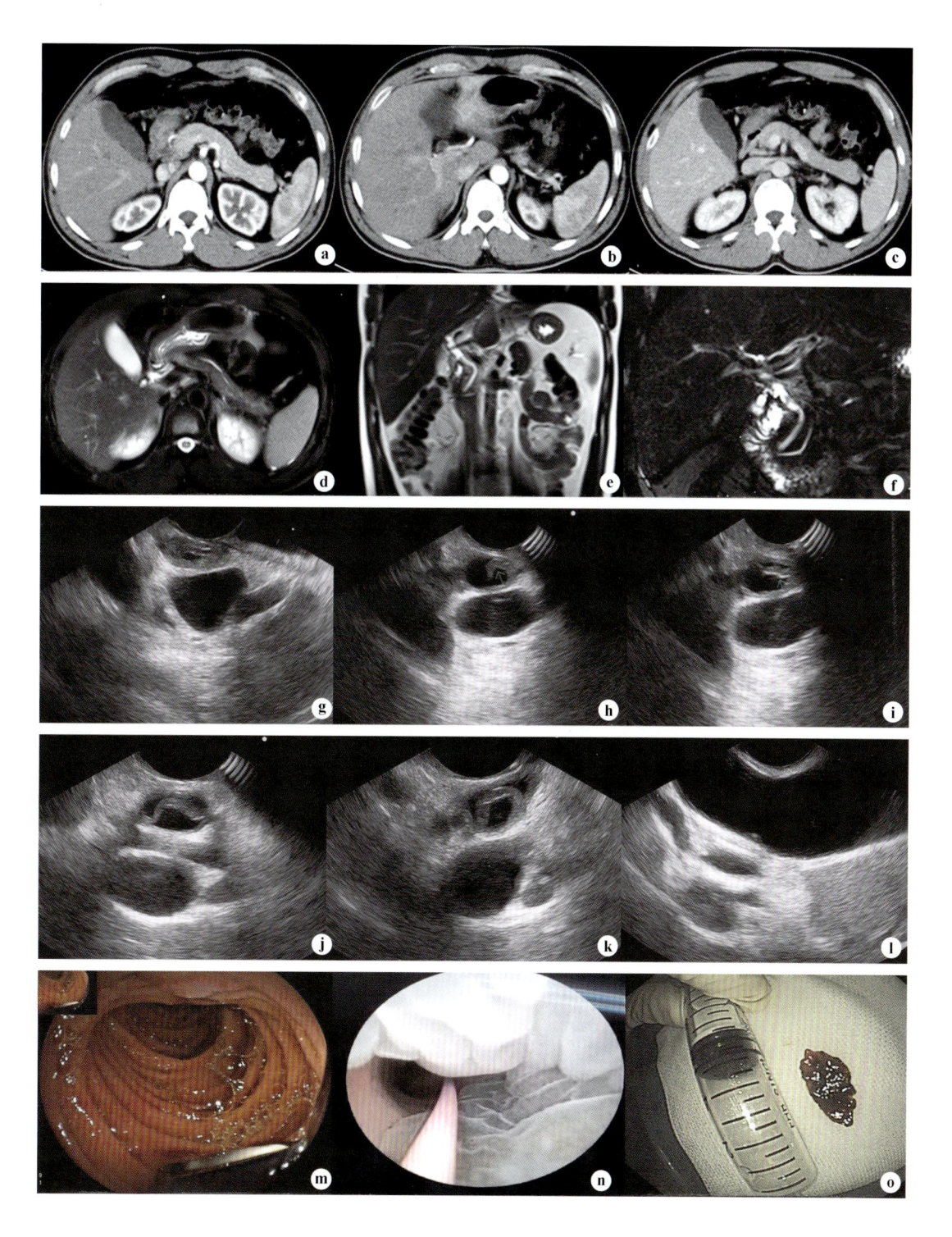

(马 明)

病例 126

【病情简介】 女，57岁。上腹部疼痛3个月，伴肩背部放射痛。无烟酒嗜好，无糖尿病病史。

【实验室检查】 CA19-9 25.25U/ml；肝功能：GGT 286.44U/L，余正常；血常规：WBC $12.9×10^9$/L，N% 89.75%；肾功能及凝血指标等均正常。

【影像学检查】 PET/CT 胆囊壁不均匀增厚，伴糖代谢增高，邻近肝实质密度减低，边界模糊，不除外恶性病变；胆总管内高密度影，提示胆总管结石。MRCP：胆总管多发结石，胆囊壁密度不均匀，胆囊癌不除外。

【治疗】 胆囊切除术，胆总管切开取石。

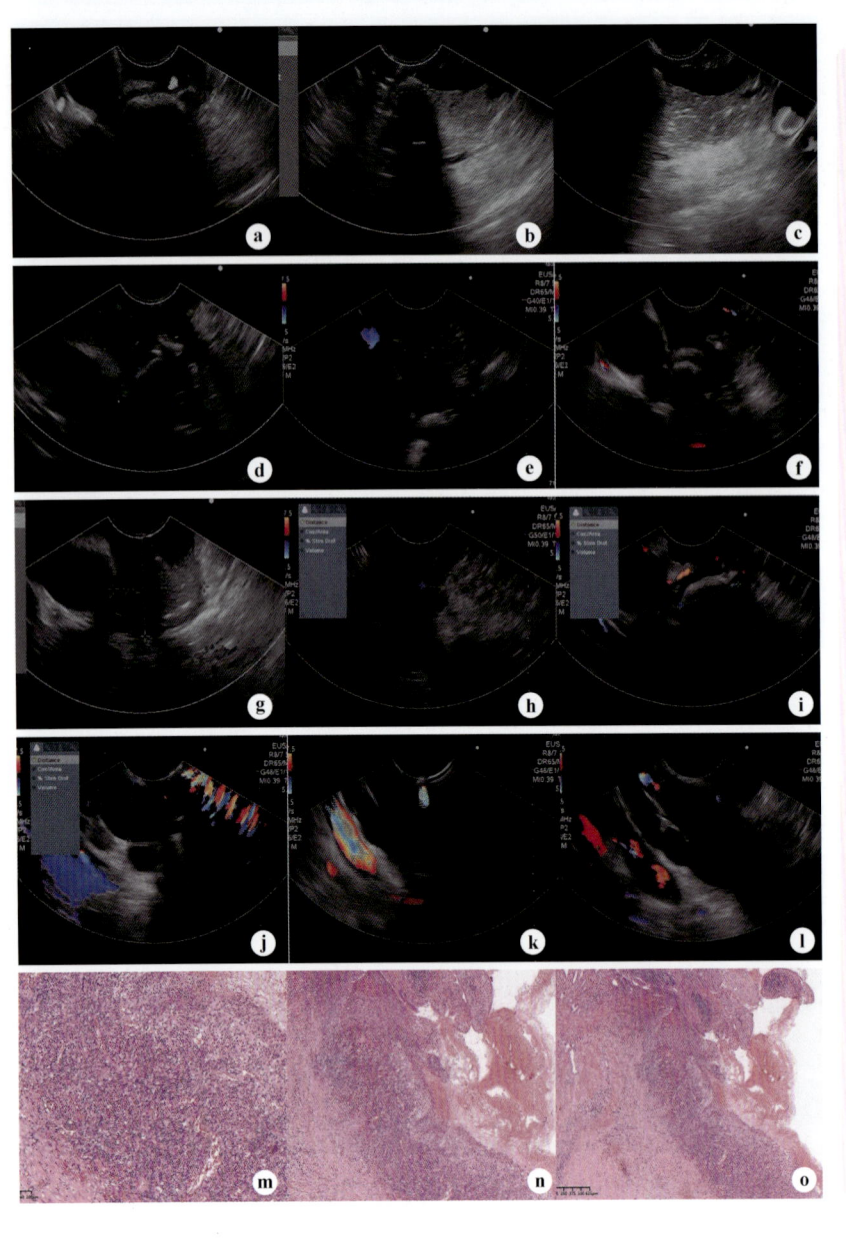

图像要点

EUS：胆总管明显扩张，胆总管内见半月形强回声，后方伴声影（a、b）；胆囊形态不规则，呈分隔样改变，部分呈无回声，大小2.0cm×2.0cm，其内散在偏高回声团块漂浮，部分呈混杂回声，大小3.0cm×2.7cm，等回声团块内可见强回声光点，且可见液体流动，还可见多个半月形强回声，后方伴声影，最大直径2.0cm（d～g）；局部可见胆囊壁增厚，直径为0.7cm（h）；胆囊管扩张（k、l）。

组织病理：见大量淋巴细胞、浆细胞及中性粒细胞浸润（m～o）。

最终诊断：化脓性胆囊炎、胆总管结石、胆囊结石、十二指肠胆囊瘘。

（徐洪雨 姜 洁）

第 6 章 十二指肠及壶腹部疾病

【病情简介】 女，68 岁。反复上腹痛 1 年余。外院初诊 CT：胆总管及肝总管先天性囊状扩张；胆囊壁多发固醇结晶，胆囊壁毛糙增厚，癌症待排。无烟酒嗜好，无糖尿病病史。

【实验室检查】 肿瘤学指标：CA19-9 116.10 U/ml，CEA 72.12 ng/ml，CA125 152.32 kU/L，AFP 正常；血糖、肝功能、肾功能、血常规、IgG4 及凝血指标等均正常。

【影像学检查】 超声造影：①右肝前叶下段低回声，超声造影：癌？来源待定；②胆囊测值缩小；胆囊壁毛糙，胆囊壁胆固醇结晶沉着；胆总管扩张；③胰、脾超声未见明显异常。CT：①胆囊底部区占位，考虑胆囊癌伴相邻肝Ⅳ段受侵可能，不除外肝Ⅳ段癌伴胆囊受侵；②胆总管明显囊状扩张，考虑胆总管囊肿（Ⅰ型）可能；肝内胆管轻度扩张。

【治疗】 ⅣB 段、Ⅴ段肝切除 + 胆囊切除 + 肝门部淋巴结清扫 + 胆总管囊肿切除 + 胆管空肠 Roux-en-Y 吻合 +T 管引流术。

病例 127

精彩视频请扫描二维码

图像要点

CT：胆囊底部可见软组织影，边界不清，密度不清，大小约 4.6cm×3.7cm，与相邻胆囊分界不清，部分突向肝Ⅳ段。胆总管呈囊状扩张，肝内胆管轻度扩张（a～f）。

EUS：胃体扫查肝内胆管不扩张，肝外胆管囊状扩张（g）。胃内扫查十二指肠后段胆总管囊状扩张，胰腺段胆管突然变细（h）；球部扫查胆总管囊状扩张（i）；球部扫查囊状扩张的胆总管进入胰腺段后呈细管状，且与主胰管汇合成共同通道（j）；乳头处只有胰管，胆总管未见（k）；放大观察，明显的胆胰合流处，胆管汇入胰管（l）；呈明显低回声的胆囊占位（m）。

组织病理：胆囊低分化腺癌，癌组织侵及肝脏实质，未见明确脉管内癌栓及神经侵犯；送检胆总管大小 4cm×3.5cm×0.7cm，囊壁厚 0.1～0.2cm，未见囊内容物；符合胆总管囊肿（n、o）。

最终诊断：先天性胆总管囊肿（Ⅰ型），胆胰合流异常（B-P 型），胆囊低分化腺癌。

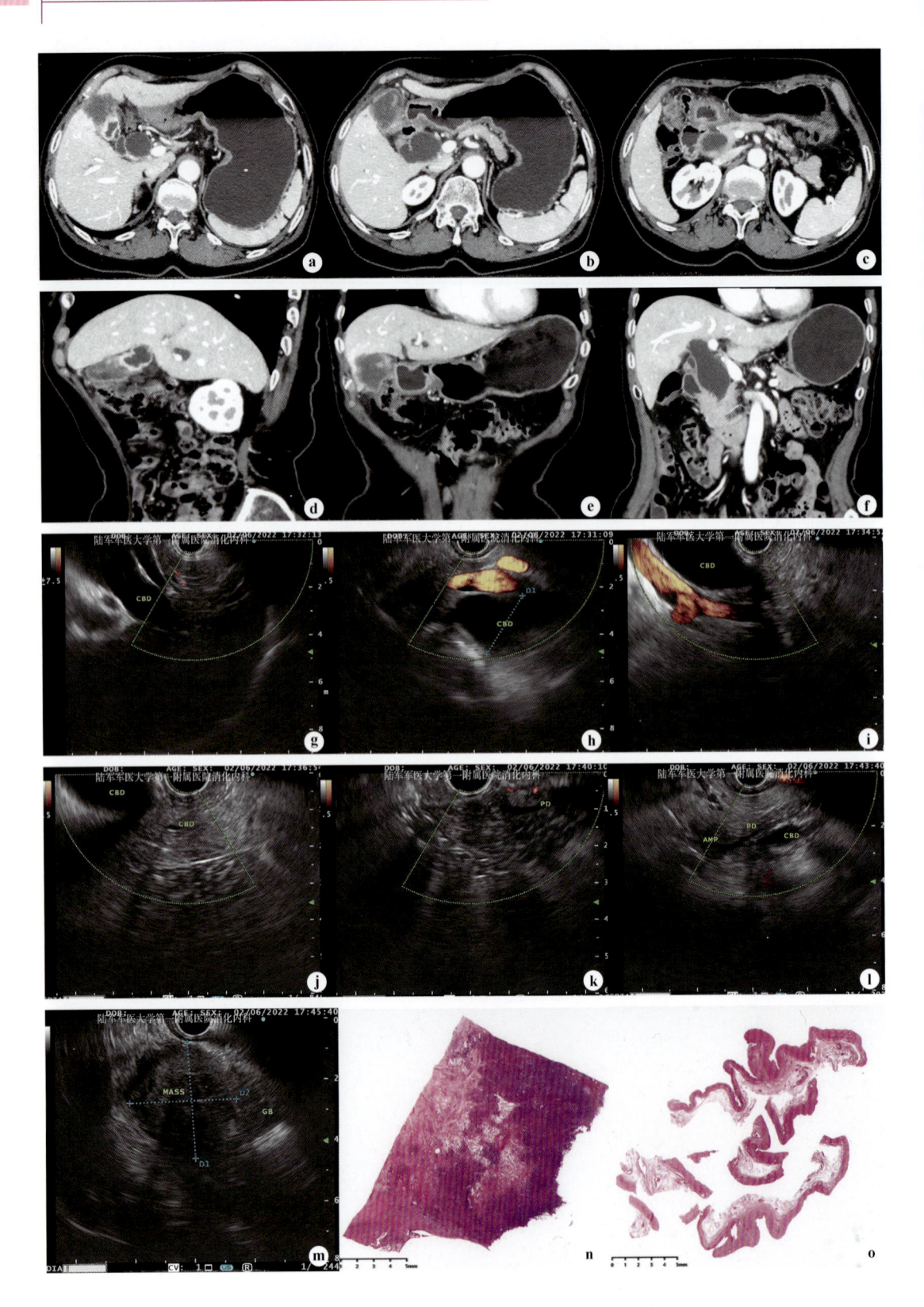

182　胰胆线阵超声内镜影像病理图谱（第二辑）

（陈　磊）

第 6 章　十二指肠及壶腹部疾病

病例 128

【病情简介】　女，37 岁。间断上腹胀 2 年。外院初诊胃镜提示十二指肠乳头隆起。上腹部 CT 及 MRCP 示十二指肠降部近水平部小结节，0.8cm×0.9cm，增强后明显强化。无烟酒嗜好，无糖尿病病史。

【实验室检查】　肿瘤学指标：CA19-9、CA242、CEA、CA125、AFP 等正常；血糖正常；肝功能、肾功能、血常规及凝血指标等均正常。

【影像学检查】　CT：十二指肠降部小结节，增强后明显强化，MRCP 胆胰管无增宽。

【治疗】　内镜下切除 + 胰管支架置入。

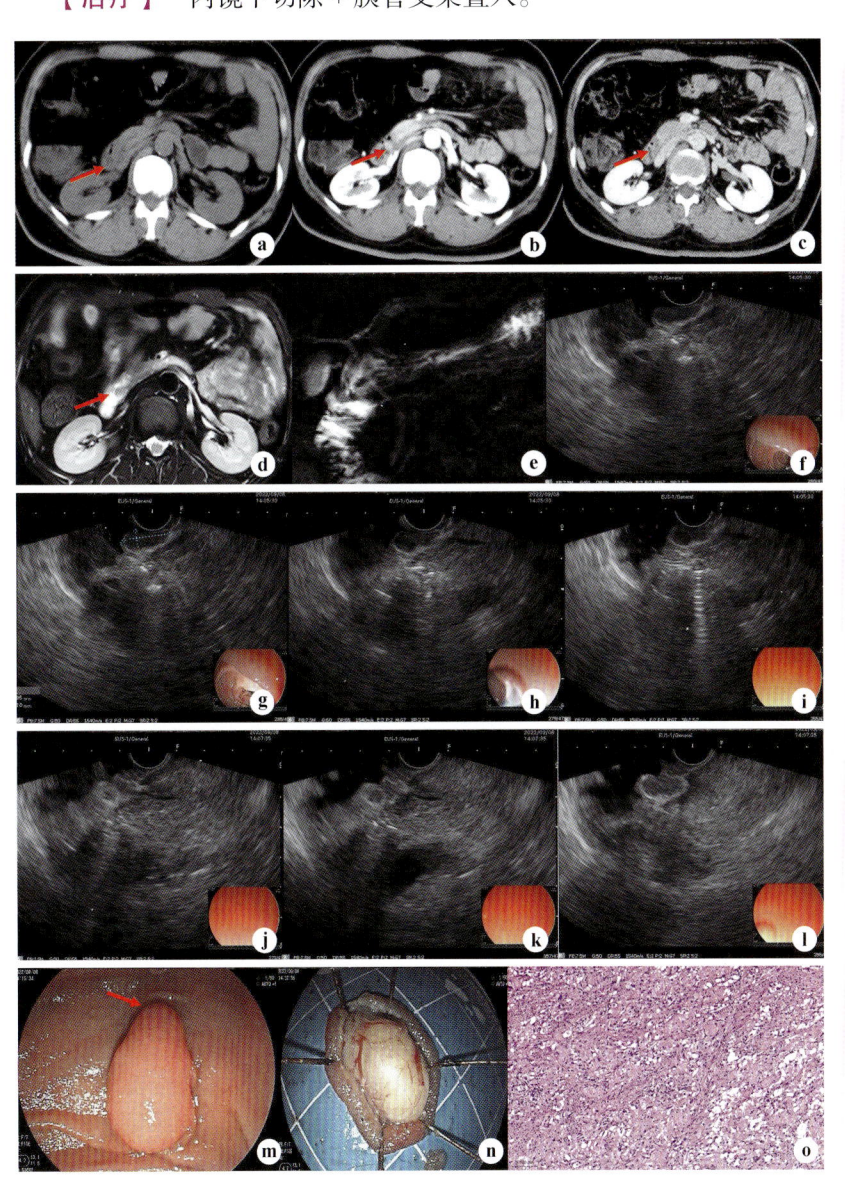

图像要点

CT：平扫十二指肠降部近水平部可见一小结节 0.8cm×0.9cm（红箭，a），动脉期明显强化（红箭，b）静脉期均匀消退（红箭，c）。

MRCP：病灶呈低信号（红箭，d），胆胰管无扩张（e）。内镜下见乳头开口位于肿物上方，近十二指肠壁（红箭，m），内镜切除后反向固定见肿瘤完整切除（n）。

组织病理：节细胞性副神经节瘤，病灶位于黏膜层及黏膜下层，标本水平侧及基底侧未见肿瘤组织。Ki-67 细胞阳性率小于 3%（o）。

最终诊断：十二指肠乳头下方节细胞性副神经节瘤。

（闫秀娥　黄永辉）

病例 129

【病情简介】 男，46 岁。间断右上腹痛伴饭后呕吐 1 个月余。无烟酒嗜好，无糖尿病病史。

【实验室检查】 肿瘤学指标：CA19-9、CEA、CA125、AFP 等正常；血糖：4.83mmol/L；肝功能、肾功能、血常规及凝血指标等均正常。

【影像学检查】 外院腹部超声示胆囊壁增厚，余未见明显异常。上腹部 CT 示胰腺钩突-十二指肠位置占位性病变，肝实质密度不均匀减低，肝右叶囊肿可能。腹部 MR+MRCP 示十二指肠水平部占位性病变，考虑胃肠道间质瘤；肝 S7 段异常信号，考虑转移瘤；肝 S6 段血管瘤；胆汁淤积；MRCP 未见异常。

【治疗】 EUS-FNA 术。因考虑合并肝脏转移，患者拒绝行胰十二指肠切除术，自动出院。

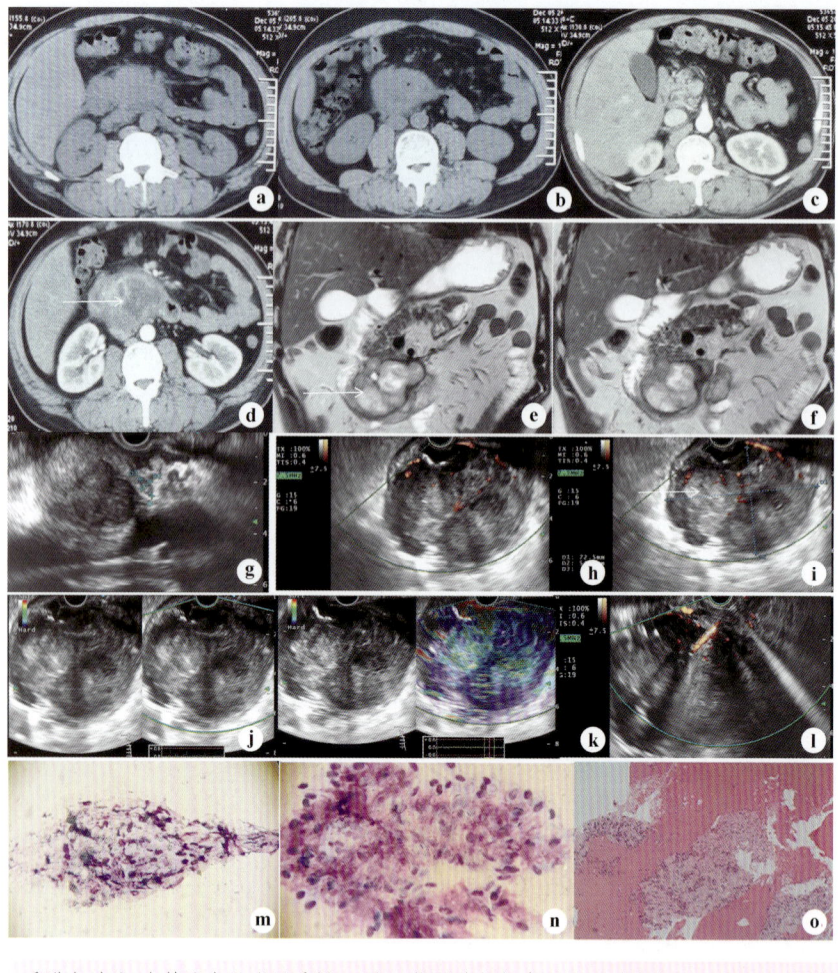

【图像要点】

CT：胰腺钩突-十二指肠位置占位性病变（白箭），肝实质密度不均匀减低，肝右叶囊肿可能（a～d）。

MRI：十二指肠水平部占位性病变，考虑胃肠道间质瘤（e、f）。

EUS：镜下见十二指肠降部受压、水肿，黏膜完整、未见肿物侵犯，超声扫查见胰腺钩突部下方可见低回声实性团块（白箭），大小约 72.5mm×54.9mm，边界尚清，形态不规则，其内回声欠均匀，可见小片状无回声区，血流信号丰富，弹性成像提示肿物蓝绿色，肠系膜上动脉、上静脉未见明显受侵。于十二指肠降部超声引导下对病变组织以 19G 穿刺针行细针穿刺，操作 3 次，每次穿刺约 20 针，穿刺标本送病理 S（g～l）。

组织病理：凝血块中间少许胰腺组织及梭形细胞，结合免疫表型，符合胃肠道间质瘤（m～o）。

最终诊断：十二指肠间质瘤（肝转移）。

（张立超　都海明　侯森林）

第 6 章 十二指肠及壶腹部疾病

病例 130

【病情简介】 男，64 岁。黑粪 5 天入院。外院胃镜提示贲门溃疡，病理提示高级别上皮内瘤变，外院 CT 提示胰腺占位伴有胰管扩张。既往因十二指肠间质瘤行手术治疗，术后未口服药物。

【实验室检查】 IgG4、自免肝阴性；CEA 及 CA19-9 等肿瘤学指标正常；AST 196U/L，ALT 549 U/L，GGT 1125U/L，ALP 501U/L，余肝肾功能指标、血糖、血常规均正常。

【影像学检查】 增强 CT 胰头区占位伴胰管及胆管扩张，增强可见明显强化，病灶局部与幽门及十二指肠分界欠清，考虑神经内分泌肿瘤。

【治疗】 贲门行 ESD 术。

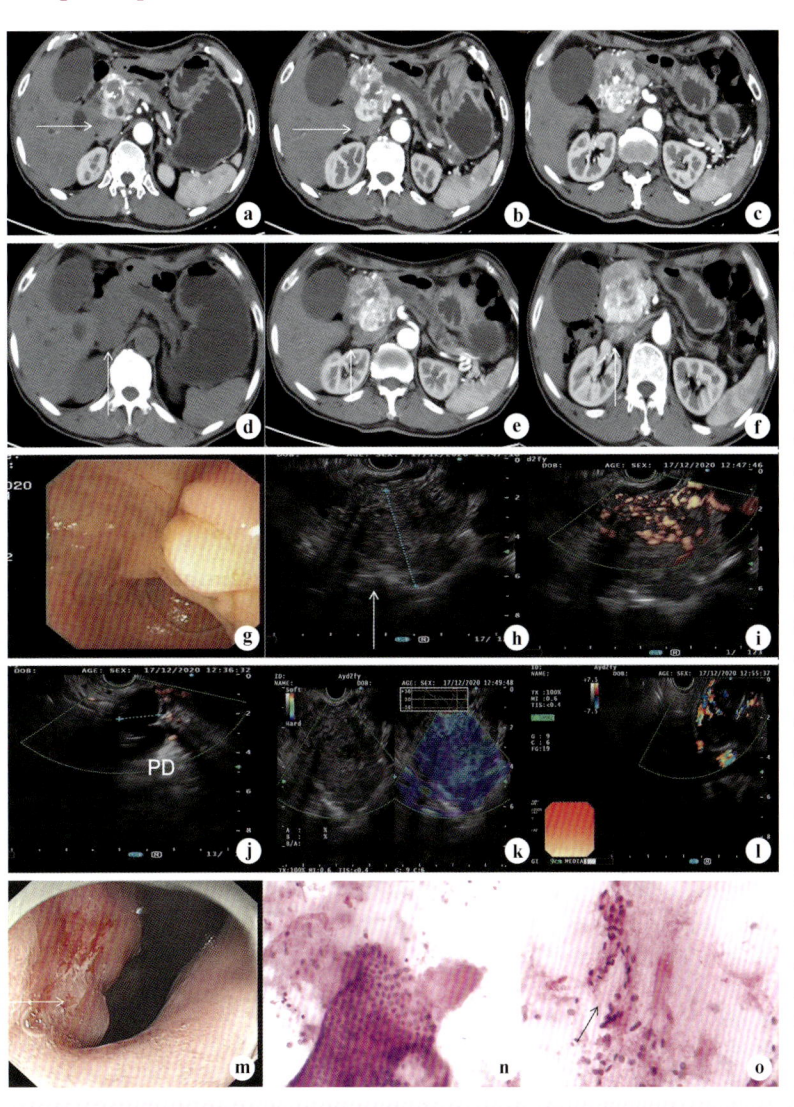

图像要点

CT：胰头区可见混杂低密度灶，大小约 61.3mm×63.2mm，增强动脉期呈明显不均匀强化，动脉期病灶内可见多发迂曲血管影，病灶局部与幽门及十二指肠分界欠清，胰腺尾部萎缩，胰管及肝内外胆管扩张（a～f）。

EUS：于腹膜后探及一低回声不规则病灶，紧邻十二指肠壁，所见长径约 49.7mm，内部血流丰富，弹性成像质地硬，完成 EUS-FNA（h～l）；胃镜提示：贲门可见 0-Ⅱc 型病灶，十二指肠降部乳头可见，形态未见异常（g、m）。

病理：查见肿瘤细胞，Ki-67（约 5%），CEA（-），CD10（-），Vimentin（+），AACT（-），β-catenin（胞质 +），CD117（+），CD34（+），DOG-1（+）。

细胞学图像结合免疫组化结果考虑胃肠间质瘤，结合患者胃肠间质瘤病理，倾向肠间质瘤转移（n、o）；贲门 ESD 术后病理：腺癌，侵及黏膜肌（pT1a，M），切缘阴性；胰腺占位考虑十二指肠间质瘤侵犯，口服伊马替尼，定期随访。

最终诊断：十二指肠间质瘤，侵及胰腺；贲门腺癌（pT1a，M）。

（胡祥鹏　徐　帆）

病例 131

【病情简介】 男，56岁。2021年3月18日查体发现胰腺囊性病变，外院查上腹部增强CT示十二指肠水平段前上壁占位，考虑血管瘤可能性大（大小约3.6cm×2.6cm×2.0cm），胰尾部囊性病变（大小约8.8mm×5.6mm）。为进一步诊治就诊于我院。既往有吸烟史（50~60支/日，30余年），无饮酒史，无胰腺炎、糖尿病病史。

【实验室检查】 肿瘤学指标：CA19-9、CEA、CA125、AFP均正常，血常规、空腹血糖、肝功能、肾功能、凝血功能、IgG4等均正常。

【影像学检查】 MRI：十二指肠水平段旁多血供结节，考虑低度恶性，间质瘤可能；胰尾处良性囊性病变可能。CT：十二指肠水平段富血供结节伴钙化，考虑间质瘤可能；胰尾囊性病变。

【治疗】 机器人胰尾部分切除＋十二指肠间质瘤切除。

图像要点

CT：增强CT示十二指肠水平段前壁见一约2.9cm×2.0cm的等密度影，内见斑片状钙化灶，增强扫描病变中度持续强化（a~c）。

MRI：增强MRI示胰尾处实质内可见7mm类圆形长T1长T2信号，边缘清楚，增强扫描后各期周边轻度持续强化（d~f）。

MRCP：示胆管、胰管未见异常狭窄或扩张（g）。

EUS：示胰尾部可见一囊性病变，有囊壁，囊壁最后处约2mm，截面大小约为1.1cm×0.8cm，CDFI观察内部无明显血流信号，超声造影后囊壁可见强化（h、i）；内镜可见十二指肠乳头肛侧可见一隆起性病变，所见表面黏膜尚光滑，形态不规则，超声观察病变起源于固有肌层，内部呈低回声为主，可见散在高回声伴后方声影，测量截面大小2.3cm×2.2cm（j~l）。

组织病理：EUS引导下穿刺胰尾部病变病理示少许破碎的小圆细胞巢，结合免疫组化结果考虑NET可能性大（m，×200）；外科切除胰尾部病变病理示NET，G2，核分裂象＜1个/10HPF（n，×200）；外科切除十二指肠肿物病理示间质瘤，部分区域退变伴灶状钙化，核分裂象1个/50HPF（o，×200）。

最终诊断：十二指肠降段间质瘤合并胰尾部神经内分泌瘤（P-NET）。

第 6 章　十二指肠及壶腹部疾病

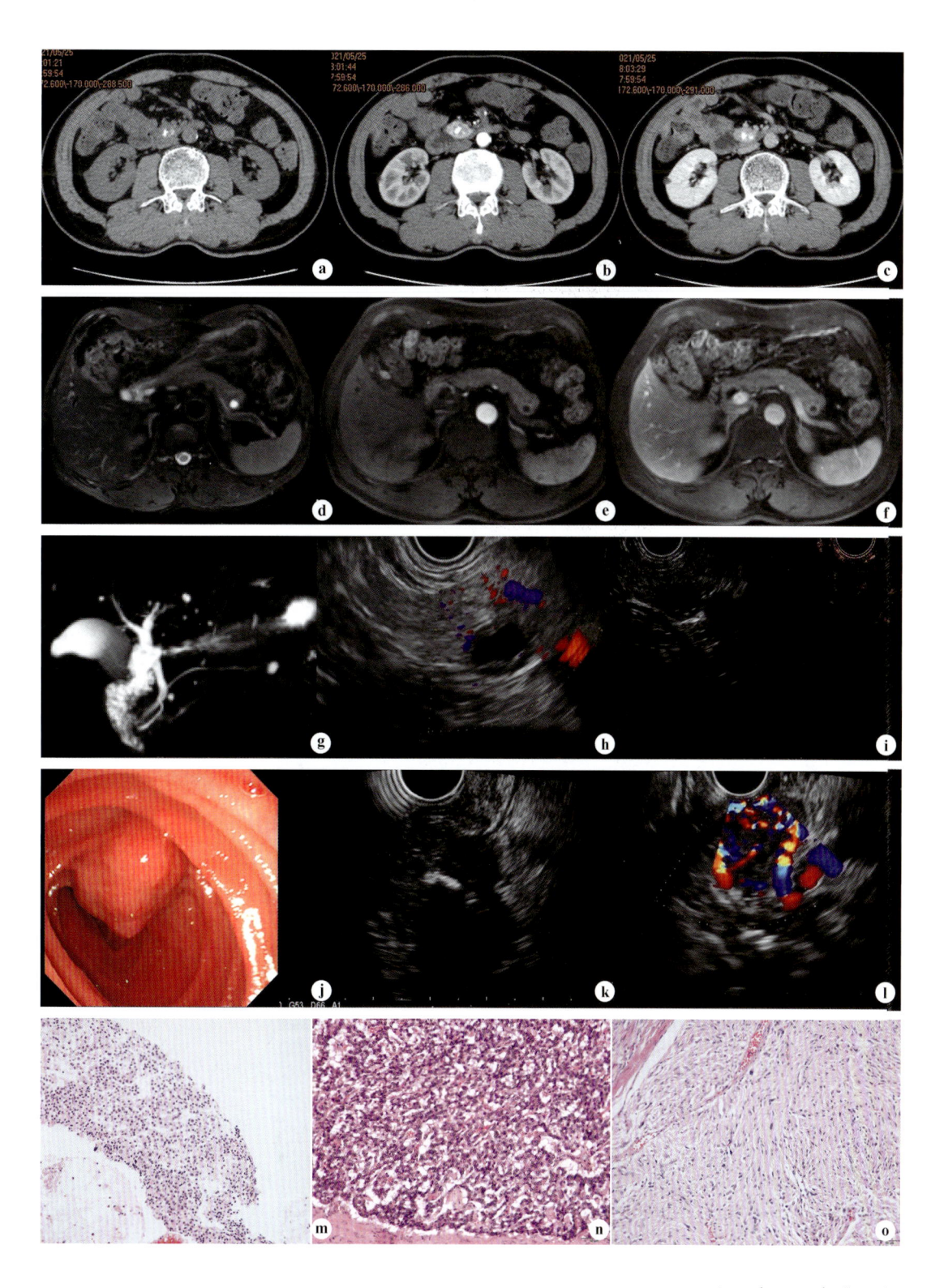

（冯秀雪　李惠凯）

病例 132

【病情简介】 女，52岁。上腹部持续性钝痛2天。上腹部CT示壶腹部见结节状稍低强化灶，可疑壶腹部占位伴低位胆道梗阻。无烟酒嗜好，无糖尿病病史。

【实验室检查】 肿瘤学指标：CA19-9 92.17U/ml，肝功能、肾功能、血常规及凝血指标等均正常。

【影像学检查】 MRCP：肝内胆管、肝左管、肝右管、肝总管、胆总管扩张，胆总管最大径约为1.3cm，胆总管末端于T2WI冠状位可见截断，胰管扩张，最大径约为0.4cm。CT：壶腹部见结节状稍低强化灶，可疑壶腹部占位伴低位胆道梗阻。

【治疗】 胰十二指肠根治术。

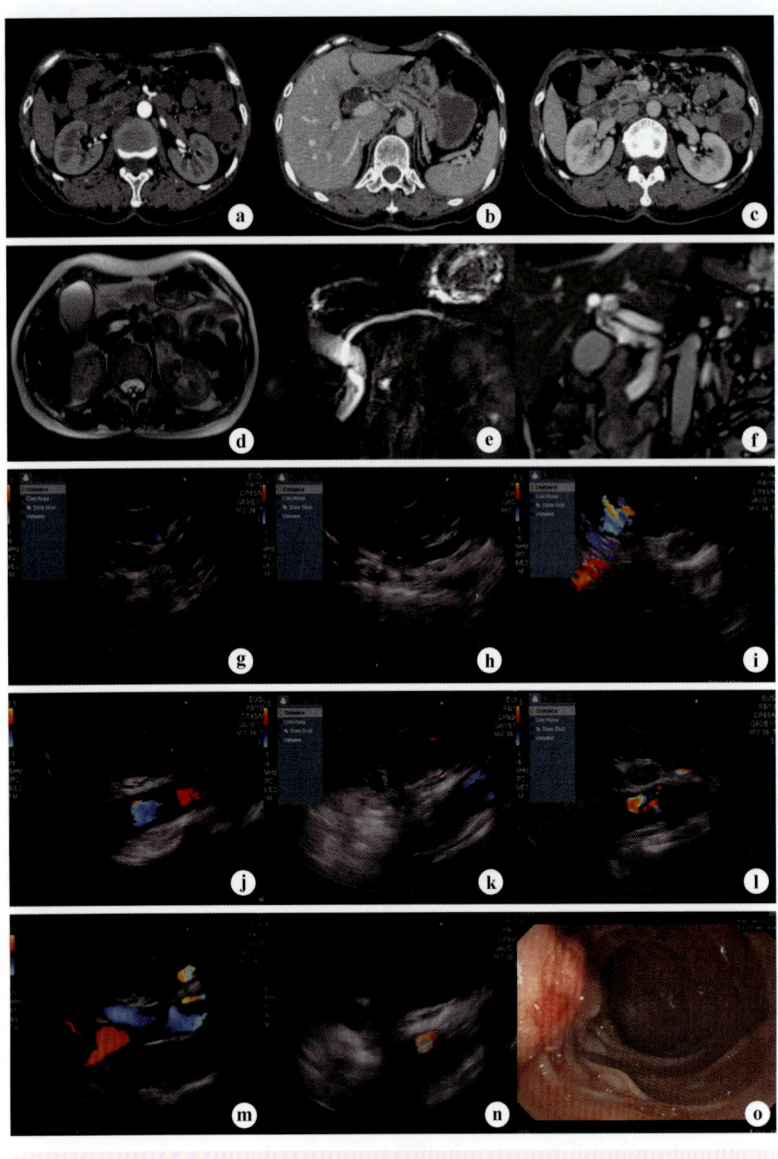

图像要点

胰腺CT：壶腹部见结节状稍低强化灶，胆总管、肝总管、肝内胆管及胰管扩张（a～c）。

MRI：胆管扩张，胆总管最大径约为1.3cm，胆总管末端于T2WI冠状位可见截断，胰管扩张，最大径约为0.4cm（d～f）。

EUS：胰腺大小正常，实质回声均匀，胰管于乳头处受阻，胰管内未见异常回声，后方胰管扩张，直径0.5cm（g、h）；十二指肠乳头可探及低回声团块，内部回声不均匀，大小1.4cm×1.3cm，其内未见血流信号，团块周边十二指肠固有肌层部分显示清晰，部分固有肌层消失，侵及胆总管末端，后方胆总管扩张，直径1.4cm（g～i，n）；十二指肠乳头后方可见低回声结节，大小1.1cm×0.7cm（l）；内镜下十二指肠乳头增大，黏膜表面粗糙、糜烂（o）。

组织病理：壶腹区中低分化腺癌，侵犯肌层；伴导管内乳头状黏液性肿瘤（IPMN），局部中度不典型增生。

最终诊断：十二指肠乳头癌伴导管内乳头状黏液性肿瘤（IPMN）。

（徐洪雨 姜洁）

第 6 章　十二指肠及壶腹部疾病

病例 133

【病情简介】　男，46岁。发现尿色加深伴皮肤瘙痒1周，初诊外院MRCP提示胆总管截断。遂至我院行腹部彩超彩超提示胆囊肿大，肝内外胆管扩张。无烟酒嗜好，无糖尿病病史。

【实验室检查】　肿瘤学指标：CA19-9　76.59U/ml，CEA、CA125、AFP等正常；ALT　172 U/L，AST 75U/L，ALP　243 U/L，GGT　352 U/L，TBIL 122.7μmol/L，DBIL 65.4μmol/L，TG　2.25 mmol/L，空腹血糖 6.63mmol/L，肾功能、血常规及凝血指标等均正常；IgG4 未查。

【影像学检查】　CT：胆管扩张，十二指肠乳头增大，提示乳头病变，腺瘤/腺癌？MRI：胆系扩张，十二指肠乳头增大，提示乳头病变，腺瘤/癌。EUS：十二指肠乳头处低回声占位伴胆总管扩张，考虑乳头癌。

【治疗】　腹腔镜下胰十二指肠根治术。

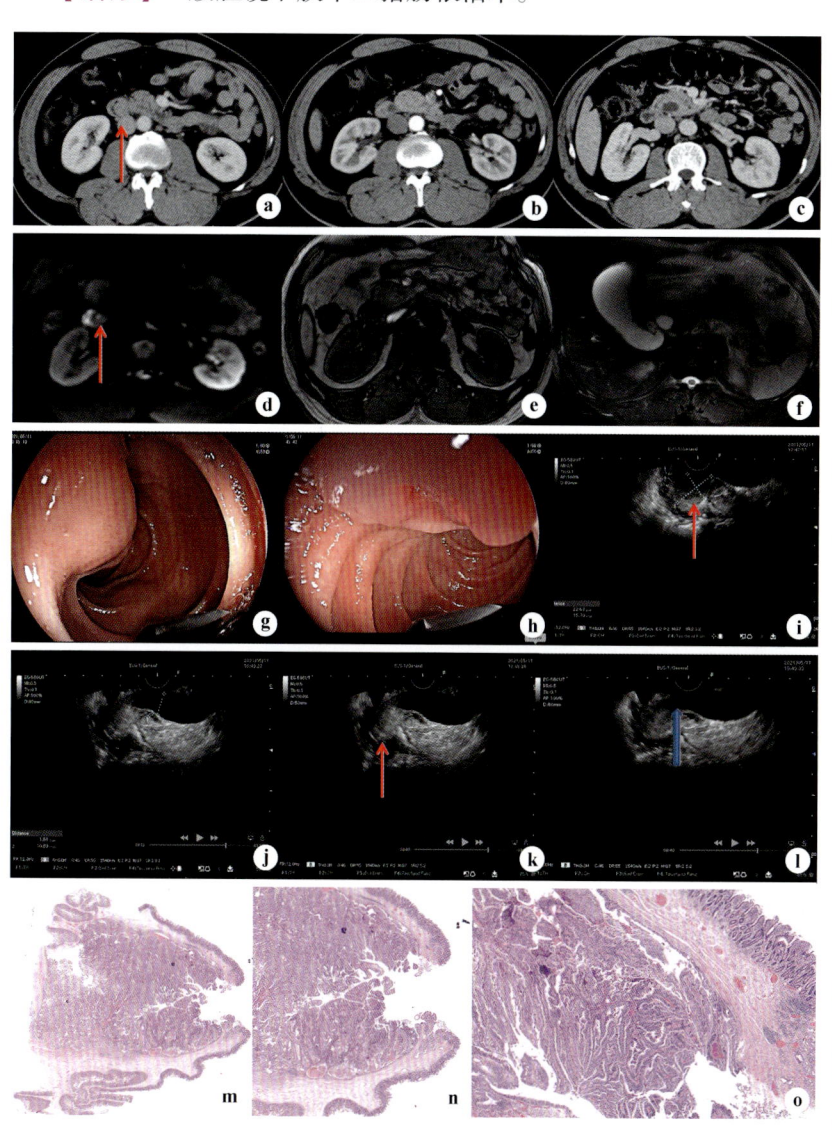

图像要点

CT：增强CT示胆总管明显扩张，较宽处约17mm，十二指肠乳头较大，增强可见强化，表面光滑（箭头，a～c）。

MRI：增强MRI示十二指肠乳头增大，约15mm，DWI序列呈高信号，增强后可见强化，胆总管径约17mm（d～f）。

EUS：十二指肠乳头可见偏低回声团（红箭），近端和十二指肠壁固有肌层分界欠清（蓝箭），胆总管扩张，但肿物未向胆胰管末端延伸（g～l）。

手术病理：十二指肠乳头高分化腺癌累及肌层，胰腺未受累，送检淋巴结未见转移（m～o）。

最终诊断：十二指肠乳头高分化腺癌（T2N0M0）。

（陈小丽　余小丽）

病例 134

【病情简介】 女，63岁。上腹部疼痛4个月。无烟酒嗜好，糖尿病病史4个月。

【实验室检查】 CA19-9 60.58U/ml；CEA 4.07ng/ml；血糖、肝功能、肾功能、血常规及凝血指标等均正常。

【影像学检查】 CT胰头钩突可见低密度影，增强扫描未见强化，胰管见扩张，提示：胰头钩突低密度伴胰管扩张，考虑胰腺导管乳头状黏液瘤（IPMN）；MRCP胆总管下段粗细不均匀，胰管扩张，粗细不均，考虑壶腹部病变。

【治疗】 腹腔镜下胰十二指肠切除。

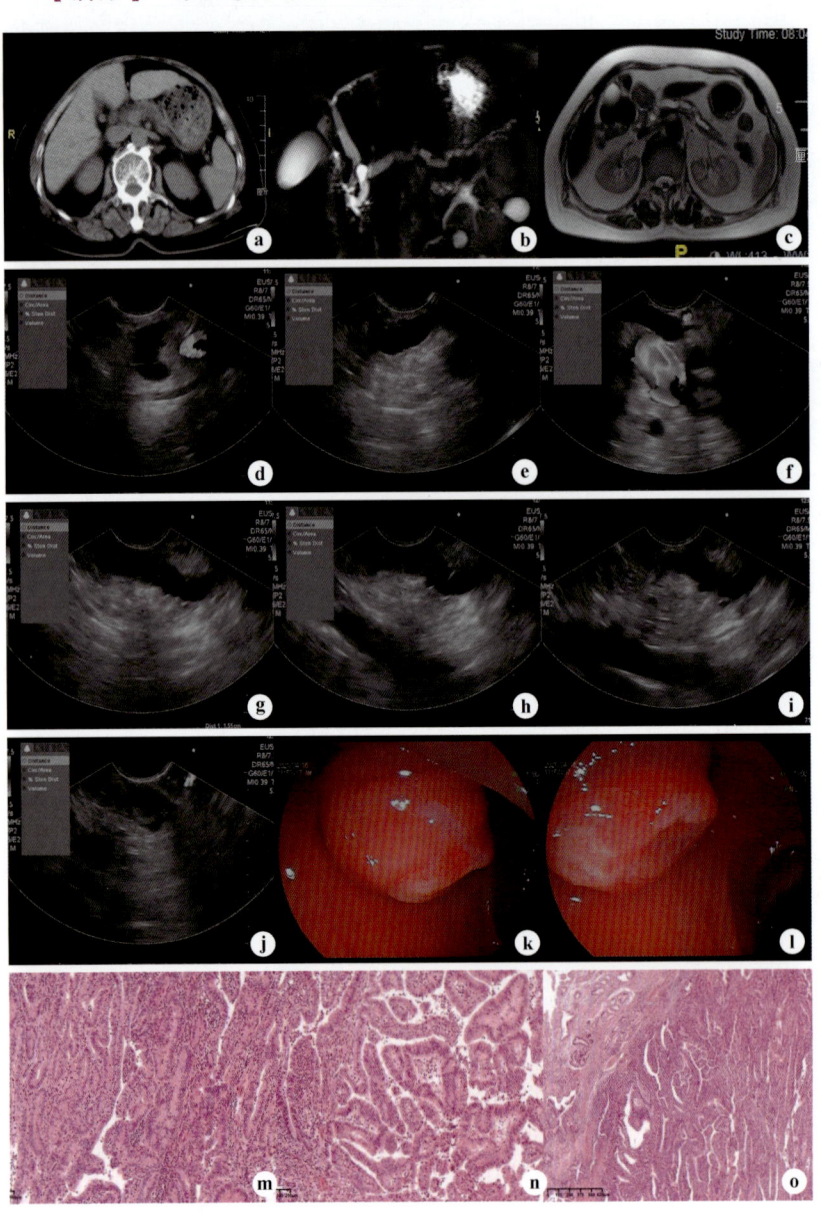

图像要点

MRCP：胆总管下段粗细不均匀，胰管扩张，粗细不均匀，直径0.8cm（a～c）。

EUS：胰管明显扩张（d、e）；胆总管无扩张（f）；壶腹部可见低回声团块，大小1.6cm×1.0cm，突向胰管内，后方胰管直径0.87cm（g～i）；十二指肠乳头明显增大，乳头开口处黏膜腺管结构不清晰（k、l）。

组织病理：绒毛管状腺瘤，伴高级别上皮内瘤变，局部癌变（m～o）。

最终诊断：十二指肠乳头绒毛管状腺癌。

（徐洪雨 姜 洁）

病例 135

【病情简介】 男性，70岁。主诉：上腹痛6天。上腹呈持续性隐痛，门诊按"胃炎"治疗效果差。查体：无阳性体征。院外腹部增强CT提示胆胰管全程扩张，胰腺周围渗出，胆囊结石。

【实验室检查】 WBC $12.20×10^9$/L；总蛋白57.7g/L，白蛋白34.8g/L，TBIL 27.1μmol/L，CRP 94.5mg/L，脂肪酶175U/L，淀粉酶101U/L，余血常规指标、肝肾功能指标、血糖、凝血功能指标等均正常。

【影像学检查】 详见图像要点。

【治疗】 十二指肠乳头内镜切除术，经十二指肠镜逆行胆、胰管造影并胰管结石取出术；胆、胰管支架置入术。

图像要点

增强CT：胆囊内多发高密度结石影（a）；胰腺实质强化均匀，胰管扩张，胰腺周围及肾前筋膜区液性渗出，胆管扩张（b、c）。

白光内镜：乳头增大，呈绒毛样改变（d）。

EUS：胃内扫查，胰腺实质回声稍减低，边界不清，胰管扩张，胰管内见高回声结节，内无血流信号（e），颈部扫查可同时见到扩张的胆管和胰管（e、f），十二指肠球部扫查见胆囊颈部高回声结石，后方声影（红箭），胆囊管及肝总管扩张，胰管扩张，胰管内稍高回声（g）；壶腹局部扫查：乳头增大，不均匀稍低回声，血流信号丰富（h），乳头上方胆管末端扩张，胆管壁回声分层清晰，蠕动时管壁柔软（黄箭），十二指肠肌层呈低回声（i），胆管十二指肠壁段管壁光滑（j）；胰管内见稍高回声结石影（黄箭，k）。

组织病理：十二指肠乳头内镜切除术后标本及低倍形态（l、m），病理提示绒毛管状腺瘤（n），切缘阴性（o）。

最终诊断：十二指肠乳头绒毛管状腺瘤，胆囊结石，胰管结石。

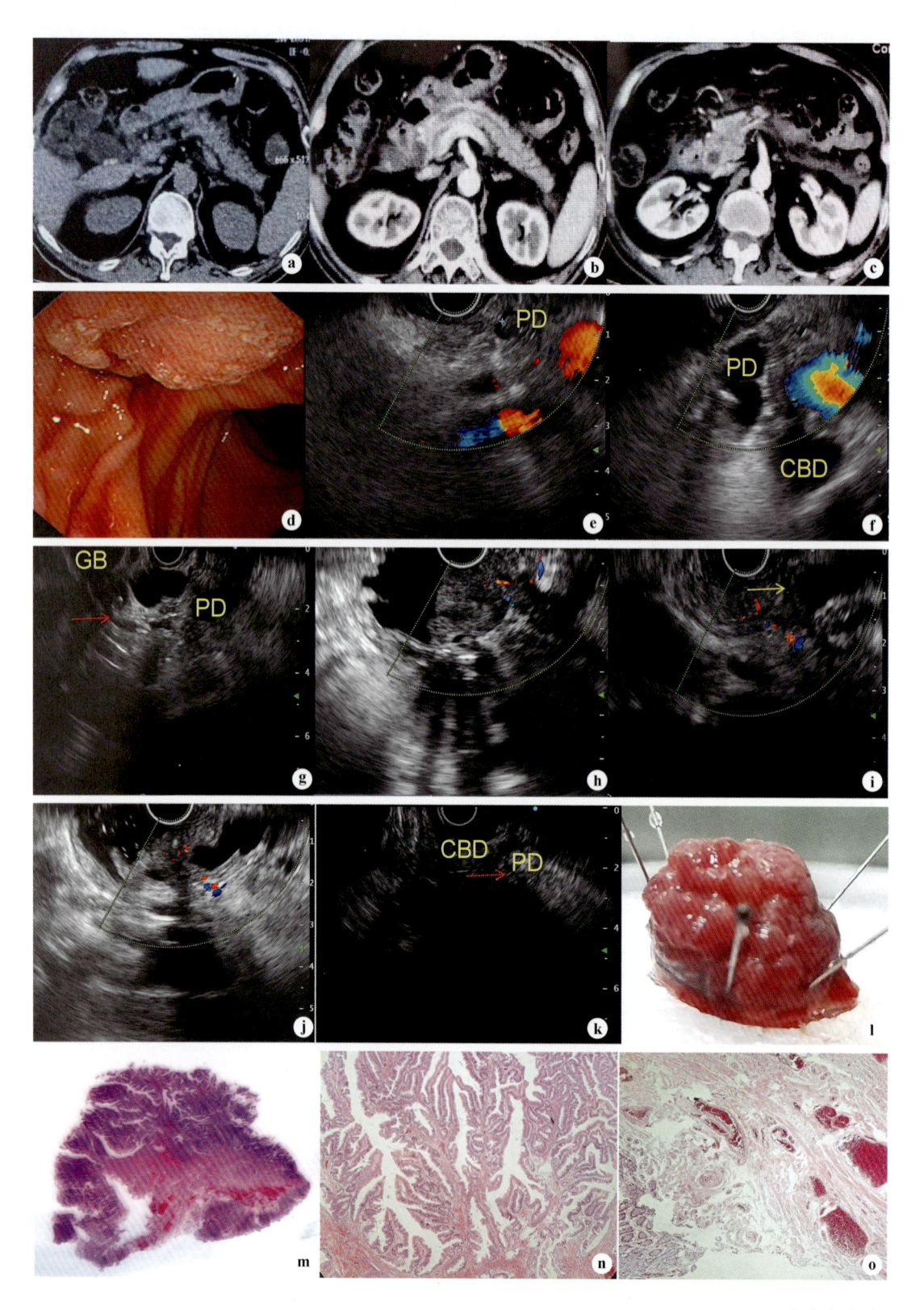

192　胰胆线阵超声内镜影像病理图谱（第二辑）

（陈小华）

病例 136

【病情简介】 男，56岁。发现十二指肠病变半个月。外院胃镜提示：十二指肠乳头肥大，病理提示：十二指肠黏膜低级别上皮内瘤变。

【实验室检查】 肿瘤学指标：CA19-9、CEA、AFP 等正常；肝功能、肾功能、血常规及凝血指标等均正常。

【影像学检查】 腹部 MRI 平扫+MRCP 扫描示：①十二指肠大乳头部明显增大呈软组织结节，伴胆总管及主胰管轻度扩张，无弥散受限，考虑偏良性病变；②肝门区大囊肿伴肝门区胆管受压，肝及双肾多发囊肿。

【治疗】 十二指肠乳头病变切除+胆胰管支架置入术。

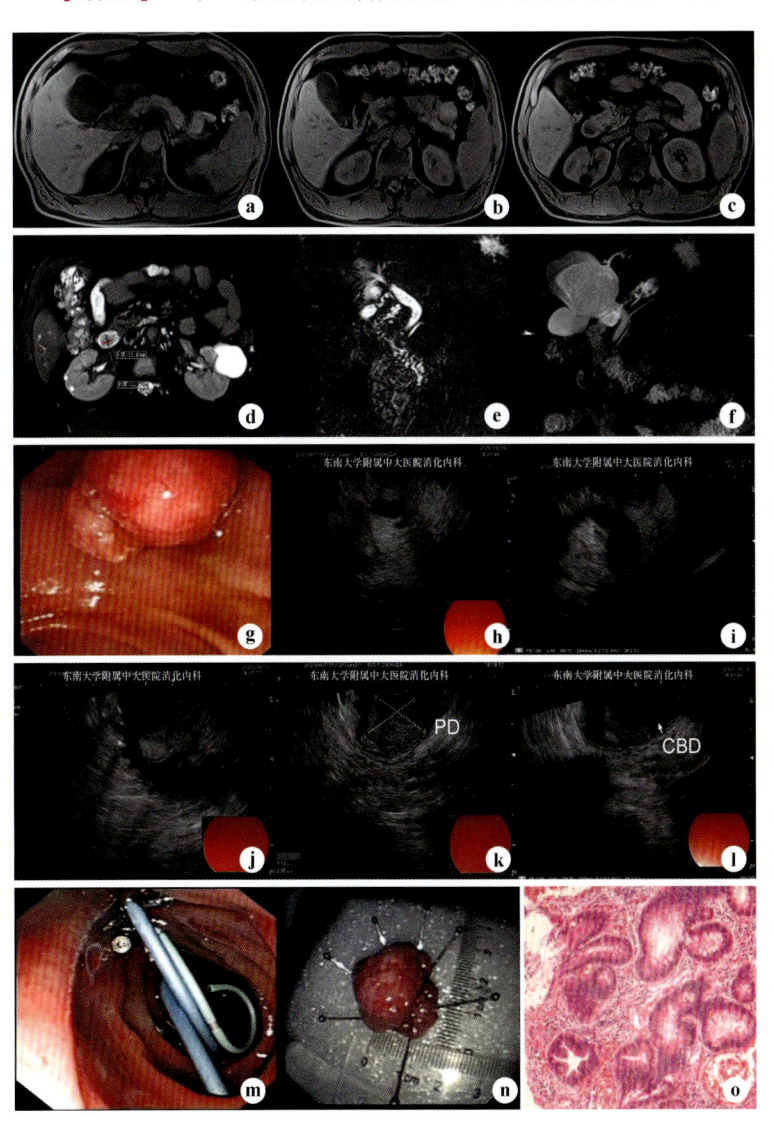

图像要点

MRI：主胰管稍扩张（a），胆总管轻度扩张（8mm），胆总管壶腹部可见鸟嘴状狭窄（b、c），十二指肠大乳头明显增大呈软组织结节，大小约 1.6cm×1.2cm（d），T1WI、T2WI 呈等稍低信号，DWI 未见明确弥散受限。

MRCP：肝门区囊性液性信号灶压迫肝门区胆管（f），肝内胆管、肝左管、肝右管、肝总管未见明显扩张。胆总管轻度扩张（8mm），主胰管稍扩张（e）。

EUS：十二指肠乳头超声呈略低回声改变，内部回声不均匀，大小约 2.3cm×2.3cm，十二指肠壁固有肌层尚完整，胆总管末端管壁略有增厚，主胰管未见明显受累。胰腺头部、体部及尾部实质均匀，未见明显异常回声；行十二指肠乳头病变切除+胆胰管支架置入术（g～n）。

组织病理：绒毛状管状腺瘤伴灶性高级别上皮内瘤变（o）。

最终诊断：十二指肠乳头绒毛状管状腺瘤伴灶性高级别上皮内瘤变。

（俞 婷）

病例 137

【病情简介】 男，46岁。于外院体检胃镜发现十二指肠降部乳头开口下方隆起，活检质地韧，外院病理可疑神经内分泌肿瘤。高血压3年，糖尿病3年，血压血糖控制尚可。无吸烟史，饮酒20年，每天3两至半斤白酒。

【实验室检查】 肿瘤学指标：CA19-9 554.4U/ml，CA242 72.8U/ml，CEA、CA125、AFP等正常；血糖7.14mmol/L，HbA1c 7.9%；肝功能、肾功能、血常规及凝血指标等均正常。

【影像学检查】 CT：十二指肠降部见小结节突向腔内，约1.0cm，增强扫描呈低强化。MRCP示十二指肠降部小结节影，胆胰管无扩张。

【治疗】 内镜下切除+胰管支架置入术。

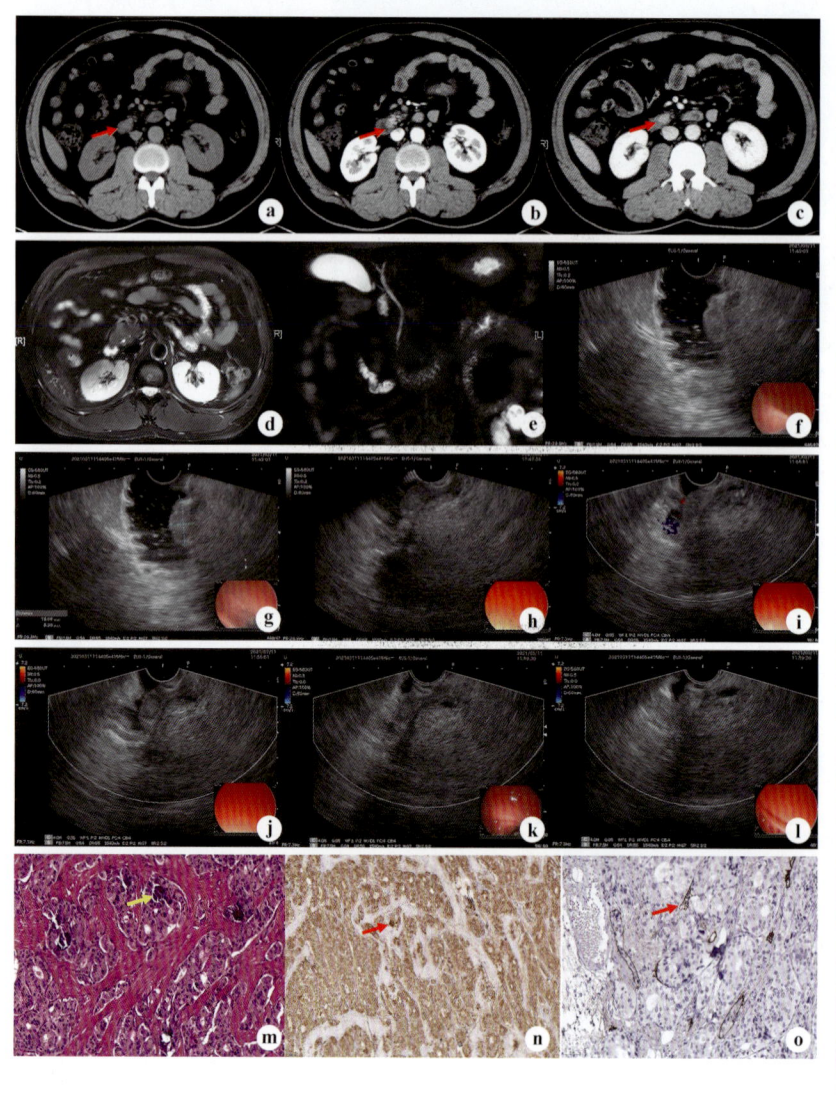

图像要点

CT：十二指肠降部乳头区可见小结节影（红箭，a），增强扫描呈相对低强化，静脉期延迟消退（红箭，b、c）。

MRCP：降部乳头区可疑小结节影（红箭，d），胆胰管无增宽（e）。

组织病理：生长抑素生成型神经内分泌肿瘤，G1级，伴砂砾体形成（黄箭，m），肿瘤组织距标本基底侧切缘最近0.05mm，Ki-67阳性细胞率小于3%，somatostatin标记提示生长抑素生成（红箭，n）D2-40免疫标记淋巴管内可见瘤栓（红箭，o）。

最终诊断：十二指肠乳头区生长抑素生成型神经内分泌肿瘤，G1级。

（闫秀娥　黄永辉）

第 6 章 十二指肠及壶腹部疾病

病例 138

【病情简介】 女，50岁。间歇性腹痛4年余，加重5个月余，外院CT：十二指肠结节，进一步行电子肠镜提示十二指肠降段肿物，病理提示为高分化神经内分泌肿瘤。无吸烟酗酒史，无糖尿病病史。

【实验室检查】 肿瘤标志物：CA19-9 10.1U/ml，NSE 21.38ng/ml，CA242、CEA、CA125、AFP等正常，血糖5.68mmol/L，肝功能、肾功能、血常规、凝血指标等均正常，IgG4 0.42g/L。

【影像学检查】 CT、MRI：①十二指肠降段富血供小结节，考虑神经内分泌肿瘤或GIST；②脂肪肝，肝尾状叶小血管瘤，肝右叶包膜下小囊肿；③胆囊管低位汇合。

【治疗】 十二指肠肿物切除术。

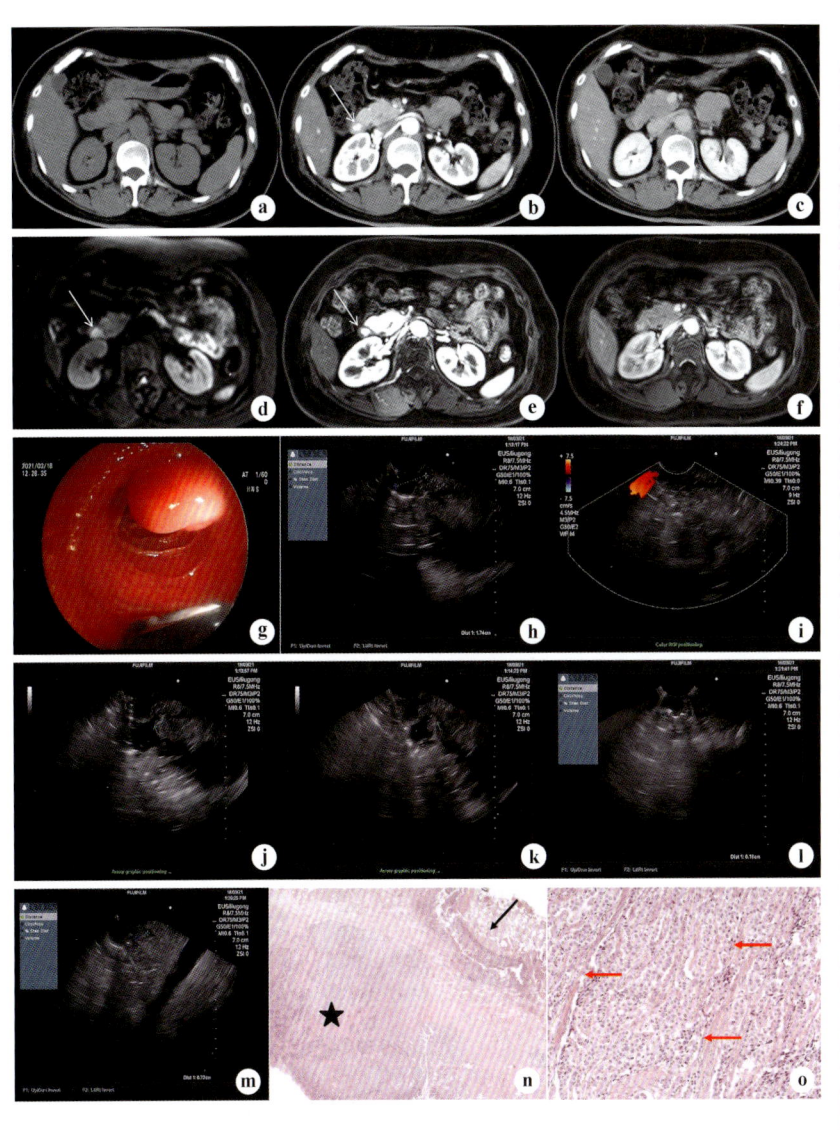

图像要点

CT平扫、增强门静脉周围多枚软组织结节，增强后明显强化（a～c）；MRI T2WI（d）病灶呈稍高信号，DWI（e）呈明显高信号，多期增强（f～h）呈明显强化、其内可见囊变灶。

EUS：肝门部及胰腺颈体部邻近，见一低回声病灶，边缘清晰、欠规则，内部回声不均匀，见高回声分隔，其中一个截面大小3.94cm×2.69cm。远端胰管无扩张，直径0.19mm。胆总管无扩张；胰周血管及淋巴结未见异常。行EUS-FNB（i～l）。

细胞学涂片HE×100：血液背景中见多量中性粒细胞。穿刺标本内见片状类上皮细胞（m）；手术标本腹腔淋巴结内见类上皮结节（n）；类上皮结节表达组织细胞标记PGM-1（o）。

最终诊断：腹膜后肉芽肿性病变。

（朱乃懿 王伟 龚婷婷 王婷）

病例 139

【病情简介】 女，48岁。发现十二指肠降部肿物半月余，体检行电子胃镜提示十二指肠降部肿物，外院查CT：十二指肠降部乳头可见，未见明显增大，增强MRI：十二指肠降部乳头处结节，肿瘤性病变不除外。超声胃镜：十二指肠降部黏膜隆起，乳头考虑。十二指肠镜：十二指肠降部乳头开口处不规则隆起，病理示腺体腺瘤样增生伴中度异型。无吸烟酗酒史，无糖尿病病史。

【实验室检查】 肿瘤标志物：CA19-9＜0.8U/ml，CA724 59.77U/ml，NSE 95.92ng/ml，CA242、CEA、CA125、AFP等正常，血糖4.85mmol/L，肝功能、肾功能、血常规、凝血常规等均正常，IgG4 0.52g/L。

【影像学检查】 CT：十二指肠大乳头增大。肝右叶钙化灶。慢性胆囊炎。MRI：十二指肠大乳头略增大；肝内小囊肿；胆囊胆汁淤积。MRCP：胆囊内胆汁分层改变；肝总管、肝左管局部管腔显示狭窄。

【治疗】 十二指肠乳头肿瘤局切术＋十二指肠成形术＋胆囊切除术。

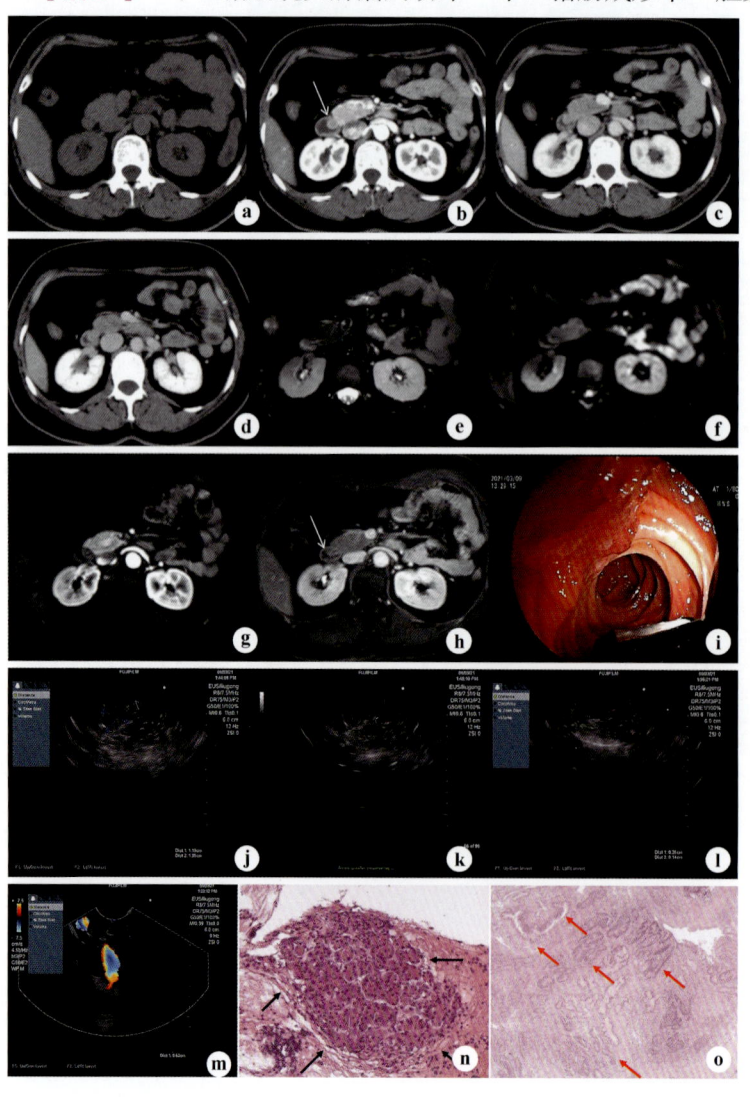

图像要点

CT：平扫、增强CT十二指肠乳头增大（a～d）；MRI T2WI（e）十二指肠乳头增大，DWI（f）信号略增高，增强（g、h）呈强化程度与正常乳头相似。

EUS：乳头肥大，乳头开口处黏膜粗糙（i），超声扫查示黏膜层次结构模糊，其中一个截面大小1.19cm×1.35cm，多数截面见完整基底。胰头及钩突部胰腺回声偏低，内见斑片状高回声影，后方无声影；余胰腺实质未见异常，胰管无扩张，乳头部胆管直径0.26cm，胰管直径0.14cm，胆管及胰管管壁光滑（j～m）；于胰腺头部行EUS-FNA。胰腺穿刺标本内见少量胰腺腺泡组织（n）；遂行十二指肠乳头肿瘤局部切除术＋十二指肠成形术，手术标本示十二指肠黏膜腺体轻-中度异型增生（o）。

最终诊断：十二指肠腺瘤。

（朱乃懿　王　伟　龚婷婷　王　婷）

第6章 十二指肠及壶腹部疾病

【病情简介】 女，62岁。体检发现肝功能异常13天。无发热、腹痛、皮肤黄染等。外院初诊腹部MRI+MRCP：①胆总管末端梗阻，壶腹占位性病变，肿瘤可能性大；②肝内外胆管扩张，胰管扩张；③胆囊增大，胆囊管扩张。既往糖尿病史2年，口服阿卡波糖、二甲双胍控制可。查体未见明显异常。

【实验室检查】 肿瘤学指标：CA19-9、CA242、CEA、CA125、AFP等正常；血常规、血糖、肝肾功能、血淀粉酶、脂肪酶、血凝、血清离子等均正常。

【影像学检查】 详见图像要点。

【治疗】 十二指肠乳头内镜切除术（术后切缘阳性），追加胰十二指肠根治术。

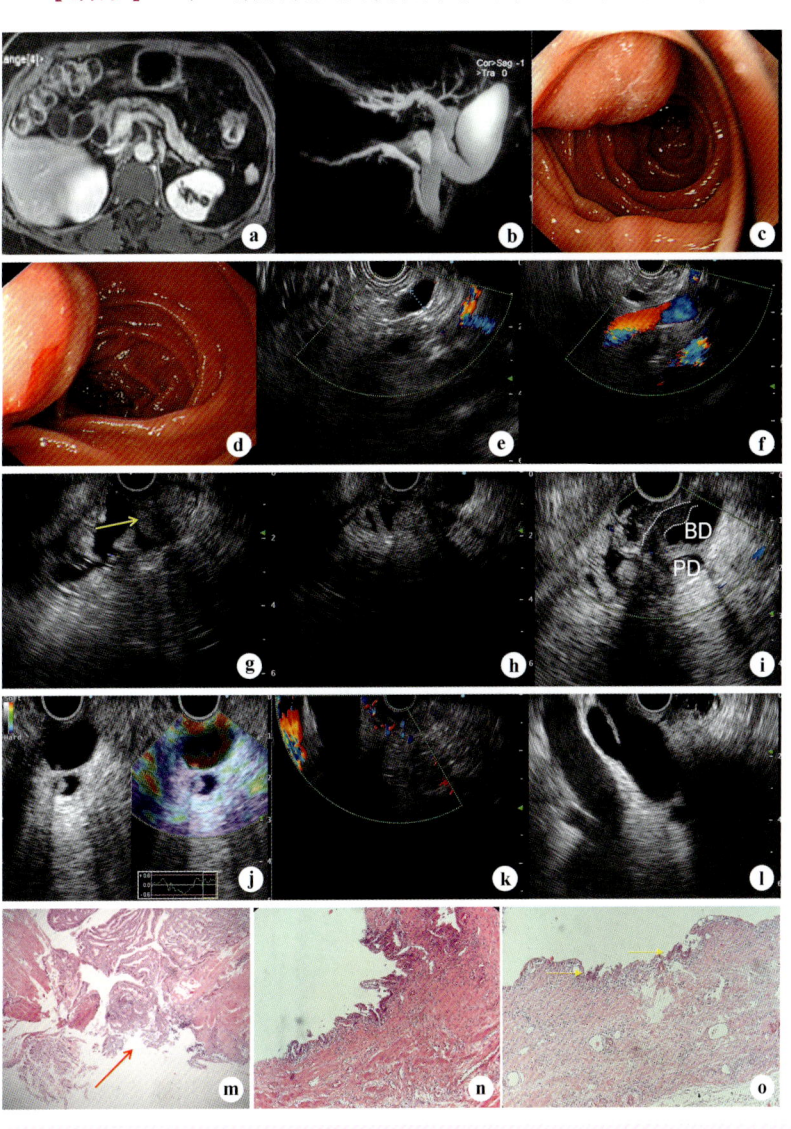

病例 140

图像要点

MRI：胰腺实质信号均匀，胰管稍扩张，胆总管明显扩张，胆胰管末端可疑占位性病变(a)。

MRCP：肝内外胆管扩张，胰管扩张，胆囊增大，胆囊管扩张(b)。

白光内镜：乳头增大，表面黏膜同十二指肠背景黏膜(c)，乳头开口扩大，表面呈橘红色改变，可见增多血管(d)。

EUS：胰腺实质回声均匀，胰管全程扩张，颈部7mm，体部5.5mm(e、f)，乳头增大（黄箭），约1.5cm×2cm，后方胆管及胰管扩张，胆管一侧壁略增厚，另一侧壁不光滑，表面呈细波浪状，十二指肠肌层无明显异常，胰管内可见稍高回声结石(g~i)，乳头区弹性成像蓝绿色，硬氏比91.6(j)。胆管、胆囊扩张，内未见明显结石影(k、l)。

组织病理：十二指肠乳头及壶腹部管状绒毛状腺瘤，部分腺体呈高级别上皮内瘤变，大体形态：Ⅰb型壶腹部肿瘤，内镜下乳头切除术后见切缘阳性（红箭，m），根治术后见病灶侵犯胆管并沿管壁跳跃式分布（黄箭，n、o）。

最终诊断：壶腹部管状绒毛状腺瘤癌变，累及胆管，pT1bN0M0。

（陈小华）

病例 141

【病情简介】 男，52岁。全身皮肤黏膜及巩膜黄染半个月。外院CT：肝内外胆管及胆总管稍扩张；胆囊体积稍增大，胰腺体积缩小，内见胰管显影；既往高血压，无家族史，无烟酒嗜好，无糖尿病病史。

【实验室检查】 肿瘤学指标：甲胎蛋白、癌胚抗原、铁蛋白及CA19-9均正常；肝功能：TBIL 102.21μmol/L，DBIL 89.82μmol/L，ALT 222.7U/L，AST 163.1U/L，余肝肾功能指标、凝血功能指标及血常规等均正常。

【影像学检查】 MRI示胆总管及胰管扩张，未见明显占位性病变，胆囊体积稍大，MRCP示胆总管末端截断影；胃镜检查，食管下段条状充血，贲门松弛，胃黏膜光滑，十二指肠乳头充血，黏膜略粗糙。活检病理：腺瘤样增生，伴灶性重度不典型增生。

【治疗】 胰十二指肠根治术。

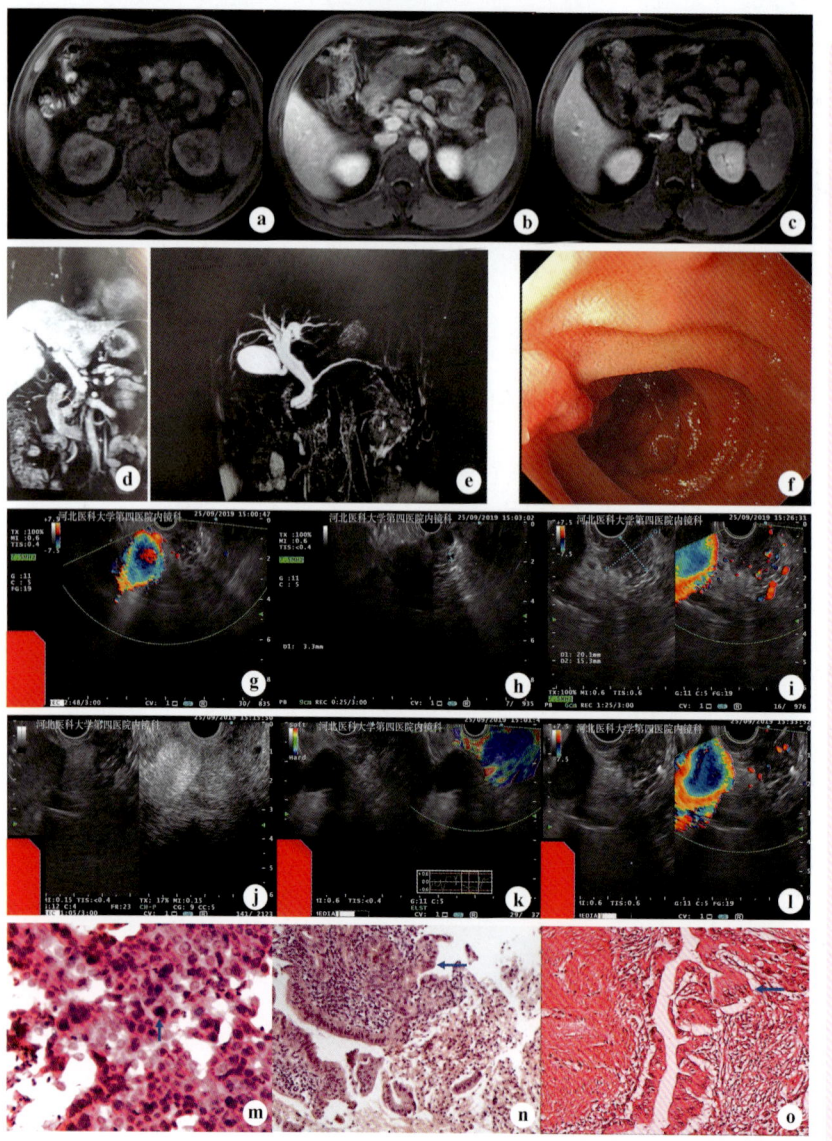

图像要点

MRI：冠状位及矢状位显示胆总管扩张，未见明显占位（a～d），胆总管末端及胰管交汇处截断影（e）；胃镜显示十二指肠乳头部黏膜粗糙充血（f）。

EUS：示壶腹部实性低回声结节，最大径约2cm，超声造影呈低增强，弹性成像呈深蓝色（g～l）。

EUS-FNA细胞学涂片：示细胞异型明显，细胞核增大深染（箭头，m），EUS-FNA病理组织学示腺上皮高级别上皮内瘤变（箭头，n），术后病理示壶腹部腺癌Ⅱ级侵及十二指肠壁（箭头，o），累及胰腺实质，可见神经受侵，未见明确脉管瘤栓。胰腺断端（－），胆总管断端（－），上下残（－）。慢性胆囊炎。淋巴结：6组0/1，8组0/4，12组0/4，13组2/5，14组0/2，16B1组0/5，17组0/1。

最终诊断：壶腹癌ⅢA期（PT3bN1M0）。

（尔丽绵）

第 6 章　十二指肠及壶腹部疾病

病例 142

【病情简介】　男，54 岁。皮肤巩膜黄染 10 天。门诊肝胆脾彩超：胆总管扩张，胆囊增大。患者既往体健，吸烟史 30 年，15 支/天，偶有饮酒。

【实验室检查】　血常规：HGB 115g/L；肝功能：TBIL 188.3μmol/L，DBIL 157.8μmol/L，ALP 923U/L，ALT 256U/L，AST 144U/L，凝血机制五项：纤维蛋白原（FBG）7.020g/L；肝炎系列阴性；CA19-9 355.57U/L，CEA、AFP 正常。

【影像学检查】　全腹部 CT 增强：肝内外胆管明显扩张，胆总管壁下端增厚、延迟强化，肿瘤性病变不排除；MRCP：肝内胆管及胆总管扩张。

【治疗】　腹腔镜下胰十二指肠根治术。

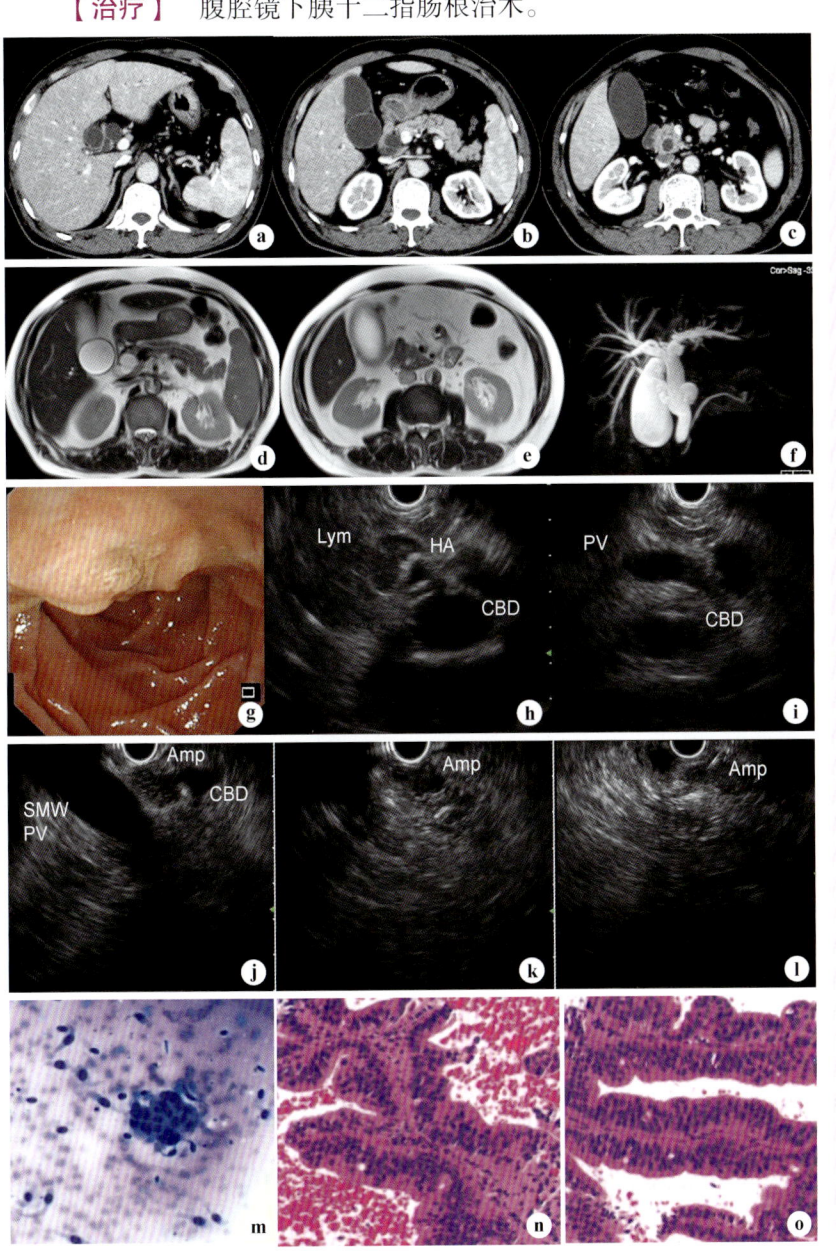

图像要点

腹部增强 CT：肝内外胆管明显扩张，胆总管扩张，胆总管壁下端增厚、延迟强化。肝门区见小淋巴结（a～c）。

MRCP：肝内胆管及胆总管扩张，胆总管下段壶腹部-乳头部管腔狭窄，管壁增厚，弥散未见明显受限。肝门区见多发稍大淋巴结（d～f）。

EUS：十二指肠乳头内镜下未见异常（g），肝总动脉旁见一枚蚕豆样肿大淋巴结，切面长径约 10mm（h），胃体扫查胆总管扩张，胆总管末端似见低回声团（i），十二指肠扫查见壶腹部低回声占位，切面直径 15mm×13mm，其上段胆总管扩张。主胰管未见扩张（j、k），对淋巴结和壶腹部低回声行 EUS-FNA（19G 针，1）；超声内镜穿刺组织病理：壶腹部导管腺癌，肝动脉旁淋巴结呈反应性增生（m～o）。

手术病理：壶腹部中分化管状腺癌，侵及全层，累及胰腺边缘纤维脂肪组织，胰腺未见累及。

最终诊断：壶腹部中分化管状腺癌。

（王爱祥　丁祥武）

病例 143

【病情简介】 女，51岁。上腹疼痛9天余。外院初诊查血淀粉酶：2663 U/L，血脂肪酶2531 U/L，CT示急性胰腺炎伴肝内外胆管扩张、肝右叶萎缩，EUS示胰头壶腹区占位伴胰胆管梗阻、急性胰腺炎改变、腹腔多发肿大淋巴结。无烟酒嗜好，无糖尿病病史，20多年前行胆囊切除术。

【实验室检查】 肿瘤学指标：CA19-9、CA724、CEA、CA125、AFP等正常；血糖8.32mmol/L；肝功能：ALT 383 U/L，AST 101 U/L，TBIL 24 μmol/L，GGT 148 U/L，余正常；肾功能、血常规及凝血指标等均正常。

【影像学检查】 MRI、MRCP示急性水肿型胰腺炎，壶腹部未见明确占位，胆总管下段鸟嘴状改变，其上方肝内外胆管扩张。

【治疗】 十二指肠乳头切开术+鼻胆管引流术。

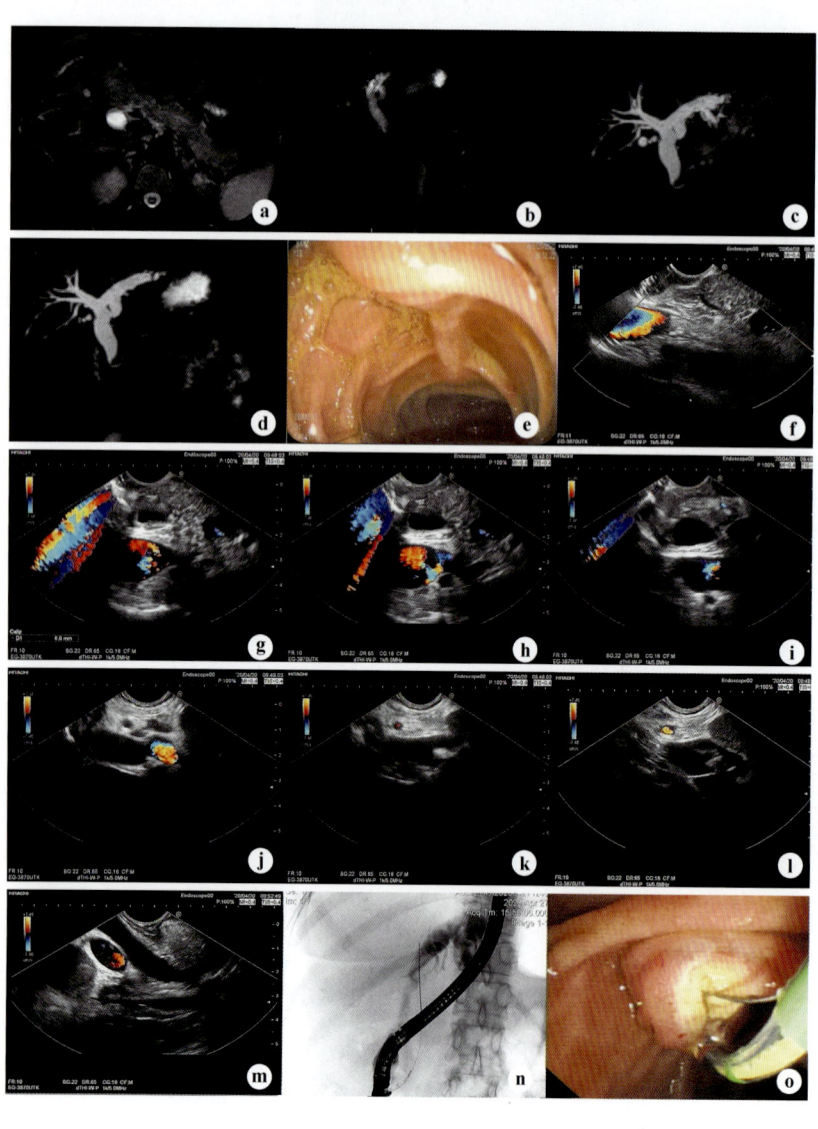

图像要点

MRI：胰腺形态肿胀，呈稍低T1稍高T2信号，边界模糊，周围筋膜增厚。MRCP：肝内胆管走行正常，胆总管及肝左管、肝右管显影良好，管径增粗，胆总管中段宽约1.5cm，其下端变细呈鸟嘴状。胰管显影良好，未见明显扩张（a~d）。

EUS：胰腺实质未见明显占位，胰管未见增宽和扭曲；胆总管全程扩张，鸟嘴样改变，最宽处约1.6cm，其内未见明确高回声信号，Oddis括约肌功能障碍可能（e~m）。

ERCP：十二指肠乳头大小约2.5cm×1.0cm×1.0cm，开口呈裂口形，见胆汁溢出，X线下见胆总管及肝内胆管全程扩张，直径约1.5cm，其内未见低密度影，下段鸟嘴样（n, o）。

最终诊断：Oddis括约肌功能障碍。

（邓　亮　张秉强）

第 7 章 转移性、腹腔及腹膜后疾病

【病情简介】 男，66 岁。食欲下降 3 个月余。外院查血示 AFP＞1210ng/ml，腹部 MRI 示胃窦肿瘤及胰头颈部肿瘤，考虑胃恶性肿瘤伴胰腺转移。未行特殊治疗。体重近 3 个月下降 10kg。腹部查体未见明显异常。

【实验室检查】 肿瘤学指标：AFP 8843ng/ml，CEA 5.04ng/ml，SCC 2.9ng/ml；血常规：HGB 120g/L；肝肾功能、血生化及凝血功能等均正常；大便隐血：阳性。

【影像学检查】 CT：胃窦壁增厚，考虑恶性肿瘤；胰腺头颈部前方占位性病变，考虑转移性淋巴结？胰腺外生性肿瘤？MRI 平扫+增强示：胃窦部壁增厚并异常强化，考虑恶性肿瘤；胰头颈部肿块，符合肿瘤 MRI 表现；MRCP 未见明显异常。

【治疗】 腹腔镜探查+开腹胰腺肿瘤切除+远端胃癌根治术（毕Ⅱ式吻合）。

病例 144

精彩视频请扫描二维码

图像要点

CT：胃窦壁增厚，不均匀强化。胰腺头颈部前方可见一大小约 5.6cm×4.6cm 类圆形软组织密度影，并与胰腺分界欠清，边界尚清，内密度不均匀，见斑片状密度影（a～c）。

MRI：T1WI 示胃窦部胃壁明显不均匀增厚，胰头颈部交界区见不规则形混杂信号肿块，T1WI 呈等稍低信号、局部见斑片状稍高信号（d）。T2WI：胰头颈部肿块 T2WI 呈不均匀稍高信号、内见点条状较高信号及斑片状稍低信号（e）。DWI 及 ADC 示增厚胃壁和胰腺病变较明显扩散受限（f）。增强扫描胃部病变呈较明显、不均匀强化，浆膜面毛糙。胰腺肿瘤呈渐进性不均匀强化，强化程度弱于余胰腺实质（g）。

EUS：胰颈体部探及一大小约 5.8cm×3.4cm 混合偏高回声光团，边界清楚，其内部回声不均质（h、i）。可探及丰富血流信号（j）。胃镜：胃窦部可见一隆起性病变，表面溃疡形成，为 Borrmann Ⅲ型（k）。胃镜活检病理示中等分化的异型腺体呈腺管状排列（l）。

大体病理：胰腺肿物体积 6.5cm×5.5cm×3cm，表面尚光滑，似有包膜，切面大部呈实性，灰白灰黄质中稍韧，局部呈囊性，囊内见少量灰白灰黄质软物（m）。

组织病理：胃窦肿瘤为中分化腺癌伴部分肠母细胞分化（n）。免疫组化：AFP 局灶（+），SALL4 部分（+），GPC3（−）。胰腺肿瘤：低分化腺癌，呈肝细胞样（o）。免疫组化：AFP（+），SALL4（+），GPC3（+）。

最终诊断：伴肠母细胞分化的胃腺癌伴胰腺肝样腺癌转移。

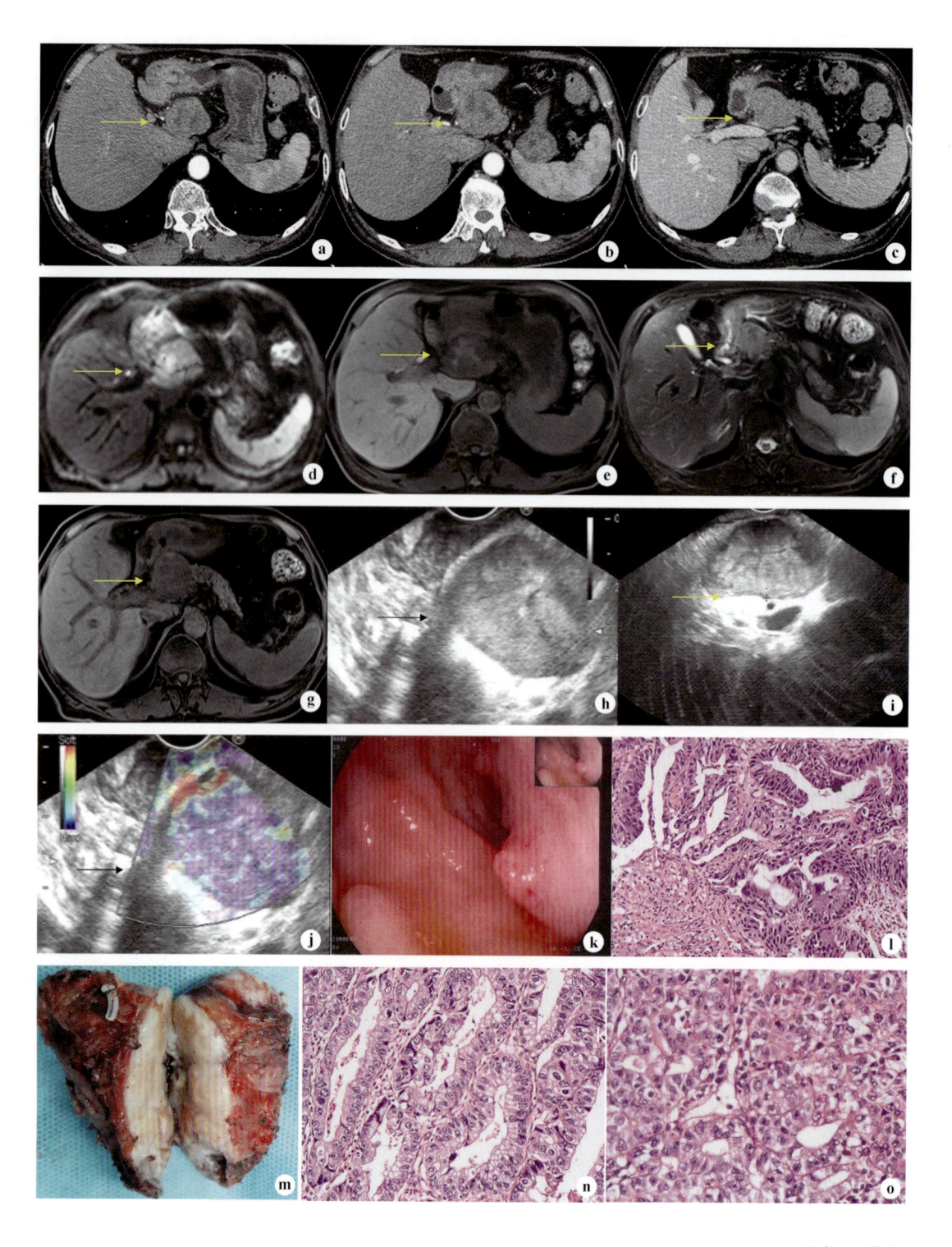

胰胆线阵超声内镜影像病理图谱（第二辑）

（李 真）

第 7 章　转移性、腹腔及腹膜后疾病

病例 145

【病情简介】　女，61 岁。体检发现右肾积水伴右肾萎缩 4 个月余，偶伴右侧腰痛、上腹胀。无烟酒嗜好，无糖尿病病史。

【实验室检查】　肿瘤学指标：CA19-9、CEA、CA125、AFP 等正常；肌酐 122μmol/L，脂蛋白（a）44.5mg/dl、TG 1.77mmol/L、血糖、肝功能、血常规及凝血指标、IgG4 等均正常。

【影像学检查】　见图像要点。

【治疗】　手术解除梗阻空肠旁路吻合。

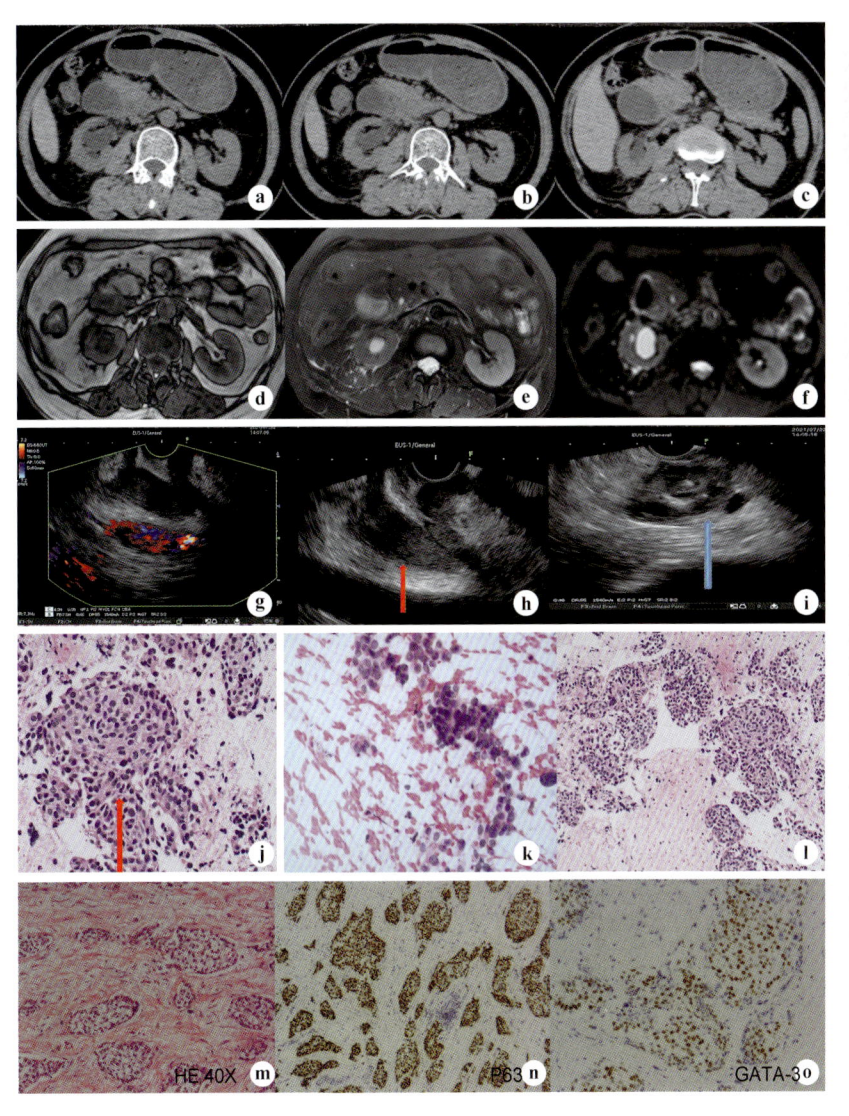

【图像要点】

CT：CT 平扫示十二指肠水平部壁厚狭窄伴梗阻（a～c）。

MRI：增强 MRI 示十二指肠水平部环壁增厚强化，考虑癌，伴十二指肠狭窄伴梗阻，累及右输尿管上端伴右肾积水稍萎缩（d～f）。

EUS：十二指肠降部肠壁低回声增厚伴层次结构消失（红箭），右侧输尿管上段区回声杂乱（蓝箭，g～i）。

EUS-FNA 病理：成片异型细胞巢样分布（红箭，j），（十二指肠肠壁穿刺）低分化腺癌（液基，k；组织学，l）；手术病理：低分化癌，CK7（-），CK20（-），p63（+），GATA3（+）（尿路上皮来源，m～o）。

最终诊断：尿路上皮癌十二指肠转移。

（陈小丽　余小丽）

病例 146

【病情简介】 男,67岁。发现胰腺占位1周。外院初诊上腹部增强CT示右肾上极结节,考虑肾癌;胰腺2枚富血供结节,考虑转移灶,神经内分泌肿瘤不除外。

14年前因左肾透明细胞癌行根治性肾切除术,13年前因右肺鳞癌行右肺部分切除术,胆囊切除术后。

【实验室检查】 肿瘤学指标:TPSA 8.04 ng/ml、NSE 20.08 ng/ml、CA19-9、CA724、CEA、CA125、AFP等正常;血尿便常规、肝肾功能、血糖、凝血功能指标等均正常。

【影像学检查】 PET/CT:右肾上极结节,葡萄糖代谢未见异常增高,可符合肾癌表现;胰腺多发结节,密度稍低,边界不清,葡萄糖代谢未见异常增高,肾癌转移及胰腺神经内分泌肿瘤不除外。生长抑素受体显像:胰腺头颈部两个结节灶,生长抑素受体高表达,提示胰腺神经内分泌肿瘤可能;右肾上极结节,生长抑素受体高表达。

【治疗】 培唑帕尼靶向治疗。

图像要点

PET/CT:右肾上极结节(a);胰颈部结节,稍低密度,边界不清(b);胰头结节,稍低密度,边界不清(c);右肾、胰腺结节均未见 ^{18}F-FDG 摄取增高(d、e)。生长抑素受体显像:胰腺结节,生长抑素受体高表达(f)。

EUS:胰颈部实性低回声团块,边界清,内部回声尚均匀,截面大小约3.0cm×2.3cm,行EUS-FNA(g~i);胰头部实性低回声团块,边界清,内部回声尚均匀,大小约2.7cm×2.1cm,行EUS-FNA(j、k)。

组织病理:胰颈穿刺活检血块及纤维素性渗出物内见少许柱状上皮条索(l);胰腺颈部穿刺涂片及其细胞蜡块切片血块中见极少量胞质透亮的上皮样细胞团,提示神经内分泌肿瘤细胞不除外(m);胰头穿刺活检及胰头涂片及其细胞蜡块切片未见恶性细胞(n);免疫组化:CK(部分+)、PAX8(+)、CD56(少数细胞+)、Syn(-)、CgA(-)、SSTR2(-)(o)。

最终诊断:肾透明细胞癌胰腺转移瘤。

第 7 章 转移性、腹腔及腹膜后疾病

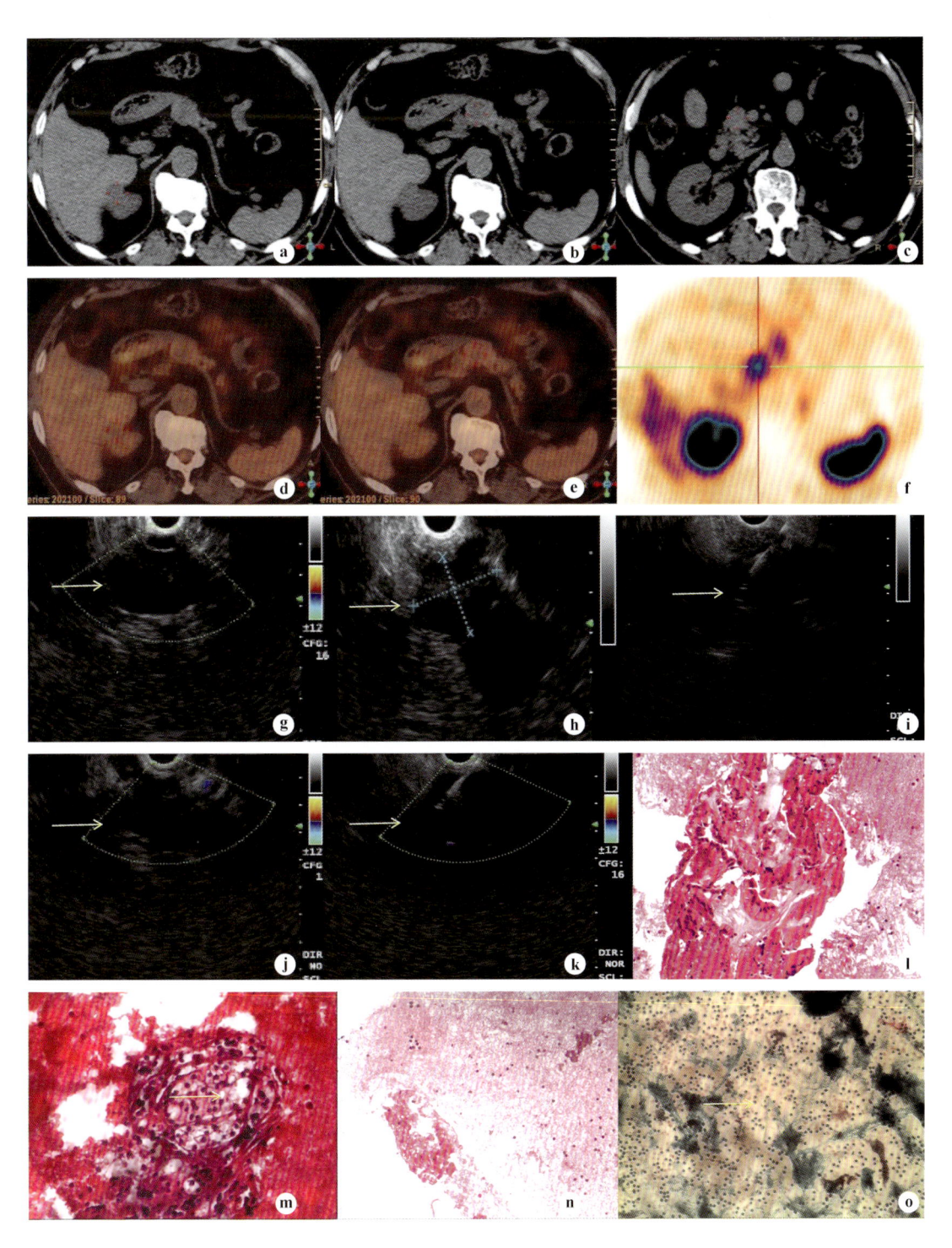

(冯 云 贾 皑)

病例 147

【病情简介】 女，69岁。上腹痛3个月、皮肤巩膜黄染2个月。既往15年前患左肾肿瘤（肾脏透明细胞癌）并行手术治疗。外院初诊上腹部增强CT示胰头部占位并胆管、主胰管扩张；上腹增强MRI+MRCP提示左肾术后、胰腺多发（胰头/胰尾）富血供恶性肿瘤（转移性可能性大）并梗阻性胆系及胰管扩张，肝右前叶转移瘤、T_{12}椎体转移瘤。给予胆管支架置放，肝占位射频消融术，完善超声内镜提示胰腺多发低回声团块，外院行EUS-FNA，术后病理提示极少量腺上皮细胞伴轻度不典型。无烟酒嗜好，无糖尿病病史。

【实验室检查】 肿瘤学指标：CA19-9、CEA、AFP正常；血糖8.32mmol/L；CRP 20mg/L，白蛋白36.59g/L，肝功能、肾功能、血常规及凝血指标等均正常；IgG4：正常。

【影像学检查】 上腹部增强CT：肝内略低密度灶，介入治疗后？胰头区及胰尾部略低密度灶，肿瘤性病变可能性大；胆总管支架置入术后。

【治疗】 苹果酸舒尼替尼50mg，1次/日，靶向治疗。

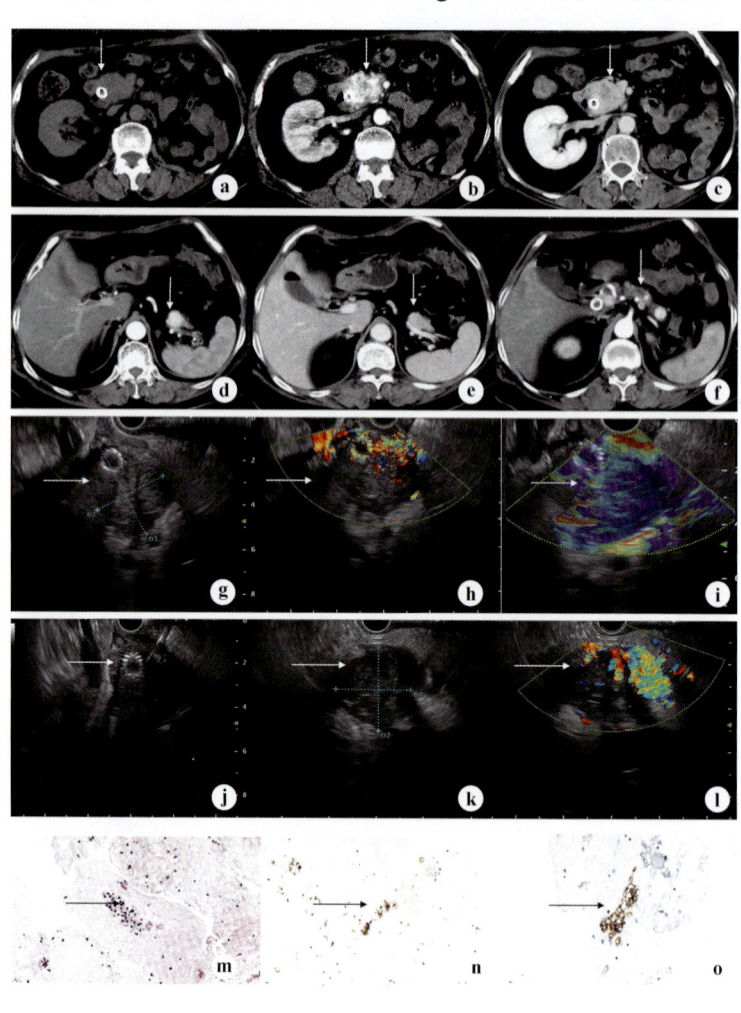

图像要点

CT：平扫胰头区（a~c）及胰尾部（d、e）略低密度灶，胆总管支架置入术后，强化CT提示病变不均匀强化，考虑肿瘤性病变可能性大。增强CT示肝右叶下部包膜下略低密度区，约18mm×15mm，未见明显强化。部分胆管扩张、积气，胆总管内见支架影。胰头区见略低密度影，最大径约20mm，不均匀强化，主胰管略显扩张（f）。

EUS：示胰头（g~i）及胰尾部（k~l）低回声病变，内部回声欠均匀，边界欠清，彩色多普勒提示血流丰富，弹性成形提示质地偏硬，于胰头部行FNA（j）。

病理：少许纤维素样物及炎细胞，内见极少许胞质透亮细胞（m）。

免疫组化：免疫组化结果：Pax-8（+），CK7（-），CD10（+），CA Ⅸ（+），NSE（-），LCA（-）（n、o）。

最终诊断：转移性胰腺癌，肾脏透明细胞癌多发转移。

（丁雪丽）

第 7 章　转移性、腹腔及腹膜后疾病

病例 148

【病情简介】　男，57 岁。反复发热 3 周余，发现胰腺占位 1 周。患者 3 周前无明显诱因出现反复发热，于当地医院行腹部 CT 提示：胰头部占位，恶性肿瘤可能；肝内多发占位。经超声引导下肝穿刺活检，病理诊断：部分区肝细胞退变，纤维及成纤维细胞增生，大量中性粒细胞及淋巴细胞浸润，局灶见小脓肿。免疫组化结果：Ckpan（胆管＋）、CK7（胆管＋）、CK19（胆管＋）、CK18（肝细胞＋）、Hepar-1（肝细胞＋）、AFP（肝细胞＋）、p40（－）、CDX2（－）、CK20（－）、Ki-67（上皮 2%＋）。既往无特殊病史。

【实验室检查】　血常规、肝功能、肾功能、止凝血指标、HbA1c 等均正常；肿瘤学指标：CEA 2.8ng/ml，CA19-9 60.92U/ml，AFP 3.63 ng/ml。

【影像学检查】　见图像要点。

【治疗】　予以患者口服甲磺酸伊马替尼治疗。

图像要点

CT：上腹部增强 CT 示胰头部占位（a），肝内多发占位（b）。

MRI：十二指肠降段局部可见大小约 3.6cm×3.9cm 的肿块，与胰头分界不清，弥散受限，肝右叶见多发团块及结节状异常信号，边缘可见晕样改变，周围可见水肿，弥散受限，增强病灶呈花环样强化，内部可见低信号无强化（c、d）。治疗 2 个月后复查上腹部 CT 平扫＋增强：胰头区见类圆形低密度灶，边界较清，大小约 24mm×26mm，肝右叶见多发低强化结节，边界不清，肝右叶见斑片状异常灌注（e、f）。

EUS：胰头部可见一 3.0cm×4.0cm 大小类圆形肿块，边界尚清，内部回声欠均匀，以低回声为主，胰管未见明显扩张。腹膜后淋巴结有肿大，最大直径约 0.8cm。胆总管未见明显扩张（g～l）。EUS-FNA（病理）示穿刺物血凝块中见少量梭形细胞成分；免疫组化：CAM5.2（－）、VIM（＋）、CD117（＋）、DOG-1（＋）、SDH-b（＋）、S-100（－）、CgA（－）、Syn（－）、CD56（－）、CD34（内皮＋）、SMA（个别＋）、DES（－）、p53（5%弱阳性）、Ki-67（约 2%）。

诊断：胰腺穿刺送检血凝块中可见少量梭形细胞成分，标记结果符合胃肠道间质瘤，结合影像学改变，低危型可能性大（m～o）。

最终诊断：胃肠间质瘤伴肝转移。

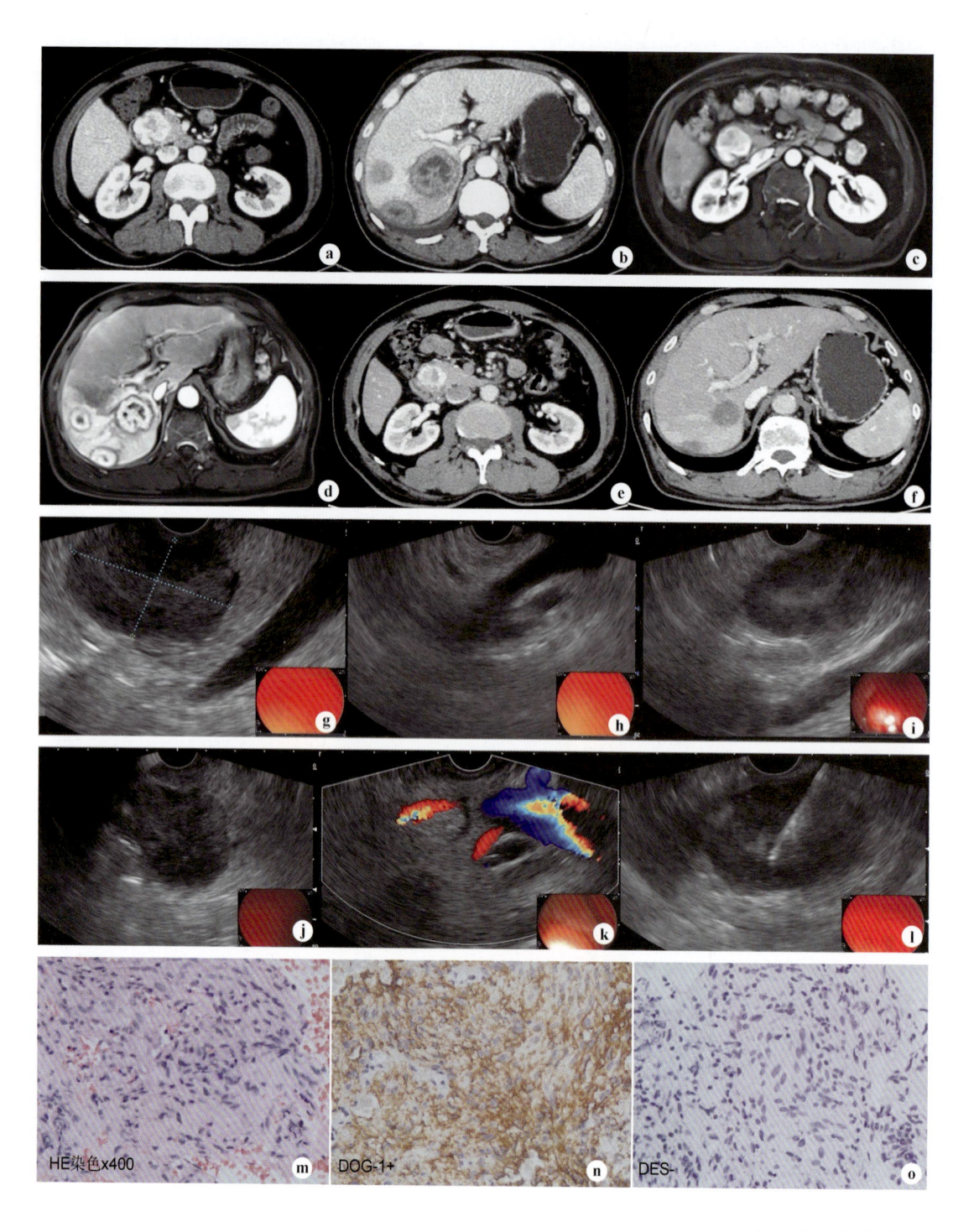

208　胰胆线阵超声内镜影像病理图谱（第二辑）

HE染色×400　m　　DOG-1+　n　　DES-　o

（陈　洁　郭晓榕）

第 7 章 转移性、腹腔及腹膜后疾病

病例 149

【病情简介】 女，66岁。胃间质瘤术后14年，例行体检发现腹腔占位10天。腹部超声提示肝左外叶下缘囊实性占位。无烟酒嗜好，无糖尿病病史。高血压5年，口服苯磺酸氨氯地平片。

【实验室检查】 肿瘤学指标：AFP、CEA、CA19-9、CA125正常；血常规、肝功能、肾功能、电解质、血糖及凝血指标等均正常。

【影像学检查】 胃镜：远端胃术后。CT：胃术后，吻合口周围多发囊实性病变；左肾囊肿。MRI、MRCP：胃术后，残胃周围多发囊实性病变；左肾囊肿。

【治疗】 靶向治疗。

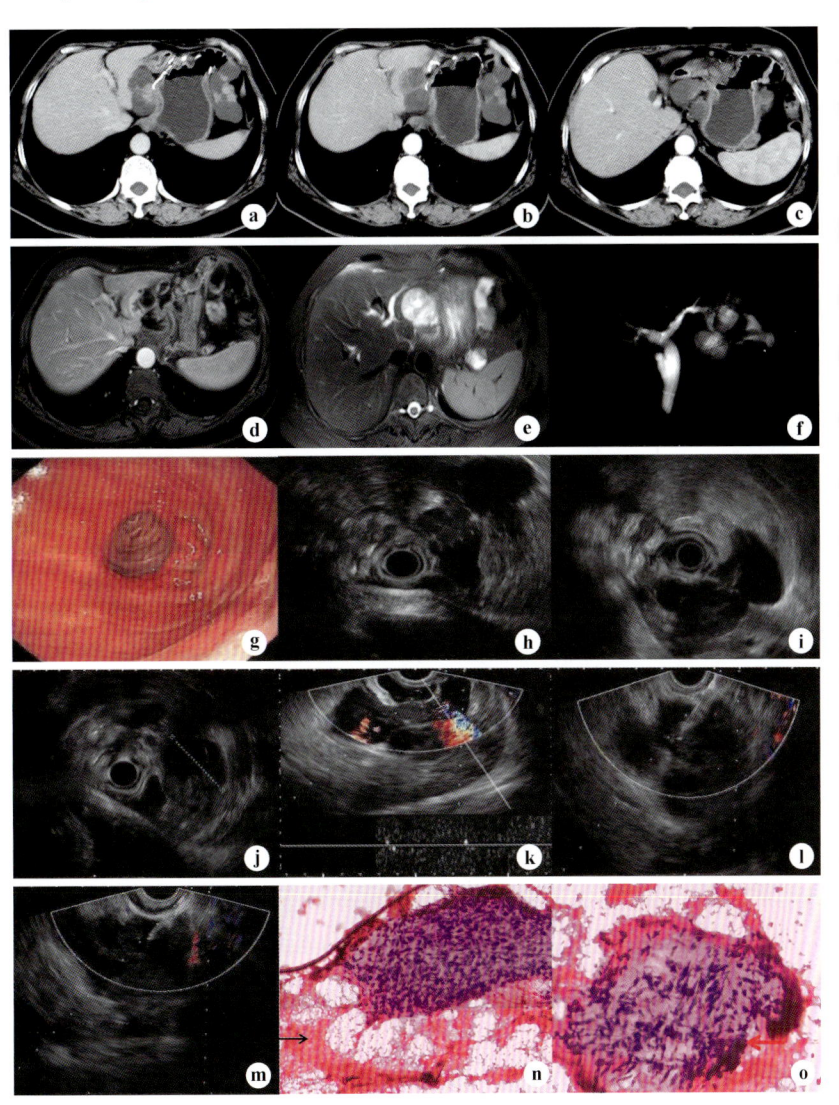

图像要点

CT：胃术后改变，吻合口周围多发囊实性病变，最大病变约3.2cm×2.8cm（a），增强后实性成分明显强化（b、c）。

MRI：病灶呈多发囊实性，囊性成分呈长T1长T2信号，实性部分呈稍长T1稍长T2信号，DWI呈高信号，增强后可见强化，部分病灶与肝脏左叶分界不清（d、e）。

胃镜：远端胃术后改变。

EUS：吻合口周围残胃管壁结构正常，吻合口周围肝脏与胰腺之间可见巨大囊实性占位，内部回声不均匀，可见分隔样结构，病灶与肝脏分界欠清晰（k、l）。

组织病理：镜检为血凝块及纤维素（黑箭），见梭形细胞（红箭）。

最终诊断：胃间质瘤术后复发腹腔转移。

（李素文　梅俏）

病例 150

【病情简介】 男,60岁。腹痛伴消瘦2个月余。2个月前出现进食后腹痛伴腰背部隐痛,外院腹部CT:胰头明显增大、占位,考虑急性胰腺炎、胰腺肿瘤;按急性胰腺炎治疗,症状未见明显好转;2个月体重下降9kg,平素体健,无吸烟饮酒史。

【实验室检查】 肿瘤学指标:CEA 35.96ng/ml、CA19-9 61.95 U/ml,AFP、PSA正常;血常规、肝肾功能、免疫全套、凝血、淀粉酶、尿粪常规无明显异常。

【影像学检查】 胰腺CTA:胰腺多发占位,考虑恶性,神经内分泌肿瘤?转移瘤?后腹膜多发淋巴结转移。胰腺MRI:胰腺多发占位,转移瘤可能;双侧肾上腺及肾后间隙结节,转移可能大;腹膜后淋巴结转移;双肾囊肿;左肺门似有病灶。

【治疗】 住院综合治疗。

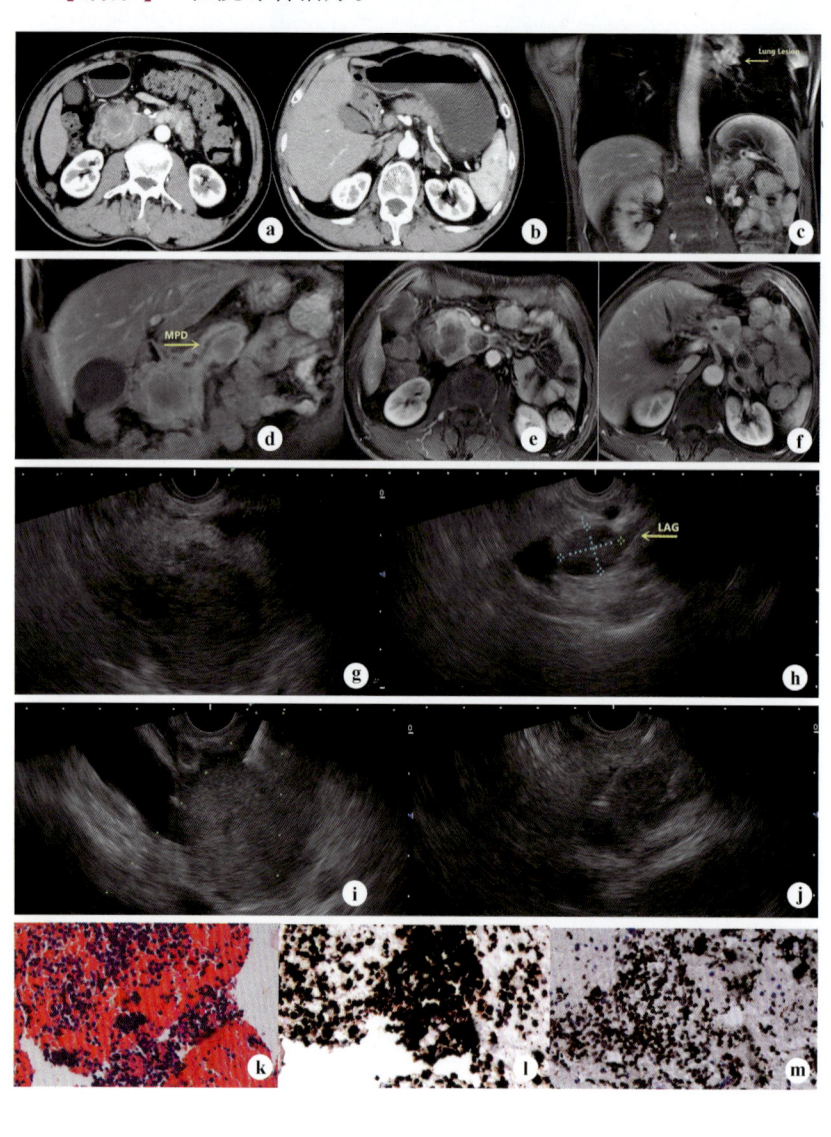

图像要点

CT:胰腺多发实性低密度影(a),左侧肾上腺占位(b)。

MRI:三维重建,左肺门似有病灶(c),胰腺多发实性占位,胰管扭曲扩张(d~f)。

EUS:胰腺多发类圆形低回声病灶(g~j)。

组织病理:胰腺穿刺免疫组化符合小细胞神经内分泌癌,请结合临床排除转移性(k~m)。

最终诊断:小细胞肺癌伴腹腔、胰腺多发转移。

(陈 燕)

第 7 章 转移性、腹腔及腹膜后疾病

病例 151

【病情简介】 男，53岁。腹痛1个月余。患者1个月前饮用冰啤酒后出现脐上疼痛，可自行缓解，伴背部疼痛，余无特殊不适，但反复发作。外院检查发现胰腺多发占位病变，为求进一步诊治来我院。无烟酒嗜好。无糖尿病病史。

【实验室检查】 肿瘤学指标：CEA、CA 19-9 均正常；血糖 4.76mmol/L；肝功能：TBIL 14.2μmol/L，CB 4.8μmol/L，ALT 44.2U/L，AST 45.9U/L。血常规、肾功能及凝血指标等均正常。

【影像学检查】 胸部+腹盆腔+胰腺CT平扫增强：①胰腺内多发占位，恶性病变可能：转移？②胰头后方结节灶，转移淋巴结可能；③左上肺近肺门处异常密度灶，相应左肺门处支气管狭窄、局端闭塞，双肺多发实质性结节性质待定。MRI：①胰腺多发异常信号灶，行性病变可能，转移？主胰管扩张；②胰头后方结节灶：考虑淋巴结转移可能。支气管镜检查：左上叶前支新生物累及左上叶尖：癌？

【治疗】 转呼吸科化疗。

图像要点

CT：左上肺近肺门处见结节状密度增高灶与血管束分界不清，相应左肺门处支气管狭窄、局段闭塞，远端肺组织少许阻塞性炎症（a，黄箭）。胰腺头颈体尾部见多发结节状等密度灶、边缘模糊欠清，增强后示边界较平扫清晰，各病灶内部均无明显强化、部分边缘环形强化，最大者直径约20mm，部分病灶似呈融合趋势，主胰管宽约4mm，脾静脉、门静脉局段受压（b、c，黄虚箭）。胰头后方见一结节灶，短径约12mm，增强后环形强化（d，黄粗箭）。

MRI：胰腺体尾部增粗，信号欠均匀，内可见多发大小不等结节灶长T1稍长T2信号灶，增强后部分病灶病灶可见环形强化（e、f，黄虚箭）；胰头后方可见结节灶，大小约24mm×16mm，增强后可见环形强化（g，黄粗箭）。

MRCP：肝内、外胆管走行自然，未见狭窄、扩张改变。胆总管内径为7mm；主胰管扩张，管径约5mm（h）。

EUS-FNA：扫查胰腺可见多发低回声肿块，边界欠清，大小约8mm×12mm～27mm×20mm（i～l，红箭），胆管无扩张，胰头部胰管约4.2mm。

组织病理：胰腺穿刺涂片见核异质细胞。胰腺穿刺组织见少量异型细胞，结合免疫组化和临床，考虑肺小细胞癌转移（n）。免疫组化：CEA（+），CK-Pan（+），Ki-67（80%+），CgA（+），Syn（+），TTF 3（+），CD56（+），p53（2+）。左肺上叶检见低分化癌细胞（o）。

最终诊断：左肺小细胞肺癌并全身多处转移。

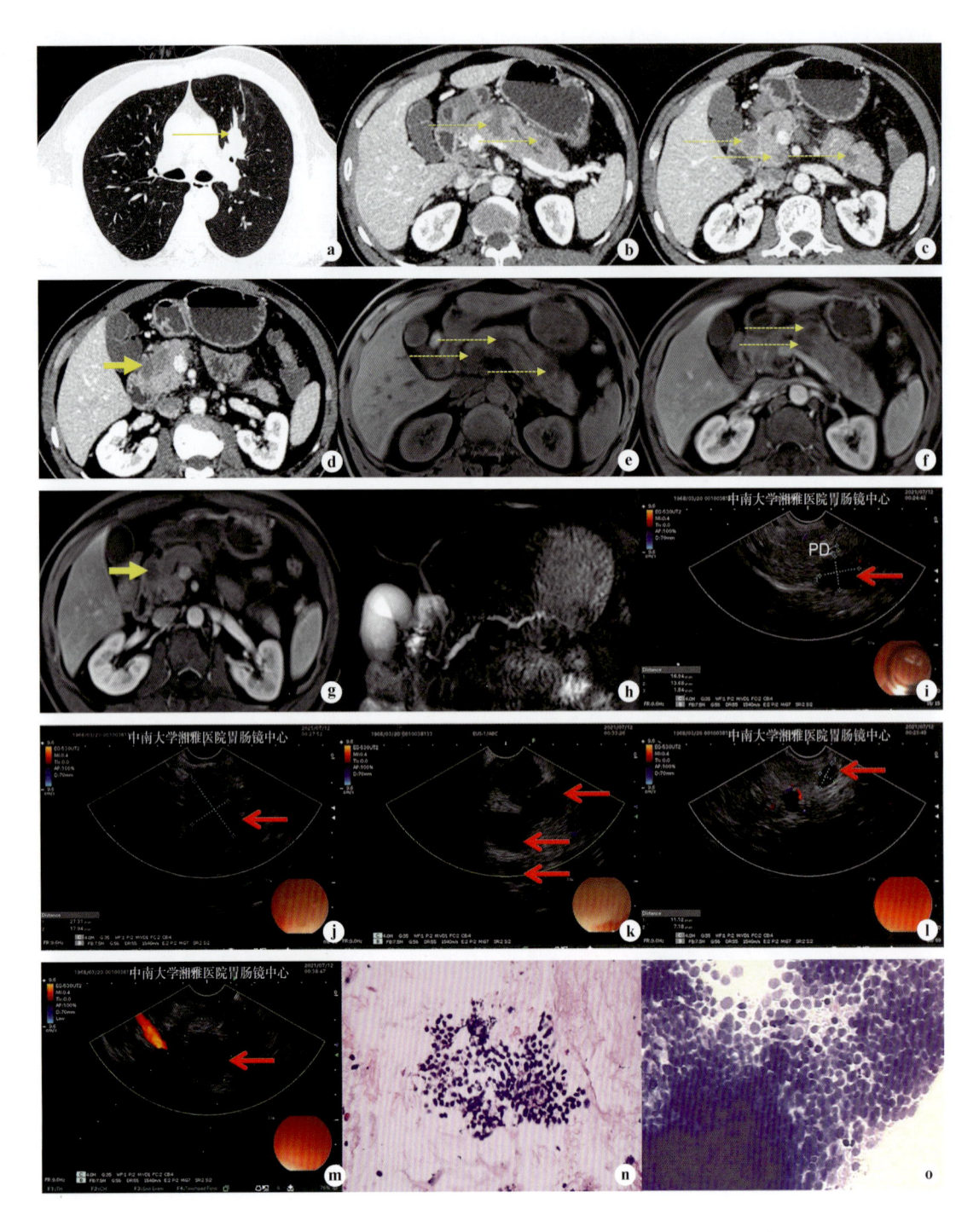

212　胰胆线阵超声内镜影像病理图谱（第二辑）

（李　乾　严　璐）

第 7 章　转移性、腹腔及腹膜后疾病

病例 152

【病情简介】　男，44 岁。反复上腹部疼痛半年，再发加重 15 天。患者半年来进食后腹部胀痛，为阵发性，余无特殊不适，半个月来症状加重后外完善相关检查考虑胰腺癌，为求进一步治疗来我院。乙肝 10 余年，未予治疗。吸烟 30 余年，20 支/日，饮酒 20 余年，1 斤/日。无糖尿病病史。

【实验室检查】　肿瘤学指标：CEA 正常；CA 19-9 59.34 U/ml；血糖 5.78mmol/L；肝功能：TBIL 18.5μmol/L，CB 10.5μmol/L，ALT 44.4U/L，AST 68.7U/L。肝病酶学：AKP 109.1U/L，GGT 220.2U/L。血常规、肾功能及凝血指标等均正常。

【影像学检查】　CT：①胰腺尾部结节灶：胰腺癌可能性大，并肝内多发转移、腹膜后及左侧锁骨下窝多发淋巴结转移；②肝硬化，腹水；③小网膜囊内及脾胃韧带内囊性灶：慢性胰腺炎假性囊肿形成可能性大；④胆囊炎。MRCP：胰腺尾部异常信号灶：胰腺癌可能性大，并肝内多发转移、腹膜后、双侧心膈角区多发淋巴结转移。

【治疗】　化疗治疗。

图像要点

CT：胰腺尾部体积增大，周围见渗出灶，胰腺尾部见类圆形低-等密度灶，边界不清，大小约 23mm×25mm（a、b，黄箭），增强后呈强化减低改变；主胰管未见明显扩张；小网膜囊内可见积液，小网膜囊内及脾胃韧带内可见包裹性囊性灶，较大者约 83mm×52mm，增强后壁可见强化，内未见明显强化（c，黄虚箭），周围脂肪间隙模糊。肝脏体积缩小，肝内见多发大小不等类圆形低密度灶，增强后可见环形强化（d，黄粗箭）。

MRI：胰腺尾部可见稍长 T1 稍长 T2 信号灶，边缘模糊，大小约 16mm×12mm，增强后呈强化减低区（e、f，黄箭）；肝脏表面欠光整呈波浪状改变，肝内可见弥漫多发长 T1 长 T2 信号，增强后环形强化（g，黄箭），肝胃间隙、脾胃间隙及小网膜囊内可见团片状长 T1 长 T2 信号，较大者约 66mm×81mm，边界尚清（g，黄箭）。EUS-FNA：胰腺体部及尾部分别可见巨大囊性病变，予以穿刺抽取淡黄色囊液，胰腺体部周围可见多发低回声结节，较大约 19mm×16mm（h～l，红箭）。

组织病理：胰腺穿刺活检标本送检全为血凝块，未见肿瘤证据（m）。行左侧锁骨上淋巴结活检术，术后病理：颈部淋巴结转移性中分化腺癌（n、o）。免疫组化：CK7（+），CA19-9（+），CEA（散在+），DPC4（+），Villin（+），SATB2（+）。

最终诊断：胰腺癌并多发转移。锁骨上淋巴结转移癌。

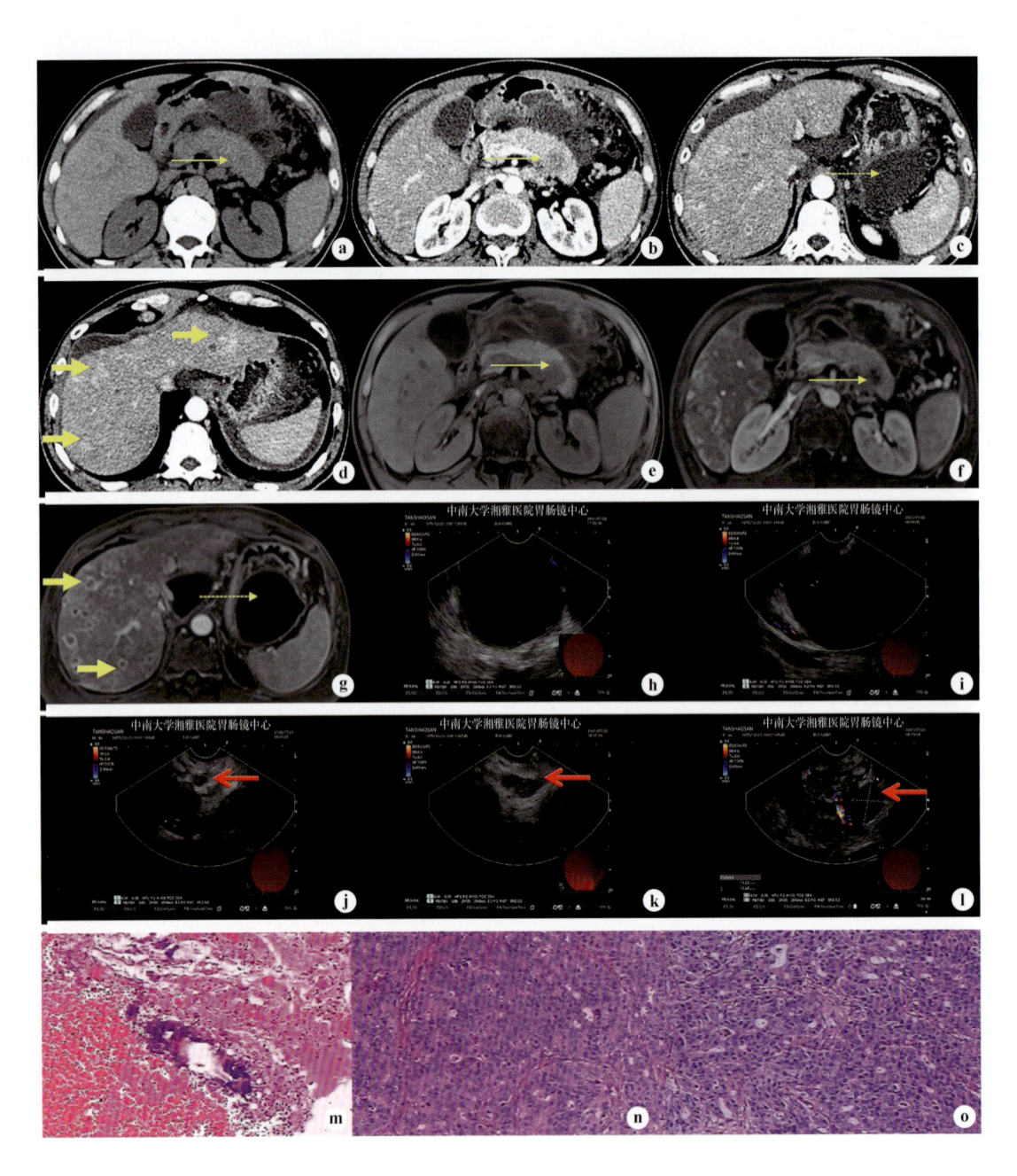

214　胰胆线阵超声内镜影像病理图谱（第二辑）

（李　乾　严　璐）

第 7 章　转移性、腹腔及腹膜后疾病

病例 153

【病情简介】　女，63 岁。体检发现右肾肿瘤 10 余天。外院 B 超提示右肾肿瘤。CTA 提示右肾中部占位，右肾下极肿块，胰头占位。无烟酒嗜好，无糖尿病病史。

【实验室检查】　肿瘤学指标：CA19-9（8.0ng/ml）、CEA、CK19、NSE 等正常；DBIL5.6μmol/L；余肝肾功能、血常规、凝血指标等均正常。

【影像学检查】　CTA：右肾中部占位，考虑神经内分泌肿瘤可能？右肾下极肿块，考虑恶性病变可能，胰头占位，考虑神经内分泌肿瘤可能？胰十二指肠动脉沿胰头病灶旁绕行。

【治疗】　药物治疗（苹果酸舒尼替尼胶囊）。

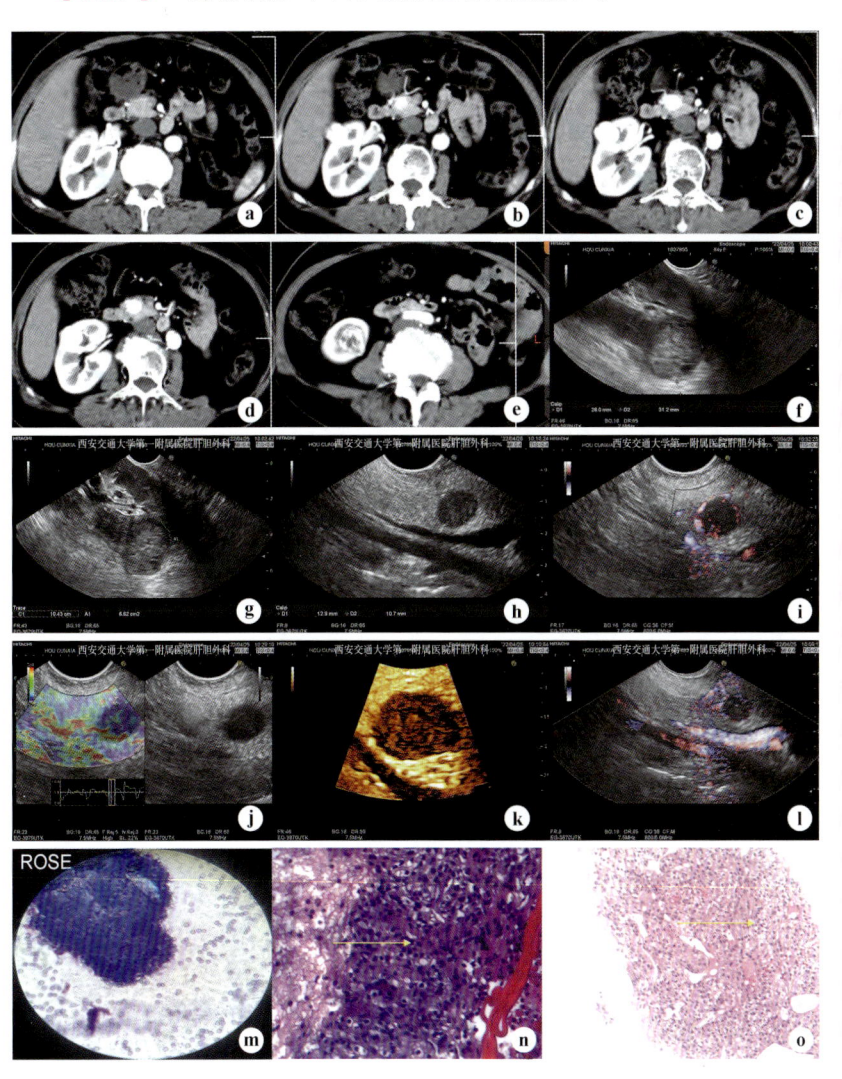

图像要点

CT：右肾中部占位，右肾下极肿块，胰头占位（a～e），增强 CT 动脉期增强明显。

EUS：右肾可见混合回声包块位于实质内（f，g），胰头低回声占位（h～l），直径 1.2cm，类圆形，边缘可见血流信号（i），弹性成像提示蓝色异质改变（j）。

细胞学：纤维素性物内间少许胞质透明的上皮样细胞，结合病史及免疫组化，考虑透明细胞性肾细胞癌（m～o）。

最终诊断：右肾癌胰腺转移。

（郝　杰　周灿灿）

病例 154

【病情简介】 女，31岁，藏族。因右腰部及右上腹反复疼痛2周于2021年2月5日入院。2周前无明显诱因出现右腰部及右上腹疼痛，右侧卧位加重，伴畏寒。

查体：T 36℃，P 80次/分，R 20次/分，BP 126/83mmHg，慢性病容，皮肤巩膜无黄染，全身淋巴结未扪及肿大，心肺查体未见异常，右上腹压痛，无反跳痛及肌紧张，右肾区叩痛。

【实验室检查】 血常规：WBC $6.06×10^9$/L，N49.7%，HGB 71g/L，MCV 56.1fl，PLT $443×10^9$/L，CRP 9.27mg/L，肝功能：TBIL 3.7μmol/L，ALB 33.2g/L，GLB 38.4g/L，ALT 37.4U/L，GGT 38U/L。肿瘤标志物：CEA、CA19-9、CA125、CA153、CA724、AFP未见升高，结核分枝杆菌抗体IgG弱阳性。

【影像学检查】 增强CT：胰头后方占位，考虑腹膜后肿瘤或感染可能，胰体尾体积增大。

【治疗】 当地抗结核治疗2个月，腰痛症状完全消失，复查CT胰头后占位体积明显缩小。

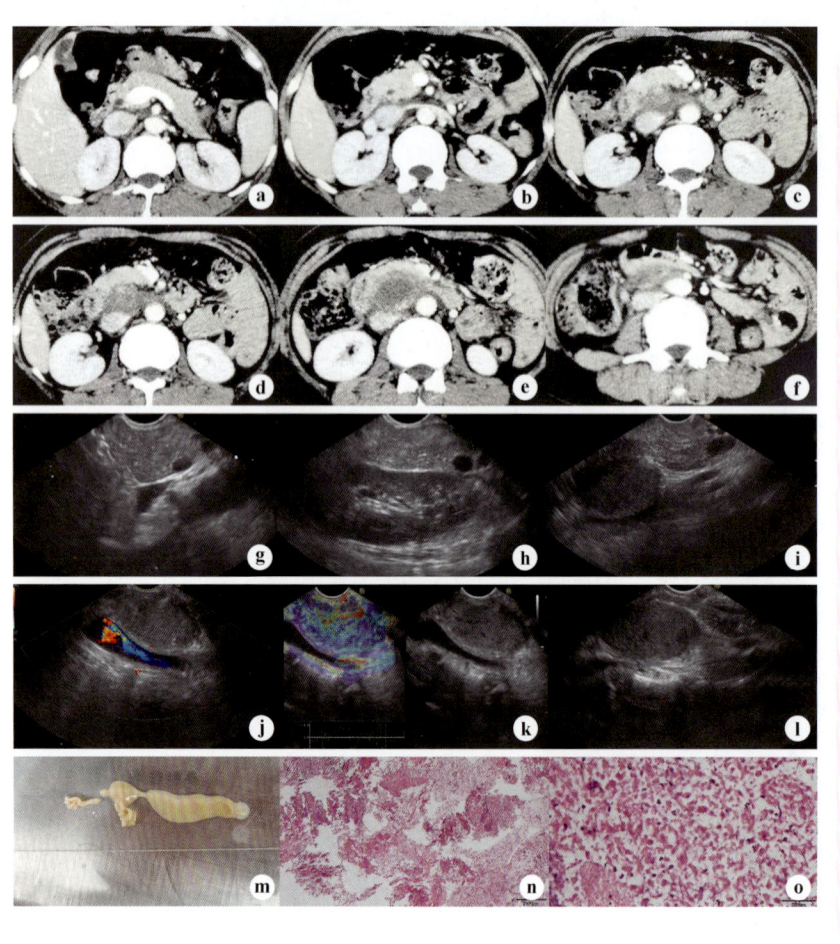

【图像要点】

CT增强：胰头后方占位，考虑腹膜后肿瘤或感染可能（a～f）。

EUS：钩突后方与腹主动脉间见一低回声占位，边界清楚，可见包膜，内可见小无回声囊性区，大小4.4cm×2.7cm，无血流信号，弹性成像质不硬（g～l）。

FNA：穿出大量白色豆腐渣样物质（m）。

病理：查见大量炎性坏死物及少量类上皮细胞，结核不能排除，抗酸染色未见确切阳性杆菌，特殊染色：抗酸（-），PAS（-）（n、o）。

最终诊断：腹膜后孤立结核瘤。

（单　晶　孙晓滨）

第 7 章 转移性、腹腔及腹膜后疾病   217

病例 155

【病情简介】 女，58 岁。发现胰腺占位半月余。外院体检 MRI：胰腺囊实性占位性病变，浆液性囊腺瘤与腺泡细胞癌待鉴别，门腔间隙淋巴结肿大。无吸烟酗酒史，无糖尿病病史。

【实验室检查】 肿瘤标志物：CA19-9 12.2U/ml，CA724 9.56U/ml，NSE 21.76ng/ml，CA242、CEA、CA125、AFP 等正常，血糖 4.66mmol/L，肝功能、肾功能、血常规、凝血指标等均正常，IgG4 1.86g/L。

【影像学检查】 MRI：肝门区团块灶，考虑淋巴结肿大融合改变，转移性？感染性（结核）？不完全性分裂胰腺可能。肝左叶局部实质水肿及灌注异常，胆囊胆汁淤积。CT：肝门区、小网膜囊多发肿大淋巴结显示，部分融合改变，伴邻近肝实质异常灌注，结核可能？恶性肿瘤淋巴结转移或淋巴瘤待排；肝右叶包膜下小钙化灶。

【治疗】 全身麻醉下腹膜后肿物切除术。

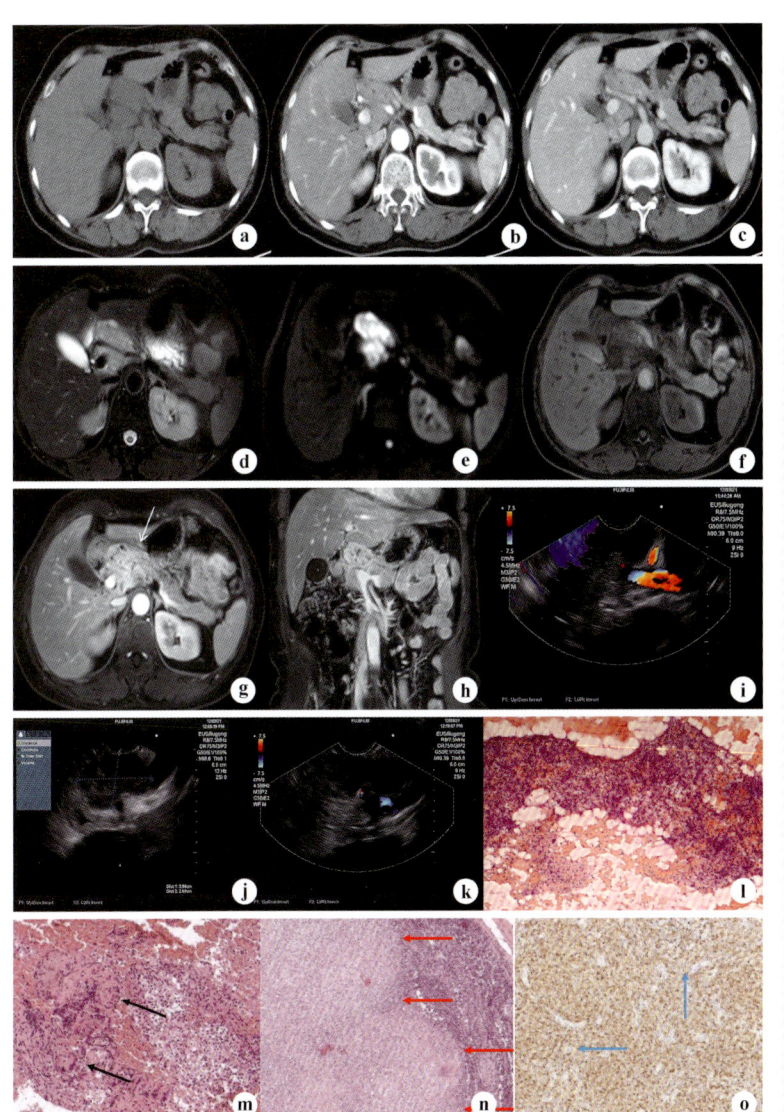

图像要点

CT：平扫、增强CT示门脉周围多枚软组织结节，增强后明显强化（a～c）。

MRI T2WI（d）病灶呈稍高信号，DWI（e）呈明显高信号，多期增强（f～h）呈明显强化、其内可见囊变灶。

EUS：肝门部及胰腺颈体部邻近，见一低回声病灶，边缘清晰、欠规则，内部回声不均匀，见高回声分隔，其中一个截面大小 3.94cm×2.69cm。远端胰管无扩张，直径 0.19mm。胆总管无扩张；胰周血管及淋巴结未见异常。行 EUS-FNB（i～k）。细胞学涂片 HE ×100：血液背景中见多量中性粒细胞。穿刺标本内见片状类上皮细胞(l、m)；手术标本腹腔淋巴结内见类上皮结节（n）；类上皮结节表达组织细胞标记 PGM-1（o）。

最终诊断：腹膜后肉芽肿性病变。

（朱乃懿 王 伟 龚婷婷 高丽丽 王 婷）

病例 156

【病情简介】 男，66岁。间断上腹胀痛、消瘦6个月，加重2个月。当地医院查电子胃镜：糜烂性胃炎，幽门螺杆菌阴性，我院门诊消化道造影：胃炎十二指肠憩室。肿瘤四项：CA19-9 51.34U/ml。无烟酒嗜好，无糖尿病病史。

【实验室检查】 肿瘤学指标：CA19-9 67.5U/ml，CEA、CA125、AFP等正常；血糖：4.79mmol/L；肝功能、肾功能、血常规及凝血指标等均正常；IgG4 10.9g/L。

【影像学检查】 CT：考虑胆总管局部管壁增厚、管腔狭窄，肝内胆管稍扩张；胰头钩突区低密度病变，胰管稍扩张；腹腔干及肠系膜上动脉周围多发软组织密度影包绕，部分管腔变窄。MRI及MRCP：①胆总管弯折处局限性狭窄原因待查；②腹膜后软组织增厚，腹腔干及肠系膜上动脉狭窄，纤维化或淋巴结增大不除外；③胆囊萎缩；④可疑慢性胆囊炎；⑤胰头囊实性灶伴胰管扩张。

【治疗】 综合治疗。

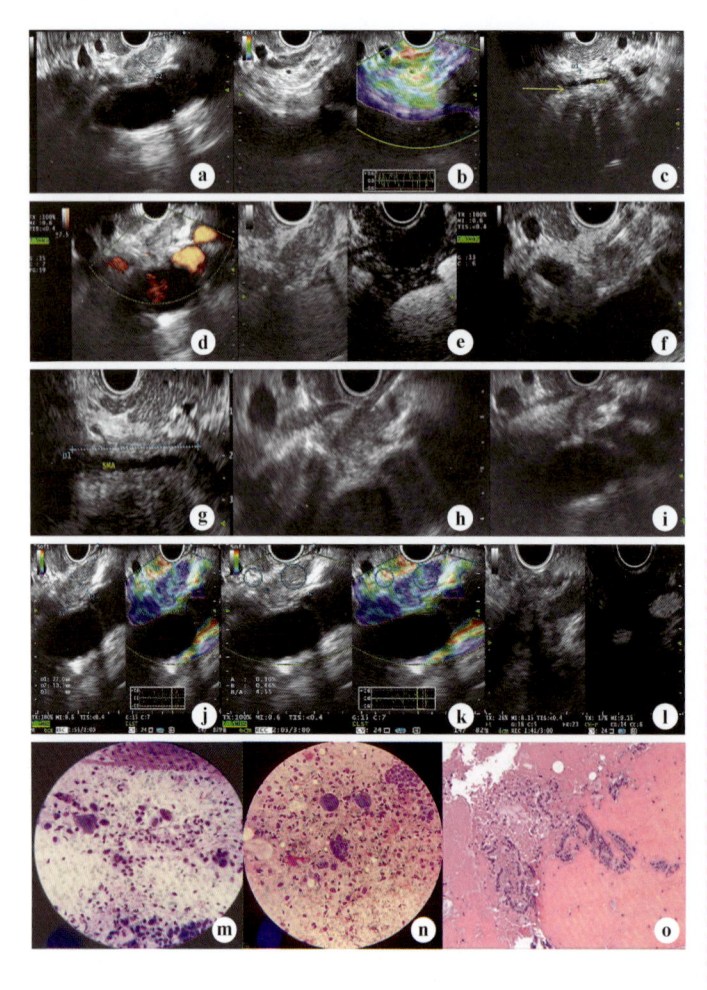

图像要点

EUS：超声扫查见腹腔干及肠系膜上动脉前方低回声病变（白箭），截面大小约21.6mm×9.8mm，形态不规则，边界不清晰，似与左侧肾上腺相连续。肿物内部回声不均匀，弹性成像提示肿物绿色，内部未见血流信号，肿物包裹腹腔干及肠系膜上动脉，并沿肠系膜上动脉向下延续约5cm，致肠系膜上动脉受压，管腔变细（黄箭），直径约2.9mm。行超声谐波造影见肿物无强化。胰腺实质回声均匀，胰体部胰管不扩张。胆总管直径约7.4mm，走行迂曲，其内未见异常回声。胆囊大小正常，其内可见多个强回声，后方伴声影，大者长径约17.2mm。继续进镜至十二指肠，见胰头部胰管及胆管不扩张，胰腺钩突部未见异常。于胃体超声引导下对腹腔干周围病变组织以22G穿刺针行细针穿刺，操作3次，每次穿刺约20针，穿刺标本送病理（a～l）。腹膜后组织穿刺找见上皮来源肿瘤细胞（m～o）。

最终诊断：腹膜后肿瘤 腹腔干及肠系膜上动脉转移。

（张立超　都海明　侯森林）

第 7 章　转移性、腹腔及腹膜后疾病

病例 157

【病情简介】　女，32 岁。脐周疼痛 1 周余。外院初诊腹部 CT 考虑胰腺占位、胰腺炎。无烟嗜好，偶有饮酒，无糖尿病病史。

【实验室检查】　肿瘤学指标：CA19-9、CA242、CEA、CA125、AFP 等正常；血糖 4.4mmol/L；肝功能：总蛋白 87g/L，前白蛋白 75g/L；肾功能：尿酸 402μmol/L；血常规：N% 75.9%；红细胞沉降率：21mm/h；PPD 皮试：阴性（-）；T-SPOT：阳性（+）；凝血指标等均正常。

【影像学检查】　CT：胰腺多发占位，大网膜囊实性肿块，考虑恶性肿瘤可能性大，肝胃韧带、肠系膜根部、腹膜后多发淋巴结显示，提示转移可能，增强扫描动脉期肝 S7 段斑片状明显强化，静脉期呈稍高密度，延迟期呈等密度。门静脉海绵样变性。脾静脉于胰体尾部截断，周围多发侧支形成。MRI、MRCP 示胰腺多发低强化异常信号、大网膜见囊实性肿块，恶性肿瘤性病变可能性大，肝 S7 段小结节，转移可能，肝胃韧带、肠系膜根部、腹膜后多发淋巴结显示，提示转移可能。

【治疗】　四联（异烟肼、利福平、吡嗪酰胺、乙胺丁醇）抗结核试疗。

图像要点

CT：2021 年 8 月 30 日，胰腺多发占位，囊性为主，胰头钩突见不规则结节，囊性为主，约 2.2cm×1.0cm 低密度影，增强后分隔及壁强化，胰腺颈部及胰体尾边缘见类圆形低密度影，大者约 1.4cm×1.3cm，其内似见分隔，增强扫描内边缘可疑强化（红箭，a），大网膜见大小约 3.3cm×2.6cm 囊实性肿块，增强后实性变化明显强化，肝胃韧带、肠系膜根部、腹膜后多发淋巴结显示（红箭，b）。肝脏形态、大小正常，肝实质内未见异常密度影，增强扫描动脉期肝 S7 段斑片状明显强化，静脉期呈稍高密度，延迟期呈等密度。门静脉海绵样变性。脾静脉于胰体尾部截断，周围多发侧支形成。肝胃韧带、肠系膜根部、腹膜后多发淋巴结显示、增大，大者约 1.9cm×1.2cm（c～e）。

MRI：2021 年 8 月 31 日，胰腺多发等 T1 长 T2 信号结节，DWI 呈高信号，较大者位于胰颈，大小约 2.1cm×1.4cm，增强后呈相对低强化（红箭，f）。肝 S7 等 T1 长 T2 信号小结节，直径约 6mm，DWI 呈高信号，增强后明显强化。肝胃韧带、腹膜后多发淋巴结显示、部分增大。

MRCP：胰管显示不清，未见明显扩张。抗结核 1 个月后复查 MRI：胰腺颈部结节，T1 等信号，T2 高信号，DWI 明显高信号，直径约 14mm，增强后呈相对低强化，较前变化不大。大网膜见结节影，大小约 15mm×9mm，T2WI 及 DWI 呈高信号，增强后明显强化，与前片比较，病灶明显缩小。肝 S7 段小结节此次未见显示。肝胃韧带、肝门部小淋巴结较前明显减少。

EUS：胰腺实质回声不均质，可见大量点片状无回声囊性结构，以胰头靠胰颈部为主，胰头可见一类圆形混合回声包块，边缘欠清晰，实质回声与胰腺相近，可见多发大片状无回声囊性结构，考虑除囊性病灶外其他实性成分为胰腺组织可能性大，彩色多普勒显示囊性病灶为血管；胰管未见扩张。胰头、胰尾胰管显示清晰，胰管在胰头病灶内走行好，未见扩张及扭曲，胰尾体部、尾部可见 2 个类圆形低回声病灶，最大切面约 1.5cm×1.4cm；第一肝门区可见两个类圆形低回声病灶，病灶发生融合（g～n）。

穿刺液培养：未找到结核分枝杆菌，结核分枝杆菌复合体阳性（o）。

最终诊断：腹腔结核（胰腺、大网膜、淋巴结）。

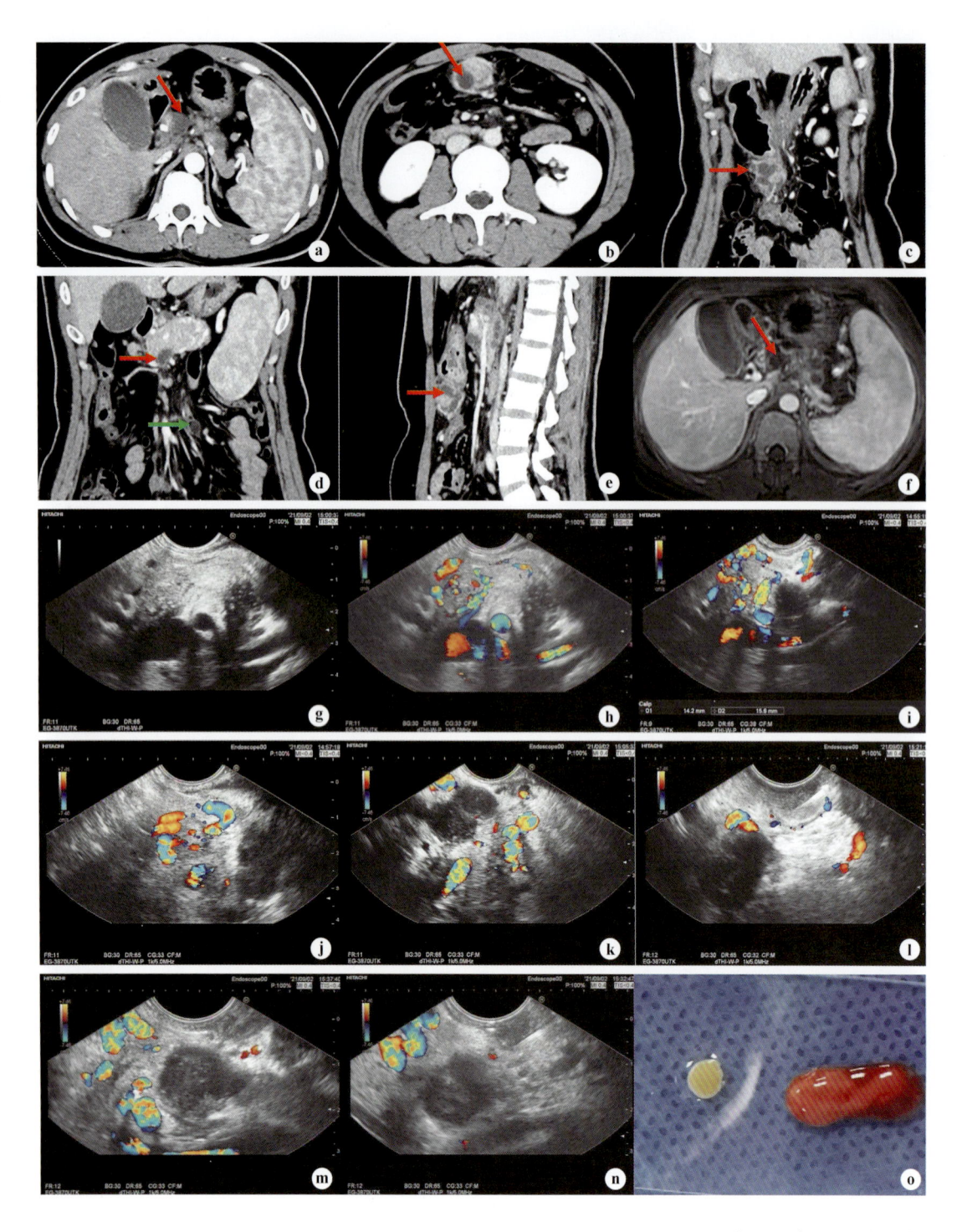

220 胰胆线阵超声内镜影像病理图谱（第二辑）

（邓　亮　张秉强）

第 7 章　转移性、腹腔及腹膜后疾病

病例 158

【病情简介】　女，38 岁。因右上腹部及腰背部疼痛 6 个月就诊。院外腹部增强 MRI 提示后腹膜团块，考虑淋巴瘤可能，行剖腹探查考虑血管瘤可能，故未行活检及切除，转入我院继续检查明确诊断及治疗。1 年前曾有车祸伤，无糖尿病病史，无烟酒嗜好。

【实验室检查】　肿瘤学指标：CA125、CEA、AFP、CA19-9 等正常；血糖及肝肾功能、血常规及凝血指标等均正常；IgG4 0.05g/L。

【影像学检查】　见图像要点。

【治疗】　腹腔镜后腹膜包块切除术。

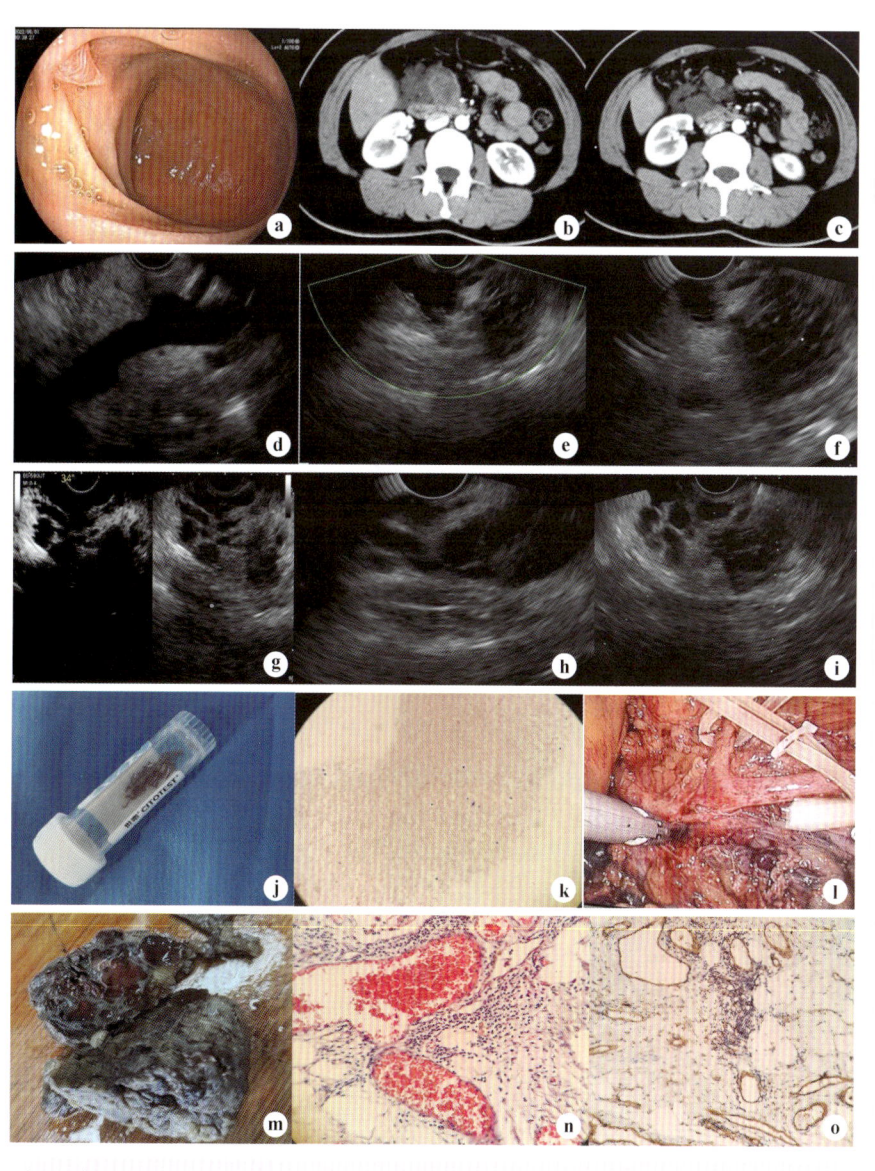

图像要点

胃镜：食管胃通过顺畅，十二指肠降段及乳头未见异常（a）。

CT：十二指肠内侧及胰腺钩突来源恶性肿瘤，伴有淋巴结肿大，大小约 50mm×50mm（b、c）。

EUS：胰腺实质未见异常，胰管无扭曲扩张，紧贴十二指肠降段及胰钩突，后腹膜区域可见一囊性团块影，内部无血流信号，边界欠清楚（d～f），声学造影发现囊内分隔有低增强，无壁结节表现，同时病灶呈"钻缝样生长"特征，压迫周围血管及组织脏器，但无浸润表现（g～i），行 EUS-FNA 穿刺活检发现大量淋巴细胞（j、k）。

大体标本：为一囊性肿块，剖开可见部分囊腔内有血（l、m），组织病理：淋巴管高度扩张呈囊性（n、o）。

最终诊断：后腹膜淋巴管瘤。

（胡珊珊　赵晓晨）

病例 159

【病情简介】 男，44岁。双下肢水肿伴腹泻1年余，腹胀1个月余。外院腹部增强CT：中下腹区肠系膜血管周围脂肪间隙模糊伴多发淋巴结，相应小肠壁水肿增厚，考虑炎性病变可能大；盆腔少量积液。胃镜：十二指肠绒毛萎缩，慢性浅表性胃窦炎；病理：胃窦活检：黏膜轻度慢性浅表性胃炎，Hp（−）；十二指肠球部活检：小肠黏膜，绒毛增宽、扁平，淋巴细胞增多。胶囊内镜：小肠绒毛萎缩。结肠镜无特殊。入院B超提示：腹腔大量积液。无烟酒嗜好，无糖尿病病史。

【实验室检查】 肿瘤学指标：CA19-9 36.7U/ml（正常），CA724、CEA、CA125、AFP等正常；肝功能提示白蛋白18.5g/L，γ-GT 87U/L，ALP 290U/L，LDH 132U/L，TBIL及DBIL均正常。WBC $5.97×10^9$/L，HGB 116g/L，PLT $317×10^9$/L。血糖、肾功能及凝血指标等均正常。外周血涂片未见异常淋巴细胞。腹水：血性腹水，LDH 87U/L，蛋白：1790mg/dl，ADA 12U/L，腹水脱落细胞未找到癌细胞。

【影像学检查】 见图像要点。

【治疗】 血液科SMILE方案化疗。

> **图像要点**

CT：平扫胰腺头部类圆形实性稍低密度影（a、b，黄箭），大小约8.8cm×4.7cm×5.2cm，实性病灶内部均匀，各期持续中度强化，病灶包绕动脉，动脉穿行其中，冠状面肠系膜上静脉及门静脉呈推挤状态。空肠病灶呈管壁偏心性增厚，不伴肠腔狭窄（b，红箭）。

MRI+MRCP：病灶呈类圆形实性病灶，病灶上方胆总管扩张，与病灶交界处呈杯口样截断，肝内胆管扩张呈"软藤征"（c）。

PET/CT：胰头软组织肿块伴FDG代谢增高（d，黄箭）；左侧中上腹小肠肠壁增厚伴FDG代谢增高（e，白箭）。

EUS：隆突下淋巴结（f）、AP window（g）未见明显肿大淋巴结。胰头区域占位性病灶，类圆形低回声，边界清晰、规则，内部回声均一，CDFI提示富血供病变，胰管未见扩张，于病灶边缘绕行，胆总管压迫扩张。病灶推挤门静脉，浸润征象不明显。病灶与胰腺实质呈弧形面接触，并推挤胰腺实质（h～l）。

组织病理：凝血中见大量散在深染小圆细胞，无明显组织结构，细胞密度增高、呈异型性（m～o）。免疫组化结果：CD3（+）（m），CD20（−）（n），Ki-67（较高），CK（−），CgA（−），Syn（−），CD56（+），PAX-5（−），CD45RO（+），CAM5.2（+），TIA（+/−），颗粒酶（+/−），ERBR（−）。

最终诊断：NK/T细胞淋巴瘤（肠道淋巴瘤伴腹腔淋巴结受累考虑）。

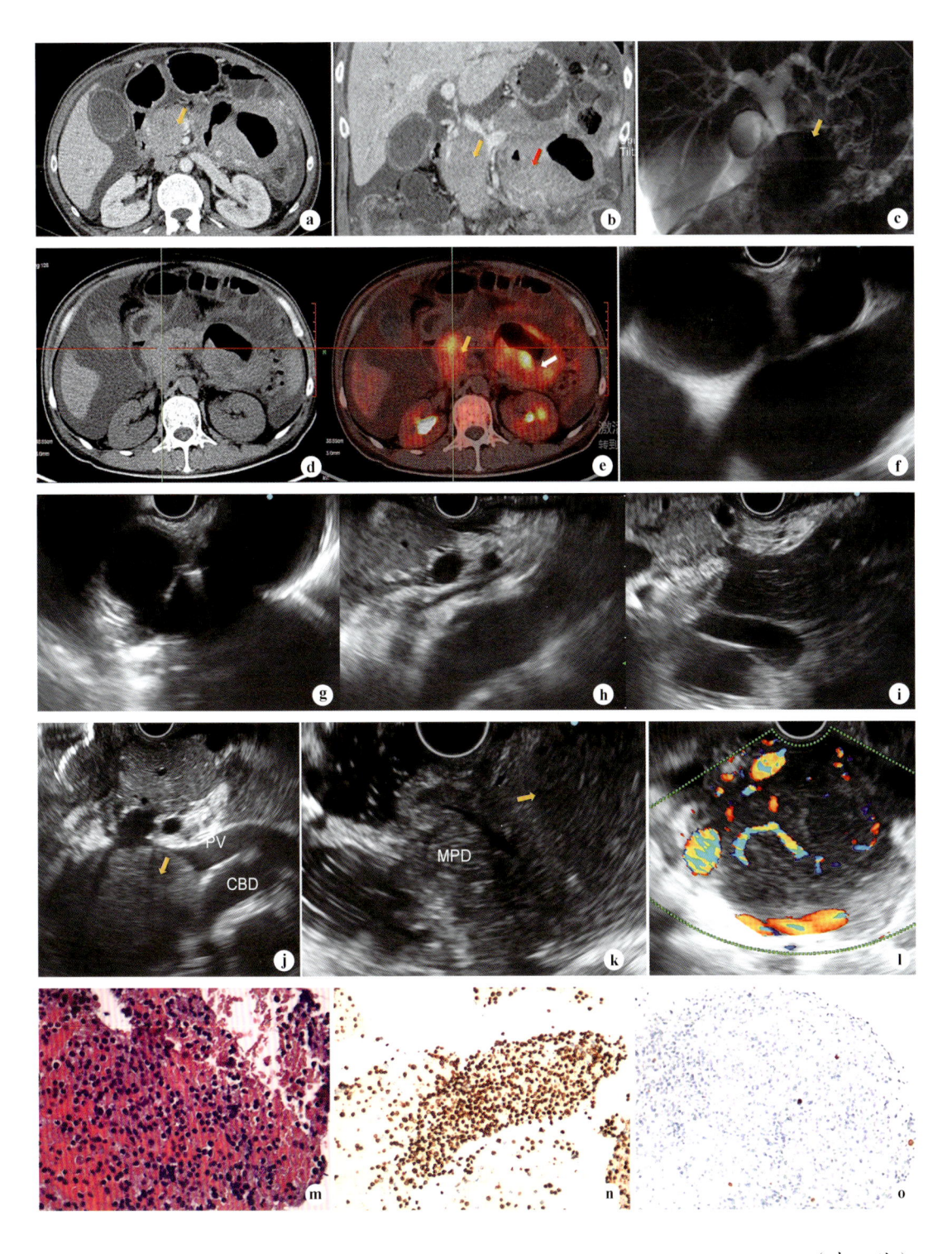

第 7 章 转移性、腹腔及腹膜后疾病　223

（朱一苗）

病例 160

【病情简介】 女，57岁。上腹痛伴腰背痛2周。营养、精神等情况均可。

【实验室检查】 血常规：WBC 4.03×10^9/L，Hb 114g/L，PLT 239×10^9/L；肿瘤指标CA19-9、CEA正常；凝血功能、血糖、肝肾功能指标等均正常。

【影像学检查】 外院腹部CT：腹膜后多发淋巴结肿大，肠系膜淋巴结肿大，局部小肠成团，肠壁显示欠清，小肠血管蒂扭转。

【治疗】 化疗。

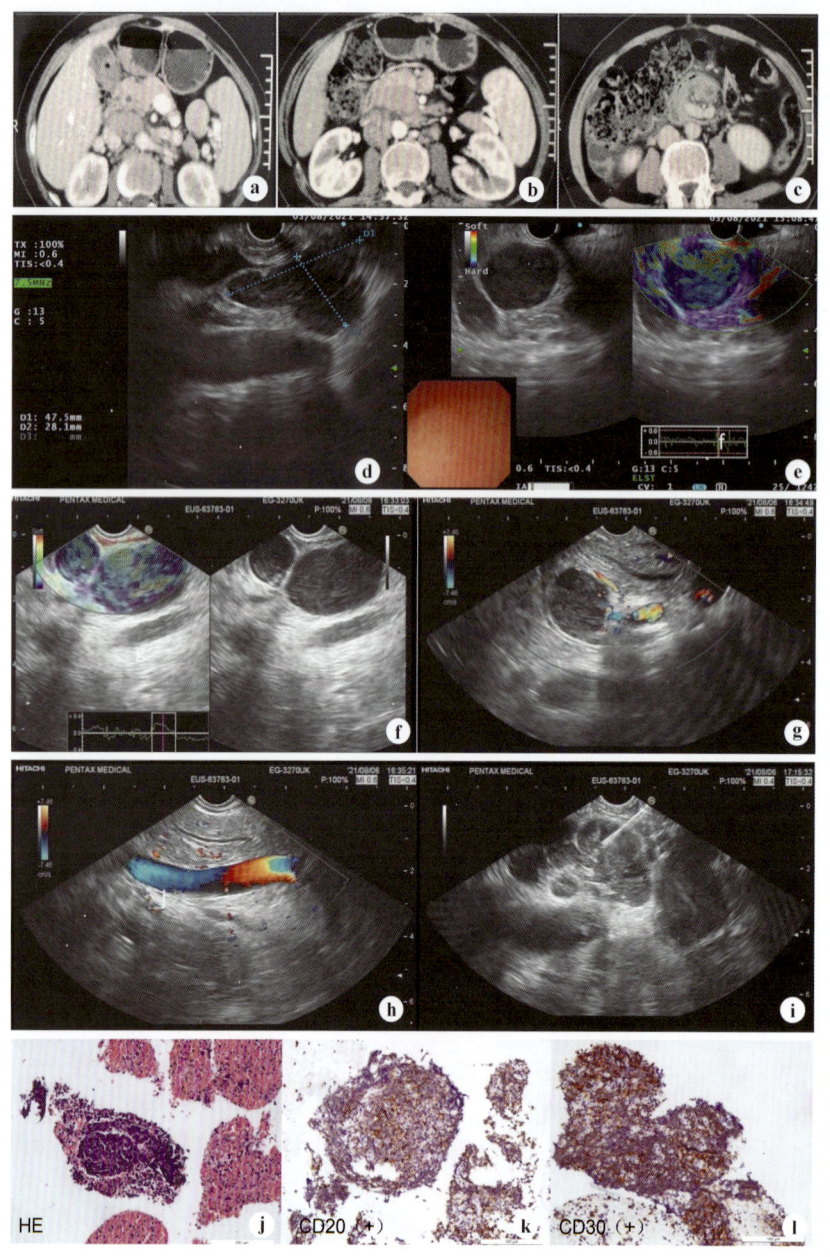

图像要点

CT：胰周多发低密度病灶，融合成团（a、b），小肠血管蒂扭转（c）。

EUS：胰周多发低回声病灶，最大者位于胰头后方，大小约5cm×3.8cm（d），病灶边界清晰，病灶内低回声背景下可见密集条索样高回声，弹性成像提示病灶呈蓝绿色，评分2～3分（e）。胰头后方多发低回声病灶，弹性成像提示病灶呈蓝绿色，评分2～3分（f）；后退内镜胰头轮廓清晰，胰头部胰管走行自然，无扩张（g）；胰腺体部边界清晰，内部回声均匀，胰管无扩张（h）；使用COOK-22procore穿刺针于十二指肠球部进行穿刺（i）。

组织病理：（后腹膜穿刺免疫组化）符合外周B细胞性淋巴瘤，考虑CD30$^+$间变型弥漫大B细胞性淋巴瘤（j～l）。

最终诊断：弥漫大B细胞性淋巴瘤。

（陈 燕）

第 7 章　转移性、腹腔及腹膜后疾病

病例 161

【病情简介】　女，30 岁。因发现脾占位 5 年入院。体征：无明显异常。既往史：否认糖尿病、高血压等。个人史：无特殊。

【实验室检查】　血常规、肝功能、肾功能、电解质等常规检查及肿瘤标志物无特殊异常。

【影像学检查】　2018 年 12 月 17 日腹部超声：脾脏实质内查见大小约 4.5cm×3.9cm 增强回声，形态规则，边界清，内见多个暗区，余实质回声均匀。CDFI 示可见少许血流信号。脾内增强回声：考虑血管瘤？2020 年 1 月 27 日全腹部 CT：脾内见两个类圆形低密度影，边界较清，较大者最大横截面约 6.4cm×6.7cm。脾内病灶，不除外缺血灶。2020 年 9 月 23 日腹部超声：于脾脏实质内查见大小约 6.2cm×5.1cm 稍强回声，形态规则，边界清，CDFI 示其内可见血流信号，余实质回声均匀。脾内稍强回声：血管瘤？2020 年 9 月 23 日腹部 CTA：脾静脉增粗、迂曲。脾内见强化减低结节、肿块影，肿块较大截面约 6.4cm×5.4cm，边界较清，边缘不光整，增强扫描门脉期及动脉期病灶未见明显强化。考虑肿瘤性病变可能，不典型血管瘤？淋巴管囊肿？

【治疗】　随访。

精彩视频请扫描二维码

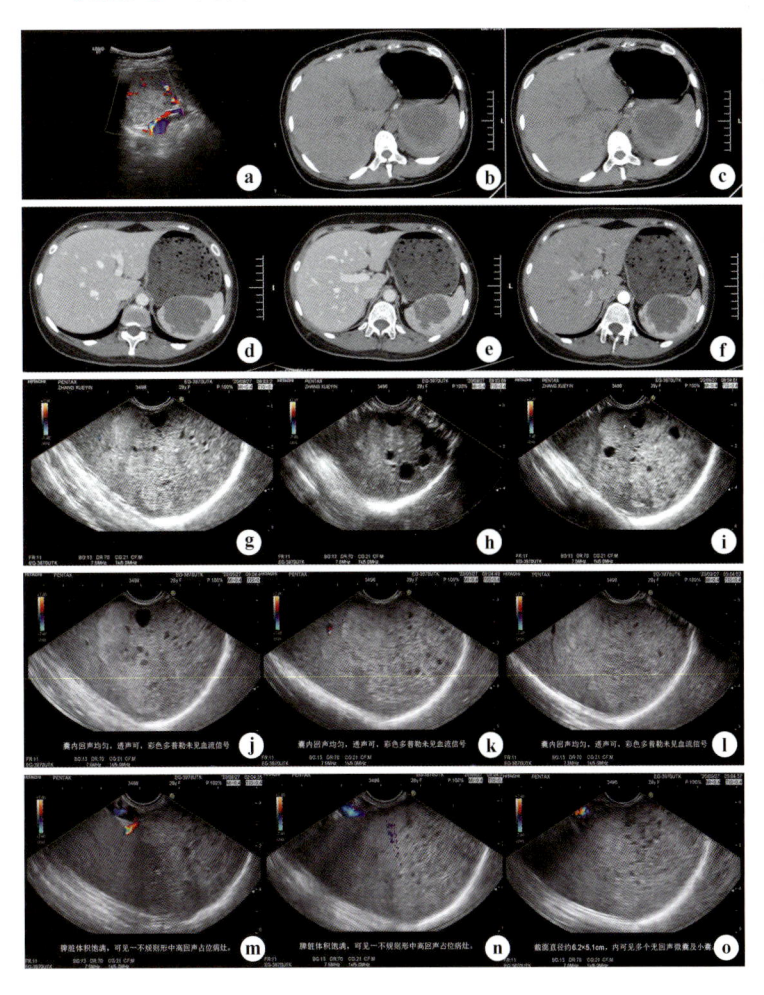

【图像要点】

CT：2020 年 1 月查 CT 示脾内见两个类圆形低密度影，边界较清，较大者最大横截面约 6.4cm×6.7cm。脾内病灶，考虑不除外缺血灶（b、c）。

腹部超声：2018 年 12 月脾脏实质内查见大小约 4.5cm×3.9cm 增强回声，形态规则，边界清，内见多个暗区，CDFI 示可见少许血流信号（a）。

CTA（2020 年 9 月）：脾静脉增粗、迂曲。脾内见强化减低结节、肿块影，肿块较大截面约 6.4cm×5.4cm，边界较清，边缘不光整，增强扫描动脉期及门脉期未见明显强化（d～f）。

EUS（2020 年 9 月）：脾脏体积饱满，可见一不规则形中高回声占位病灶，截面直径约 6.2cm×5.1cm，内可见多个无回声微囊及小囊，囊内回声均匀，透声可，彩色多普勒未见血流信号（g～o）。

最终诊断：脾脏囊性占位：淋巴管瘤可能。

（石　蕾）

病例 162

【病情简介】 男，43 岁。上腹部隐痛不适 7 天。体征：脾脏肋下 2cm 可扪及，余无异常。既往史：否认糖尿病、高血压等。个人史：无特殊。

【实验室检查】 血常规、肝功能、肾功能、电解质、血糖等常规检查及肿瘤标志物等均未见异常。

【影像学检查】 CT：胰尾似见团块影与脾静脉关系密切；脾脏见多发低密度结节、肿块影，不除外转移可能；腹腔腹膜后，肝胃间隙多发淋巴结增大，部分融合、坏死，伴左肾上腺、左膈肌脚受侵。

【治疗】 化疗。

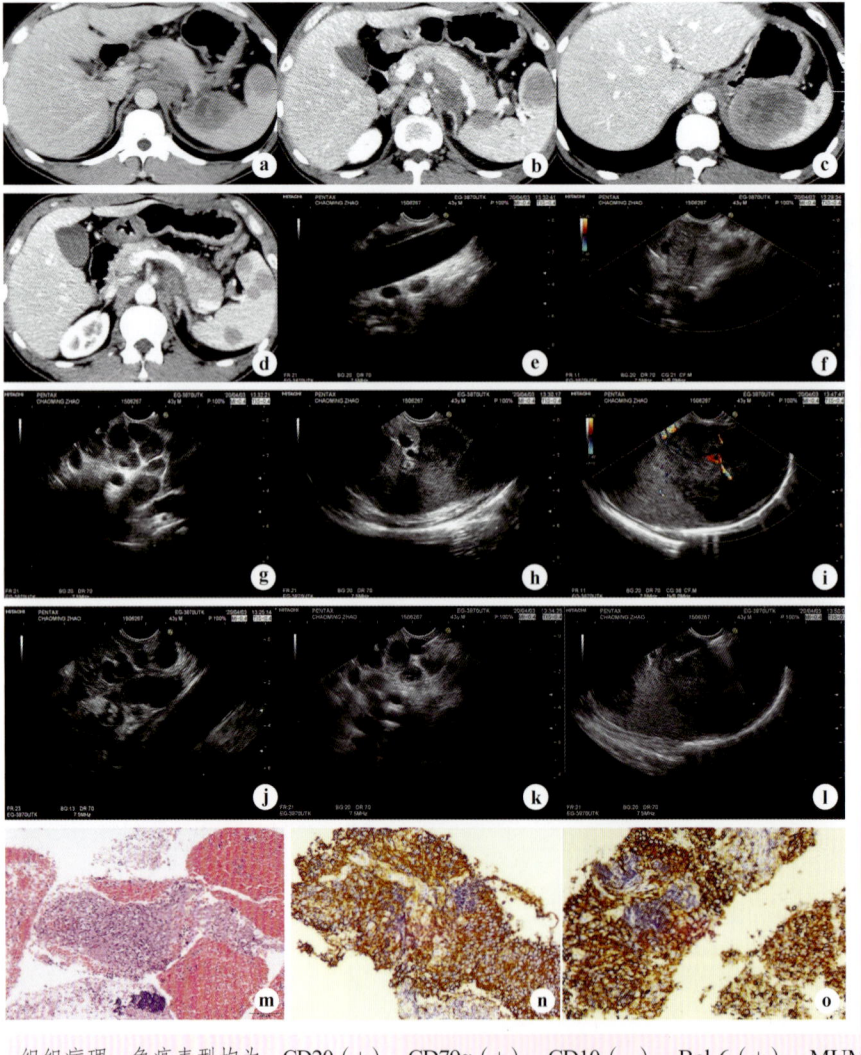

图像要点

CT：胰尾似见团块影与脾静脉关系密切；脾脏见多发低密度结节、肿块影，不除外转移可能；腹腔腹膜后，肝胃间隙多发淋巴结增大，部分融合、坏死，伴左肾上腺、左膈肌脚受侵（a～d）。

EUS：排除胰尾占位，脾脏见多个低回声占位，边界清，回声欠均匀，多普勒可见散在血流信号；腹膜后肝胃间隙及脾门可见多发类圆形低回声团块，部分融合（e～i）；EUS-FNA，以 22G 穿刺针分别穿刺肿大淋巴结（2 针）及脾脏占位（2 针）（j～l）。

组织病理：免疫表型均为：CD20（+），CD79α（+），CD10（−），Bcl-6（+），MUM1（+），Bcl-2（+，80%），c-myc（+），CD3ε（−），CD5（−），CyclinD1（−），CD30（−），ALK-1（−），p53（野生型），Ki-67（+，60%）。原位杂交：EBER（−）；均倾向为非霍奇金淋巴瘤（弥漫大 B 细胞淋巴瘤），并提示多系非生发中心细胞来源（m～o）。

最终诊断：非霍奇金淋巴瘤（弥漫大 B 细胞淋巴瘤）。

（石 蕾）

第 7 章　转移性、腹腔及腹膜后疾病

病例 163

【病情简介】　男，42 岁。因腹泻、右下腹痛 1 个月入院。发现糖尿病 1 年，体重下降约 10kg；目前胰岛素治疗；吸烟及饮酒 10 年；饮用高度白酒每天 100～200g。

【实验室检查】　总蛋白 56.1g/L，白蛋白 31.2g/L；空腹血糖 8.1mmol/L；血淀粉酶 132.9U/L，脂肪酶 306.3U/L；尿淀粉酶 1320.3U/L；余肿瘤学指标、肝功能、肾功能、血常规及凝血指标、IgG4、免疫球蛋白及自身免疫抗体等均正常。

【影像学检查】　腹部 CT 示胰腺颈部占位。

【治疗】　转血液科化疗。

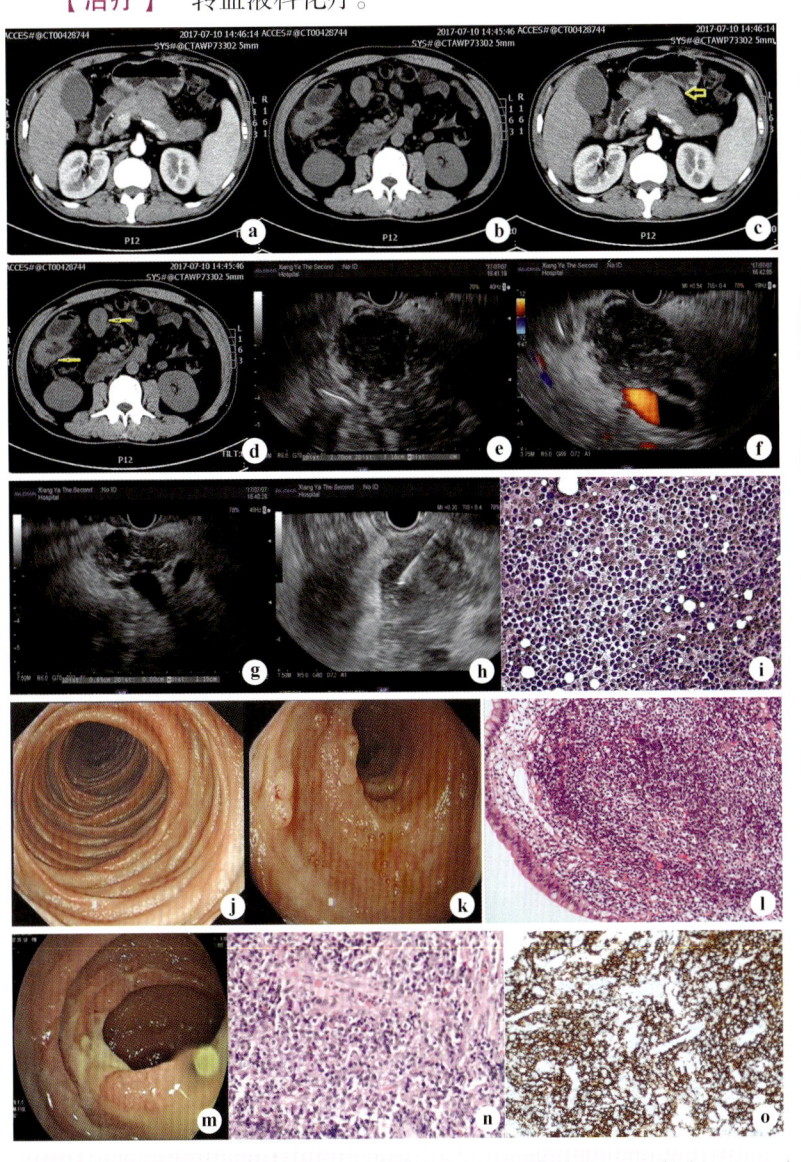

图像要点

CT：胰腺颈部占位（a～c）回肠、升结肠管壁增厚（d）。

EUS：胰腺颈部低回声影，大小 3cm×2.7cm（e），乏血供（f，g）。超声内镜引导下的细针穿刺（h），细胞学涂片见大量淋巴细胞（i），胃十二指肠镜未见异常；结肠镜进入末段回肠可见散在淋巴滤泡（j，k）；多点活检病理示黏膜慢性炎，淋巴滤泡增生（l）。结直肠未见异常。小肠镜：空肠中段巨大溃疡（m）。

活检示镜下见少许炎性黏膜组织及肉芽组织，肉芽组织中有浓密的核大异型淋巴样肿瘤细胞，部分瘤细胞胞质较透明，瘤细胞免疫学表型：Ki-67（70%+），CK（-），CD3（++），CD20（少数+），CD21（-），Bcl-6（-），CD10（-），Bcl-2（++），CD23（-），CD79α（少数+），CD5（少数+），PAX-5（-），Cyclin D1（少数+），CD56（-），MUM1（少数+），CD4（+），CD8（+），CD7（+），CD30（-），EBER 原位杂交（-）（n，o）。

最终诊断：T 细胞型非霍奇金恶性淋巴瘤；倾向外周 T 细胞淋巴瘤（非特殊类型）。

（周雨迁）

病例 164

【病情简介】 女，65岁。上腹痛1个月。外院行腹部彩超提示：胰腺体尾占位。我院上腹部强化CT提示：胰腺体积饱满，胰腺头部及体尾部见类圆形低强化灶，边界欠清，考虑胰腺多发占位可能，建议进一步检查。上腹部强化MRI+MRCP：胰腺头部及体尾部可见不规则软组织肿块，呈低强化，边界欠清。胆总管略扩张、胰管略扩张。既往史、个人史、家族史无特殊。

【实验室检查】 血常规：红细胞沉降率50mm/h，WBC $8.2×10^9$/L，PLT $172×10^9$/L，单核细胞百分比14.6%，Ly% 21.6%。肝功能：淀粉酶390.0U/L，LDH 346.0U/L，α-羟丁酸脱氢酶：237.0U/L。乙肝、血凝分析、CA19-9、CEA、AFP、CA125抗核抗体、免疫九项、IgG4均正常。

【影像学检查】 见图像要点。

【治疗】 VDCP方案[长春新碱（VCR）、吡柔比星（DNR）、环磷酰胺（CTX）、泼尼松（Pred）]联合伊马替尼（TKl）化疗方案化疗。

图像要点

CT：胰腺体积饱满，胰腺头部及体尾部见类圆形低强化灶，边界欠清，考虑胰腺多发占位可能（a～d）。

MRI+MRCP：胰腺头部和体部可见不规则软组织肿块，呈低强化，边界欠清，胆总管（红箭）略扩张、胰管（黄箭）略扩张（e～g）。

EUS：胰头、胰体尾部见多发边界不清、低回声改变、乏血供、弹性成像评分2分左右，胆管略扩张（h～t）。

细胞学：查见异型细胞（u），组织病理提示胰腺腺泡结构存在，间质内查见弥漫分布异型肿瘤细胞（v）。细胞免疫表型：CD20、CD79a、PAX-5（+）且Ki-67 90%。

免疫表现：TdT、CD34、CD99（+）（w～z3），骨髓穿刺提示急性淋巴细胞白血病（z4）。

最终诊断：急性淋巴细胞白血病（Ph$^+$-ALL）累及胰腺。

第 7 章　转移性、腹腔及腹膜后疾病

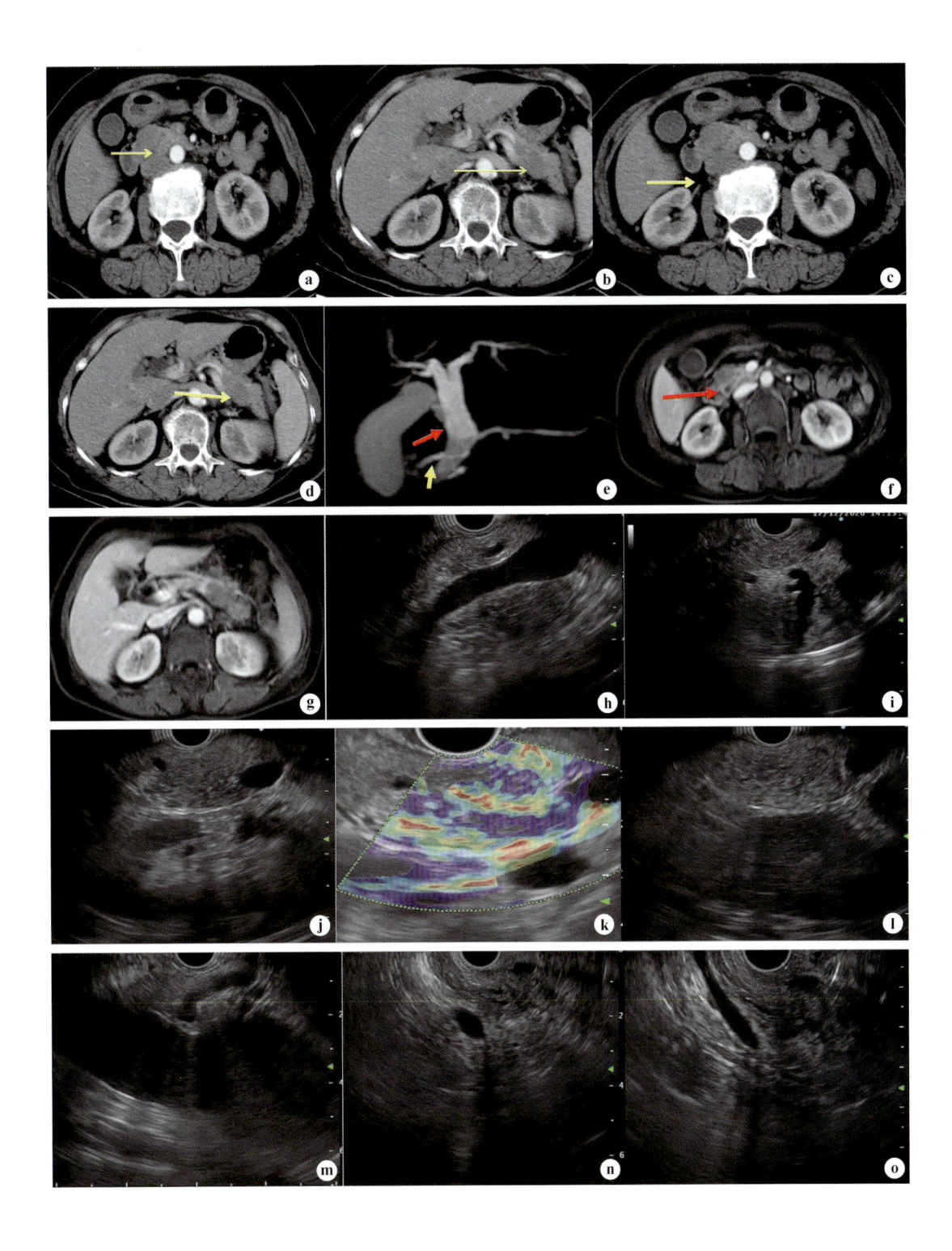

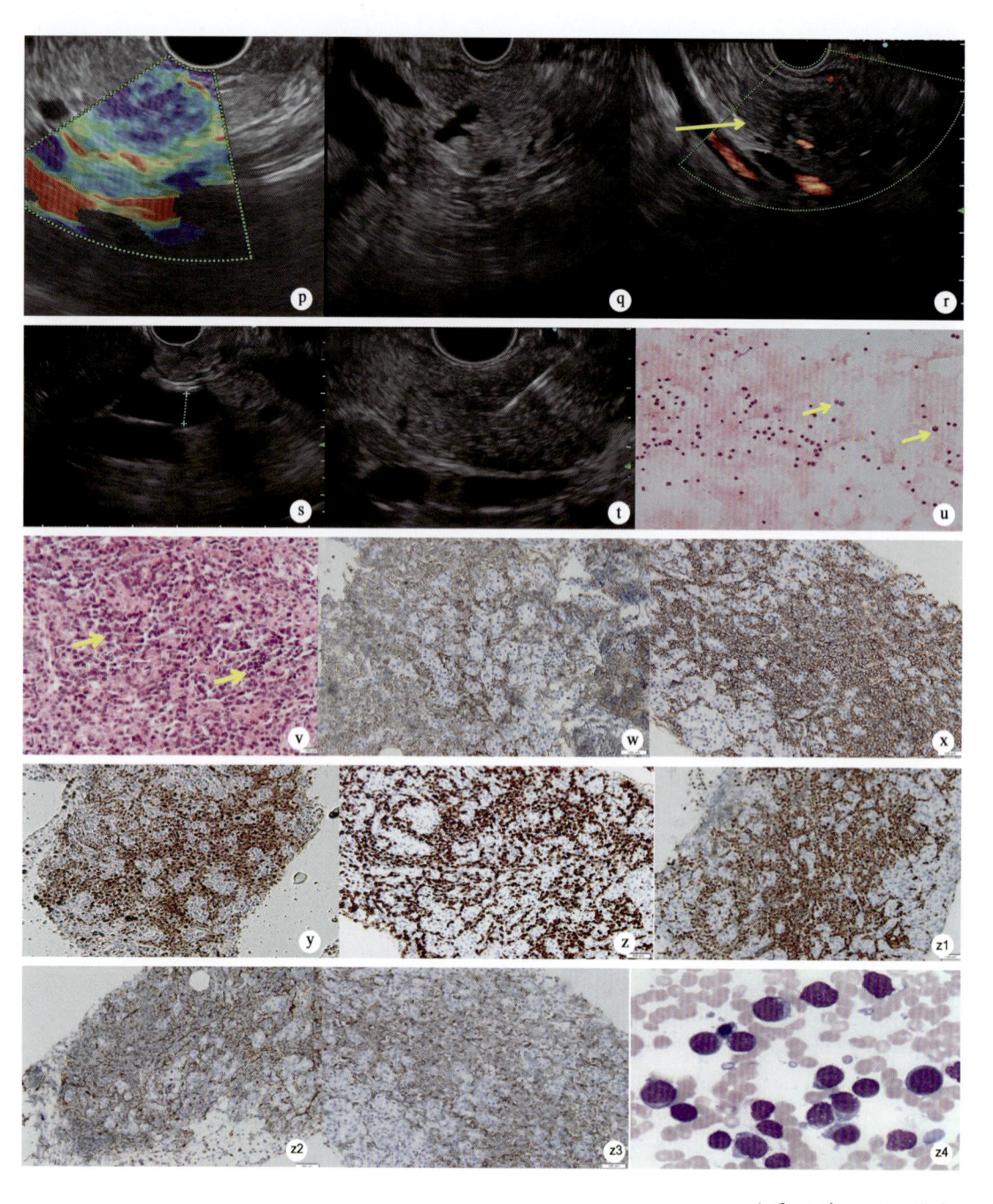

230　胰胆线阵超声内镜影像病理图谱（第二辑）

（贾兴芳　王　健）

病例 165

【病情简介】 男，59岁。2020年11月因咳嗽经胸部CT、气管镜等诊断为肺癌，行胸腔镜辅助下右下肺叶+右肺中叶切除术+淋巴结清扫术，术后病理：右中、下肺叶恶性肿瘤，结合免疫组化考虑鳞状细胞癌（Ⅱ～Ⅲ级）。表面脏膜未见癌组织。"第7、10、11组淋巴结"（0/2、0/2、0/4）未见癌转移。术后化疗。2022年4月出现左侧腰腹部疼痛不适。有吸烟史，20支/天×30年。查体：消瘦，右下肺呼吸音低，上腹部饱满，左上腹压痛，无反跳痛。

【实验室检查】 查血常规、凝血功能、肝肾功能无明显异常。肿瘤指标：CA125 109.60U/ml（0～35U/ml）；细胞角蛋白19片段7.88ng/ml（0～3.3ng/ml）；SCC12.36ng/ml（0～1.5ng/ml）。

【影像学检查】 胸腹部CT：右肺术后改变，右侧少量胸腔积液，右侧部分肋骨密度欠均，胰尾部占位伴脾动脉受侵，首先考虑胰腺MT，左侧肾上腺占位，考虑转移，增强后脾脏包膜下低密度影，脾梗死不除外，腹膜后淋巴结肿大。

【治疗】 化疗。

> **图像要点**

CT：胰腺尾部占位（红箭），伴脾动脉受侵，左侧肾上腺占位（黄箭），腹膜后淋巴结肿大（a～f）。

EUS：胰腺体尾部见低回声包块，肿块周围呈蟹足样，包绕脾动脉，肿块延伸至脾门，横截面约34mm×28mm（g、h，红箭），超声造影周边可见血流信号（i）。左侧肾上腺肿大，呈低回声改变，横截面大小约21mm×29mm（j，黄箭）。

病理：分别对胰尾部占位及左肾上腺占位行EUS-FNA穿刺（k、l）：细胞涂片均查见异型细胞（m，黑箭）；穿刺组织条：胰腺、左肾上腺 异型细胞呈巢团状、条索状排列，核大、深染，浸润性生长（n，黑箭），结合临床病史及免疫结果首先考虑肺源性转移性鳞癌。免疫组化：AE1/AE3（+），GATA-3（-），p63（+），CK7（-），TTF-1（-），Ki-67（60%+）（o）。

最终诊断：胰腺、左肾上腺肺源性转移性鳞癌。

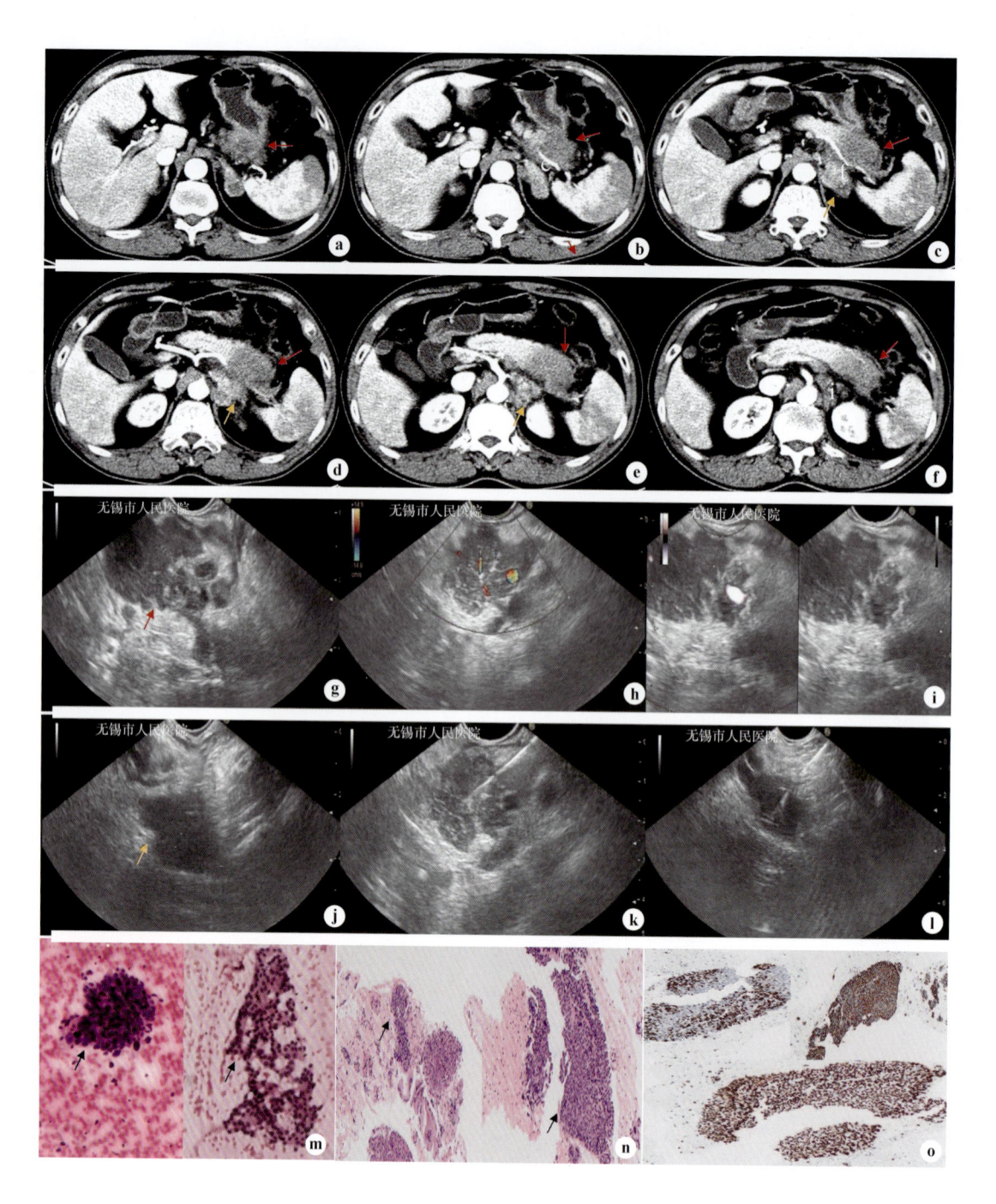

232　胰胆线阵超声内镜影像病理图谱（第二辑）

（纪　璘　占　强　周志毅）

第 8 章　胰腺 EUS-FNA 的快速现场评估

超声内镜引导下的细针穿刺细胞学检查（endoscopic ultrasonography guided fine-needle aspiration，EUS-FNA）目前已经被广泛应用于胰腺肿瘤的术前诊断、肿瘤可切除性评估、化疗方案制订前评估及肿瘤复发确定等多个领域。EUS-FNA 操作需要全身麻醉，对穿刺操作的技术要求较高，费用也较高，而且有一定的并发症风险，因此既要保证穿刺取样的充分性和准确性，又要尽量减少穿刺操作对胰腺的损伤。常规的细胞病理学检查报告的完成通常需要 2~3 天，如果细胞病理报告显示标本内细胞量过少，无法明确诊断，则需要再次进行穿刺，增加患者的损伤和经济负担。对 EUS-FNA 的标本进行快速现场评估（rapid on-site evaluation，ROSE），是解决这一问题的有效方法。ROSE 就是在 EUS 穿刺得到细胞学或组织学的样本时，取一部分细胞在现场制作涂片，快速染色后在显微镜下观察，判断样本满意度，并做出初步的细胞学诊断，即时将结果反馈给内镜医师，以便内镜医师决定是否继续进行穿刺。这样可以提高穿刺取样的成功率，减少不必要穿刺的次数。

视频二维码 8-1

关于 ROSE 的执行人员，由专业的细胞病理学医师或技师担任最为理想，但是国内专业的细胞学医技人员非常稀缺，多数医院无法满足在胃镜室配备细胞学医师这一要求；可以培训技术人员学习简单的涂片染色，并利用远程图像传输系统将显微镜下的图像传输到细胞学医师的电脑上，也能使内镜医师得到及时的反馈意见；另外，一些内镜中心通过培训内镜医师和医技人员完成 ROSE 工作，也可以在一定程度上弥补细胞学医师或技师的不足。实践证明，即使没有病理基础，经过有效的理论培训和实操训练的内镜医师也基本可以满足大部分 ROSE 工作的需求。这也是编写本章的主要目的，希望有这方面需求的内镜医师通过本章内容的学习，初步掌握胰腺 ROSE 细胞学的诊断技能。

（注：本章中的图片未特别注明染色方法的，均为 Diff-Quik 染色；为显示细胞形态的最佳效果，图片未统一放大倍数，建议以图片背景中的血细胞作为内参照判断细胞大小。）

第一节　胰腺 ROSE 的技术与方法

胰腺 EUS-FNA 取出的样本可以分为三部分：吸出液体的前面 1~2 滴推出到载玻片上，用于手工涂片做 ROSE 检测；剩余部分注入液基细胞保存瓶，并用生理盐水冲洗针管，将冲洗液放入液基细胞保存瓶，用于液基细胞学检测；挑出载玻片上或瓶内的组织条或血凝块，放入 10% 中性甲醛固定，用于做石蜡切片；如果没有穿到组织条，也可将液基细胞制片后剩余的样本包埋做细胞蜡块。组织条或细胞蜡块均可继续切片用于免疫组织化学检测。

ROSE 的准备工作比较简单，需提前准备好载玻片、Diff-Quik 染色液、无水乙醇、立式染缸、电吹风，这些物品可以放在可移动的手推车上，现场需要有水池、操作台和显微镜。术前了解患者的基本信息，如性别、年龄、穿刺部位、相关病史、治疗史及影像学检查的结果等，这些信息可能对 ROSE 的评估结果产生影响。例如某些特殊肿瘤好发于特定的性别和年龄，不同穿刺部位可能混入涂片的污染上皮细胞种类不同，结石、支架或放疗等刺激可能使正常上皮细胞发生反应性改变等，因此 ROSE 的评估需要密切结合临床。

一、ROSE 的制片与染色

ROSE 的涂片采用手工涂片的方法，要求涂片尽量薄而均匀，避免来回反复涂抹。如果涂片过厚，细胞堆叠，则内部结构显示不清；如果涂片手法过重，则可能造成细胞挤压破坏，核染色质外溢（图 8-1）。拉片法通常比较易学，成功率也较高。穿刺后缓慢放入针芯，推出针管前面的 1～2 滴液体在载玻片上，用另一张载玻片轻轻叠放在上面，待液体在两张载玻片之间洇开，将两张载玻片向相反的方向水平快速拉开，就得到两张薄而均匀的涂片（图 8-2）。拉片时应尽量避免对载玻片有上下挤压的力量，防止破坏细胞。对于血或液体较多的样本、囊肿液，可将吸出物推出到载玻片上摊开后，将载玻片缓慢竖起，自一端吸去多余液体（图 8-3），较大的细胞颗粒会沉淀在载玻片上。这时候涂片还比较厚，

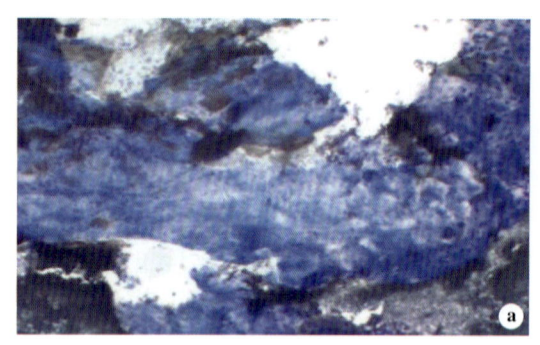

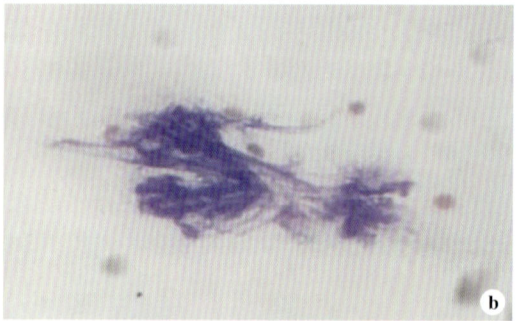

图 8-1 涂片失败举例。涂片过厚，细胞堆叠，细胞核结构显示不清 (a)；手法过重，细胞挤压破坏，染色质外溢（b）

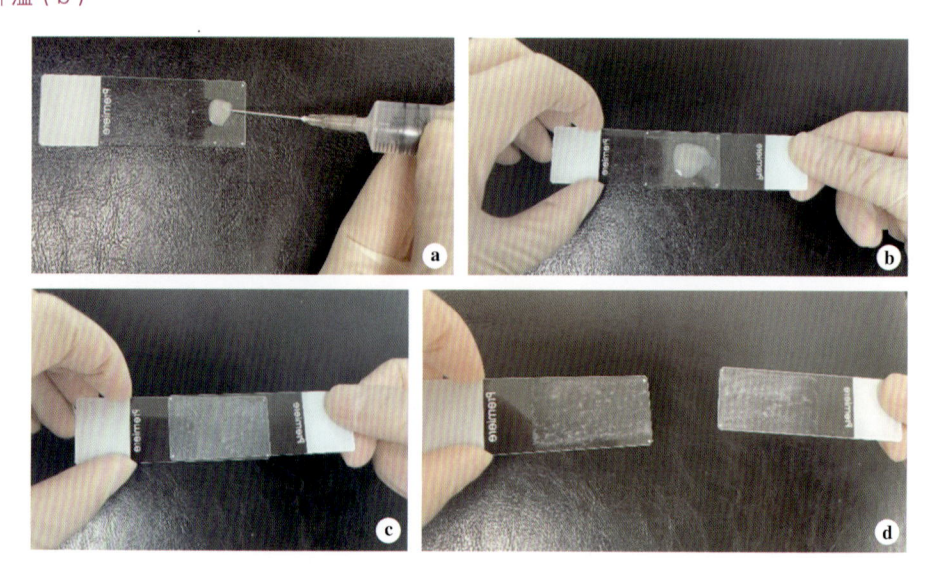

图 8-2 拉片法制作手工涂片。推出针管前面的 1～2 滴液体在玻片上 (a)，用另一张玻片轻轻叠放在上面 (b)，待液体在两张玻片之间洇开 (c)，将两张玻片向相反的方向水平快速拉开，就得到两张薄而均匀的涂片 (d)

再盖一张载玻片，用拉片法拉成两张。吸去的多余液体可以分一部分用于肿瘤标志物检测和生化检测，剩余部分放入液基细胞保存瓶送检。要注意的是，涂到载玻片上的血凝块或组织条都应该尽量挑出来放甲醛固定，做石蜡切片，不要直接拉片，因为血凝块和组织条都很难涂薄，细胞堆叠太厚看不清楚，反而浪费了检材。另外囊性占位吸出较多稀薄的囊液时，直接涂片细胞量通常很少，最好送病理科离心处理以富集细胞，不推荐做ROSE检查，同时对囊液进行辅助检测更有助于诊断。

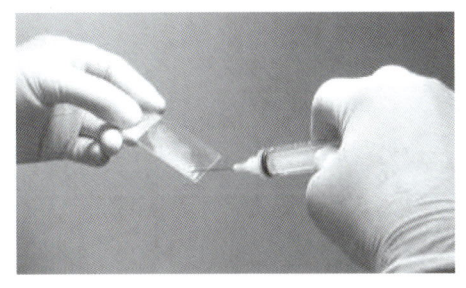

图 8-3　液体较多的样本制片。将吸出物推出到玻片上摊开，将玻片缓慢竖起，自一端吸去多余液体，再用拉片法做成两张涂片

涂片需要彻底干燥后再进行Diff-Quik染色，可以用电吹风的冷风吹干涂片以节省时间。染色流程如下：

彻底干燥涂片→Diff A染液浸染15秒，甩去多余液体→Diff B染液浸染15秒，甩去多余液体→流水冲洗→无水乙醇快速脱水×2次→晾干涂片，镜检

Diff-Quik的染色过程快速简便，整个过程约1分钟。但由于涂片在干燥的过程中细胞会逐渐肿胀，胞核结构较模糊，对胞核结构细节的展示不如巴氏染色（图8-4）。如果涂片干燥不彻底，会造成同张涂片内细胞肿胀程度不同，未完全干燥的区域细胞体积偏小、颜色偏深，干燥区域细胞体积较大、染色偏淡，不利于观察比较。而液基细胞学检测是在样本取出后立刻放入保存液中固定，细胞的大小形态接近生理状态，因此建议只用少量样本进行ROSE评估，尽量将大部分吸出物留做液基细胞学制片和巴氏染色，切记不能把所有的吸出物全做成ROSE涂片。

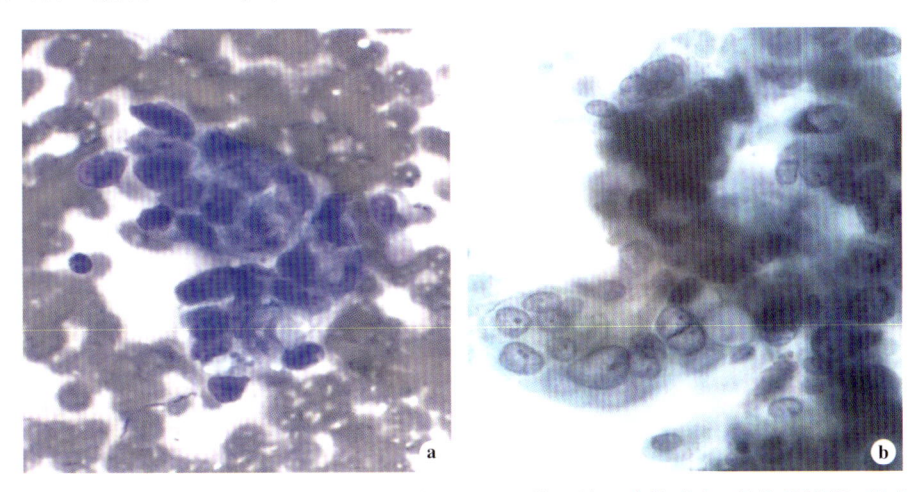

图 8-4　Diff-Quik染色与巴氏染色对比。手工涂片Diff-Quik染色的细胞核肿胀，结构较模糊，核大小形状、染色深浅、核仁展示清楚，细胞质界线不清（a）。液基制片巴氏染色的细胞能保留一定的空间结构，细胞核细节完美展示，核膜轮廓、核染色质、核仁等结构清楚（b）

二、ROSE 的评估内容

ROSE 评估的内容主要包括三个方面。

1. 是否取到病变细胞？需要密切结合临床诊断进行判断。并不是涂片里有细胞就是满意的标本，涂片通常会混有血细胞，也经常会混入消化道的上皮细胞。即使涂片里看到了胰腺的细胞，如果这些细胞不能解释临床的病变，比如影像学高度怀疑癌，而涂片里仅有胰腺的腺泡细胞，无法解释影像学上的占位性病变，也不能算作满意的标本。

2. 取到的细胞量是否足够？穿刺的细胞量在细胞学的诊断指南里没有严格的数量要求，如果有异型细胞，即使只有一团也是满意的标本，但是做 ROSE 为避免细胞量太少导致后续的标本不足以进行细胞学诊断，通常要求涂片中的上皮细胞团 >3 团（不包括污染的食管和胃肠上皮等细胞）。

3. 初步诊断与分流。阅片后做出初步诊断，并根据穿刺吸出物的性质指导后续标本的处理。

（1）如果涂片中找到可疑癌细胞或确定的癌细胞，即可停止穿刺。

（2）如果吸出物为囊肿液，直接涂片的细胞通常很少，做 ROSE 的意义不大，需要送病理科进行离心以富集细胞，还可以送一部分做生化检测和肿瘤标志物的检测。

（3）如果吸出物为坏死、脓液或者 ROSE 涂片看到了肉芽肿性病变（怀疑结核），可以将吸出物送病原学检测或细菌培养。

（4）如果涂片中看到淋巴细胞增生性病变，因为细胞学在诊断淋巴瘤方面有一定困难，可以再次穿刺留取一些活细胞做流式细胞检测。

（5）如果 ROSE 涂片中见到特殊类型的肿瘤，需要做免疫组化才能进一步确诊，就要尽量留取组织条或做细胞蜡块包埋，方便后续的免疫组化和分子病理检测。

三、ROSE 涂片的观察方法

细胞病理学涂片和组织病理学切片有很大不同。组织切片能够看到组织结构、排列方式、细胞之间的关系和细胞形态，尤其是手术后标本能够全面取材，得到的组织病理学分型诊断是肿瘤诊断的"金标准"；但是细胞学取材局限，无法显示肿瘤全貌，而且只能看到细胞形态，看不到组织结构，所以只能粗略地定性诊断，不能准确地进行组织病理分型，不能作为肿瘤诊断的"金标准"。

细胞学涂片的观察顺序是先低倍，后高倍，先在低倍镜下浏览整张涂片，观察涂片中的细胞量、细胞组成和细胞排列方式，发现可疑细胞时再调高倍镜，重点观察细胞形态结构的细节。低倍镜下的观察非常重要，除了判断细胞量，细胞组成的判断对异型性小的肿瘤与良性病变的鉴别诊断也有一定帮助，通常炎症性病变的细胞组成较为多样，肿瘤性病变的细胞组成较单一。因为涂片制作和染色方法的不同，显微镜放大倍数的不同，观察到的细胞大小可能会存在差异，初学者在观察细胞大小时应学会在涂片内寻找"内参照"。通常以涂片中常见而且形态大小相对变化不大的血细胞作为内参照，例如红细胞或淋巴细胞、中性粒细胞，大部分情况下会出现在穿刺涂片的背景中，而且形态特殊，容易辨认。

正常的胰腺导管上皮细胞或腺泡细胞的胞核与背景中的红细胞接近,而导管腺癌细胞出现核增大,面积至少超过红细胞的 2 倍。ROSE 涂片是在干燥后进行染色,细胞通常比经过乙醇固定的 HE 或巴氏染色涂片中的细胞更大,根据涂片内参照判断细胞大小,就不会受到制片方法的影响而引起误判。

查找肿瘤细胞的观察重点是看"异型性"。异型性和分化是肿瘤病理诊断中非常重要的两个概念。异型性是指肿瘤的组织细胞与其起源的正常组织的差异程度,分化是指肿瘤组织细胞与其起源的正常组织的相似程度,这是两个相对的概念。例如胰腺导管腺癌(pancreatic ductal adenocarcinoma,PDAC)目前认为起源于胰腺导管上皮,如果肿瘤的形态结构跟正常导管上皮形态相似,差异小,即可以说,肿瘤异型性小 / 不明显,分化高 / 好;如果和正常导管细胞比,肿瘤细胞排列更乱,细胞更奇形怪状,与正常导管细胞相比差异明显,即可以说,肿瘤异型性大 / 明显,分化差 / 低(图 8-5)。一般来说,肿瘤细胞异型性越大,分化越低,代表着肿瘤组织学分级越高,恶性程度也越高(图 8-6)。

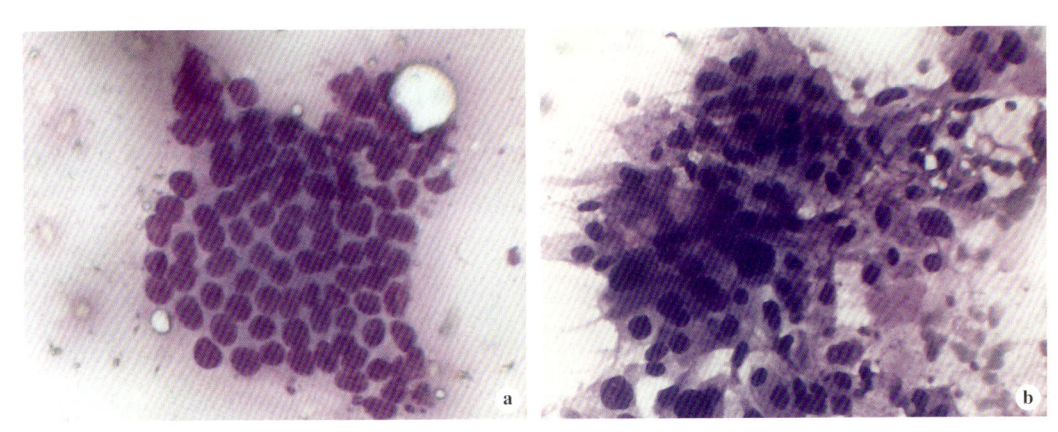

图 8-5 异型性与分化(1)。左图为正常的导管上皮,蜂窝状排列,细胞大小较一致,形态规则(a);与正常导管上皮相比,右图的细胞排列杂乱,细胞大小差异明显,核大、深染,形态不规则,异型性明显,分化差(b)

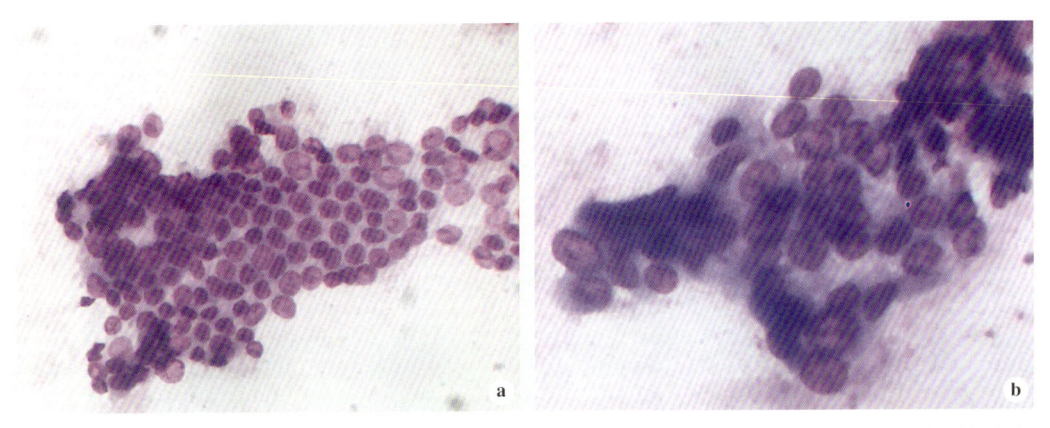

图 8-6 异型性与分化(2)。左图肿瘤细胞基本可见蜂窝状排列,核大小形态轻度不规则,核稍大,轻度异型,分化好(a)。右图肿瘤细胞排列拥挤杂乱重叠,核大,核仁明显,有明显的异型性,分化差(b)

异型性的观察有两个方面：组织结构的异型性和细胞的异型性。组织结构的异型性是指细胞排列方式的异常。例如胰腺导管腺癌和起源的正常导管相比，失去了正常导管的规则的蜂窝状（honeycomb）排列，细胞拥挤、杂乱、重叠，失去正常极向，呈"东倒西歪的蜂窝状（drunken honeycomb）"排列，或黏附性变差，单个散落（图8-7，图8-8）。消化系统的肿瘤还常常呈乳头状排列，所谓的"乳头状排列"是指上皮细胞围绕、簇拥在纤维血管轴心上的排列方式，纤维血管轴心可以出现复杂的分支，似植物分枝出芽样（图8-9，图8-10）。细胞的异型性是指：细胞大小形态不一，核浆比增加，核大、深染或者空泡化，核染色质增粗，核膜不光滑、出现凹陷、凸起、皱褶或核沟（由于核膜折叠形成的胞核中间沿长轴方向的一条线），核仁增大或增多，双核或多核，出现病理性核分裂象等（图8-11，图8-12）。核分裂象是指在细胞有丝分裂周期中，核膜消失、染色质增粗凝集、形成条索状的染色体向细胞中央板聚集，然后由纺锤丝对称拉向细胞两极的现象；而恶性肿瘤细胞的有丝分裂周期中，染色体通常呈不对称、不规则的分离，称为病理性核分裂象（图8-13）。通常良性肿瘤具有组织结构的异型性，而细胞异型性不明显；恶性肿

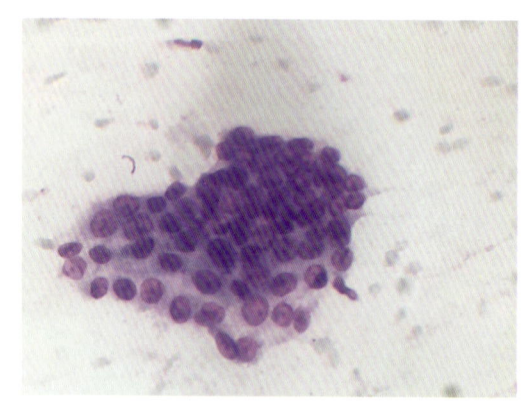

图8-7 组织结构的异型性（1）。细胞尚可见蜂窝状排列，但疏密不等，有轻度的组织结构的异型性

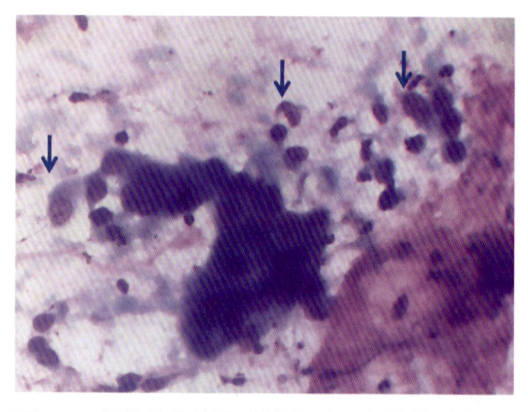

图8-8 组织结构的异型性（2）。细胞排列杂乱、拥挤、重叠，部分细胞黏附性差，单个散落（↓），有明显的组织结构的异型性

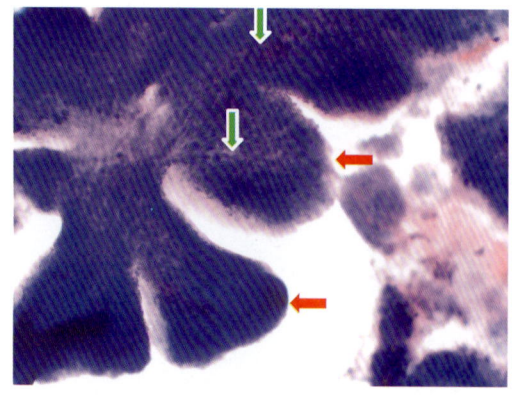

图8-9 组织结构的异型性（3）。肿瘤细胞呈分支乳头状排列，似植物分支出芽（←）。细胞团中央可见纤维血管轴心（↓）

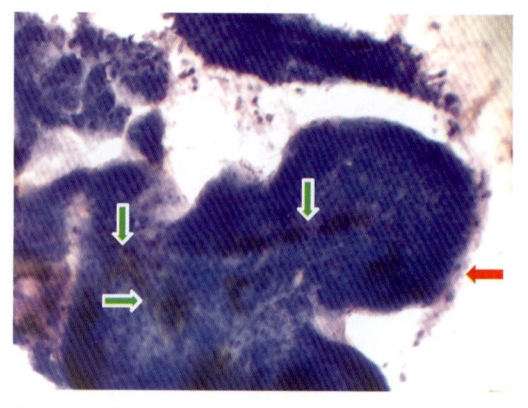

图8-10 组织结构的异型性（4）。肿瘤细胞呈分支乳头状排列，乳头表面圆整（←）。细胞团中央可见分支的红色纤维血管轴心（↓）

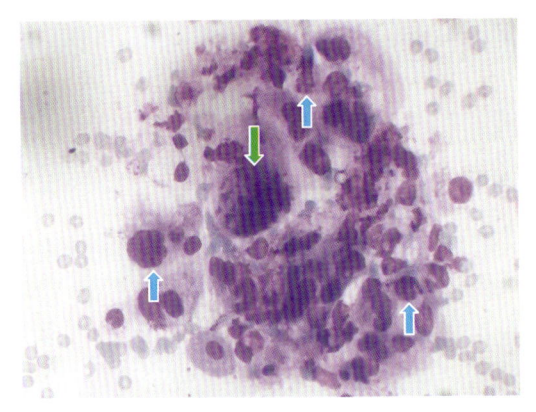

第 8 章 胰腺 EUS-FNA 的快速现场评估 239

图 8-11 细胞的异型性（1）。细胞形状不规则，核增大，大小差异明显，核膜不光滑，细胞不圆整（↑），中央可见一个病理性核分裂象（↓）

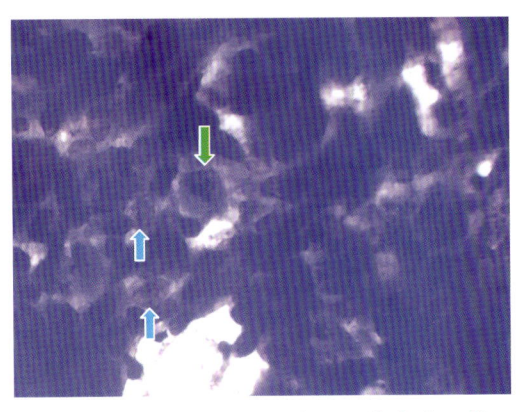

图 8-12 细胞的异型性（2）。细胞大小不等，核增大，形态不规则，核深染或空泡化，核仁大而明显（↑），中央可见一个病理性核分裂象（↓）

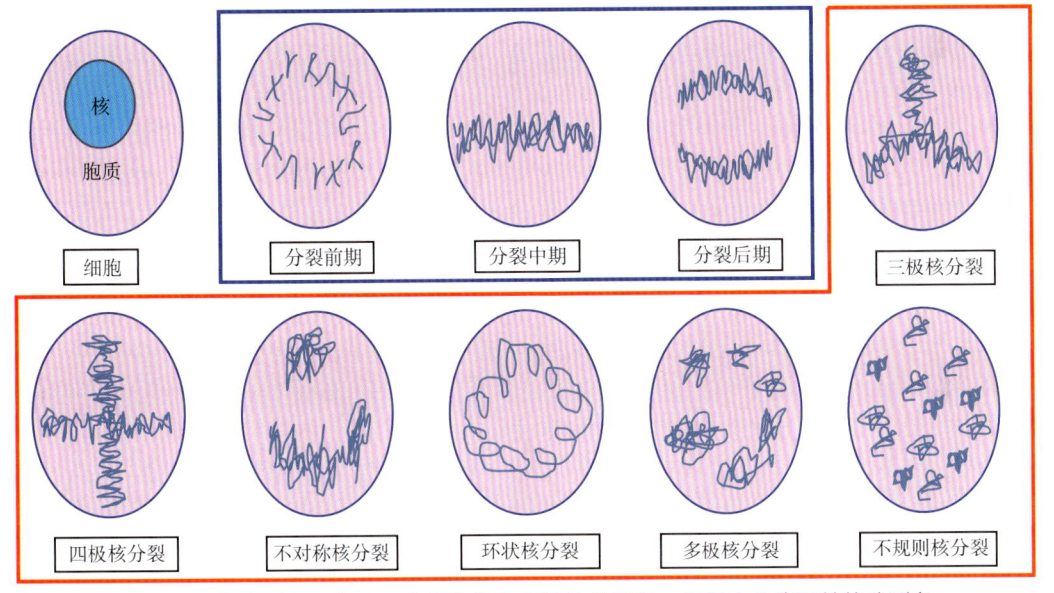

图 8-13 核分裂象示意图。蓝框内为生理性核分裂象，红框内为病理性核分裂象

瘤既有组织结构的异型性，又有细胞的异型性。和正常细胞相比，一些反应性改变可以出现轻度的异型性，比如核稍增大，出现小核仁。从癌前病变到高分化癌，再到中、低分化癌，异型性越来越大。

四、胰腺细胞学诊断分级

胰腺细胞学诊断分级依据美国巴氏细胞学会 2015 版胰胆管细胞学诊断指南，分为 6 个级别。ROSE 的初步诊断也可参考这一分级方法。

1. 样本不满意（nondiagnostic） 指的是以下几种情况。
（1）影像学上提示有实性肿块，而涂片里除了血细胞无其他细胞。

（2）囊性肿块无细胞，也无黏液（如果有稠厚的黏液则提示产黏液性肿瘤，不算是不满意的标本）。

（3）仅见胃肠道上皮，没有胰腺细胞。

（4）影像学有明确占位，但仅见正常胰腺腺泡细胞。

以上几种细胞涂片都没有办法解释临床病变，建议重新穿刺。

2. 阴性（negative） 对应的组织学诊断可能为急性胰腺炎、慢性胰腺炎、自身免疫性胰腺炎、假性囊肿、淋巴上皮性囊肿等，有的可以根据涂片中的细胞成分辨认出来是上述的某种病变，比如急性胰腺炎会有大量中性粒细胞和坏死物，假性囊肿会有巨噬细胞和坏死物、橙黄色的胆色素结晶等。有的涂片辨认不出是哪种病变，细胞学笼统地报告为阴性，不一定是真的良性病变，需要结合临床。如果临床高度怀疑恶性，ROSE 报告了阴性仍然应当再行穿刺。

3. 异型（atypical） 是指细胞形态或排列结构出现了一定程度的异型性，但异型程度又不足以诊断恶性肿瘤，也无法归类为某种特殊肿瘤。这些异型细胞可能是对炎症、结石、支架等刺激的反应性改变，也可能是高分化癌，或黏液性囊性肿瘤的异型增生。胰腺上皮内瘤变（pancreatic intraepithelial neoplasia，PanIN）属于癌前病变，在胰胆管刷检的样本中易见，在 EUS-FNA 样本中少见。如果能穿到这类细胞，异型性小，细胞学也常会报告"异型"。以上种种情况建议尽量留取组织条，或多吸取一些细胞制作细胞蜡块，以便后续做免疫组化来帮助诊断。

4. 肿瘤（neoplastic） 是指某些特殊类型的肿瘤，通常异型性较小，报告良性和恶性都不合适。这一分级主要包括两类肿瘤：

（1）异型性小的实性肿瘤，主要包括胰腺神经内分泌肿瘤（pancreatic neuroendocrine tumor，PanNET）和实性假乳头状瘤（SPN），另外腺泡细胞癌（acinar cell carcinoma，ACC）比较少见，理论上这是恶性肿瘤，应该报 6 级"恶性"，但实际工作中由于这种细胞异型性小，细胞形态和实性假乳头状瘤和神经内分泌肿瘤非常相似，不易区分，在细胞学报告中这三种肿瘤都常会被归入 4 级"肿瘤"，再根据形态特征提示可能为某种肿瘤，后续通过免疫组化进一步鉴别。

（2）产黏液性囊性肿瘤，包括 IPMN 和 MCN，这些肿瘤常合并上皮轻度、中度或重度异型增生，甚至侵袭性癌，病理诊断需要术后全面取材后按照最重的病变级别报告，而由于穿刺取材的局限性，细胞学无法区分是 IPMN 还是 MCN，涂片中看到的异型程度也可能与术后病理不一致。细胞学报告 4 级"肿瘤"，备注"产黏液性肿瘤"及是否有异型增生。

5. 可疑恶性（suspicious for malignancy）/可疑癌（suspicious for carcinoma） 是指根据细胞的异型程度高度怀疑恶性，但做出明确的恶性肿瘤的诊断尚无十足把握。在胰腺的恶性肿瘤里，绝大部分是导管腺癌及其亚型，其形态特征有明确的诊断标准（详见后文）。当涂片中仅有少数细胞符合"恶性"的诊断标准，或是细胞形态特征只符合"恶性"诊断标准中的一部分，直接报告"恶性"可能存在风险，可报为"可疑恶性"，后续处理需结合临床、影像学结果综合判断，或借助免疫组化进一步明确。

6. **恶性（malignant）/癌（carcinoma）** 是指细胞恶性特征（异型性）明显，可以确定的诊断，对应的组织学大部分为导管腺癌，除此之外还包括腺泡细胞癌、低分化神经内分泌癌（pancreatic neuroendocrine carcinoma, P-NEC）、胰母细胞瘤、产黏液性肿瘤合并侵袭性癌、恶性淋巴瘤、肉瘤及其他转移性肿瘤等。细胞学报告"找到恶性细胞"与"找到癌细胞"这两种表述的区别，在于包含的范畴不同。"恶性"包括所有组织来源的恶性肿瘤，而"癌"特指上皮组织来源的恶性肿瘤，在细胞涂片中可表现出上皮细胞分化的特征，比如细胞之间有黏附性，成片或成团分布，细胞质较丰富。除此之外，还有淋巴细胞来源的恶性肿瘤"淋巴瘤"，细胞小圆形，细胞质少或裸核，细胞之间无黏附性，弥漫分布。间叶来源的恶性肿瘤称为"肉瘤"，在细胞涂片中表现出其起源的组织细胞的特征，如细胞之间无黏附性，弥漫分布，多数细胞呈梭形或不规则形等。有些肿瘤分化特别差，从细胞形态上难以区分出组织来源，可笼统地报告"找到恶性细胞"；有的肿瘤具有明显上皮分化的特征，可报告为"找到癌细胞"；有的肿瘤分化好，可见蜂窝状排列或细胞质黏液空泡等腺癌的特征，也可直接报告为"找到腺癌细胞"。

五、胰腺 ROSE 的意义与局限性

总体来说，在胰腺穿刺现场进行 ROSE 检测，有助于即时评估样本满意度，初步定性诊断，并反馈给内镜医师，指导后续的处理，尤其是对于初学穿刺的新手医师来说，可以提高穿刺成功率，减少额外穿刺的次数，进而减少并发症。但是该方法也有一定局限性，需要安排有细胞学判读能力的现场医师，可能增加等待的时长和费用，而且快速涂片的清晰度不如液基细胞学，可能报告的级别与最后的细胞学诊断不符。还要注意的是，Diff-Quik 染色的涂片为干燥后染色，细胞肿胀变大，细胞形态受染色技术影响较大，染色效果不够稳定，应避免过度诊断。ROSE 仅用于现场评估，决定是否再行穿刺，不可作为创伤性治疗的依据。

第二节 胰腺 ROSE 涂片中的良性细胞

做 ROSE 的一个很重要的任务是区分细胞的良恶性，因此首先要学会辨认 ROSE 涂片中的各种良性细胞。

穿刺操作多少会有些出血，多数涂片中会看到血细胞。ROSE 涂片中常见的血细胞包括红细胞、中性粒细胞、嗜酸性粒细胞、单核细胞、淋巴细胞等（图 8-14）。由于血细胞在各种涂片中形态易于辨认，大小变化不大，可以作为内参照来比对上皮细胞的大小。

在胰腺的 EUS-FNA 涂片中，良性上皮细胞可能来自于胃镜操作过程中混入的正常细胞，比如经十二指肠穿刺胰头占位时经常混入十二指肠的上皮细胞（图 8-15），经胃壁穿刺胰体尾占位时可能会混入胃黏膜的上皮细胞（图 8-16，图 8-17）和浆膜面的间皮细胞（图 8-18），偶尔能看到食管的鳞状上皮（图 8-19）。

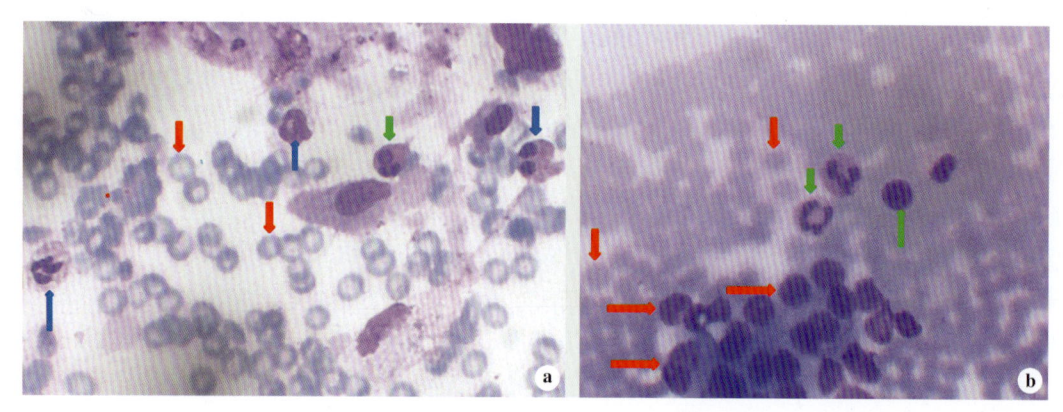

图 8-14 ROSE 涂片中的血细胞。红细胞体积最小，灰粉色，无细胞核，中央着色淡（↓）；中性粒细胞稍大，核分 3～5 个叶（↓）；嗜酸性粒细胞较中性粒细胞稍大，核分 2 叶，细胞质红染颗粒状（↓）；淋巴细胞与红细胞大小相似，核圆，染色致密，无细胞质（↑）；单核细胞最大，细胞质丰富、疏松淡染，核马蹄形或肾形（↑）（a、b）。正常胰腺导管上皮细胞（→）的细胞核与红细胞或淋巴细胞大小相似（b）

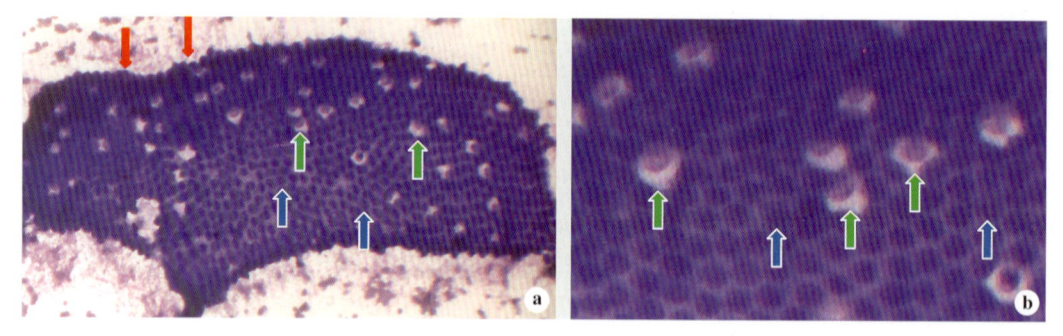

图 8-15 十二指肠上皮细胞。通常呈大的单层平铺的组织断片（a，低倍），多数细胞立方形，整齐均匀的蜂窝状排列，组织边缘可见细胞质刷状缘或腔缘样边缘（↓）。高倍镜下（b）可见立方上皮细胞细胞质少，非黏液性，核小圆形，大小一致（↑）。其间散在杯状细胞，体积稍大，圆形，细胞质丰富透亮、富含黏液（↑）

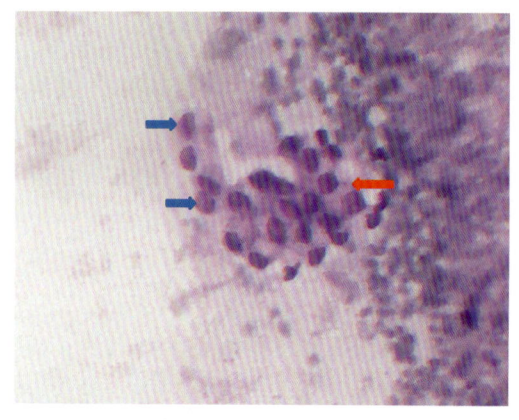

图 8-16 胃上皮（1）。左侧柱状细胞条索状排列，可以看出细胞的极向（→），即细胞质位于顶端，核位于基底；右边小片细胞呈蜂窝状排列（←）。核小圆形，细胞质黏液样，细胞间界线明显

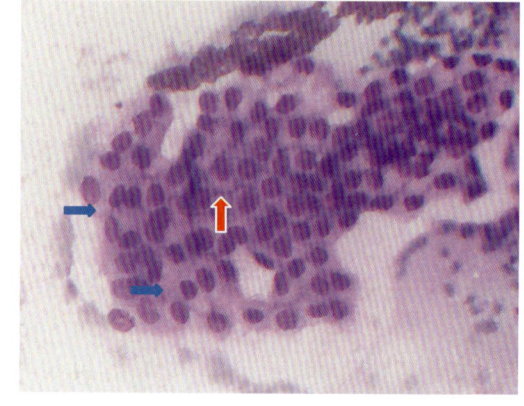

图 8-17 胃上皮（2）。小片细胞呈蜂窝状排列，核小圆形，细胞质黏液样，淡粉色水样透亮（→），细胞间界线明显（↑）

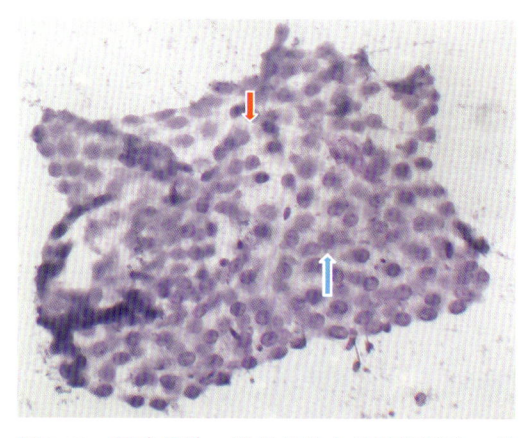

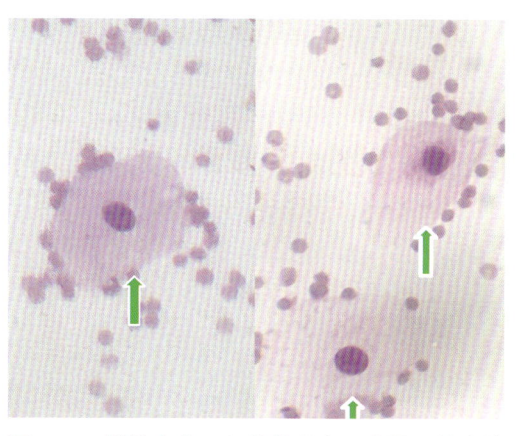

第 8 章　胰腺 EUS-FNA 的快速现场评估　　243

图 8-18　间皮细胞。通常呈较大的组织断片，单层平铺排列。细胞间的连接有缝隙（↓），若即若离。细胞质丰富，核圆形或卵圆形，染色质细，可见小核仁（↑）

图 8-19　鳞状上皮。细胞体积大，扁平，单个散在分布（↑），细胞质丰富，核居中，圆形

胰腺组织由实质成分和间质成分共同组成（图 8-20），实质成分包括大量腺泡细胞、导管上皮和胰岛细胞，间质成分主要为具有支持营养作用的纤维细胞、血管、神经纤维、脂肪等。

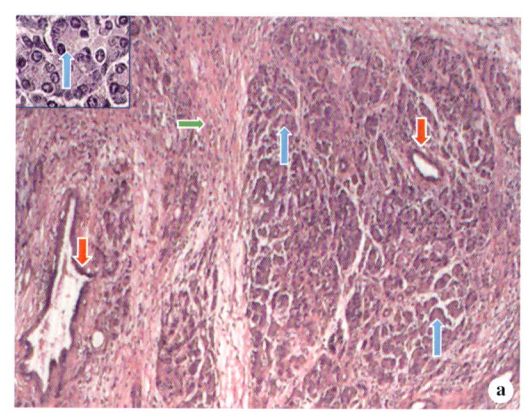

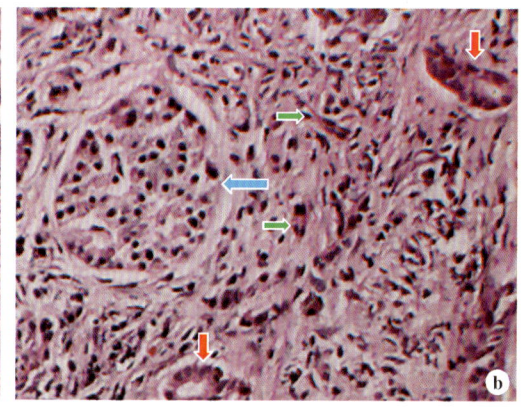

图 8-20　胰腺组织切片（HE 染色）。胰腺组织主要由腺泡（↑）、导管（↓）和间质纤维组织（→）组成，左上角的高倍放大图可见腺泡排列成团，核位于周边，细胞质位于中央（a）。腺泡间可见胰岛（←），以胰体尾部多见（b）

胰腺 ROSE 涂片中，腺泡细胞呈花环状或葡萄串样排列，胞核小圆形，与背景红细胞大小相似或略大，位于腺泡周边，细胞质位于腺泡中央，中间无管腔。细胞质丰富、嗜碱性（图 8-21～图 8-24）。有时候涂片内腺泡丰富，可黏附于纤维血管断片上（图 8-25，图 8-26）。胰岛组织在胰头分布较少，胰体部次之，胰尾部最多，尤其是慢性炎症导致胰腺腺泡萎缩时，可出现胰岛相对集中的现象，因此胰体尾部穿刺时可见。胰岛细胞与腺泡细胞形态相似，在 ROSE 涂片中不易鉴别。涂片中可见较大的细胞团片，胰岛细胞在团片中呈梁索状排列，梁索间有血窦样裂隙。细胞质丰富、疏松淡染，核小圆形，居中，核仁不明显（图 8-27，

图 8-28)。胰腺导管上皮立方形或矮柱状，立方上皮核居中，细胞质均匀致密，非黏液性，单层平铺排列成规则的蜂窝状；柱状上皮可呈栅栏样排列，胞核位于基底，细胞质位于顶端（有极性）（图 8-29～图 8-32)。在慢性炎症、结石、支架等因素刺激下，上皮细胞可发生反应性改变，出现核增大（一般不超过2倍）、核仁明显、结构紊乱等轻度异型的表现（图 8-33，图 8-34)，应密切结合病史，避免过度诊断。

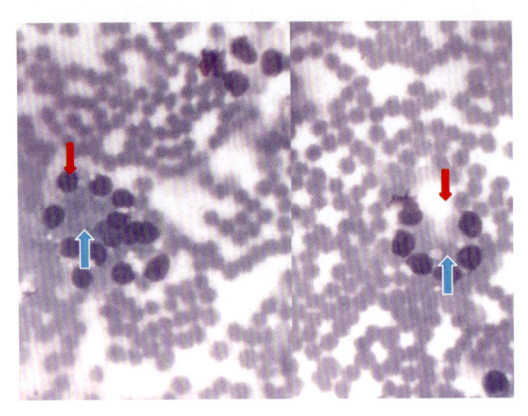

图 8-21 胰腺腺泡细胞（1）。细胞大小一致，呈花环样排列，中央无管腔，核位于腺泡周边（↓），核仁不明显，细胞质丰富嗜碱性（偏紫蓝色）（↑）

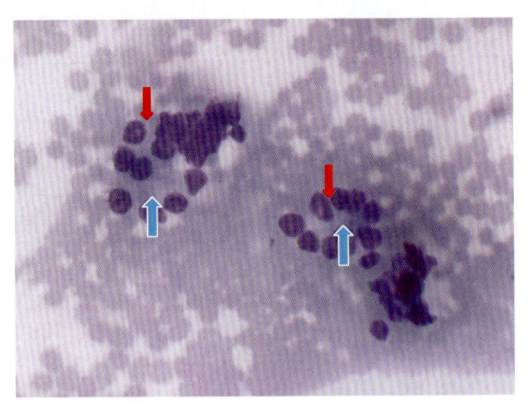

图 8-22 胰腺腺泡细胞（2）。细胞大小一致，呈花环样排列，核位于腺泡周边（↓），与红细胞大小相似，细胞质丰富嗜碱性（↑）

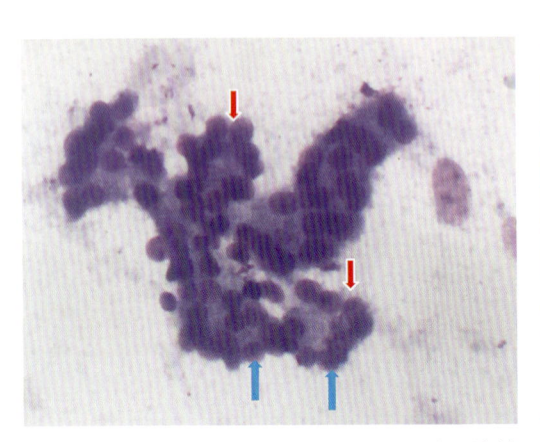

图 8-23 胰腺腺泡细胞（3）。葡萄串样细胞簇由多个胰腺腺泡组成（↓），细胞大小一致，核位于腺泡周边（↑），核仁不明显，细胞质丰富嗜碱性。

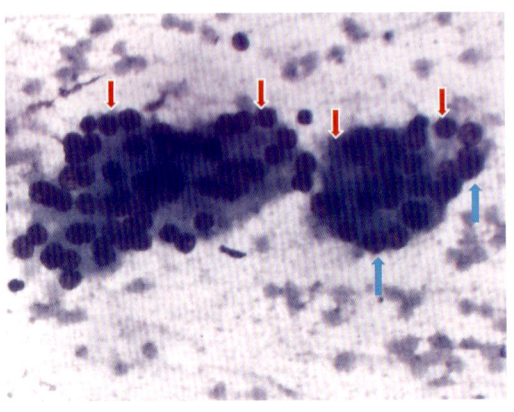

图 8-24 胰腺腺泡细胞（4）。细胞呈花团样排列，其中可见多个胰腺腺泡（↓），细胞大小一致，核位于腺泡周边（↑），核仁不明显，细胞质丰富嗜碱性

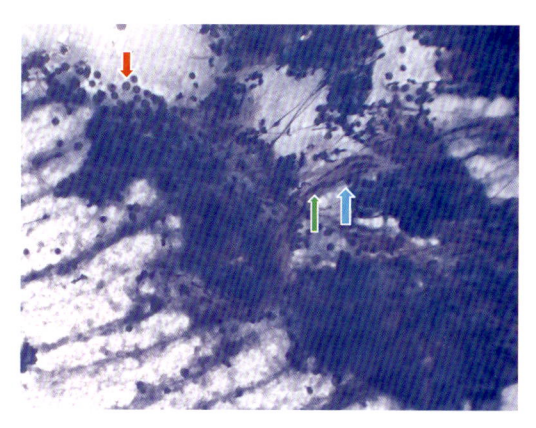

第 8 章 胰腺 EUS-FNA 的快速现场评估

图 8-25　胰腺腺泡细胞（5）。腺泡丰富（↓），黏附于纤维血管断片上。粉色条索状物为小血管（↑），其间有梭形的平滑肌细胞沿血管走行，平行排列，核细长杆状（↑）

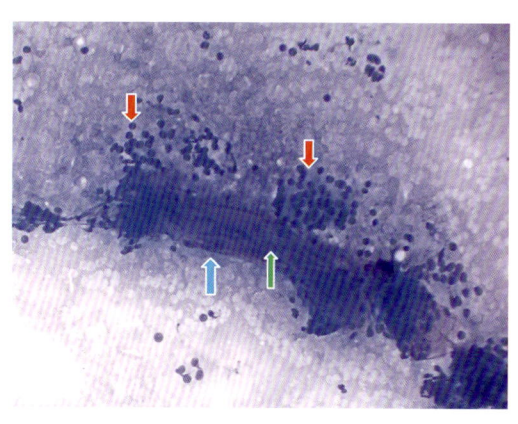

图 8-26　胰腺腺泡细胞（6）。腺泡呈葡萄串样排列（↓），黏附于粉色条索状的小血管上（↑），其间梭形的平滑肌细胞沿血管走行平行排列，核细长杆状（↑）

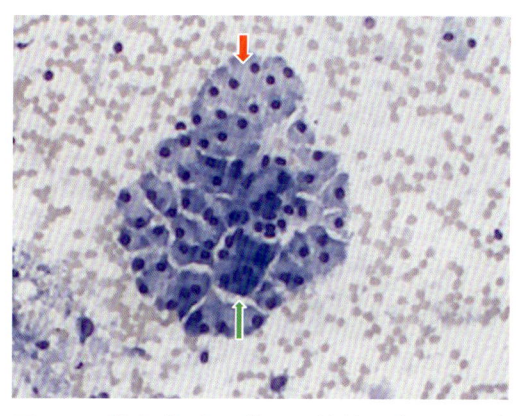

图 8-27　胰岛（1）。单层平铺的细胞团，细胞间可见血窦样裂隙（↑），细胞质丰富、疏松，核小圆形，居中，无异型（↓）

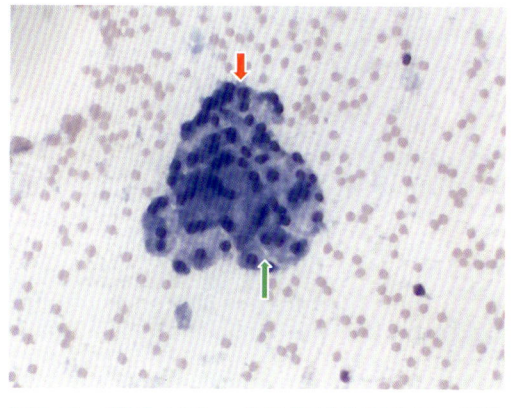

图 8-28　胰岛（2）。单层平铺的细胞团，细胞间可见血窦样裂隙（↑），细胞质丰富、疏松，核小圆形，居中，无异型（↓）

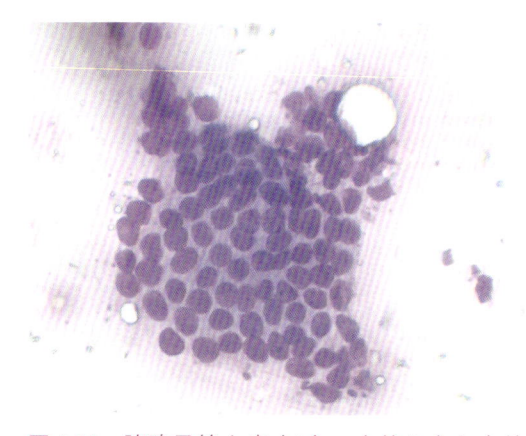

图 8-29　胰腺导管上皮（1）。小的立方上皮单层平铺、蜂窝状排列。细胞质非黏液性，核圆、形态一致，核膜光滑，染色质均匀，核仁不明显

图 8-30　胰腺导管上皮（2）。小片立方上皮单层平铺、蜂窝状排列。细胞质少，核圆形或卵圆形，形态一致，核膜光滑，染色质均匀，核仁不明显

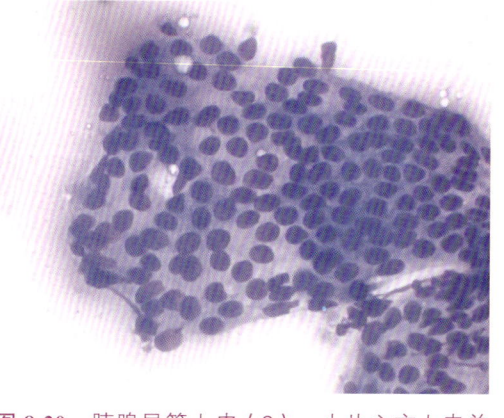

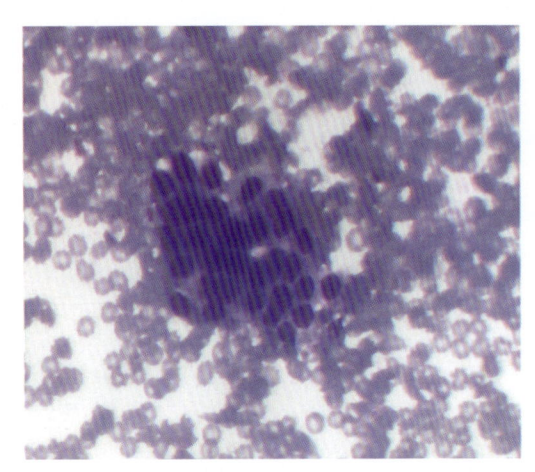

图 8-31　胰腺导管上皮（3）。小片立方上皮单层平铺、蜂窝状排列。核圆、形态一致，染色质均匀致密，核仁不明显

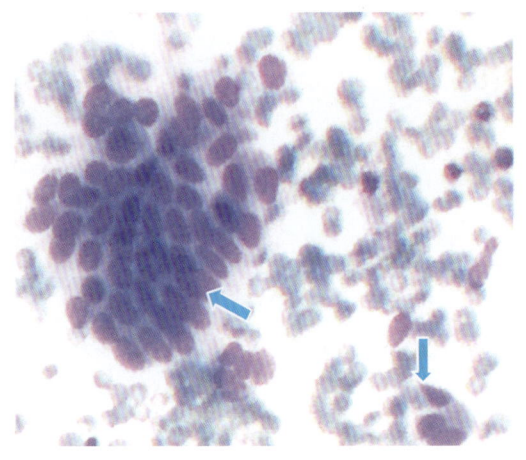

图 8-32　胰腺导管上皮（4）。小片立方上皮单层平铺、蜂窝状排列，团片边缘及散落的柱状上皮呈有极性的栅栏样排列（↓），核位于基底

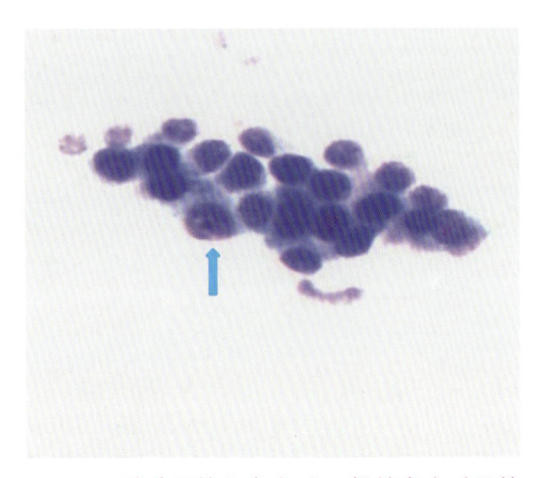

图 8-33　胰腺导管上皮（5）。慢性炎症时导管上皮可出现反应性改变，核增大、染色质空泡状，可见小核仁（↑）

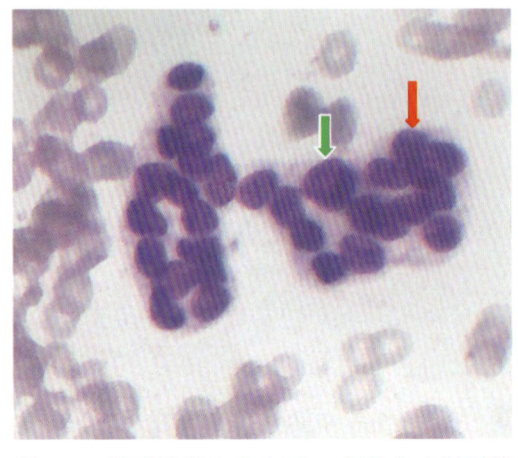

图 8-34　胰腺导管上皮（6）。慢性炎症时导管上皮可出现反应性改变，核增大（↓）、失去正常的蜂窝状单层平铺结构（↓），但没有明显的核异型

在慢性胰腺炎和胰腺导管腺癌组织中都常见明显的间质纤维组织增生及神经纤维增生的现象，ROSE涂片中也可见到这两类细胞。纤维组织由成团的梭形细胞组成，排列杂乱（图8-35）。细胞质粉红色，排列密集时细胞界线不清；幼稚的纤维母细胞核较胖，卵圆形，淡染，可见小核仁；成熟的纤维细胞核细长，染色致密（图8-36）。神经纤维呈宽窄一致的束状排列，核细长，波浪状，平行排列（图8-37）。间质的小血管增生时，涂片中可见条索状的小血管，粉红色分支的管状结构，管壁可见沿长轴走行平行排列的平滑肌细胞，胞核细长杆状（图8-25，图8-26）。胰腺间质也可见成团脂肪细胞（图8-38），体积大、圆形，轮廓清楚，细胞质丰富空泡状，核扁平，位于细胞边缘。胰腺炎症时脂肪细胞可发生坏死（图8-39，图8-40）。坏死的脂肪细胞轮廓模糊，细胞质充满嗜碱性（紫蓝色）油脂样泡沫。其间常见吞噬脂质的巨噬细胞，细胞质丰富泡沫样，核居中或偏位，卵圆形或肾形，此时

第 8 章 胰腺 EUS-FNA 的快速现场评估

可称为"泡沫细胞"。

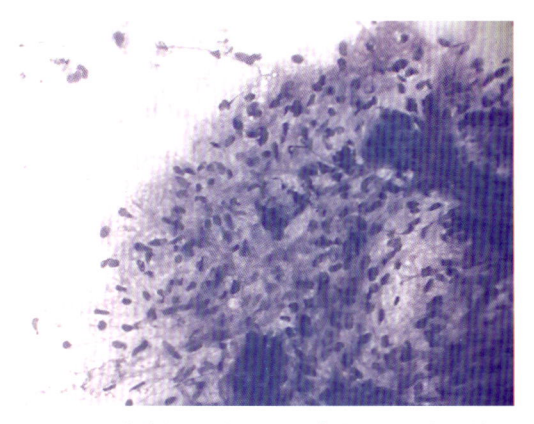

图 8-35 胰腺间质的纤维细胞（1）。成团的纤维组织由梭形细胞组成，排列杂乱，核卵圆形或梭形，细胞质粉红色，界线不清

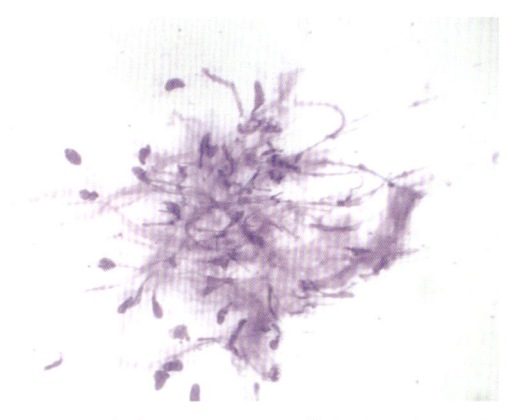

图 8-36 胰腺间质的纤维细胞（2）。成团的梭形细胞排列杂乱，核卵圆形或梭形，细胞质粉红色，细胞细长

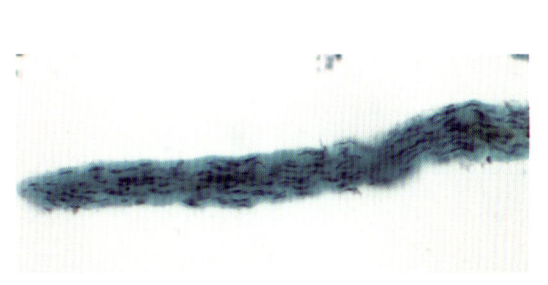

图 8-37 神经纤维（巴氏染色）。神经纤维细胞呈束状排列，核细长波浪状，平行排列

图 8-38 脂肪细胞。脂肪细胞成团分布，体积大，圆形，细胞质丰富空泡状，核位于细胞边缘

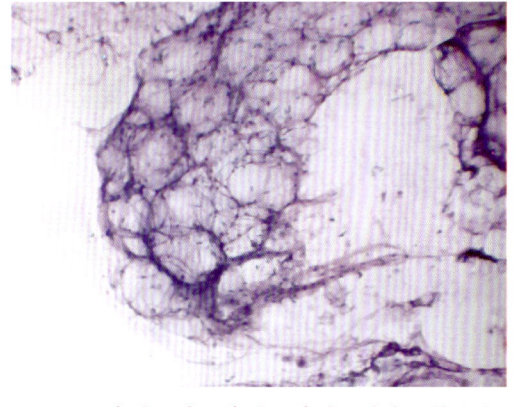

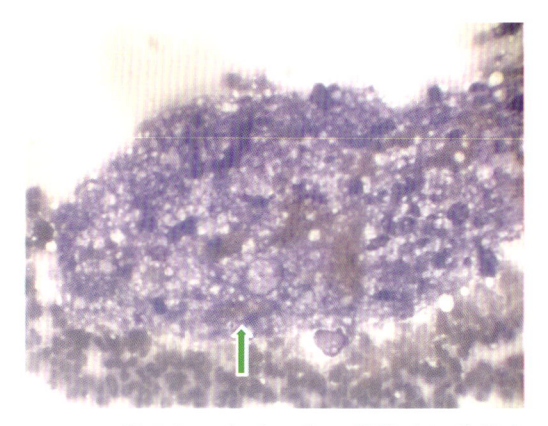

图 8-39 脂肪坏死（1）。坏死的脂肪细胞轮廓模糊（↑），细胞质充满紫蓝色油脂样泡沫

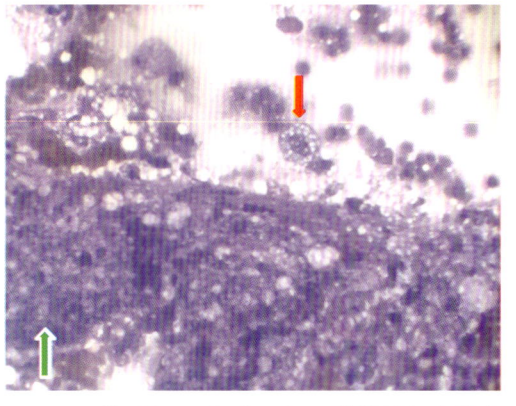

图 8-40 脂肪坏死（2）。坏死的脂肪细胞轮廓模糊（↑），细胞质充满油脂样泡沫。其间常见吞噬脂质的巨噬细胞（泡沫细胞）（↓），细胞质丰富泡沫样，核居中或偏位，卵圆形或肾形

常见的胰腺良性病变包括急性胰腺炎、慢性胰腺炎、自身免疫性胰腺炎、胰腺假性囊肿、胰腺（或腹腔淋巴结）结核等，这些病变的涂片中可见到上述不同种类的良性细胞。

1. **急性胰腺炎**　涂片中可见大量中性粒细胞，中性粒细胞及胰腺组织细胞均可发生变性坏死，表现为细胞轮廓模糊，胞核碎裂（紫蓝色碎片）、核溶解（胞核消失，仅余模糊细胞轮廓影）等（图8-41，图8-42）。也可出现坏死的脂肪细胞和泡沫细胞、增生的纤维母细胞和毛细血管。

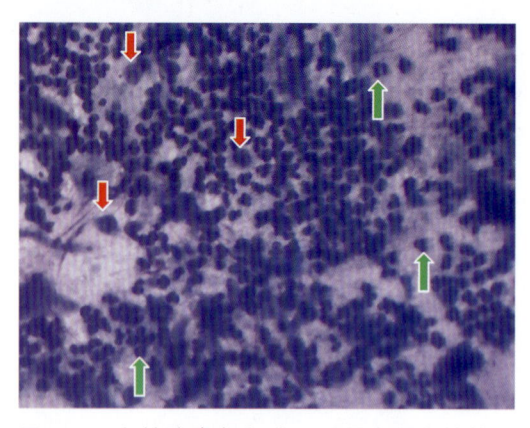

图 8-41　急性胰腺炎（1）。可见大量中性粒细胞（↑）及散在巨噬细胞（↓）

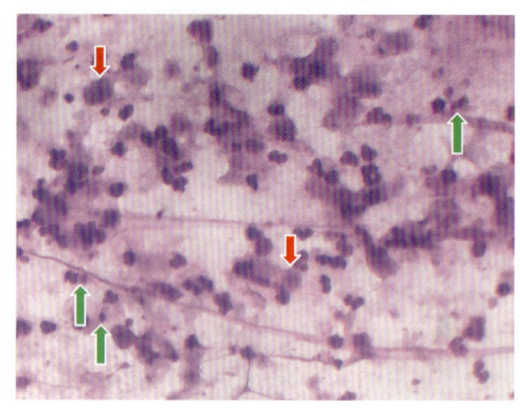

图 8-42　急性胰腺炎（2）。可见大量中性粒细胞及坏死物，中性粒细胞可发生坏死，出现核碎裂（↑）或核溶解（↓）

2. **慢性胰腺炎**　涂片内细胞成分复杂，可见导管、腺泡、胰岛细胞、杂乱的纤维组织断片、坏死脂肪、钙化等。导管上皮可出现反应性改变或失去正常的蜂窝状结构，但没有明显的核异型（图8-33，图8-34）。当涂片中细胞成分复杂，导管上皮异型性较轻时，应避免过度诊断。

3. **自身免疫性胰腺炎（AIP）**　通常涂片内上皮细胞少，间质纤维组织断片丰富，常混杂炎细胞。单纯靠细胞学无法确诊AIP，如果有组织条可做免疫组化标记IgG4明确诊断。

4. **假性囊肿**　涂片内细胞丰富，颜色多彩，混杂各种炎细胞、红细胞碎片、胆色素（亮黄色）、结晶或钙化（紫蓝色）、吞噬含铁血黄素（棕褐色）的巨噬细胞等（图8-43，图8-44）。

5. **结核**　单纯的胰腺结核罕见，临床更常见的是腹腔淋巴结结核的EUS-FNA涂片。结核为肉芽肿性炎，典型的病变为干酪样坏死及上皮样细胞，这两种病变是诊断结核的形态学依据。干酪样坏死与肿瘤性坏死不同，肿瘤性坏死通常为凝固性坏死，表现为核浓缩、核碎裂、核溶解，但细胞轮廓尚存。干酪样坏死更彻底，为成片红染无结构的物质。上皮样细胞成片出现时常细胞界线不清，呈"合体"样，胞核细长，两端钝圆、中央凹陷，似黄瓜样或鞋底样，染色质细，可见小核仁；单个出现时细胞质常常脱失（图8-45，图8-46）。涂片背景中也可出现淋巴细胞、中性粒细胞、巨噬细胞及朗汉斯巨细胞。

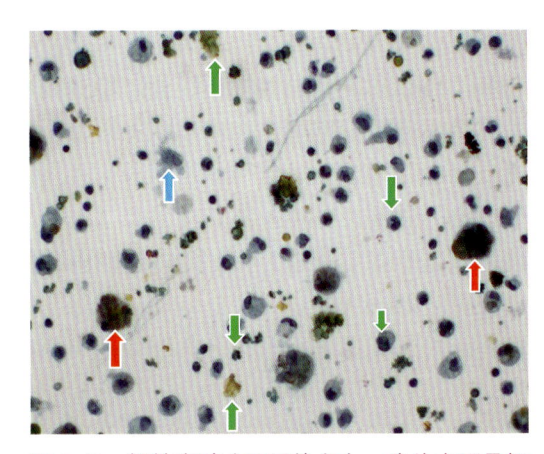

图 8-43 假性囊肿（巴氏染色）。涂片内可见坏死物（↑）、黄色的胆色素结晶（↑），大量吞噬含铁血黄素或胆色素的巨噬细胞（↑）、散在中性粒细胞和巨噬细胞（↓）

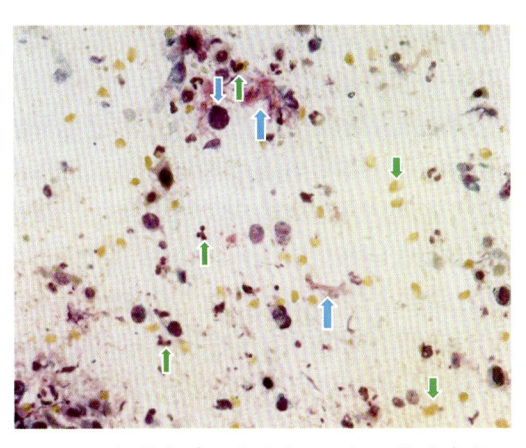

图 8-44 假性囊肿。涂片内可见坏死物（↑）、中性粒细胞（↑）、胆色素（↓）也可见吞噬含铁血黄素或胆色素的巨噬细胞（↓）

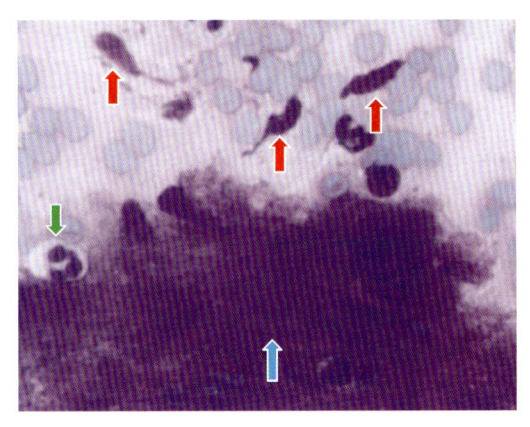

图 8-45 结核（1）。涂片内可见红染无结构的干酪样坏死物（↑），散在上皮样细胞（↑），少量中性粒细胞（↓）。上皮样细胞细胞质易脱失，核细长，黄瓜样或鞋底样

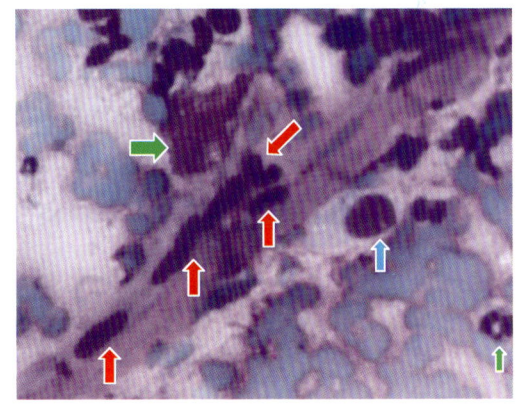

图 8-46 结核（2）。涂片内可见红染无结构的干酪样坏死物（→）、上皮样细胞（↑），巨噬细胞（↑），中性粒细胞（↑）。上皮样细胞细胞质丰富，界线不清，合体样，核细长，黄瓜样或鞋底样

除了典型的假性囊肿和结核外，胰腺细胞学通常不能依据上述特征直接诊断某种具体的良性病变，例如涂片中看到大量中性粒细胞和坏死物，不能直接诊断急性胰腺炎，还应该仔细浏览全片，查找异型细胞，因为胰腺癌合并组织坏死或炎症时也会有大量中性粒细胞和坏死。细胞学报告"未找到恶性细胞"时并非都是良性病变，也可能有恶性的病灶未被准确穿刺到，应密切结合临床和影像学结果综合判断。

第三节　胰腺 ROSE 涂片中的导管腺癌细胞

在胰腺的恶性肿瘤中，85%～90%都是胰腺导管腺癌及其亚型。判定导管腺癌的依据主要是组织结构的异型性和细胞的异型性。导管腺癌的组织结构的异型性表现为：与正常的蜂窝状排列的导管上皮相比，肿瘤细胞的排列拥挤、杂乱、重叠，失去正常的极向，

或者黏附性差，单个或小团散落（图8-47～图8-51）。细胞的异型性表现为：核增大（超过背景中红细胞的2倍），核大小不等（大小相差4倍以上），核膜（核轮廓）不规则、不圆整，核深染或空泡化，双核或多核，核仁大而明显或数量增多，出现病理性核分裂象等（图8-52～图8-57）。有时候背景信息也有一定的提示意义，比如背景出现凝固性坏死往往提示存在恶性肿瘤，需仔细阅片，寻找形态结构尚存的异型细胞（图8-58～图8-61）。以上异型性的特征并不会全部出现在所有的涂片中。如果涂片中只有1～2条异型性特征时，细胞学诊断恶性的把握不大，常常报告"异型"，对应的组织学诊断大部分是高分化导管腺癌，也有少数的急、慢性胰腺炎、自身免疫性胰腺炎和炎性假瘤等，上皮细胞在炎症刺激下出现一些反应性改变，与上述的特征部分重叠。上述异型性特征在涂片中出现得越多，我们诊断恶性的把握就越大，细胞学可以报告"可疑恶性"甚至"恶性"（图8-62～图8-81）。

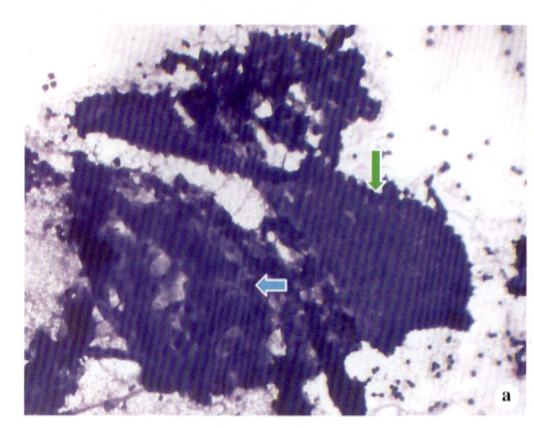

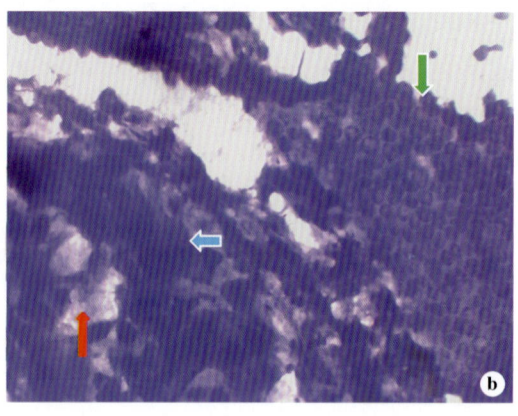

图8-47 组织结构的异型性（1）。低倍镜下见中间一片上皮细胞排列尚整齐（↓），上下两团细胞排列更杂乱（←）（a）。高倍镜可见部分细胞呈较规则的蜂窝状排列，但核增大、排列较拥挤，几乎没有细胞质的空间，组织结构具有轻度异型性（↓）；部分细胞排列明显拥挤、堆叠（←），疏密不等（↑），组织结构具有明显的异型性（b）

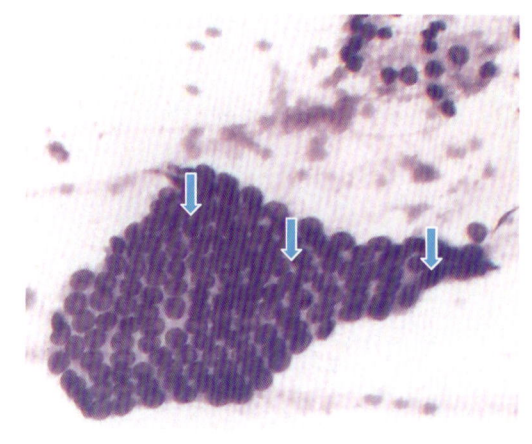

图8-48 组织结构的异型性（2）。细胞排列尚整齐，可见较规则的蜂窝状排列，但核增大、排列较拥挤（↓），几乎没有细胞质的空间，组织结构具有轻度异型性

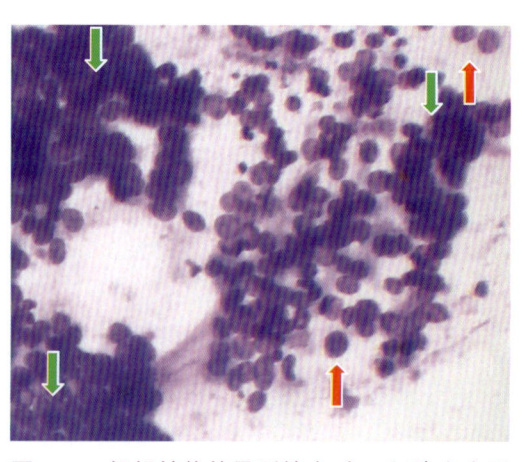

图8-49 组织结构的异型性（3）。细胞大小形态相似，但排列明显拥挤、堆叠（↓），失去蜂窝状特征，部分细胞黏附性差，排列松散甚至单个掉落（↑），组织结构具有明显的异型性

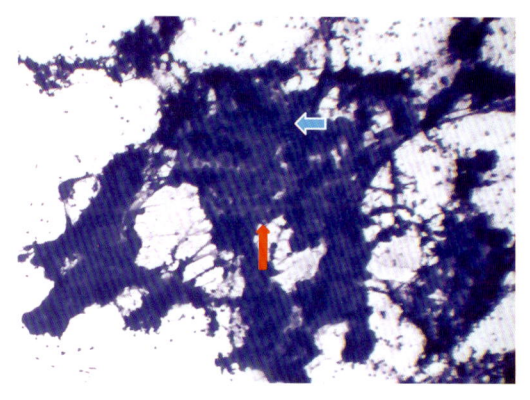

第 8 章　胰腺 EUS-FNA 的快速现场评估

图 8-50　组织结构的异型性（4）。图中成片细胞排列明显拥挤、堆叠（←），疏密不等（↑），组织结构具有显著异型性

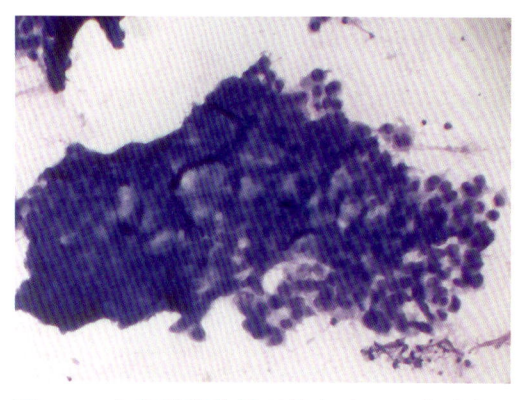

图 8-51　组织结构的异型性（5）。图中成片细胞排列拥挤、疏密不等，部分堆叠，呈东倒西歪的蜂窝状，显示出组织结构的异型性

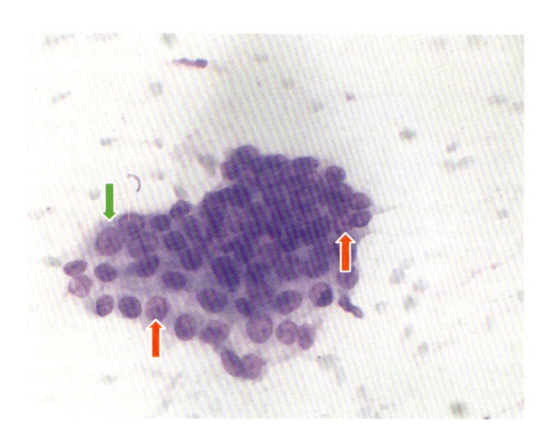

图 8-52　细胞的异型性（1）。细胞呈蜂窝状排列，部分细胞核稍增大（↓），核空化，核仁明显（↑），有轻度的细胞异型性

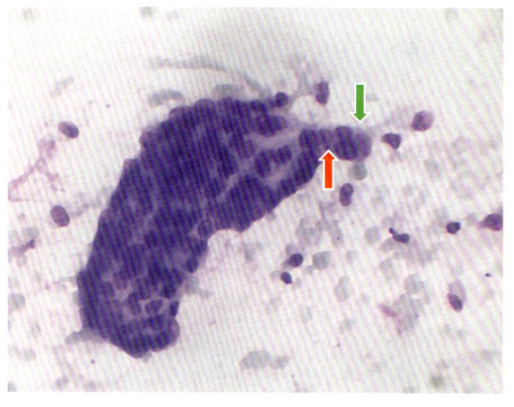

图 8-53　细胞的异型性（2）。细胞呈蜂窝状排列，部分细胞核稍增大（↓），部分胞核空化，可见小核仁（↑），有轻度的细胞异型性

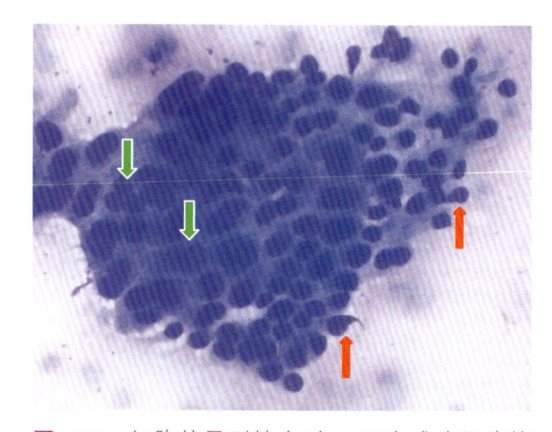

图 8-54　细胞的异型性（3）。图中成片细胞核增大（超过背景红细胞的 2 倍）、大小不等（大小相差 4 倍以上）（↓），核膜不规则、不圆整（↑），细胞有异型性

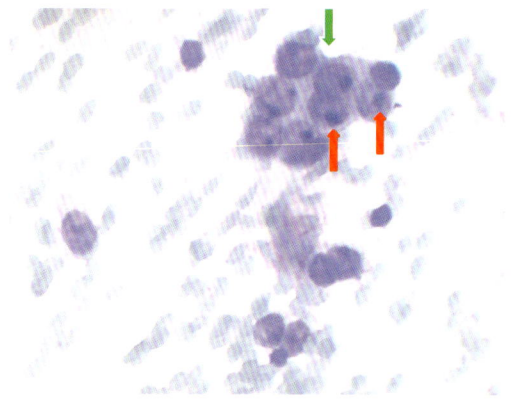

图 8-55　细胞的异型性（4）。图中成片及散在的肿瘤细胞核增大（超过背景红细胞的 2 倍）、空泡化（↓），可见大而明显的核仁（↑），细胞有异型性

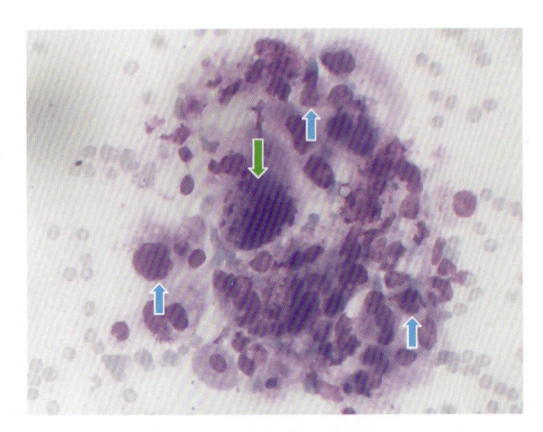

图 8-56 细胞的异型性（5）。细胞形状不规则，核增大，大小差异明显，核膜不光滑，细胞不圆整（↑），中央可见一个病理性核分裂象（↓）。细胞异型性明显

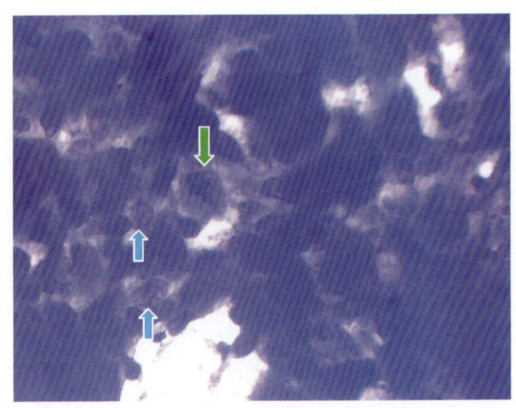

图 8-57 细胞的异型性（6）。细胞大小不等，核增大，形态不规则，核深染或空泡化，核仁大而明显（↑），中央可见一个病理性核分裂象（↓）。细胞异型性明显

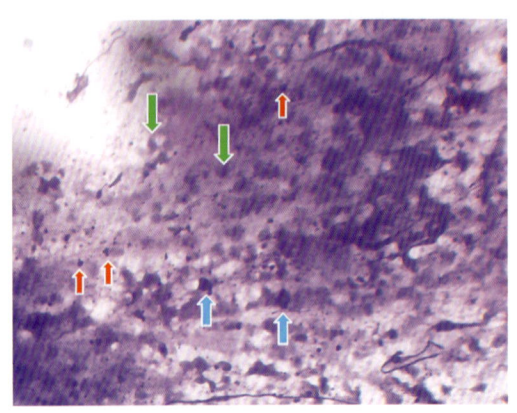

图 8-58 凝固性坏死（1）。坏死的细胞表现为核固缩（↑）、核碎裂（↑）、核溶解（↓），仅余细胞轮廓影，或成片红染无定形物

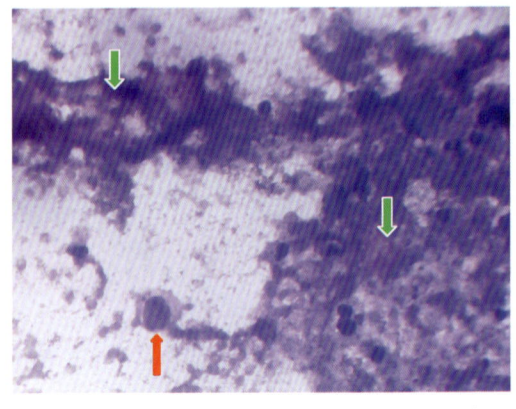

图 8-59 凝固性坏死（2）。坏死的背景（↓）中可找到散在癌细胞，核大，核浆比增加（↑）

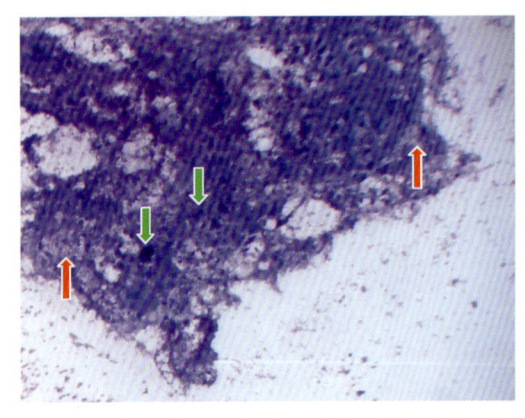

图 8-60 凝固性坏死（3）。涂片中可见成片红染无定形的坏死物（↑），其中散在较多核大深染的异型细胞（↓），此时应在高倍镜下仔细观察

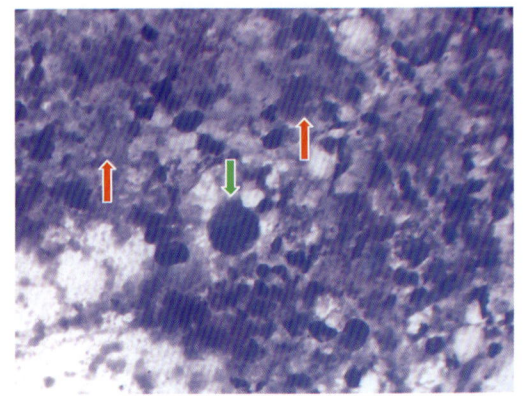

图 8-61 凝固性坏死（4）。高倍镜下，坏死的背景（↑）中可找到散在癌细胞，双核，核深染，核膜不光滑（↓）

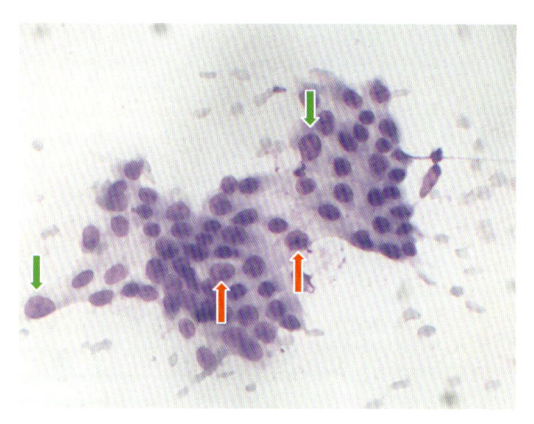

第 8 章 胰腺 EUS-FNA 的快速现场评估

图 8-62 导管腺癌（1）。蜂窝状排列稍显疏密不等，部分细胞核稍增大（↓），核空化，核仁明显（↑）。异型性小，分化好

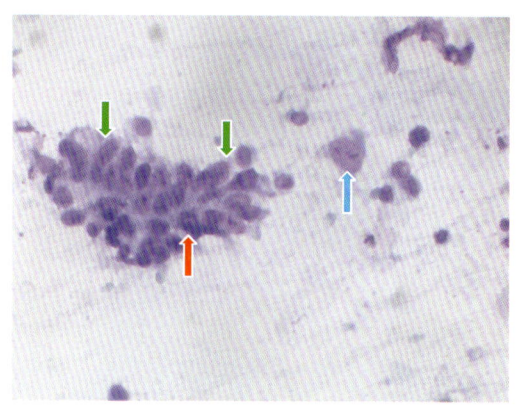

图 8-63 导管腺癌（2）。稍显拥挤的蜂窝状排列，细胞核稍增大、拉长（↓），核空化，核仁明显（↑），可见单个散落的肿瘤细胞（↑）。异型性小，分化较好

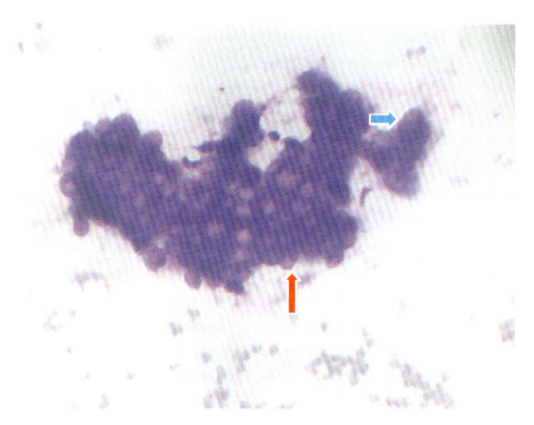

图 8-64 导管腺癌（3）。明显拥挤的蜂窝状排列，细胞核稍增大、较圆整，大小较一致，核空化（↑），部分可见核仁（→）。异型性较小，分化较好

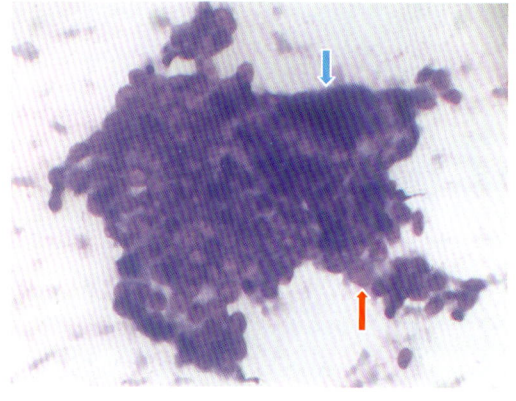

图 8-65 导管腺癌（4）。明显拥挤的蜂窝状排列。细胞核尚圆整，大小一致，核空化，核仁明显（↑），局部可见细胞堆叠（↓）。异型性较小，分化较好

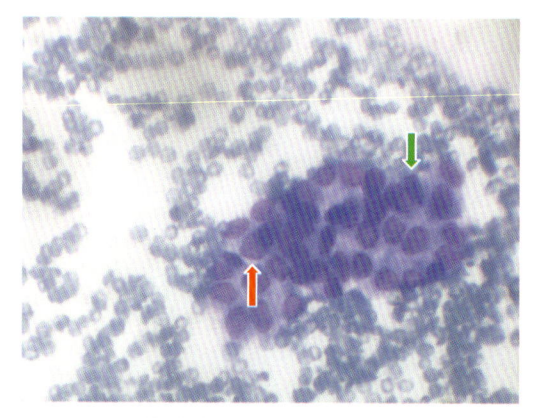

图 8-66 导管腺癌（5）。这一团细胞尚可见蜂窝状排列，核增大，大小稍不一致（↑），核膜欠光滑（↓），异型性较小，分化较好

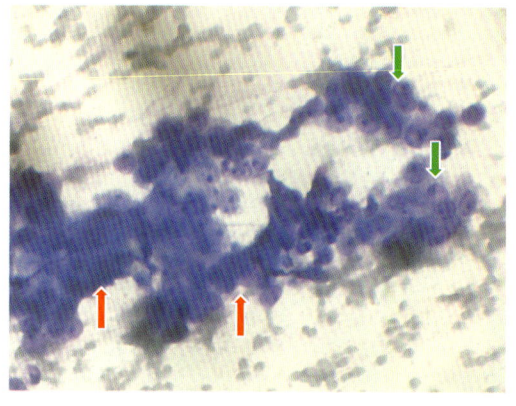

图 8-67 导管腺癌（6）。成团癌细胞排列拥挤重叠，具有组织结构的异型性（↑）。核增大，空化，核仁大而明显，具有显著的细胞异型性（↓）

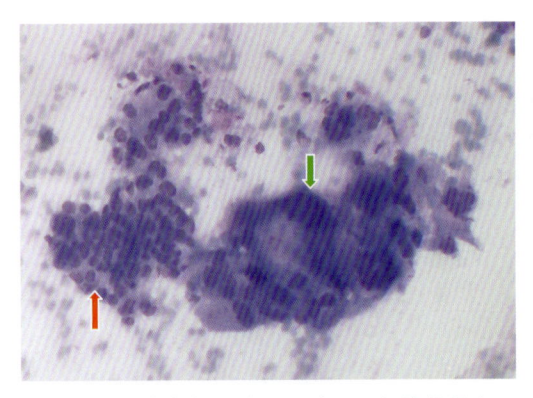

图 8-68 导管腺癌（7）。左边一团细胞体积小，核圆整，尚可见蜂窝状排列，异型性小（↑）。右边一团细胞明显排列杂乱，核大，形状不规则（↓），异型性明显

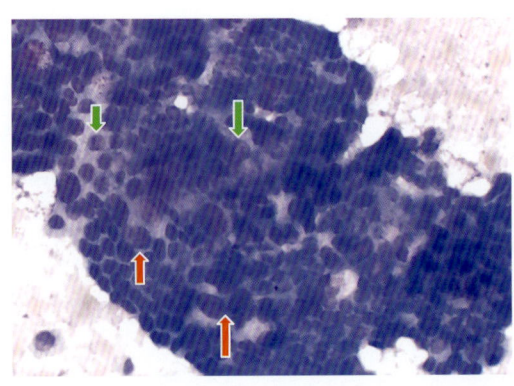

图 8-69 导管腺癌（8）。成片细胞尚可见蜂窝状排列，但核增大，明显大小不等（↑），有的可见明显核仁（↓），异型较明显

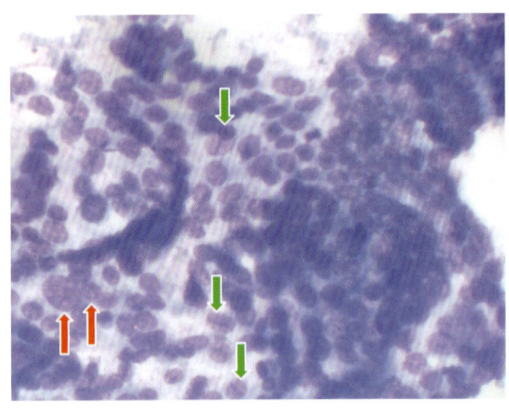

图 8-70 导管腺癌（9）。癌细胞排列疏密不等，似东倒西歪的蜂窝，核增大，大小相差4倍以上（↑），核空化，核膜不光滑，可见核膜扭曲皱褶形成的核沟（↓）

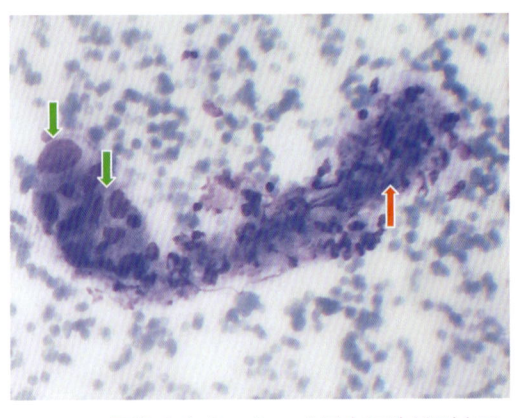

图 8-71 导管腺癌（10）。成团癌细胞排列杂乱，核增大，大小不等，核膜不光滑（↓），细胞异型性明显，背景可见坏死（↑）

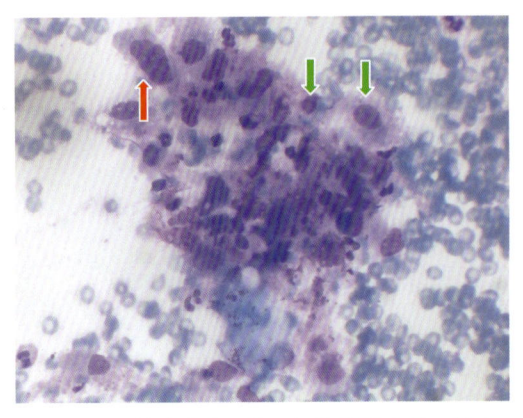

图 8-72 导管腺癌（11）。细胞排列杂乱，核大，大小差异4倍以上（↓），核膜不光滑、不圆整（↑），细胞异型明显

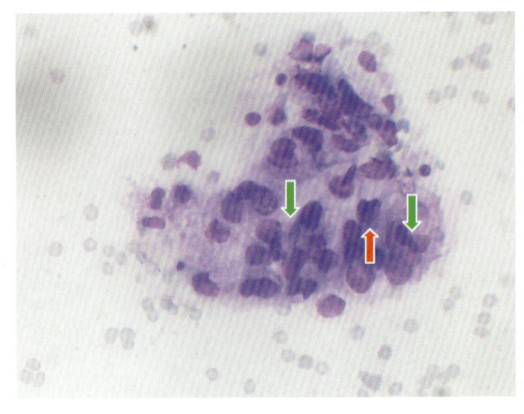

图 8-73 导管腺癌（12）。细胞排列杂乱、拥挤、重叠（↓），核大，核膜不光滑、不圆整（↑），细胞异型明显

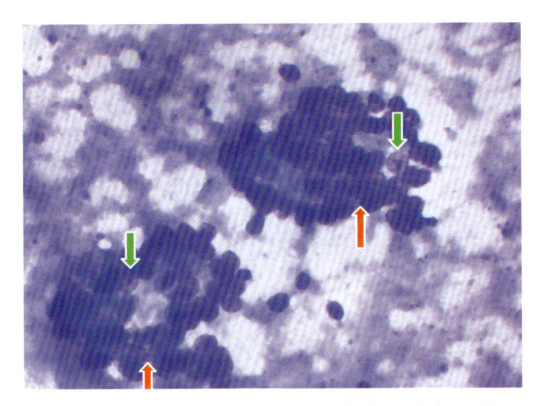

第 8 章 胰腺 EUS-FNA 的快速现场评估

图 8-74 导管腺癌（13）。细胞排列疏密不等，具有组织结构的异型性（↑）。细胞核稍大，尚圆整，大小较一致，部分细胞核仁明显（↓），细胞有轻度异型性

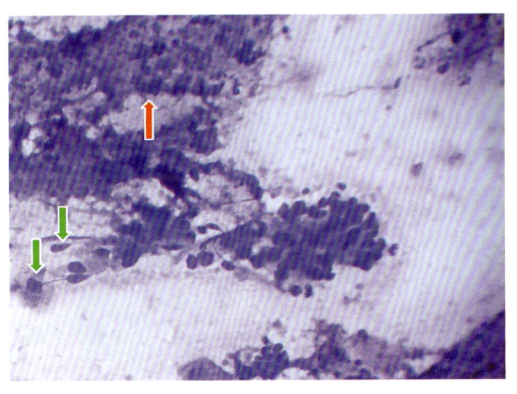

图 8-75 导管腺癌（14）。成团癌细胞排列杂乱拥挤重叠，核增大，核膜不光滑、不圆整（↓），轻度异型，背景可见坏死（↑）

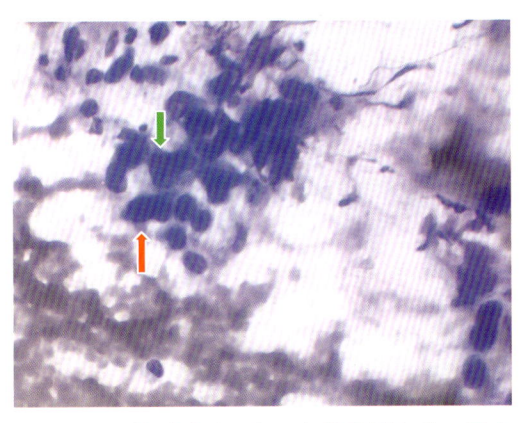

图 8-76 导管腺癌（15）。细胞排列杂乱，具有组织结构的异型性（↑）。细胞核大，大小不等，核仁明显（↓），细胞异型性大

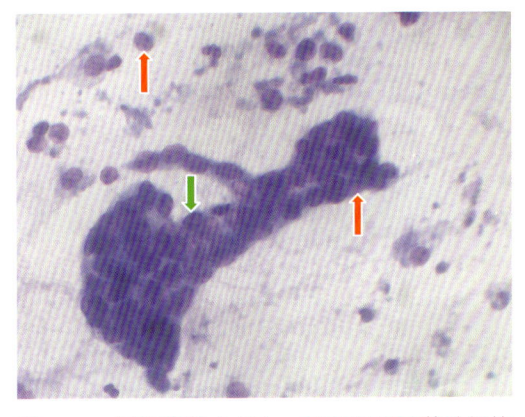

图 8-77 导管腺癌（16）。可见轮廓圆整的拥挤的细胞团及单个散落的肿瘤细胞，具有组织结构的异型性（↑）。细胞核大，核仁明显（↓），细胞异型性大

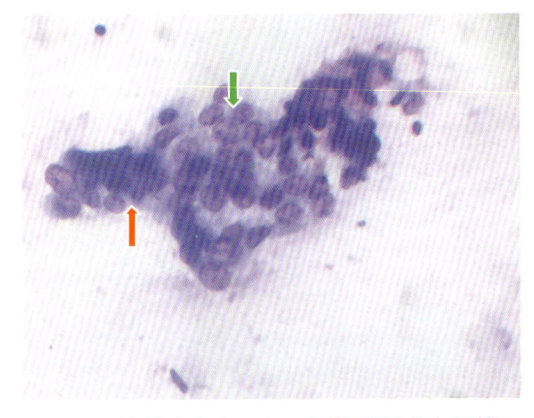

图 8-78 导管腺癌（17）。细胞排列疏密不等，具有组织结构的异型性（↑）。细胞核大，空化，大小不等，部分细胞核仁明显（↓），具有细胞异型性

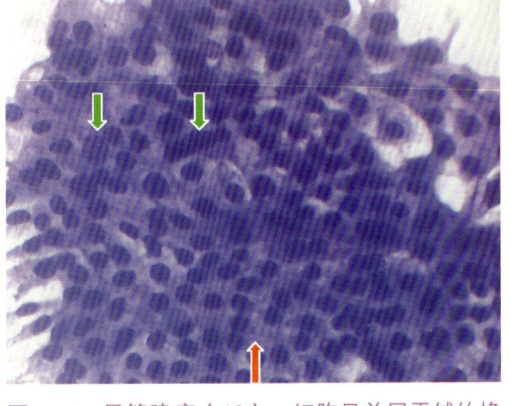

图 8-79 导管腺癌（18）。细胞呈单层平铺的蜂窝状排列，组织结构的异型性小（↑）。细胞核大，深染，大小不等（↓），具有细胞异型性

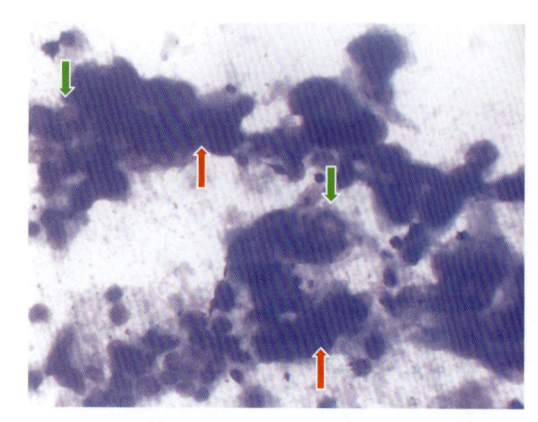

图 8-80　导管腺癌（19）。细胞排列拥挤杂乱、重叠（↑）。细胞核大，大小差异4倍以上，核空化，核仁明显（↓），异型性明显，分化差

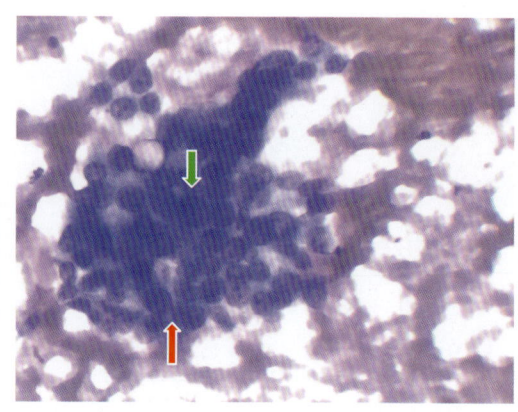

图 8-81　导管腺癌（20）。细胞呈东倒西歪的蜂窝状排列（↑）。细胞核大，大小不等，核仁明显（↓），异型性较大

依据最新的WHO消化系统肿瘤分类（2019版），除了典型的导管腺癌，胰腺导管腺癌的亚型还包括腺鳞癌、胶样癌、黏附性差的癌及印戒细胞癌（图8-82）、浸润性微乳头状癌、髓样癌、肝样癌、具有横纹肌样特征的大细胞癌、未分化癌、伴破骨样巨细胞的未分化癌（图8-83）等。其中腺鳞癌较为常见。腺鳞癌的涂片内既有鳞状细胞癌的成分，又有腺癌成分（图8-84）。鳞癌细胞的排列常呈层叠状，细胞团边缘不整齐，腺癌细胞的排列常呈蜂窝状或乳头状，细胞团边缘较圆整；鳞癌细胞的细胞质更丰富致密，腺癌细胞的细胞质疏松，可含黏液；鳞癌的细胞体积较腺癌更大，多角形，细胞边缘可有蜘蛛样的伪足或蝌蚪样的拖尾，相邻细胞之间可有缝隙连接，似鳞状上皮的细胞间桥，核大、深染，大小不等，异型性较腺癌更大（图8-85～图8-87）。由于穿刺取材的局限性，当涂片内仅见鳞癌细胞成分、未见腺癌成分时，不能轻易诊断鳞状细胞癌，因为胰腺原发的鳞状细胞癌罕见，更多的情况是腺鳞癌，穿刺仅取到了鳞癌的区域。

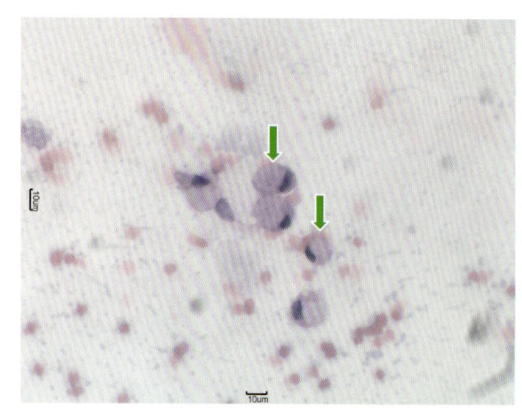

图 8-82　印戒细胞癌（HE染色）。细胞黏附性差，单个散在分布。圆形，细胞质丰富充满黏液，将细胞核挤至一侧呈"印戒"样（↓）

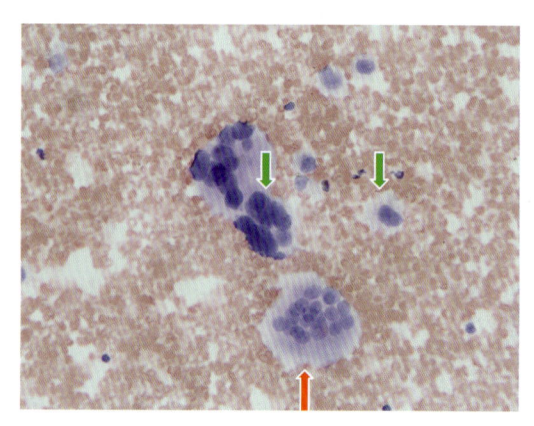

图 8-83　伴破骨样巨细胞的未分化癌（HE染色）。由显著异型的肿瘤细胞（↓）和破骨样巨细胞（↑）组成。后者体积大，细胞质丰富，可包含十几个甚至更多细胞核，核小，无异型

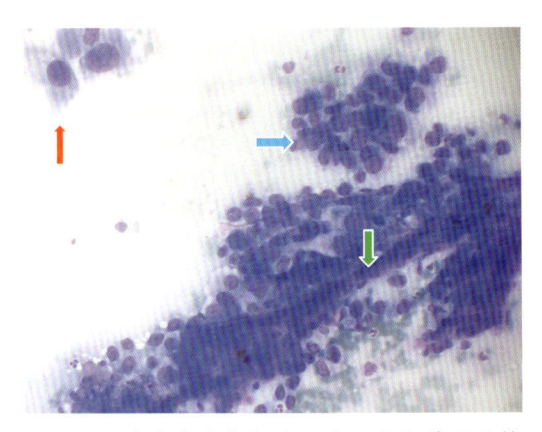

第 8 章 胰腺 EUS-FNA 的快速现场评估

图 8-84　胰腺腺鳞癌（1）。右下方细胞可见蜂窝样排列（→）和细胞黏附在纤维血管轴心（↓）上呈乳头样排列（腺癌的特征）。左上角细胞体积更大，多角形，细胞质丰富，有蜘蛛样伪足伸出（↑）（鳞癌的特征）

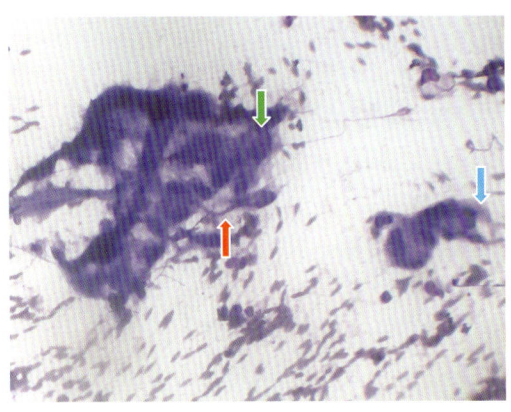

图 8-85　胰腺腺鳞癌（2）。这两团细胞体积更大，大小不等（↓），更加异型，细胞质有蝌蚪样拖尾（↑）或蜘蛛样伪足（↓），这是鳞癌细胞的特征

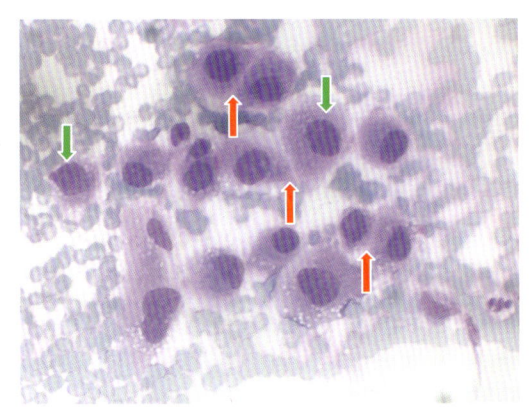

图 8-86　胰腺腺鳞癌（3）。细胞体积大，多角形，细胞质丰富，核更加异型（↓）。细胞间有明显的缝隙连接（↑），这是鳞癌的特征

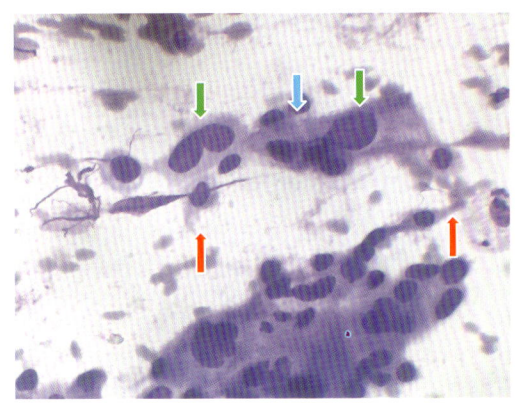

图 8-87　胰腺腺鳞癌（4）。细胞体积大，多角形，细胞质丰富，可见蜘蛛样伪足（↑），核更加异型（↓），细胞间有缝隙连接（↓），这是鳞癌的特征

第四节　胰腺 ROSE 涂片中的其他肿瘤细胞

胰腺细胞学分级诊断中的 4 级"肿瘤"指的是细胞学特征提示为某种特定的肿瘤或一组细胞学特征非常相似的肿瘤，难以明确区分良恶性，主要包含以下两组。

1. 一组形态温和、异型性不明显的实性肿瘤　主要包括胰腺神经内分泌肿瘤（P-NETs）和实性假乳头状瘤（SPN）。胰腺的神经内分泌来源的肿瘤中主要包括两大类：高分化的神经内分泌肿瘤（NET）和低分化的神经内分泌癌（NECs），其中 NETs 的组织学分级主要依据核分裂象计数或免疫组化 Ki-67 计数，分为 3 级，核分裂象计数 < 2 个 /10HPF 或 Ki-67 计数 < 2% 为 G1（低级别），核分裂象计数 2～20 个 /10HPF 或 Ki-67 计数 2%～20% 为 G2（中级别），核分裂象计数 > 20 个 /10HPF 或 Ki-67 计数 > 20% 为 G3（高级别）。

NECs均为高级别病变，根据细胞形态又分为大细胞NECs和小细胞NECs。细胞学涂片由于核分裂象计数困难，无法准确分级，细胞学的异型程度与组织学分级也并不完全一致，因此NETs的细胞学诊断不用明确分级，都可归入4级"肿瘤"，而典型的小细胞癌和大细胞癌可以归入6级"恶性"。实性假乳头状瘤为低度恶性肿瘤，好发于年轻女性，有一定的复发转移风险，特征性的病理变化是肿瘤细胞被纤细的纤维血管分隔包绕形成特征性的假乳头状结构。肿瘤细胞容易退变脱落，并容易发生出血坏死，形成囊性区，肿瘤细胞也可呈小梁状、腺泡状排列，在细胞形态上与神经内分泌肿瘤有很多相似之处。另外腺泡细胞癌理论上应该归入6级"恶性"，但此类肿瘤细胞也可呈梁状、腺泡状排列，细胞形态与前面两种肿瘤非常相似，实际工作中常因难以区分而被归入4级。

2. 一组产黏液性囊性肿瘤　包括导管内乳头状黏液性肿瘤（IPMN）和黏液性囊性肿瘤（MCN），这两种肿瘤在细胞学上无法区分，细胞学可以笼统地报告"产黏液性肿瘤"。这两种肿瘤的细胞都可合并上皮轻、中、重度异型增生或侵袭性癌，而且即使在同一个肿瘤的不同区域，也可能存在严重程度不同的病变。组织学报告的准确分级需要在手术后标本全面取材后，依据病变最严重的级别来确定，而由于穿刺取材的局限性，可能无法取到最严重的病变区域，因此细胞学的异型程度可能与组织学结果不符。细胞学涂片中如果看到细胞形态有异型性，可以在报告中给予提示；如果涂片中出现显著的异型、单个散落及凝固性坏死，往往提示合并侵袭性癌。

神经内分泌肿瘤的细胞学特征：细胞量丰富，形态单一，小至中等大小，松散成簇或花环状，或单个散在分布，细胞质红染颗粒状、核偏位，常见细胞质脱失形成的裸核。核稍大，大小一致，核圆整，异型不明显，有时可见双核细胞，核染色质呈粗细颗粒混杂的"椒盐样"，核仁不明显。Diff-Quik染色由于胞核结构显示欠清晰，"椒盐样"染色质的特征可能不明显。由于肿瘤血供丰富，涂片常见明显的血性背景（图8-88～图8-101）。有时肿瘤细胞也可有明显异型，出现细胞大小不等，核增大，出现核分裂象等，提示神经内分泌肿瘤的级别较高（图8-102，图8-103）。小细胞神经内分泌癌形态特殊，涂片中常见大量小圆形细胞，裸核，深染，染色质"椒盐样"，拥挤镶嵌排列或松散葡萄串样排列（图8-104，图8-105）。手工涂片常见核破坏、染色质外溢形成的紫蓝色"核丝"（图8-106，图8-107）。

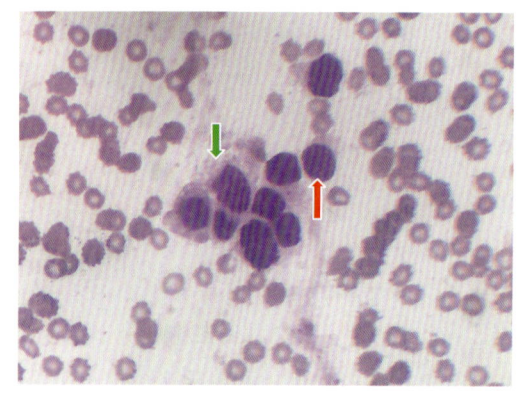

图8-88　神经内分泌肿瘤（1）。细胞小簇状或单个散在分布，细胞质红染颗粒状（↓），核稍大，大小一致，异型不明显（↑）

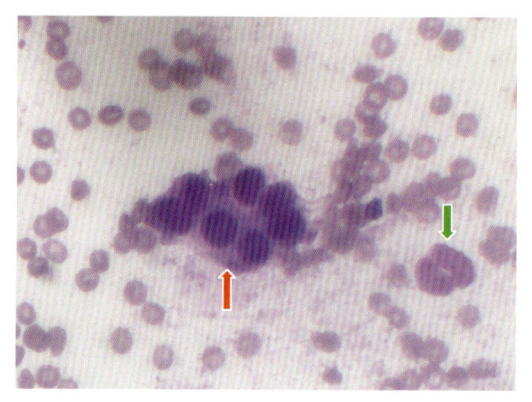

图8-89　神经内分泌肿瘤（2）。细胞花环样排列，细胞质红染颗粒状（↑），核大小一致，异型不明显，可见裸核细胞（↓）

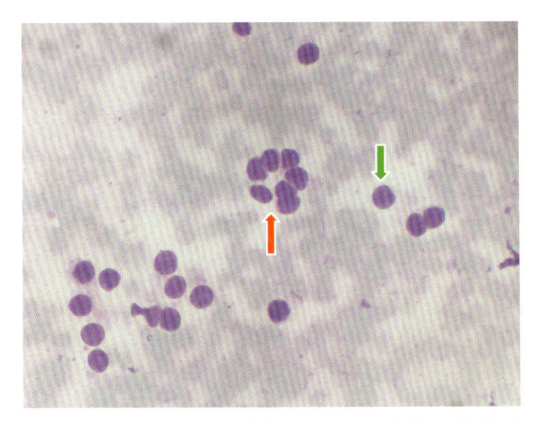

第 8 章　胰腺 EUS-FNA 的快速现场评估

图 8-90　神经内分泌肿瘤（3）。细胞花环状排列（↑）或单个散在分布（↓），细胞质红染颗粒状，易脱失形成裸核。核大小一致，异型不明显

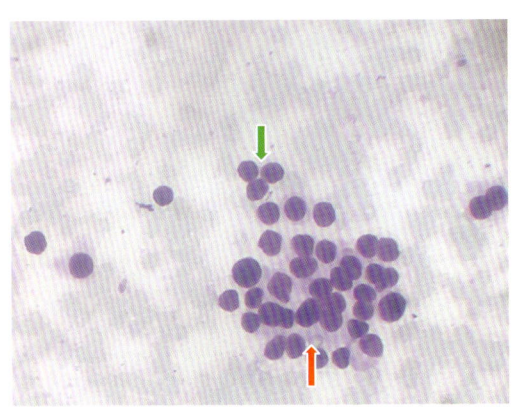

图 8-91　神经内分泌肿瘤（4）。细胞小片状或单个散在分布，细胞质红染颗粒状（↑），核稍大，大小一致，异型不明显（↓）

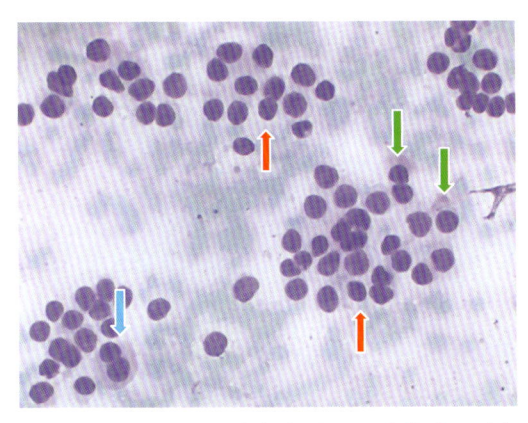

图 8-92　神经内分泌肿瘤（5）。细胞丰富，形态单一，松散成簇排列（↑），核偏位，稍大，圆整，大小一致，无明显核仁（↓），可见双核细胞（↓）

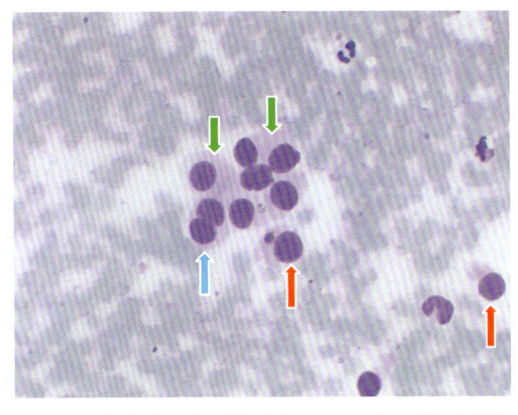

图 8-93　神经内分泌肿瘤（6）。细胞小片状排列，细胞质粉红色颗粒状（↓），核偏位，稍大，大小一致，形态规则，异型不明显（↑），可见双核细胞（↑）

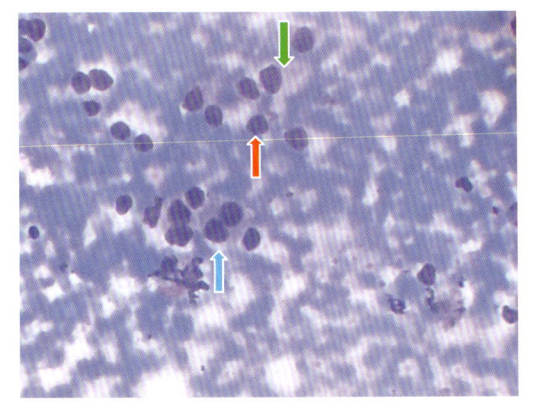

图 8-94　神经内分泌肿瘤（7）。细胞成簇或散在分布，细胞质粉红色颗粒状（↓），核偏位，稍大，大小一致，形态规则，异型不明显（↑），可见双核细胞（↑）

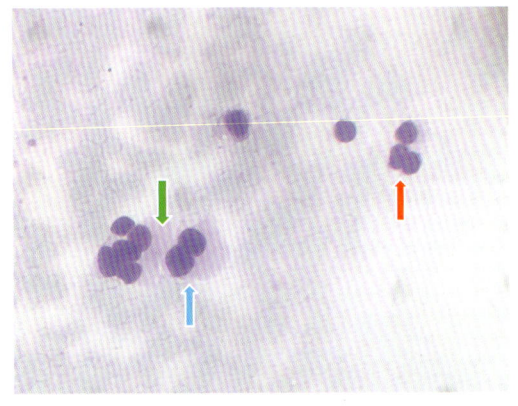

图 8-95　神经内分泌肿瘤（8）。细胞散在分布，细胞质粉红色颗粒状（↓），核偏位，稍大，异型不明显（↑），可见双核细胞（↑）

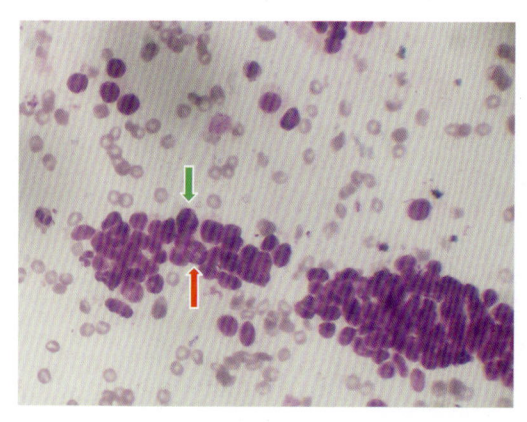

图 8-96 神经内分泌肿瘤（9）。细胞丰富，形态单一，成簇排列，轻度异型（↓），常见裸核，核稍大，圆整，染色质可见"椒盐样"（↑）

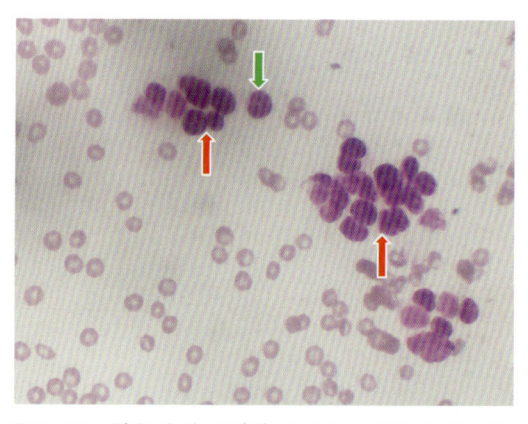

图 8-97 神经内分泌肿瘤（10）。细胞丰富，形态单一，拥挤镶嵌状排列（↑），常见裸核，大小一致，异型不明显（↓）

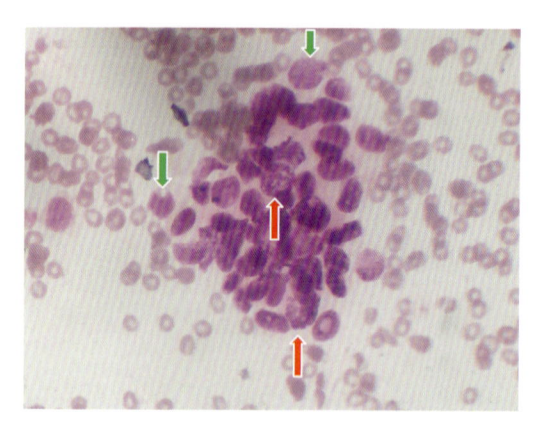

图 8-98 神经内分泌肿瘤（11）。细胞成簇排列，常见裸核（↓），核稍大，圆整，大小一致，无明显核仁，染色质可见"椒盐样"（↑）

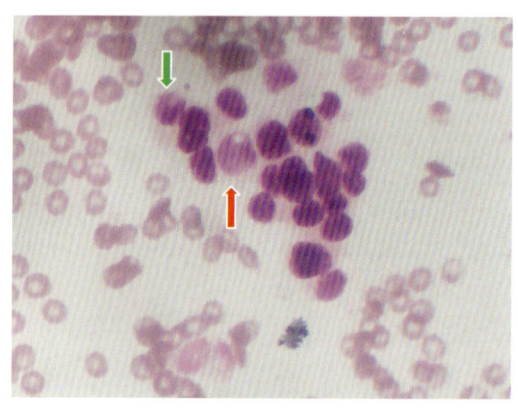

图 8-99 神经内分泌肿瘤（12）。细胞松散成簇排列（↑），核稍大，大小一致，形态规则，异型不明显（↓）

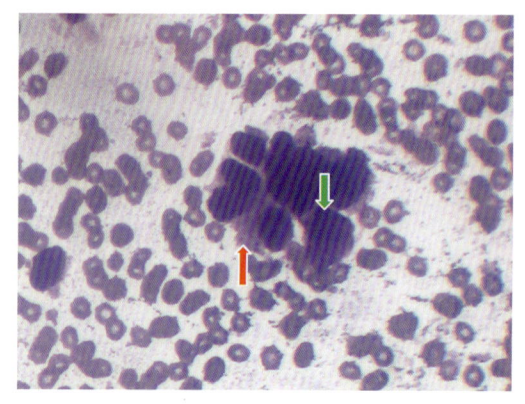

图 8-100 神经内分泌肿瘤（13）。细胞呈小簇状或单个散在分布，细胞质呈颗粒状（↑），核增大，大小不等，轻度异型（↓）

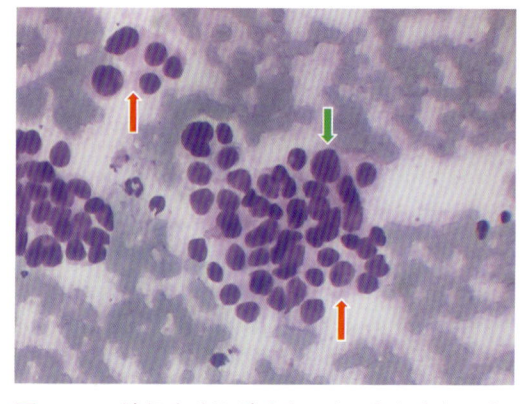

图 8-101 神经内分泌肿瘤（14）。成片肿瘤细胞，细胞质呈粉红色颗粒状（↑），核大小不等，轻度异型（↓）

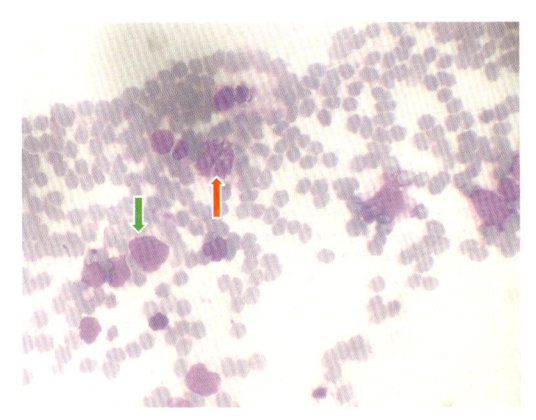

第 8 章　胰腺 EUS-FNA 的快速现场评估

图 8-102　神经内分泌肿瘤（15）。此例裸核细胞散在分布，大小不等，异型较明显（↓），其间可见一处核分裂象（↑）

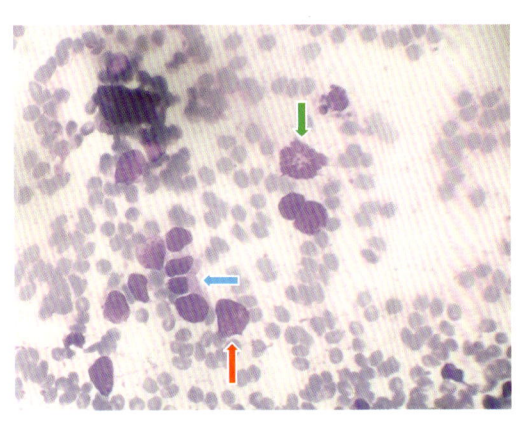

图 8-103　神经内分泌肿瘤（16）。肿瘤细胞成簇或散在分布，细胞质少，核偏位（←），部分细胞核增大，异型较明显（↑），其间可见一处核分裂象（↓）

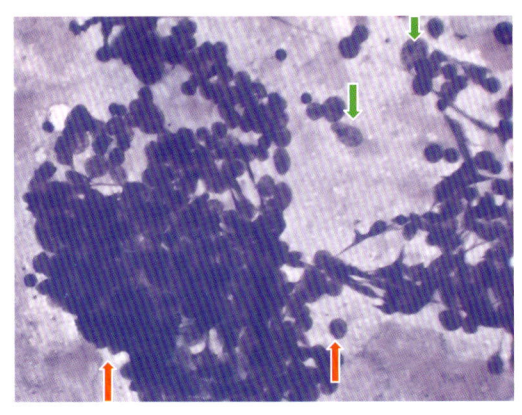

图 8-104　小细胞癌（1）。癌细胞小圆形，裸核，成簇或散在分布（↑），核大小一致，异型不明显，染色质呈"椒盐样"（↓）

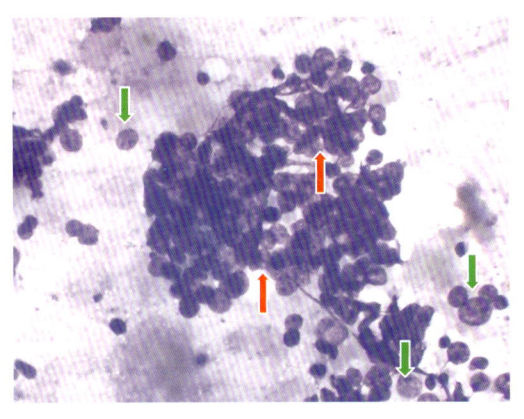

图 8-105　小细胞癌（2）。癌细胞小圆形，裸核，松散葡萄串样排列（↑），核大小一致，异型不明显，染色质呈"椒盐样"（↓）

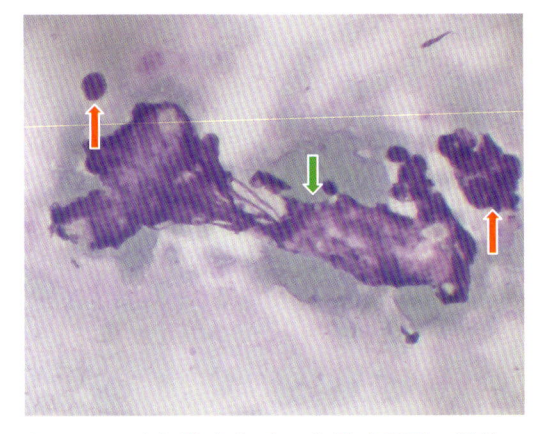

图 8-106　小细胞癌（3）。细胞小圆形，裸核，异型不明显（↑），易见细胞破坏、染色质外溢形成的"核丝"（↓）

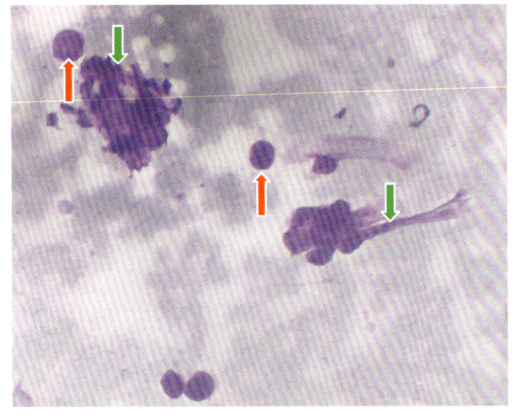

图 8-107　小细胞癌（4）。细胞小圆形，裸核，异型不明显（↑），易见细胞破坏、染色质外溢形成的"核丝"（↓）

实性假乳头状瘤的细胞学特征：细胞量丰富，典型的特征为细长分支的乳头状结构，表面细胞黏附松散，易脱落，可露出乳头中央纤细的纤维血管核心。肿瘤细胞也可小簇状排列或单个散在分布，细胞大小一致，细胞质丰富，核偏位，核圆形、卵圆形、异型不明显，核染色质细，偶见核沟，核仁不明显。肿瘤血供丰富，常见血性背景，其中可有巨噬细胞和多核巨细胞（图 8-108～图 8-113）。

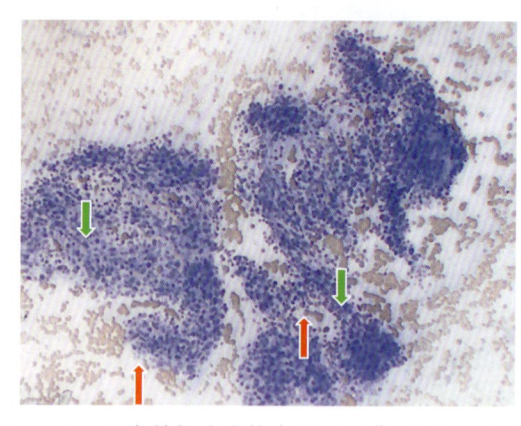

图 8-108　实性假乳头状瘤。血性背景中可见肿瘤细胞呈细长分支的乳头状排列（↑），肿瘤细胞松散黏附于纤维血管轴心（↓），核异型不明显

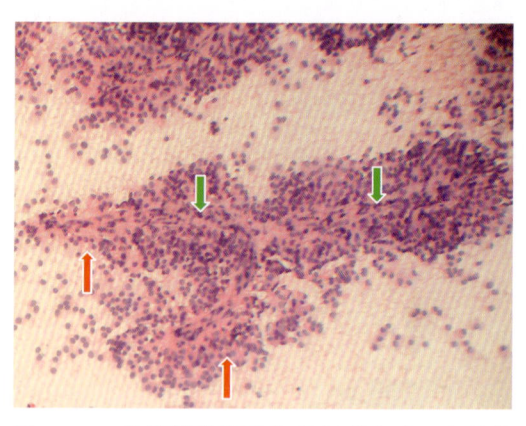

图 8-109　实性假乳头状瘤（HE 染色）。血性背景中可见肿瘤细胞呈细长分支的乳头状排列（↑）及单个散在分布，乳头中央可见纤维血管轴心（↓），细胞异型不明显

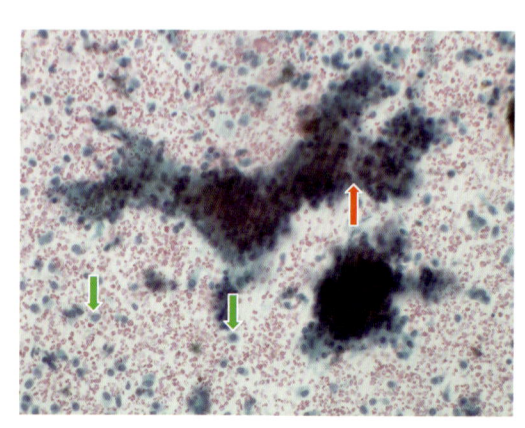

图 8-110　实性假乳头状瘤（巴氏染色）（1）。血性背景中可见肿瘤细胞呈细长分支的乳头状排列（↑），及单个散在分布（↓），核异型不明显

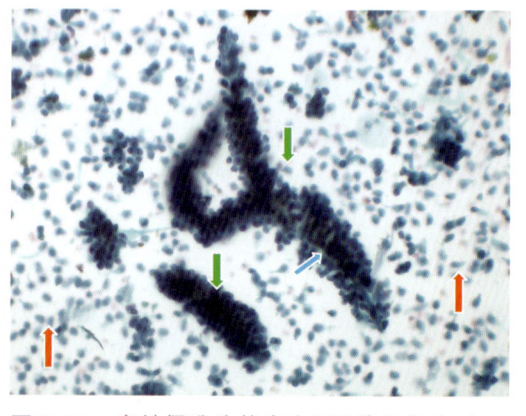

图 8-111　实性假乳头状瘤（巴氏染色）（2）。肿瘤细胞呈细长分支的乳头状排列（↓），中央可见纵行的纤维血管轴心（→），背景大量单个散在的肿瘤细胞（↑）

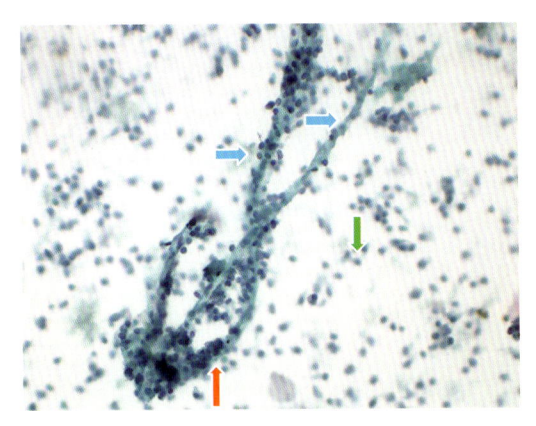

图 8-112 实性假乳头状瘤（巴氏染色）（3）。肿瘤细胞黏附松散（↑），脱落后露出细长分支的纤维血管轴心（→），背景大量单个散在的肿瘤细胞（↓）

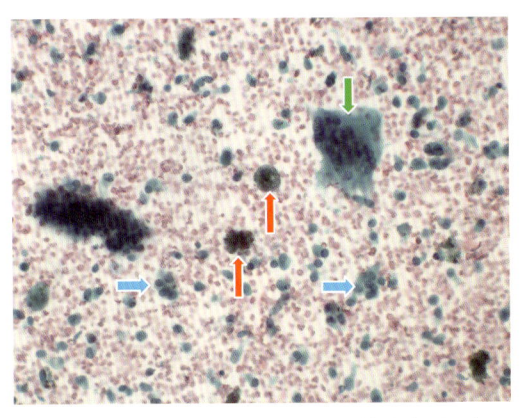

图 8-113 实性假乳头状瘤（巴氏染色）（4）。血性背景中可见吞噬含铁血黄素的巨噬细胞（↑）、多核巨细胞（↓）及散在肿瘤细胞，核异型不明显（→）

腺泡细胞癌的细胞学特征：细胞量丰富，形态单一，小至中等大小，团片状、腺泡状排列，少数单个散在分布，细胞质少，颗粒状或致密，嗜碱性，核偏位，可见裸核，核大小一致，染色质粗大，核仁明显。分化好的腺泡细胞癌与正常腺泡相似，不易区分，阅片时应注意浏览全片，观察细胞组成。良性病变的涂片中，正常胰腺腺泡细胞常和导管细胞、纤维细胞、炎细胞等其他良性细胞混杂存在，细胞黏附性好，核无异型，染色质细，核仁不明显；腺泡细胞癌的细胞组成单一，常见较大的细胞团片或单个散在的肿瘤细胞，核轻度异型，染色质粗，核仁明显，局灶核异型明显。分化差的腺泡细胞癌异型更明显，黏附性差，可见凝固性坏死（图 8-114～图 8-125）。

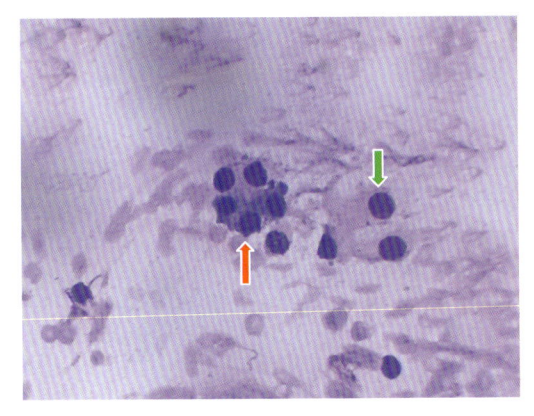

图 8-114 腺泡细胞癌（1）。细胞小，异型不明显，腺泡样排列，与正常腺泡相似（↑），部分细胞核稍大，单个散在，轻度异型（↓）

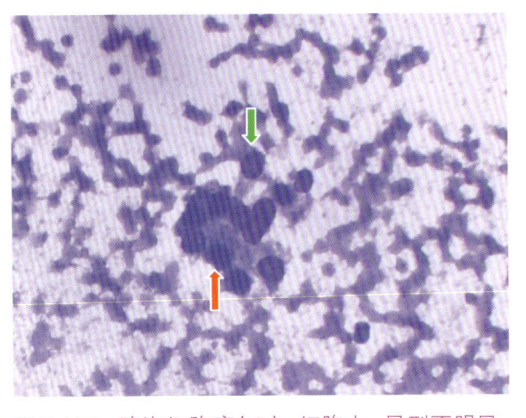

图 8-115 腺泡细胞癌（2）。细胞小，异型不明显，腺泡样排列，与正常腺泡相似（↑），部分细胞单个散在，轻度异型（↓）

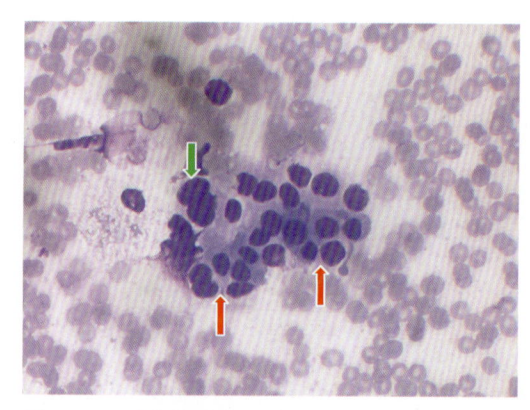

图 8-116　腺泡细胞癌（3）。细胞小，异型不明显，腺泡样排列，与正常腺泡相似（↑），部分细胞核稍大，轻度异型（↓）

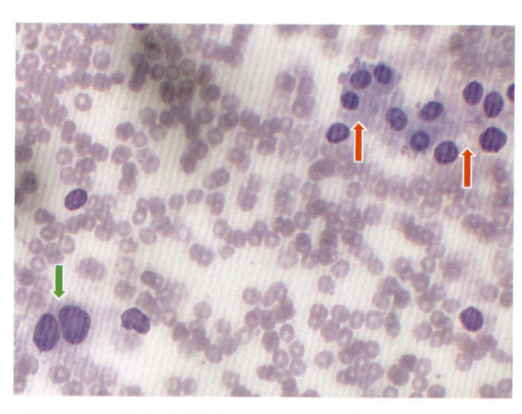

图 8-117　腺泡细胞癌（4）。细胞小，异型不明显，腺泡样排列，与正常腺泡相似（↑），部分细胞核稍大，轻度异型（↓）

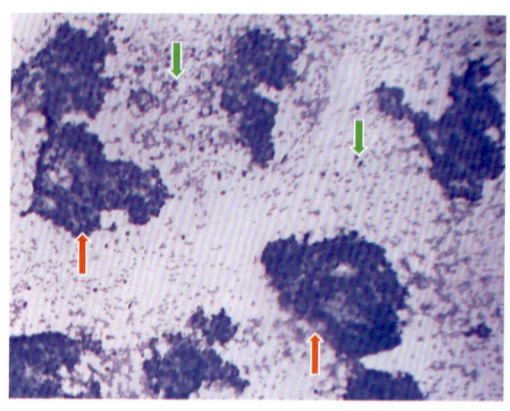

图 8-118　腺泡细胞癌（5）。肿瘤细胞丰富，可见较大的细胞团片（↑）和单个散在的细胞（↓）。细胞形态单一，异型不明显

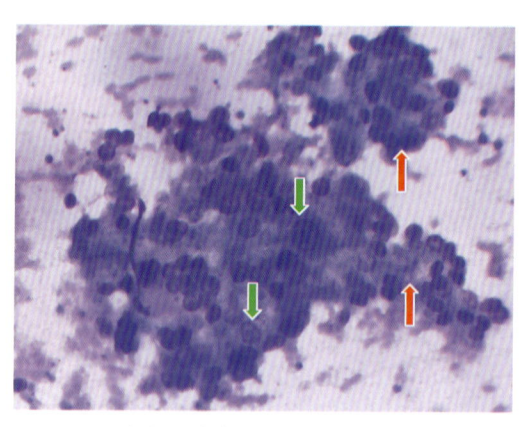

图 8-119　腺泡细胞癌（6）。见较大的细胞团片，其中部分细胞可见腺泡样排列（↑），部分细胞核小，异型不明显，部分细胞核稍大，可见明显核仁（↓）

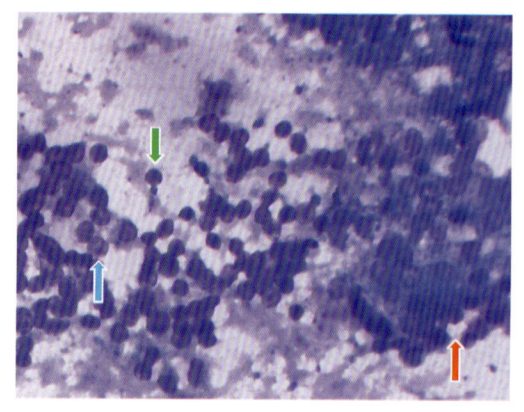

图 8-120　腺泡细胞癌（7）。肿瘤细胞丰富，成片（↑）或单个散在分布（↓）。细胞形态单一，核仁明显（↑）

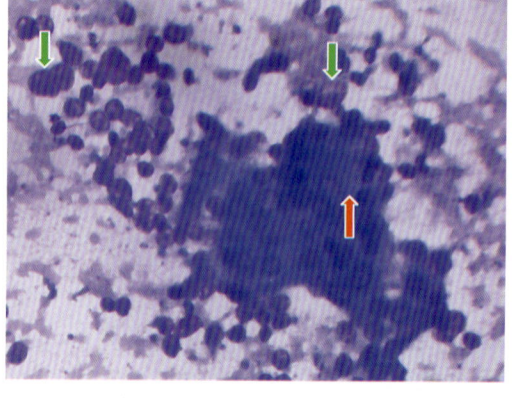

图 8-121　腺泡细胞癌（8）。见成团及散在肿瘤细胞，其中部分细胞异型性小，可见腺泡样排列（↑），部分细胞核大，染色质粗糙，可见明显核仁（↓）

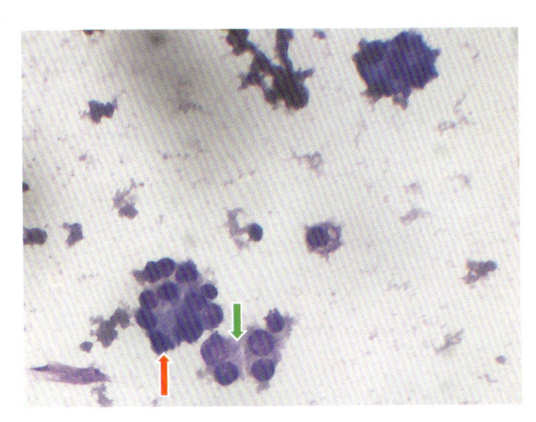

第 8 章 胰腺 EUS-FNA 的快速现场评估

图 8-122 腺泡细胞癌（9）。细胞小，异型不明显，腺泡样排列，与正常腺泡相似（↑），部分细胞核稍大，染色质增粗（↓）

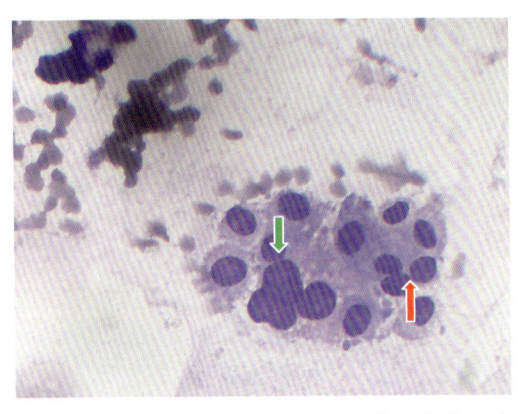

图 8-123 腺泡细胞癌（10）。部分细胞小，腺泡样排列，异型不明显，与正常腺泡相似（↑）；部分细胞核稍大，染色质增粗（↓）

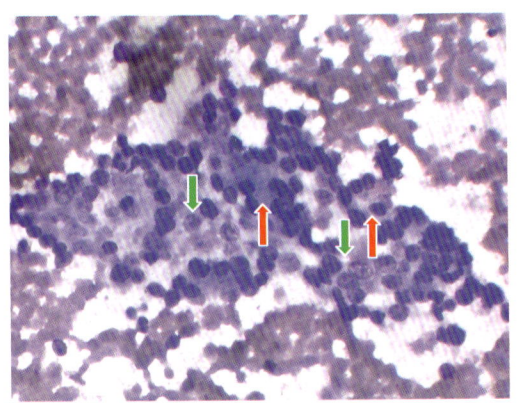

图 8-124 腺泡细胞癌（11）。大片肿瘤细胞，部分区域可见腺泡样排列（↑），细胞核小，大小一致，异型不明显，部分细胞核稍大，可见明显核仁（↓）

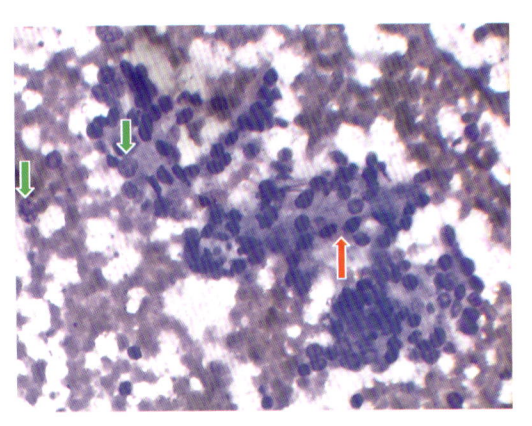

图 8-125 腺泡细胞癌（12）。成片肿瘤细胞，部分区域可见腺泡样排列（↑），细胞核小，大小一致，异型不明显，部分细胞核稍大，染色质粗颗粒状（↓）

产黏液性囊性肿瘤的细胞学特征：稠厚胶样黏液背景中可见不同异型程度的上皮细胞。涂片中看到黏液时需注意鉴别肿瘤性黏液还是胃内污染的黏液，肿瘤性黏液通常较稠厚，为紫红色或淡蓝色，轮廓清楚的胶样、云雾样或絮丝样物质，黏液中常见上皮细胞或者炎细胞碎片（图 8-126～图 8-133）；胃肠道污染的黏液通常较稀薄，可混杂无异型的胃黏膜上皮、退变的裸核细胞、杂质碎片、细菌（幽门螺杆菌）等（图 8-134，图 8-135）。肿瘤细胞可有不同程度的异型性，可有乳头样排列。细胞质内可无黏液，或富含透亮黏液，细胞可无明显异型，似正常的胃上皮，也可有不同程度的异型性。如果细胞异型明显、黏附性差（单个散落）、出现凝固性坏死，则可能合并浸润性癌（图 8-136～图 8-145）。

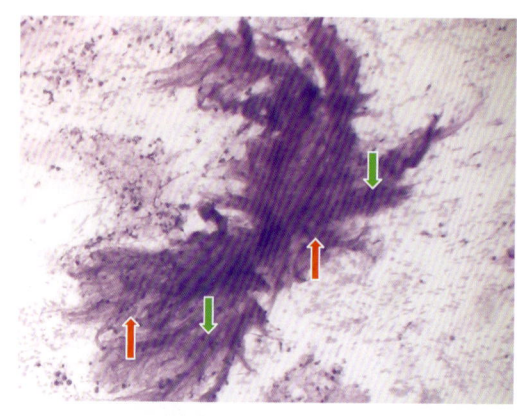

图 8-126 肿瘤性黏液（1）。紫红色稠厚的絮丝样黏液（↑），其间掺杂中性粒细胞（↓）或肿瘤细胞

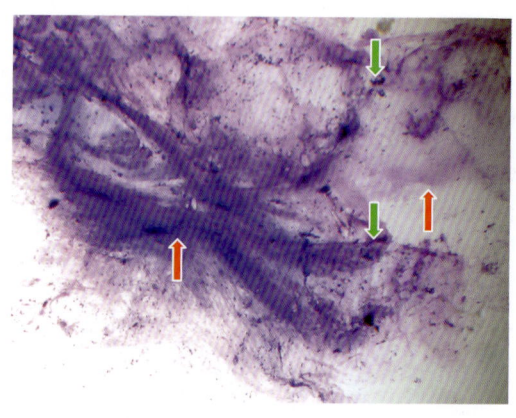

图 8-127 肿瘤性黏液（2）。紫红色云雾样或絮丝样黏液（↑），其间掺杂中性粒细胞（↓）或肿瘤细胞

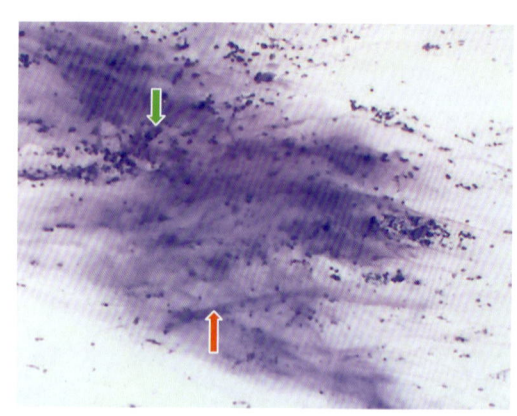

图 8-128 肿瘤性黏液（3）。紫红色稠厚的云雾样黏液（↑），其间掺杂中性粒细胞（↓）或肿瘤细胞

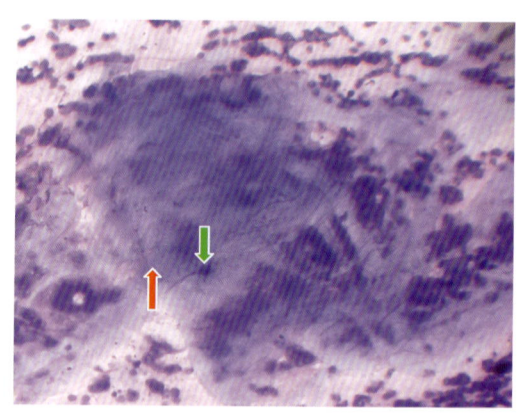

图 8-129 肿瘤性黏液（4）。紫红色云雾样黏液（↑），其间掺杂中性粒细胞（↓）或肿瘤细胞

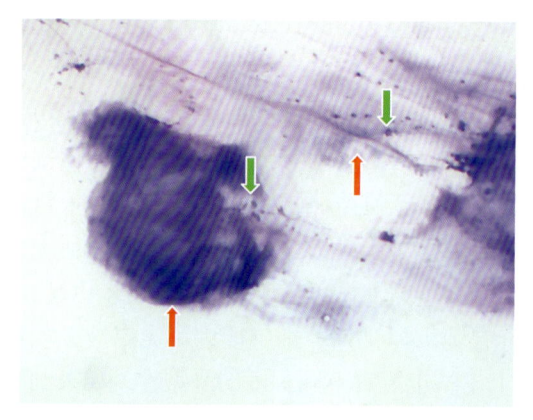

图 8-130 肿瘤性黏液（5）。紫蓝色稠厚的胶样黏液或云雾样黏液（↑），其间掺杂中性粒细胞（↓）或肿瘤细胞

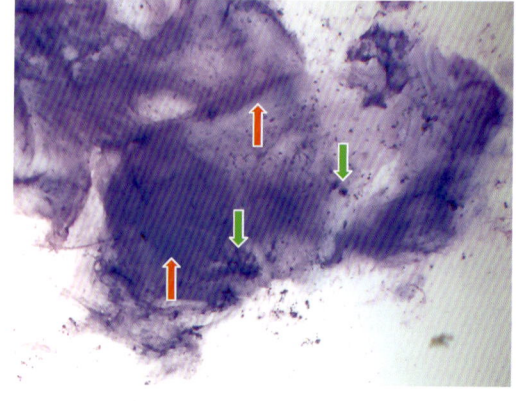

图 8-131 肿瘤性黏液（6）。紫蓝色稠厚的胶样黏液及云雾样黏液（↑），其间掺杂中性粒细胞（↓）或肿瘤细胞

第 8 章 胰腺 EUS-FNA 的快速现场评估

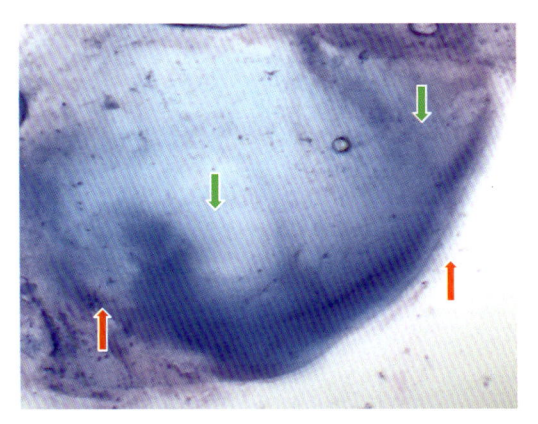

图 8-132 肿瘤性黏液（7）。蓝色稠厚的云雾样黏液（↑），其间掺杂中性粒细胞（↓）或肿瘤细胞

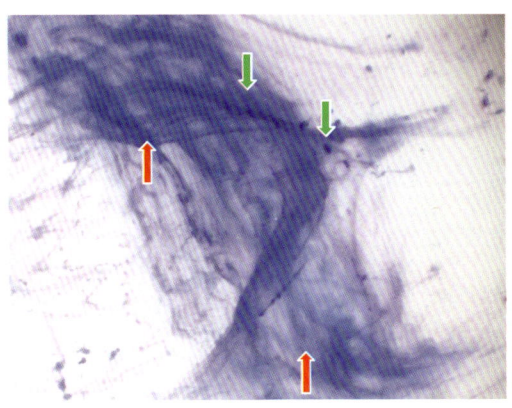

图 8-133 肿瘤性黏液（8）。蓝色稠厚的絮丝样黏液（↑），其间掺杂中性粒细胞（↓）或肿瘤细胞

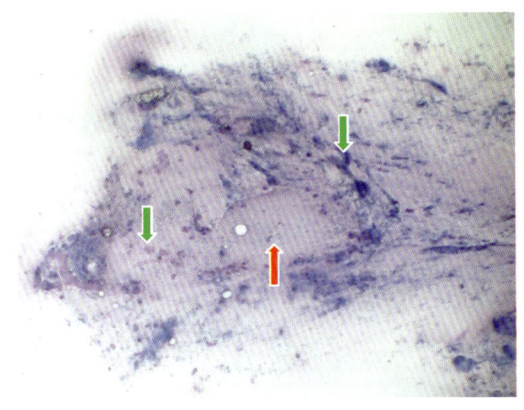

图 8-134 胃污染黏液（1）。低倍镜下，黏液呈稀薄的云雾状（↑），其间散在较多退变的细胞、杂质等（↓），看起来较脏

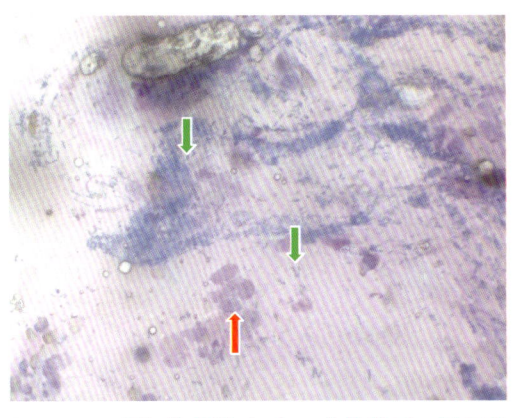

图 8-135 胃污染黏液（2）。高倍镜下，云雾状的黏液背景中可见退变的裸核（↑），并可见较多蓝色棒状的幽门螺杆菌（↓）

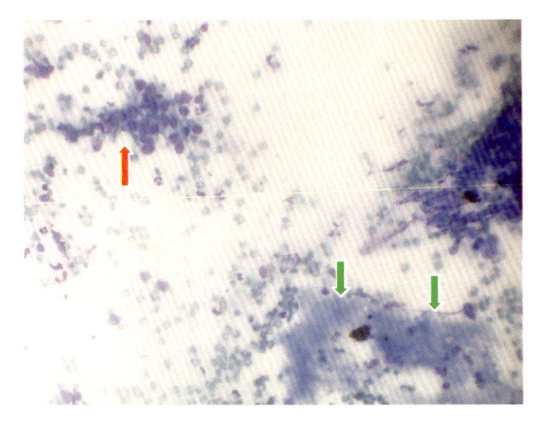

图 8-136 产黏液性肿瘤（1）。低倍镜下可见黏液性背景（↓）及成团上皮细胞（↑），细胞质富含黏液、水样透亮，细胞异型不明显

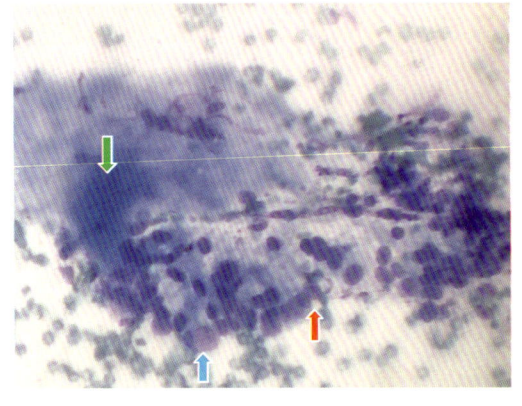

图 8-137 产黏液性肿瘤（2）。可见黏液性背景（↓）及成团上皮细胞（↑），细胞质富含黏液、水样透亮，细胞核大小不等，轻度异型（↑）

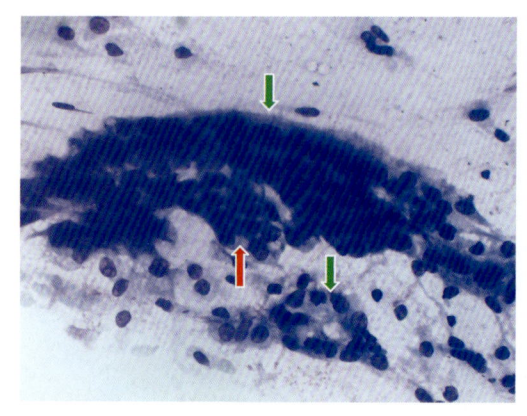

图 8-138 产黏液性肿瘤（3）。见一片黏液性上皮细胞，细胞质富含黏液、水样透亮，细胞间界线清楚，似"格子"样（↑），核极向存在，细胞异型不明显（↓）

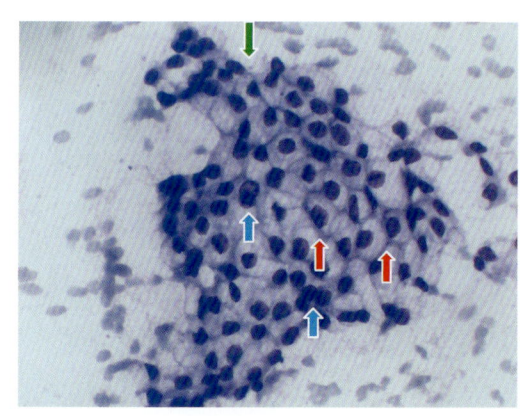

图 8-139 产黏液性肿瘤（4）。见一片黏液性上皮细胞（↓），细胞质富含黏液、水样透亮，细胞间界线清楚，似"格子"样（↑），细胞核大小不等，轻度异型（↑）

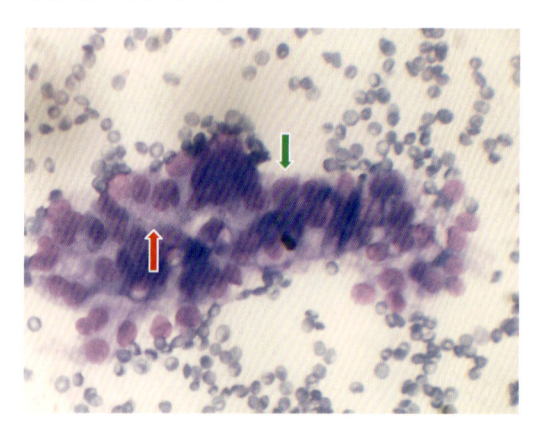

图 8-140 产黏液性肿瘤（5）。黏液性上皮细胞质水样透亮（↑），细胞间界线清楚，核稍大，但大小较一致，染色均匀，核膜较光滑，轻度异型（↓）

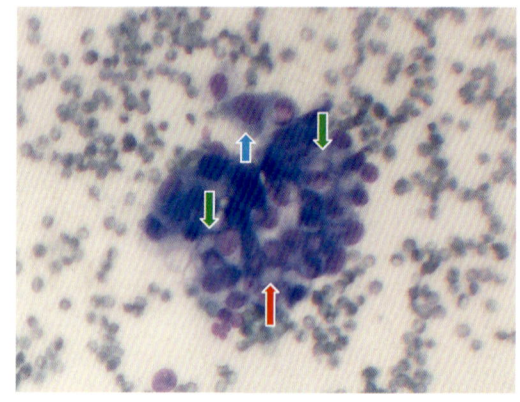

图 8-141 产黏液性肿瘤（6）。黏液性上皮细胞质水样透亮（↑），细胞间界线清楚，似"格子样"（↓），核稍大，大小较一致，核圆整，轻度异型（↑）

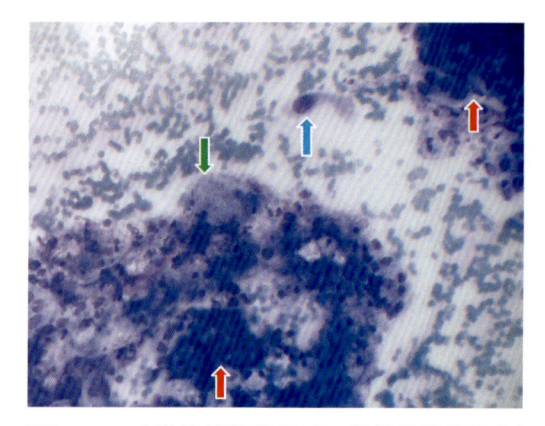

图 8-142 产黏液性肿瘤（7）。黏液性背景（↓）中可成片肿瘤细胞（↑），下面的一团细胞小，异型不明显，右上角一团核更大，异型更明显，还有单个散落的大的异型细胞（↑）

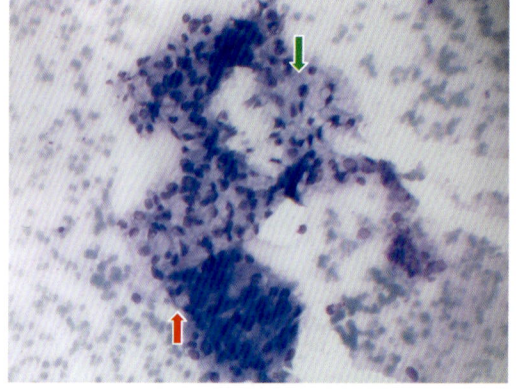

图 8-143 产黏液性肿瘤（8）。一团黏液性上皮，细胞质丰富淡染，水样透亮（↓），核大小不等（↑），位置不一，失去正常极向，细胞异型明显

第 8 章 胰腺 EUS-FNA 的快速现场评估

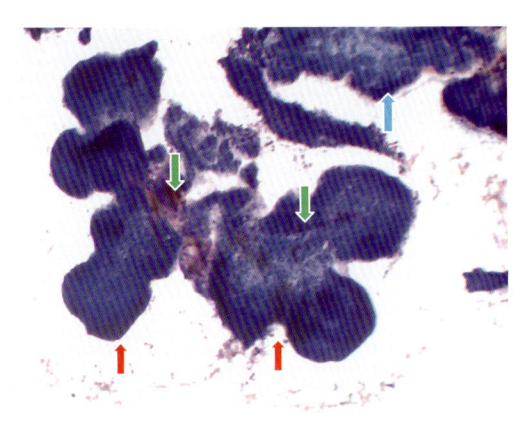

图 8-144 产黏液性肿瘤（9）。肿瘤细胞呈分支乳头状排列（↑），细胞异型不明显，乳头中央可见红褐色的纤维血管轴心（↓），上方部分细胞异型较明显（↑）

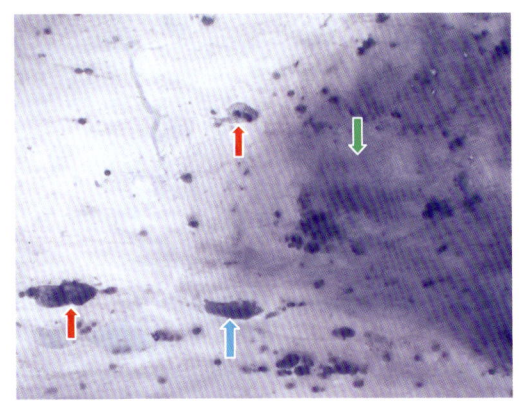

图 8-145 产黏液性肿瘤（10）。黏液性背景（↓）中见黏液性上皮，细胞质丰富淡染，水样透亮，核大，异型明显（↑），黏附性差，可见凝固性坏死（↑），提示合并侵袭性癌

（高　莉）

参考文献

[1] Cazacu IM, Luzuriaga Chavez AA, Saftoiu A, et al. A quarter century of EUS FNA: Progress, milestones, and future directions. Endosc Ultrasound, 2018, 7: 141-160.

[2] Iris D Nagtegaal, Robert D Odze, David Klimstra, et al. The 2019 WHO classification of tumours of the digestive system. John Wiley & Sons Lt, 2019.

[3] Pitman MB, Layfield LJ. The Papanicolaou Society of Cytopathology System for reporting pancreaticobiliary cytology: definitions, criteria, and explanatory notes. Springer International Publishing Switzerland, 2015.

[4] Matynia AP, Schmidt RL, Barraza G, et al. Impact of rapid on site evaluation on the adequacy of endoscopic-ultrasound guided fine needle aspiration of solid pancreatic lesions: A systematic review and meta analysis. J Gastroenterol Hepatol, 2014, 29: 697-705.

[5] Ping-Ping Zhang, Teng Wang, Shi Yu Li, et al. Independent risk factors for true malignancy in atypical cytologic diagnostic category in EUS FNA/FNB of the pancreas: A novel prediction model. Endosc Ultrasound, 2022, 11(3): 208-215.

[6] Shi-Yu Li, Li Gao, Ping Ping Zhang, et al. Endosonographers performing on-site evaluation of solid pancreatic specimens for EUS-guided biopsy: A formal training method and learning curves. Endosc Ultrasound, 2021, 10(6): 463-471.

[7] Zhou W, Gao L, Wang SM, et al. Comparison of smear cytology and liquid-based cytology in EUS-guided FNA of pancreatic lesions: experience from a large tertiary center. Gastrointest Endosc, 2020, 91(4): 932-942.

附录　英文缩略词表

缩写	英文全称	中文全称
A		
ADA	adenosine dehydrogenase	腺苷脱氢酶
ADC	apparent diffusion coefficient	表观扩散系数
AFP	alpha-fetoprotein	甲胎蛋白
AIP	autoimmune pancreatitis	自身免疫性胰腺炎
ALB	albumin	白蛋白
ALP/AKP	alkaline phosphatase	碱性磷酸酶
ALT	alanine aminotransferase	丙氨酸转氨酶
APC	anaplastic pancreatic cancer	间变性胰腺癌
APTT	activated partial thromboplastin time	活化部分凝血活酶时间
AST	aspartate aminotransferase	天冬氨酸转氨酶
B		
BCA	whole blood cell analysis	全血细胞分析
BD-IPMN	branch duct-intraductal papillary mucinous neoplasm	分支胰管型导管内乳头状黏液性肿瘤
BT	bleeding time	出血时间
C		
CA125	carbohydrate antigen 125	糖类抗原125
CA153	carbohydrate antigen 153	糖类抗原153
CA19-9	carbohydrate antigen 19-9	糖类抗原19-9
CA242	carbohydrate antigen 242	糖类抗原242
CA724	carbohydrate antigen 724	糖类抗原724
CB	conjugated bilirubin	结合胆红素
CBD	common bile duct	胆总管
CDFI	color Doppler flow imaging	彩色多普勒超声
CEA	carcinoembryonic antigen	癌胚抗原
c-NET	cystic neuroendocrine tumor	囊性神经内分泌肿瘤
CRP	C-reactive protein	C反应蛋白
CT	coagulation time	凝血时间

CT	computed tomography	电子计算机断层扫描
CTA	CT angiography	CT 血管造影术

D

DBIL	direct bilirubin	直接胆红素

E

ESR	erythrocyte sedimentation rate	红细胞沉降率
EUS	endoscopic ultrasound	超声内镜
EUS-FNA	endoscopic ultrasound-guided fine-needle aspiration	超声内镜引导下细针抽吸
EUS-FNB	endoscopic ultrasound-guided fine-needle biopsy	超声内镜引导下细针活检

F

FBG	fibrinogen	纤维蛋白原

G

GGT/r-GT/GPT	gamma-glutamyl transferase	γ- 谷氨酰转肽酶
GLB	globulin	球蛋白

H

HbA1c	glycosylated hemoglobin	糖化血红蛋白
HCT	hematocrit	血细胞比容
HGB	hemoglobin	血红蛋白
Hp	helicobacter pylori	幽门螺杆菌

I

IgG4	immunoglobulin G4	免疫球蛋白 G4
IPMN	intraductal papillary mucinous neoplasm	导管内乳头状黏液性肿瘤
IPNB	intraductal papillary neoplasm of the bile duct	胆管内乳头状瘤

L

LDH	lactic dehydrogenasedrogenase	乳酸脱氢酶
Ly%	percentage of lymphocyte	淋巴细胞百分比
Lym	lymphocyte	淋巴细胞

M

MCH	mean corpuscular hemoglobin	红细胞平均血红蛋白
MCHC	mean corpuscular hemoglobin concentration	红细胞平均血红蛋白浓度
MCN	mucinous cystic neoplasm	黏液性囊性肿瘤
MCV	mean corpuscular volume	红细胞平均体积
MD-IPMN	main duct-intraductal papillary mucinous neoplasm	主胰管型导管内乳头状黏液性肿瘤

mixed-type-IPMN	mixed-type-intraductal papillary mucinous neoplasm	混合胰管型导管内乳头状黏液性肿瘤
MPV	mean platelet volume	平均血小板体积
MRCP	magnetic resonance cholangiopancreatography	磁共振胰胆管成像
MRI	magnetic resonance imaging	磁共振成像
MT	malignant tumor	恶性肿瘤

N

N	neutrophil count	中性粒细胞计数
N%	percentage of neutrophils	中性粒细胞百分比
NSE	neuron specific enolase	神经元特异性烯醇化酶

P

PCN	pancreatic cystic neoplasm	胰腺囊性肿瘤
PD	pancreatic duct	胰管
PDAC	pancreatic ductal adenocarcinoma	胰腺导管腺癌
PLT	platelet	血小板
P-NEC	pancreatic neuroendocrine carcinoma	胰腺神经内分泌癌
p-NET（s）	pancreatic neuroendocrine tumor（s）	胰腺神经内分泌肿瘤
PPD	pure protein derivative	纯蛋白质衍生物
PSA	prostate-specific antigen	前列腺特异抗原
PT	prothrombin time	凝血酶原时间
PTCD	percutaneous transhepatic cholangial drainage	经皮经肝胆管引流术
PV	portal vein	门静脉

R

RBC	red blood cell	红细胞
Ret.C	reticulocyte count	网织红细胞计数

S

SA	splenic artery	脾动脉
SCC	squamous cell carcinoma antigen	鳞状细胞癌抗原
SCN	serous cystic neoplasm	浆液性囊性肿瘤
SMV	superior mesenteric vein	肠系膜上静脉
SPN	solid pseudopapillary neoplasm	实性假乳头状瘤
SV	splenic vein	脾静脉

T

TBA	total bile acid	总胆汁酸

TBIL	total bilirubin	总胆红素
TC	cholesterol	胆固醇
TG	triglyceride	甘油三酯
TP	total protein	总蛋白
TPSA	total prostate-specific antigen	总前列腺特异抗原
T-SPOT	T cell spot test for tuberculosis infection	结核菌感染 T 细胞斑点试验
TT	thrombin time	凝血酶时间

W

WBC	white blood cell	白细胞